AF355822

# L.-G. RANCOULE

## POURQUOI NOUS SOMMES MALADES
## ET COMMENT NOUS GUÉRIR?

# Connais-toi... d'abord

Ouvrage orné de 70 figures inédites

*(Nouvelle édition)*

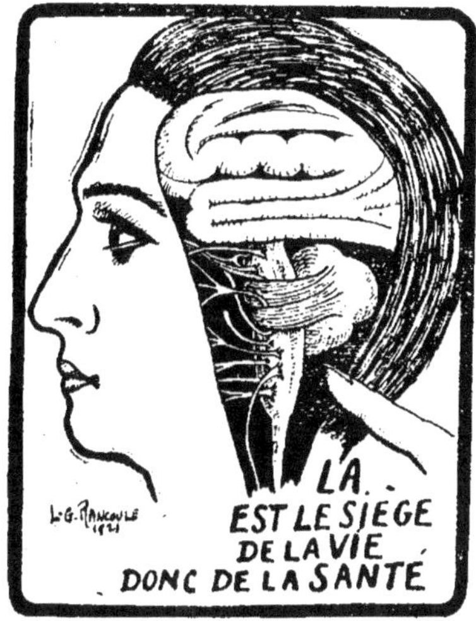


Méthode nouvelle de

# GUÉRISON DES MALADIES

PAR LA

# RANIMATION DU SYSTÈME NERVEUX

DE LA

## VIE ORGANIQUE

CONJOINTEMENT AVEC LA

# CURE A.B.C.

### 1924

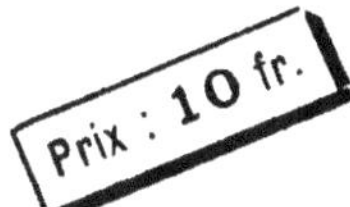


En dépôt chez M. MARCHAND, imprimeur, 31, Villa d'Alésia (111 ter, rue d'Alésia), PARIS-XIVe
et chez l'Auteur, L.-G. RANCOULE, à Dinard (Ille-et-Vilaine)

I

# Connais-toi d'abord

« L'étude pratique de la Médecine doit
tôt ou tard faire partie de toute
bonne éducation. » F.-V. Raspail.

**I. *CONNAIS-TOI D'ABORD*.** — Quand on étudie l'Anatomie et les fonctions bio-physiologiques du corps humain avec des yeux d'artiste, on reste confondu devant un tel chef-d'œuvre d'organisation.

Possesseur d'une œuvre aussi sublime où rien n'a été oublié, où tout a été prévu, on devrait y prendre un soin extrême et veiller constamment sur tout ce qui pourrait l'altérer ou l'endommager.

Si, dans une machine, il existe des pièces de rechange, dans le corps humain la perte d'un organe est irréparable et son altération est quasiment définitive.

Eh bien, la destruction d'une telle perfection commence dès la naissance!... Faute pour le pauvre monde de connaître et de savoir soigner l'inestimable valeur du bien qu'il possède.

Car il faut bien le reconnaître, si l'on nous fait apprendre mille choses plus ou moins nécessaires, la première et l'essentielle : *L'Education bio-physiologique appliquée à la Santé*, n'existe pas.

. . . . . . . . . . . . . . . . . . . . . . . . . . . . .

**III.** — L'origine de la nouvelle méthode curative des Maladies que je développerai dans le cours de cet ouvrage est due à une suite d'*observations cliniques personnelles*, constamment renouvelées et toujours semblables, qui finirent par me faire entrevoir cette proposition pathologique :

*L'ensemble des organes du corps humain étant en dépendance directe d'un* SYSTÈME NERVEUX SPÉCIAL, *indépendant du Système nerveux de nos Sentiments et de notre Volonté, il en résultait que la vie de ces organes était toujours en corrélation avec le plus ou moins de Vitalité de ce « Système nerveux spécial ».*

*Donc la Maladie ne pouvait être que la conséquence d'*UN MANQUE D'ANIMATION *de l'un ou de plusieurs organes du corps humain, par suite de causes ayant été déterminées par une «* FAIBLESSE VITALE *»* DANS LE SYSTÈME NERVEUX ANIMATEUR.

Avec cette théorie on peut alors arriver à résumer les règles de la Médecine ainsi qu'il suit :

*Maintenir la* VITALITÉ *ou* RANIMER LE SYSTÈME NERVEUX DE LA VIE ORGANIQUE *pour conserver* LA SANTÉ, *ou pour* GUÉRIR LES MALADIES.

Mais comment et par quels moyens agir sur le *Système nerveux de la Vie organique*, pour lui conserver son activité ou la lui redonner s'il l'a perdue?

C'est ce qui sera expliqué et démontré dans le cours de cet ouvrage.

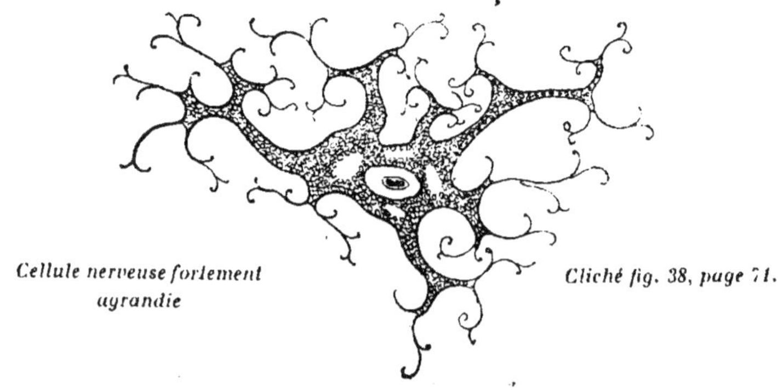

*Cellule nerveuse fortement
agrandie*

*Cliché fig. 38, page 71.*

# TABLE DES MATIÈRES

## contenues dans « Connais=toi d'abord »

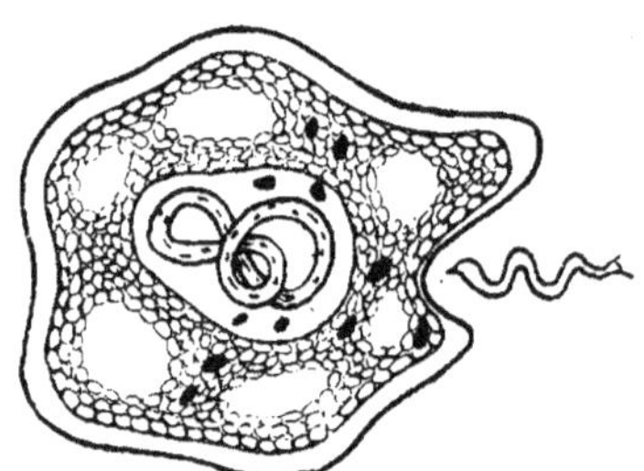

CELLULE ANIMÉE s'apprêtant à dévorer un Microbe

## BULLETIN DE SOUSCRIPTION

à remplir et à adresser à M. RANCOULE, Le Clos Saint-Jean, à Dinard (I.-et-V.)

*Veuillez m'inscrire pour un exemplaire de « Connais-toi d'abord », et trouver inclus un mandat postal de* **10** *fr.* **50** *(1), comprenant le prix de cet ouvrage, que je recevrai franco par poste recommandé.*

Nom (*très lisible*)

Adresse

Département

(1) Pour l'étranger 1 fr. en plus.

# L.-G. RANCOULE

## POURQUOI NOUS SOMMES MALADES ET COMMENT NOUS GUÉRIR ?

## "Connais-toi d'abord,,

— 2 —

# Comment Guérir les Maladies Et se Soigner Par les Aliments.

**BIO-PHYSIOLOGIE DE L'ALIMENTATION**
et ses rapports avec les MALADIES et la SANTÉ
Les VITAMINES et leur rôle dans l'ALIMENTATION
et la GUÉRISON des MALADIES.
ALIMENTATION RATIONNELLE.
Quelques CURES DE MALADIES opérées par le CHOIX
DES ALIMENTS.
RECETTES CULINAIRES et
BOISSONS HYGIÉNIQUES appropriées à ces Cures.

**PETITE PHARMACOPÉE RATIONNELLE**
Lexique de PLANTES MÉDICINALES
FORMULAIRE s'appliquant à notre
MÉTHODE CURATIVE saine et sans danger.

**PARFUMERIE & PRODUITS HYGIÉNIQUES**
pour la TOILETTE, avec
FORMULAIRE s'y appliquant.

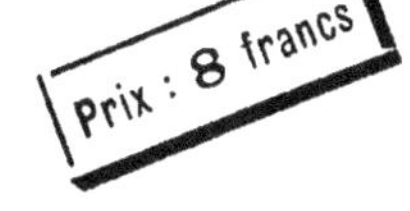


1922

—


En dépôt chez M. MARCHAND, imprimeur, 31, Villa d'Alésia (111 ter, rue d'Alésia) — PARIS-XIVᵉ
et chez l'Auteur, L.-G. RANCOULE, à DINARD (Ille-et-Vilaine)


V

# Comment Guérir les Maladies Et se Soigner Par les Aliments.

Le Rôle de l'Alimentation ne consiste pas seulement à fournir au Corps humain des « éléments chimiques », mais aussi des « éléments vivants », des « VITAMINES », que l'on ne trouve que dans certaines conditions, ainsi que l'auteur le démontre dans plusieurs chapitres de son livre.

Ce sont ces « Vitamines » qui, avec des principes n'appartenant qu'à « certains aliments » — des « Diastases » et des remèdes — entretiennent la Vie et, par conséquence, la Santé.

Si, donc, les unes et les autres viennent à manquer dans l'Alimentation il en résulte des « déchéances organiques » qui sont à la base de toutes les Maladies.

L'auteur s'est attaché à rechercher et décrire quels sont les Aliments, — dont il donne des listes, pour les Affections à soigner, — qui conviennent pour « guérir chaque Maladie » : du Foie, de l'Estomac, des Intestins, des Reins, du Cœur, du Sang, des Nerfs, le Diabète, l'Anémie, etc.

Complété par une partie traitant des rôles Bio-physiologiques de l'Alimentation; suivi d'un Précis de Pharmacologie indiquant les Bons et Mauvais médicaments ; d'un Lexique traitant des Plantes et donnant les meilleures formules de Pharmacie; et, pour finir, par un Traité de Parfumerie et Produits hygiéniques pour la Toilette.

Les Tables-lexiques que l'Auteur a imaginées pour compléter cet ouvrage, sont si ingénieusement disposées que, sans effort et sans perquisitions fastidieuses, les mots que l'on recherche sont trouvés immédiatement. Il suffit, pour cela, de compulser dans les diverses Tables, dont chacune traite un sujet particulier : Médecine, Pharmacie, Alimentation, Parfumerie, Vitamines, Anatomie, etc., pour trouver, sans effort, le mot ou le sujet à consulter.

Ainsi compris, ce livre devient un ami que l'on consulte toujours avec plaisir, au lieu de vous rebuter ainsi que le font tant de livres techniques modernes où les Tables sont si négligées quand, par surcroît, elles ne font pas défaut.

Ce livre, ainsi conçu, sans qu'il ne contienne pour un centime de réclame, sera indispensable à toutes les personnes désireuses de se bien porter sans se droguer.

---

Voir le Bulletin de souscription à la dernière page.

# EXTRAIT DU SOMMAIRE DES MATIÈRES
## contenues dans
## « COMMENT GUÉRIR LES MALADIES
## & SE SOIGNER PAR LES ALIMENTS »

### BIO-PHYSIOLOGIE DE LA DIGESTION



## PHARMACIE

## PARFUMERIE et PRODUITS de TOILETTE



## APPENDICE A CE VOLUME



---

### BULLETIN DE SOUSCRIPTION

à remplir ou à copier et à adresser à M. L.-G. RANCOULE,
Le Clos Saint-Jean, à DINARD (Ille-et-Vilaine).

*Veuillez m'inscrire pour un exemplaire de*
« **Comment Guérir les Maladies**
          **Et se soigner par les Aliments** »
*et trouver inclus un mandat postal de 8 fr. 50 (1), comprenant le prix de cet ouvrage, que je recevrai franco par poste recommandé (2).*

Date

Nom (*très lisible*) M

Adresse

Département

(1) ou chèque postal **Rennes 42-17.**
(2) Pour l'étranger, 1 fr. en plus.

# " "Le Secret de la Vie" "

### (Un volume)

*Rien ne ressemble tant à un homme vivant qui dort*
*qu'un homme qui est mort.*
*Au point de vue purement matériel l'un et l'autre*
*sont identiques.*
*La seule chose qui les différencie c'est que : à l'homme*
*mort il manque l' « Influx nerveux » qui l'animait*
*lors de son vivant.*

D'où vient donc l'Influx nerveux ?... C'est à résoudre cette question essentielle pour maintenir l'Équilibre vital que l'auteur s'est efforcé de parvenir. Et en outre, par corrélation, il décrit une nouvelle méthode de Respiration des Ondes solaires, dont le but est d'activer la Guérison des maladies.

---

# "Self-défense" du Corps humain

### (En deux volumes)

*Dans la lutte perpétuelle contre les agents morbides,*
*ce n'est pas en voulant tuer les Microbes — méthode*
*avec laquelle on détruit en même temps les bons*
*Microbes défensifs — qu'on parviendra à guérir ou*
*empêcher les Maladies, mais c'est en supprimant*
*les moyens d'existence de ces Microbes, c'est-à-*
*dire « en les empêchant de vivre », en procédant*
*de la manière que l'auteur indique.*

Cet ouvrage, en deux tomes, forme une sorte de *Lexique des Maladies* où chacune d'elles est traitée lors de la description anatomique et bio-physiologique de tous les organes et systèmes du Corps humain, lesquels sont passés en revue les uns après les autres.

---

NOTA. — Ces deux ouvrages et les nombreux dessins qui les accompagnent sont terminés.

Maintenant, quand pourront-ils paraître ?

Probablement jamais, car, pour mes trois premiers livres, j'ai dépensé à peu près tout ce que je pouvais raisonnablement disposer.

A moins que, un jour, un éditeur s'intéressant à mes ouvrages et surtout à leurs buts vers la Médecine naturelle — la seule vraie —, ne veuille s'en charger à ses frais.

Ou encore, dernière solution — que je puisse réunir un nombre suffisant de souscriptions — sans versement d'avance — me permettant de le faire moi-même.

Le prix de vente des trois ouvrages sera d'environ 30 francs et chacun d'eux, pour un tirage à 3.000 exemplaires de chaque, revenant à environ 10.000 (dix mille francs), c'est donc pour les trois volumes 30.000 (trente mille francs), donc, environ 1.000 souscriptions???...

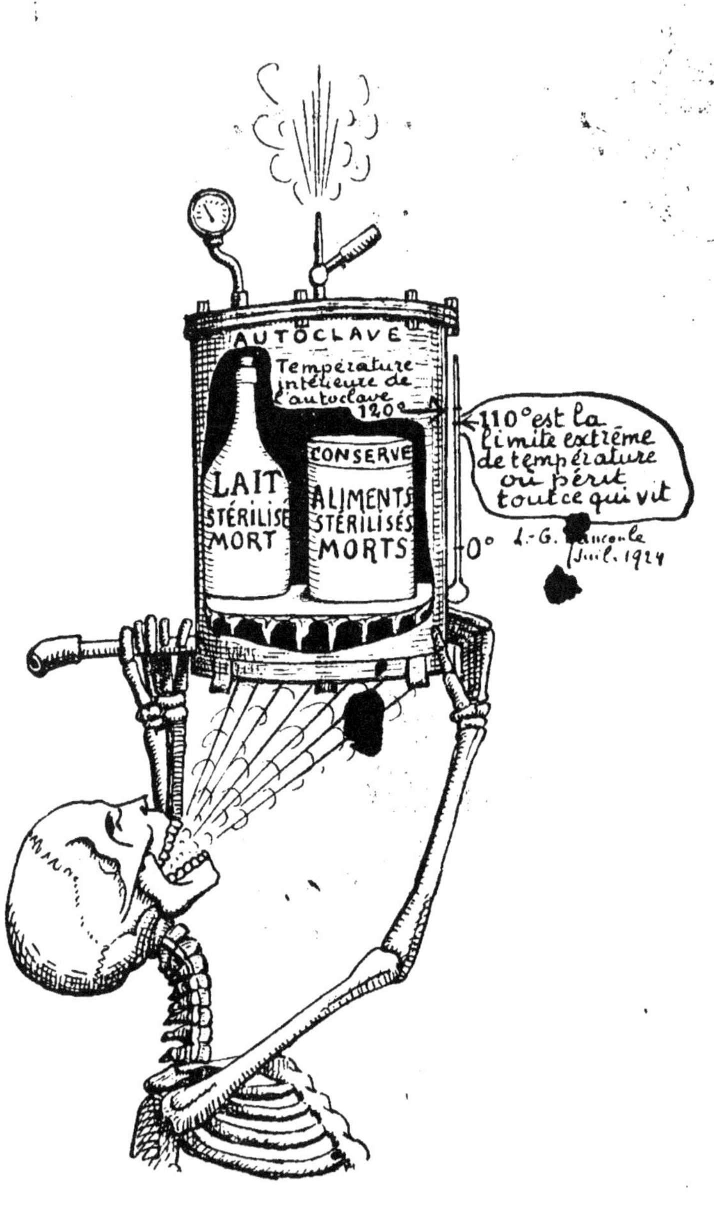

AUTOCLAVE
Température
intérieure de
l'autoclave
120°
CONSERVE
LAIT
STÉRILISÉ
MORT
ALIMENTS
STÉRILISÉS
MORTS
0°
110° est la
limite extrême
de température
où périt
tout ce qui vit
L.-G. Rauconle
Juil. 1924

# Le Secret de la Vie

*Ce livre renferme l'exposé complet d'une Méthode nou-
velle destinée à* **Combattre avec succès les Maladies o**
**à Accroître « à volonté » ses « Forces-vitales »** *par l*
*seul fait de la* **« Captation »** *de certaines*

## Radiations colorées du Soleil

*. et notamment de* **Celle qui est à la « Source même de la Vie »**
*Car si la puissance des Engendrements vitaux de chacun des*

**SEPT « FLUX-COLORÉS » de la LUMIÈRE du SOLEIL**

*peut satisfaire à la réalisation de l' « Existence totale », tant pour le.*
*besoins de la Vie corporelle que pour ceux de la Vie psychique (comm*
*l'Auteur l'a découvert et le dévoile dans ce livre), il en résulte donc qu*
*parmi ces* SEPT « ONDES-COLORÉES » *du* SPECTRE SOLAIRE, **il en exist**
**nécessairement « Une » dont le rôle est de nous fournir « la Vie »**
*C'est-à-dire l' « Animation », sans laquelle notre corps resterait Inerte*
*Stagnant et voué à la Décomposition et à la Désagrégation. Comme l*
*démontre si parfaitement celui d'un Homme « qui vient de mourir » e*
*à qui il ne manque, comparativement à celui d'un « Homme vivant »*
**que la « Force-vitale » qui l' « animait » lorsqu'il était encore e**
**« Vie »**.

*Or, ce que l'Auteur expose dans cet ouvrage ce sont les divers Procé*
*dés, simples et faciles, qu'il a découvert, lesquels permettent* **de po voi**
**« capter » aisément et à « son choix »** *non seulement l'Une ou Plu*
*sieurs de ces ONDES-COLORÉES, selon les exigences de la Maladi*
*que l'on veut soigner ou des Effets de « Revitalisation » et d' « Equili*
*bration » organiques que l'on veut obtenir* (voire pour **Augmenter «**
**volonté » sa «Puissance vitale », ses Forces ou son Energie)**, *ma*
*encore « de pouvoir choisir aisément »*

*parmi les SEPT « ONDES-COLORÉES » du SOLEIL,*

**celle qui assure en nous la Pérennité et la Régénération con**
**tante de la « FORCE-VITALE »**. *Autrement dit de pouvoir chois*
*parmi les SEPT « FLUX-COLORÉS » Celui qui est le seul à po*
*séder en Puissance vibrante*

*« Le SECRET de la VIE et... de la SANTÉ ».*

# et... de la Santé



OUVRAGE ORNÉ D'ENVIRON CENT IMAGES DESSINÉES PAR L'AUTEUR

## L.-G. RANCOULE

1926

Vente et dépôt chez M. MARCHAND, imprimeur, 31, Villa d'Alésia (III ter, rue d'Alésia), PARIS-XIV
et chez l'Auteur, L.-G. RANCOULE, à Dinard (Ille-et-Vilaine)

# Connais-toi...d'abord

Ce livre traite de la partie la plus négligée dans l'éducation : " La Connaissance de soi-même „, au point de vue des fonctions Biophysiologiques du Corps humain et, par corrélation, le Traitement rationnel des maladies.

Ecrit pour tout le monde et dans un esprit nouveau, avec quantité de figures par l'Auteur, il pourra donc être compris par tous. L'Auteur y décrit la méthode nouvelle qu'il a imaginée pour la « Cure de toutes les Maladies » avec un succès dépassant toutes les espérances : et cela sans Médicaments ni Appareils spéciaux, car dans ce livre il n'y a point de publicité directe ou indirecte.

Le traitement des Maladies, basé sur la « Ranimation nerveuse » et la « Désinfection intestinale et du Sang », est indiqué clairement, et toutes les formules données par l'Auteur — basées sur l'action curatives de Plantes connues — peuvent être préparées par « soi-même » presque pour rien et sans intervention étrangère.

Prix : **10 fr.** (franco rec. **11 fr. 50**)

*Voir l'Extrait de l'Introduction et du Sommaire aux pages roses.*

---

2ᵉ volume (*cet ouvrage fait suite au précédent*).

# Comment Guérir les Maladies Et se Soigner Par les Aliments.

Le rôle de l'Alimentation ne consiste pas seulement à fournir au Corps humain des « éléments chimiques », mais aussi des « éléments vivants », des « VITAMINES », que l'on ne trouve que dans certaines conditions, ainsi que l'auteur le démontre dans plusieurs chapitres de son livre.

Ce sont ces « VITAMINES » qui, avec des principes n'appartenant qu'à « certains aliments », entretiennent la Vie et, par conséquence, la Santé.

Si, donc, les unes et les autres viennent à manquer, dans l'Alimentation, il en résulte des « déchéances organiques » qui sont à la base de toutes les Maladies.

L'Auteur s'est attaché à rechercher et décrire quels sont les Aliments, — dont il donne des listes pour les Affections à soigner, — qui conviennent pour « guérir chaque Maladie » : du Foie, de l'Estomac, des Intestins, des Reins, du Cœur, du Sang, des Nerfs, le Diabète, l'Anémie, etc.

Prix : **10 fr.** (franco rec. **11 fr. 50**)

*Voir le Sommaire aux pages bleues.*

---

Les deux volumes réunis en un seul exemplaire (édition spéciale).

Franco par poste...   **25 fr. 75**

---

# Doit-on Manger cru ou cuit ?..

Ce livre a pour but de nous « réapprendre à manger », ce que, maintenant, presque tout le monde ne sait plus faire, étant donné que l'Alimentation, pour sa simplification apparente, est de plus en plus « *dénaturée* », en raison de cette aberration monstrueuse de considérer le corps humain comme un composé chimique, dénué de « Vitalité ». Car, en effet, si les Ingénieurs — les médecins des machines — ne cessent de se préoccuper de la « nourriture » qu'il faut fournir aux mécaniques pour qu'elles « se portent bien et vivent longtemps », en ce moment pour la « machine humaine » on commet cette inconcevable erreur de la traiter et la soigner comme si celle-ci n'était confectionnée qu'avec des matières inertes... Hérésie sans nom ! puisque le corps humain, contrairement aux mécaniques de métal, *ne cesse d'être animé, d'être vivant*, même quand il est en repos.

Puisse ce livre, par des procédés tirés de la Nature et non de la Chimie, sauver des malades, quelques-uns de ceux qui ne le sont que par suite d'une Alimentation déplorable.

Prix : **12 fr.** (franco rec. **13 fr. 50**)

*Voir le Sommaire aux pages bleues.*

# Le Secret de la Vie et... de la Santé

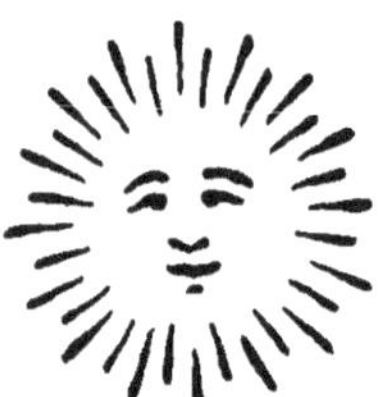

## Connais-toi... d'abord

— IV —

# Le Secret de la Vie et... de la Santé

OUVRAGE ORNÉ D'ENVIRON CENT FIGURES INÉDITES, DONT DEUX EN COULEURS

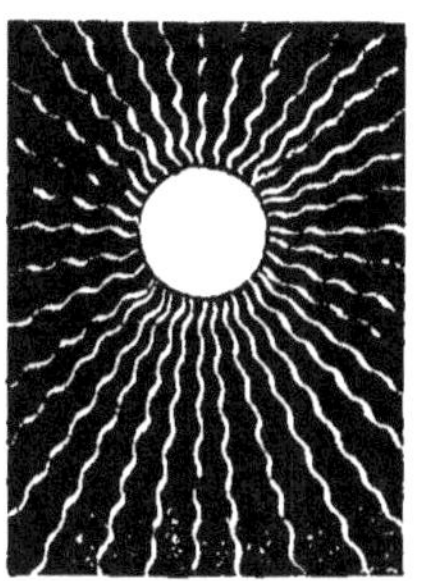

TEXTE ET DESSINS

PAR

## L.-G. RANCOULE

1926

Chez A. MARCHAND, imprimeur, 31, Villa d'Alésia (111 ter, rue d'Alésia), PARIS-14ᵉ
et chez l'Auteur, L.-G. RANCOULE, à DINARD (Ille-et-Vilaine)

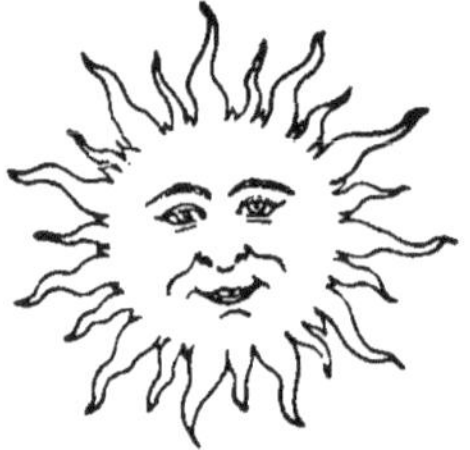

Ami lecteur,

Si tu veux tirer tout le profit possible de ce livre, il te faudra le lire en méditant chaque mot, chaque phrase, chaque chapitre — et cela, tout au moins pour les mots précédés d'une " Majuscule" et les phrases en " italiques " — ainsi que son auteur l'a fait lorsqu'il l'a écrit à ton intention.

Rancoüle

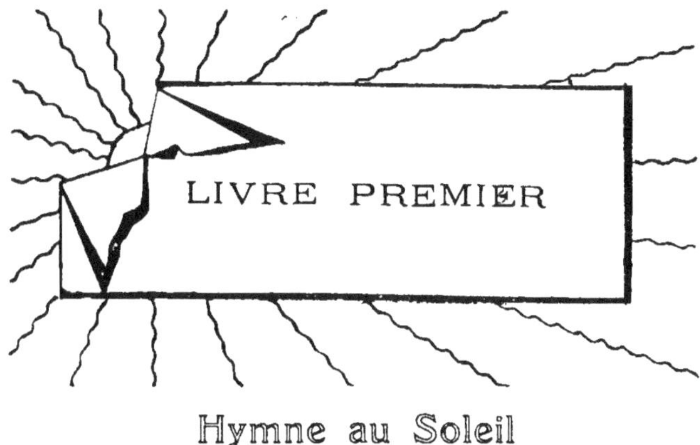


## Hymne au Soleil

*«... tout ce que vous faites, tout ce que vous dites, tout ce que vous écrivez, tout ce que vous découvrez ou inventez, n'est pas votre œuvre, mais en réalité celle de votre double* (homo duplex), *« de Celui qui vous souffle à propos » ce que vous devez dire, écrire ou inventer... »* (ch. 165).

### 1 La Course au Soleil.

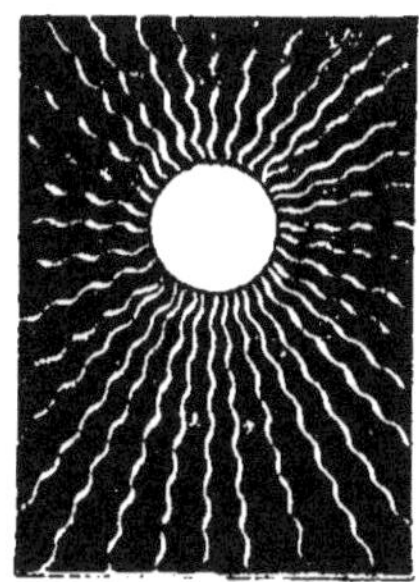

Avez-vous remarqué, ami lecteur, que, le plus souvent inconsciemment, les élans de notre cœur, l'éjaculation de nos pensées les plus profondes, nos aspirations immédiates, voire pour ce qu'il adviendra de nous après notre mort corporelle, convergent toujours vers l'Astre vivifiant qui nous éclaire et que chaque matin nous retrouvons, sans que jamais il ne se mette en grève, avant de recommencer notre labeur quotidien.

Le Soleil, qui eut ses adorateurs, nous pénètre, en effet, si intimement, jusque dans les fibres les plus cachées de notre être, que c'est toujours vers lui que nous reportons, instinctivement, les sources de notre bonheur et de notre Santé.

Au reste celui qui aime le Soleil aime la **Vie,** dans tout ce qu'elle a de meilleur, et son âme reste lumineuse et seule apte à comprendre les **beautés** de la Nature.

Par contre celui qui fuit et craint le Soleil est à fuire et à craindre, car son âme demeure ténébreuse et, incapable de refléter les harmonies naturelles — sources du bonheur, — il ne peut que répandre autour de lui ce qu'il y a de plus mauvais sur la Terre.

Les malades aspirent, l'été, à sortir pour s'imprégner des effluves du Soleil qui activeront leur guérison; l'hiver, ils attendent en tremblant sa bienvenue lorsque la belle saison lumineuse reviendra.

La plus grande joie des vieillards n'est-elle pas de s'imprégner des Radiations du Soleil.

Le Citadin, enfermé six jours par semaine, attend le dimanche avec impatience pour aller à la campagne prendre son Bain de soleil; et tous ceux qui le peuvent aspirent, des mois à l'avance, à l'époque des vacances pour aller villégiaturer, chacun selon ses préférences et son tempérament, à la campagne, à la montagne ou à la mer, pour y faire une Cure d' « Air solarisé » qui les retrempera, en les « revivifiant », pour les mauvais mois qui suivront.

Les Animaux, eux-mêmes, se prélassent avec béatitude en s'étendant immobiles ou dormant au Soleil.

Ainsi, ce qui fait le succès de la Côte d'Azur, en Hiver, n'est-ce pas le Soleil qui pendant le jour y resplendit si Radieux et Lumineux que, dès qu'il se couche, si le froid vif ne venait aussitôt vous avertir brusquement de la réalité hivernale, vous vous croiriez dans un Printemps perpétuel.

Le « Spleen », chez les Anglais, n'est-ce pas la résultante du ciel gris et des brouillards qui prédominent pendant la majeure partie de l'année sur les Iles britanniques.

C'est pourquoi M. Manne a bien raison, lorsque, dans son étude sur la légion étrangère, il s'écrie :

*« Le « cafard », ce n'est pas le Soleil qui l'éveille, mais les ciels gris, les hivers, les brumes. »*

Cette Course au Soleil, vers laquelle chacun de nous s'élance éperdu, n'est au fond pas autre chose que l'élan de l'expression des sentiments confus qui nous animent : notre tréfonds reconnaissant « par intuition » que c'est à lui — au Dieu Soleil — que nous sommes redevables du maintien de notre existence, ainsi qu'également de notre Santé, sans laquelle notre Vie serait insupportable et exempte de bonheur.

## 2  Le Dieu Soleil.

Au surplus la déification du Soleil s'est manifestée dès la plus haute antiquité et chez nombre de peuples son adoration fut la base de véritables religions.

Toutankhamon, le dernier des Pharaons de la XVIIIᵉ dynastie, né 14 siècles av. J. C., adorait le Soleil.

Pierre Wéber, sous le pseudonyme de Zadig, ayant interrogé Mᵐᵉ Myriam Harry sur ce Pharaon, dont la découverte du Mausolée fit tant de bruit dans le Monde, en reçut une réponse d'où je détache les lignes suivantes (et où j'ai souligné en *italique* les parties qui se rapportent à ce chapitre, ainsi que je le ferai pour toutes les reproductions qui suivront) :

*« Il n'adorait pas le soleil avec le respect craintif des sauvages; il l'adorait presque d'une manière symbolique, aimant en lui* la source de toute chaleur et de toute vie. *Il habitait à Horizon du Disque, nouvelle capitale élevée par Akhnaton en l'honneur du dieu Aton, ville consacrée au Soleil. Sur son trône, cette œuvre d'art admirable, faite de trois ors, incrustée de topazes et de lapis-lazuli, enrichie d'émaux éblouissants, et ciselée avec un art et un raffinement dont notre XVIIIᵉ siècle aurait été jaloux, se trouve, en représentation de ce* Soleil divin : *et chacun de ses rayons est terminé par une main, ce qui, à n'en pas douter, est un symbole de la protection que le Dieu étend sur*

*les hommes. Sa femme s'appelait* Ma-Vie-est-le-Soleil, *ce qui est un bien joli nom pour une femme.* »

3  La Vie heureuse, la Vie fraternelle et Ensoleillée,
   par le choix de l'Aliment naturel « né du Soleil ».

Mme Hélène Domercq (qui intrigua tant Mme Yvonne Sarcey, lorsqu'elle lui adressa, en 1924, quelques projets d'articles «*pour amener les hommes à s'aimer* »] convergeait tout son idéal de bonheur sur un centre créateur qu'elle appelait « *Lumière universelle Luni-Solaire-Terrestre* ».

Laquelle n'est qu'une seule Lumière : celle de la Lune, que nous percevons, et celle de la Terre, que nous ne faisons que ressentir, n'étant en réalité que la Lumière du Soleil réfléchie ou engendrée sur ces deux astres.

Voici quelques lignes que, à la suite de la reproduction de ses articles reproduits dans les Annales (ch. 4), elle écrivait à une personne de ma connaissance, Mme Henriette R.-C. :

« ..... *l'Homme et l'Univers vivent dans la même Lumière rayonnante, l'homme doit donc vivre, pour être conforme à la Lumière de son Univers, des produits agricoles que créent cette Lumière universelle, et non des produits des laboratoires industriels que dénature la Science chimique..... Car tout se tient : la relation moléculaire qui existe entre la Vie de l'Homme avec la Vie de notre Univers, avec la Vie de notre Règne végétal, avec la Vie, enfin,* des trois rayonnements Luni-Solaire-Terrestre.

« *Il faut donc que nous tous, les Végétariens, qui entrevoyons* la Vie heureuse, la Vie fraternelle et ensoleillée, par le choix de l'Aliment naturel NÉ DU SOLEIL, *il faut, dis-je, que tous nous nous unissions pour la propagation de notre idéal, afin d'obtenir la Santé, la Longévité, la Paix universelle, par le choix de l'Aliment, je le répète encore,* que nous crée le Rayonnement Solaire. »

4  Le Père de la Vie, c'est le Soleil.

D'autre part, voici encore une partie que je détache d'une des lettres de Mme Hélène Domercq, reproduites dans les Annales, en 1924, page 131, et qui intrigua si vivement Mme Yvonne Sarcey :

« *J'estime que M. Charles Nicot est dans la vérité en affirmant que tous les Hommes s'aimeront le jour où le Soleil aura la puissance de répandre avec égalité sur chacun d'eux, sur chacune de leurs cités-jardins,* le dynamisme régénérateur de ses rayons.

« *Arago a prédit qu'un jour la Nature tiendrait en quelques formules brèves expliquant à tous les Hommes que si le Soleil envoie ses ondes de toute leur longueur (découverte appliquée de Yung sur la fluorescence), la Terre rendue attractive par la main-d'œuvre agricole sera couverte de blés d'or, de beaux arbres et d'abeilles* (1).

1. Ainsi, comme me le disait un ingénieur agronome, « Binages fréquents valent mieux qu'arrosages », sans m'en donner le pourquoi ; mais ce dont, par la suite, j'ai trouvé la raison, en ce sens que les binages, sarclages, hersages de la terre par la « main-d'œuvre agricole » en empêchant la terre de se tasser, ouvraient un libre passage aux Radiations solaires, qui alors peuvent mieux vivifier les racines des plantes, en facilitant et fortifiant leur croissance.

*« Et si la plus grande force attractive de la Nature vient de la culture du Règne végétal, c'est parce que cette culture, selon l'application des lois chimiques, physiques, mécaniques et électriques, a la propriété d'attirer de toute leur longueur* les ondes du Père de la Vie : le Soleil. »

5 Dieu, le Soleil, les Etoiles, la Vie, tout ça,
   c'est trop grand pour pouvoir être expliqué.

Lorsque l'on est tenté d'essayer de faire comprendre littérairement ou par des images les dimensions et les espaces concernant le monde cosmographique — les chiffres ne signifiant rien à l'imagination — on se trouve acculé à à une impossibilité réelle de pouvoir concevoir une phrase ayant assez de puissance sur notre esprit pour pouvoir traduire ce que l'on voudrait dire, ou de faire un dessin qui permette à notre vision la démonstration, par relations proportionnelles, de ces dimensions super-colossales ; parce que ces dimensions dépassent tout ce que peuvent admettre les possibilités compréhensibles de nos facultés intellectuelles.

Pour tenter de donner une explication à cette impossibilité de traduction, M. Pierre-Albert Birot, commence un de ses articles, sur les « Briseurs de Rythme », par ce paragraphe qu'il me plaît de reproduire, car il démontre avec force « pourquoi nous ne pouvons et ne pourrons jamais comprendre certaines choses ».

*« Je suis sûr que le Ciel, la Terre, la Vie, le Soleil ne vous épatent pas, d'abord parce qu'il y a l'habitude — cette étrangleuse de la joie-surprise — ensuite parce que tout ça c'est « naturel ». Oui, mais il y a encore autre chose : c'est trop grand, ça bouche les yeux du corps et de l'esprit, on vit avec la Vie, les Etoiles et le Soleil sans y faire autrement attention. A plus forte raison ne voit-on pas Dieu* (1). *Et peut-être vaut-il mieux pour l'humanité qu'il en soit ainsi, car le jour où elle aurait vraiment conscience de cette grandeur, elle ne pourrait qu'être écrasée.*

*« C'est le sort de tout ce qui est trop grand, et cela aussi bien dans le monde des choses de la matière que dans le monde des choses de l'esprit. »*

Et pour abaisser, si cela était possible, la superbe de certains doctes savants qui veulent tout expliquer, voici encore sur ce sujet quelques lignes de M. Alphonse Berget que j'ai détachées, pendant que je corrigeais ces épreuves, de *Candide* du 1er avril 1926 :

*Fatigués de l'ineptie des choses de la terre, écœurés par les turpitudes de la politique, pourquoi n'élèverions-nous pas, pour y rechercher une consolation et un repos, nos regards vers cette voûte céleste « où Dieu a écrit sur l'azur avec des lettres de diamant », comme disait Alexandre Dumas ?*

*Là, à travers les Mondes qui succèdent aux Mondes, parmi les Univers qui succèdent aux Univers, la pensée chemine, libre et sans entraves. Elle va toujours plus haut, toujours plus loin ; elle voudrait trouver des limites à cet espace illimité ; elle voudrait, tout au moins, concevoir une fin à cet Infini : mais c'est en vain. Espace et Temps défient la mesure et l'estimation.*

---

1. Dieu : qui est encore plus grand que tout cela, plus grand que tout le Kosmos, plus grand que tout réuni : puisque c'est Lui l'auteur de tout ce qui existe !... (N. de l'A.).

*« Par delà l'Infini, l'Infini recommence! »* disait le Poète. Et, quand on demandait au grand Thomas d'Aquin ce que c'était que le Temps, il répondait : *« Le Temps ? si nul ne me le demande, je le sais; mais s'il me faut l'expliquer à quelqu'un, je ne le sais plus ! »*

**6 « Dieu, c'est le symbole d'un centre, d'un sommet, d'un Soleil sans éclipse ».**

Henri Marx, dans l'Idée Libre (Déc. 1924), répondant à cette question : « Qu'est-ce que l'âme? », donne à l'Ame une origine divine et tente, lui aussi, d'expliquer le Dieu qui la gouverne. Devant l'impossibilité de pouvoir le faire il trouve cette merveilleuse définition :

« Dieu : c'est le symbole d'un centre, d'un sommet, d'un Soleil sans éclipse !... »

Comme Pascal, je crois, qui pour définir l'Infini disait : « L'infini, c'est un cercle dont la circonférence est partout et le centre nulle part. »

Ainsi, Henri Marx, ne pouvant se représenter ni définir l' « indéfinissable », que trouve-t-il comme sujet tangible pour se représenter Dieu : *Le Soleil.*

Voici la partie essentielle de sa réponse :

*«..... Je crois que l'âme est un don de Dieu, une animation naturelle qui est fièvre en toutes chairs des hommes. Toute naissance est pourvue de ce dépôt de Dieu, de ce fluide vital par quoi se réalise éternellement l'admirable symbole des grands initiés : « Dieu s'est fait homme ». Dieu ne cesse pas de se faire homme. Malheureusement il s'éteint en ceux qui n'alimentent pas d'huile sainte cette lumière intime.*

*« Je crois que l'esprit est un sens que l'homme acquiert dans sa recherche de la connaissance... Ici, encore, la fonction crée l'organe. Certaines expériences récentes qui montrent les propriétés de notre corps au delà de ses cinq sens accréditent ma définition. L'âme est d'espèce divine. L'Esprit est humain. Quand je dis Dieu, je n'entends pas nommer le maitre religieux, mais l'entité que le mot crée, le symbole d'un Centre, d'un sommet, d'un Soleil sans éclipse, un peu d'absolu devant notre monde relatif, un besoin humain. »*

**7 Le « Miracle des Feuilles », né du mariage d'un bourgeon avec les Rayons du Soleil.**

Et cette jolie partie d'une page, de Jean Nesmy, détachée d'un article : « Le Miracle des feuilles » et dont l'aboutissant, *« le mystère profond de l'être animé par la captation des puissances fécondantes de l'Air et des Forces décomposées de la Lumière émanant du Soleil »*, est toujours le même :

*« Les feuilles !... Mariage du bourgeon, du Soleil, de l'air, de la rosée, difficile victoire qui semble, comme tout dans l'heureuse nature, acquise sans effort... œuvre des fées de la forêt ourdissant en silence sur la bure d'hiver ces failles et ces satins... Pulvérulente première verdure d'un ton si tendre, d'un flou si adorable, poudroiement clair, floconnement brumeux, jaillissement léger, flottant voile couleur de sauterelle, glauque fumée qui noie la tête des futaies, incessant déploiement d'écharpes et de guirlandes jusqu'à ce que tout*

*e cercle d'ombre que formait la forêt devienne, dans la plaine, un grand lac de velours !...*

*« Feuilles, gloire de la terre, sa grâce et son sourire et sa jeunesse indéfiniment renaissante; beauté périssable et fragile, à laquelle un mystérieux pouvoir de renouvellement donne un air éternel ! Humbles petites feuilles, inquiète vie de l'arbre, douce chose palpitante et bruissante qui assure la pénombre du sanctuaire. la fertilité et la fraîcheur du sol et,* par un mystère profond, la vie même de l'être qu'elle anime en captant les puissances fécondes de l'Air et les forces décomposées de la Lumière ! *Comme leur innombrable multitude, en puissance dans le bourgeon déjà gorgé de sève et baigné de chaude et vivifiante pluie, s'élance, dans un effort tenace, s'élance vers le Soleil vernal et porte partout, avec le vent complice, le vert parfum des bois! »*

### 8 « Le Soleil. Roi des cieux ».

Et lorsque les romanciers s'en mêlent — surtout quand ils écrivent à Nice, — comme Gaston Leroux dans *Hardigras*, eux aussi deviennent dythyrambiques à l'égard du Soleil.

Voyez plutôt :

*« — Ah ! mes amis, le beau pays que nous avons là ! .. En est-il de plus plaisant au monde, de plus chargé de fleurs et de parfums, de mieux aimé du Soleil, roi des cieux, de mieux orné du sourire des dames, qui fournisse olives plus suaves, fruits plus dorés et petits vins plus déliés et guillerets pour le festin? Entre nos montagnes et cette faucille d'azur, miroir de beauté où je vois l'image chérie de notre Nissa, notre pays se creuse comme une coupe enchantée où nous devrions boire à genoux le bonheur de vivre !... »*

### 9 Les Poètes aspirent à vivre... dans le Soleil.

Quant aux poètes, c'est du délire ! Non seulement ils ne se contentent pas de jouir de ses bienfaisants rayons, mais encore ils voudraient demeurer *dans le Soleil, s'y enfoncer, s'asseoir parmi les Dieux dans le Soleil* ou, pour mieux s'y aggriper, y jeter *l'Ancre dans le Soleil.*

N'allez pas croire que je sois l'auteur de ces merveilleuses illusions? Non, car je n'ai fait que de les reproduire en les détachant de la fin d'un compte rendu, par Tristan Derème, dans *Candide* (23-4-1925), d'un ouvrage poétique de Charles Maurras et que voici :

« Dans une fiction, mais qui exprime le vœu le plus profond et le plus « tenace des mortels, et que soutient la vigueur du rythme, *et baigné d'une* « *Lumière qui ne passe point.*

> *— Je l'ai vu errer et sourire*
> *et s'enfoncer dans le Soleil.*

« s'écrie M^me de Noailles,
« et Lecomte de Lisle :

> *Je vais m'asseoir parmi les dieux dans le Soleil.*

« le poète (Charles Maurras), à son tour et marin dans l'Azur. n'aspire « qu'à jeter

> *..... l'Ancre dans le Soleil ! »*

Ce qui prouve, comme je le démontrerai, que le désir intérieur de nos pauvres individualités — comme savent si bien l'exprimer les poètes : ces parcelles d'émanations divines — *consiste à s'imaginer de pouvoir vivre ou revivre dans le Soleil ou dans sa Lumière éternelle.*

**10  « La fleur humaine » ne peut vivre sans le Soleil.**

Et encore, pour terminer ces citations, cette courte mais si juste pensée de Michelet :

> *« La fleur humaine est de toutes les fleurs*
> *celle qui a le plus besoin de Soleil. »*

En deux lignes combien cette phrase si harmonieuse résume bien tout ce qu'elle veut dire.

Et comme cette jolie expression, « la fleur humaine », exprime parfaitement le besoin initial de Soleil.

Tandis que, homme, mortel, individu, mis en lieu et place de « fleur humaine », n'étant que des démonstrations d'espèces, ne signifieraient rien au point de vue des besoins de l'existence humaine, laquelle, en effet, ne peut se réaliser que grâce au rayonnement des Effluves du Soleil.

**11  La joie de vivre ne peut trouver sa source que dans le Soleil.**

Voici encore une citation, dont je prends connaissance à la dernière heure, et que je détache d'un chapitre du livre : « Avec soi-même », de M. Marx Semenoff, paru dans *Métanoïa* (Juil. 1925).

Dans cette partie de son livre, l'auteur décrit les impressions métapsychiques qu'il ressentit pendant le temps qu'il fut renfermé dans une prison politique jusqu'au jour de sa libération et qu'il exprime, en terminant ce chapitre, dans les termes si pathétiques que je reproduis ci-dessous :

> *« Soleil ! O Joie ! Darde sur moi tes rayons, qu'ils me*
> *touchent, qu'ils me pénètrent, qu'ils stimulent en moi*
> *toutes les énergies.*
> *Je m'abandonne, je me confonds en toi, Soleil !*
> *Bonheur ! Pour toujours, je vous quitte, sombres cachots.*
> *Vers toi, Soleil ! Arme ce bras de l'épée de feu, de justice.*
> *Vers vous les hommes ! Pour vous aimer.*
> *Terre !*
> *Sainte joie qui m'inondes,*
> *Vers vous les hommes !*
> *Vers toi, Soleil !*

☻

Que veulent dire tous ces hymnes — que je pourrais reproduire à l'infini — à la Lumière, au Soleil, exprimés sans esprit de science, selon la seule manière que l'instinct et le cœur les ont dictés et que, en nous-mêmes, — et avec d'autant plus de ferveur et de perfection que notre intelligence et notre éducation littéraire seront plus raffinées — chacun ressent et exprime avec plus ou moins de force?

*Eh bien,* comme je le démontrerai dans le chapitre VI, *cela veut dire que la « Joie de vivre », aussi bien corporelle que mentale, est la résultante exclusive de l'Œuvre génitrice des « Radiations colorées » de la Lumière du Soleil (incorporées à nos Aliments et à l'Air que nous respirons). Donc, que seul, l'« Instinct », notre grand maître, etait la source de tous ces hymnes, de tous ces chants et de toutes ces adorations à l'égard du maître de la Vie :*

## Le Soleil

Le « Clos la Guais », Dinard (I.-et-V.)
le 15 juillet 1925.

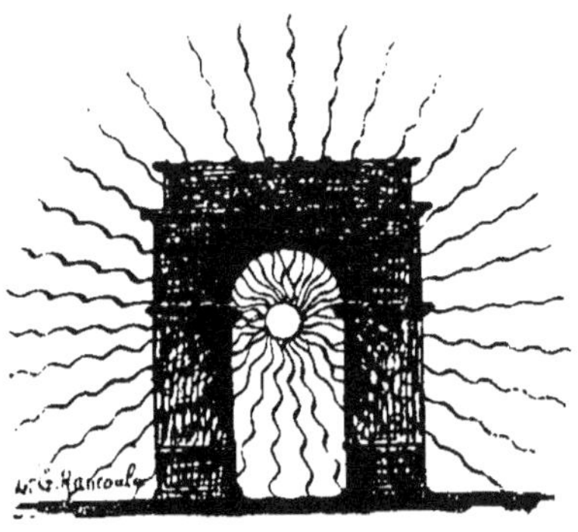

Fig. 1. — «... chaque année, le 5 Mai, anniversaire de la mort de Napoléon en 1821, le Soleil se trouve le soir dans l'axe de l'Arc de Triomphe. » (Extrait du discours prononcé par M. Jean Richepin lors de la réception de M. Georges Lecomte à l'Académie française).

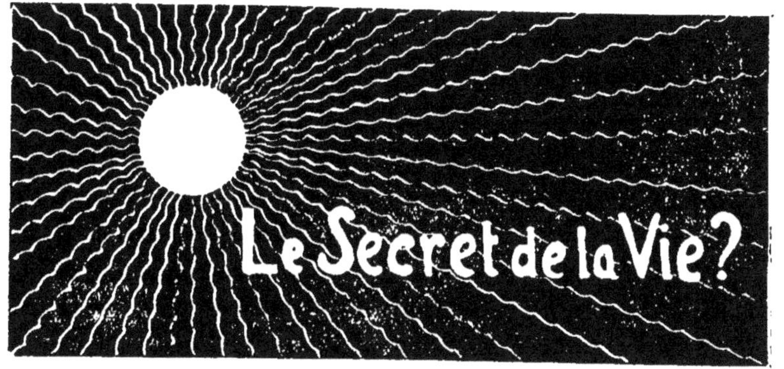




## PREMIÈRE PARTIE

## Le « Secret de la Vie » ?

### I

**12  Peut-on trouver le « Secret de la Vie » ?**

N'allez pas croire, ami lecteur, que j'ai la prétention outrecuidante de vouloir résoudre en son entier, en partant de la Cellule et de l'Atome, le problème de l'Origine et du Secret de la vie !

Non, mes vues sont beaucoup plus modestes et je n'entends rien expliquer que ce qu'il est humainement possible de faire ; donc, pour aboutir aux buts de cet ouvrage, je prendrai le corps humain tel qu'il est et a toujours été conçu pour les besoins bio-physiologiques de notre existence.

Ainsi, comme je le démontrerai dans cet ouvrage, en partant purement et simplement de la constitution anatomique de l'un de nos organes primordiaux, le problème du Secret de la Vie, malgré son apparence insoluble, peut être résolu. A la condition d'entreprendre, autrement qu'on l'a fait jusqu'à ce jour, l'observation rigoureuse et complète des phénomènes qui s'accomplissent dans cet organe lorsqu'il absorbe l' « *Aliment immatériel* » qu'il a pour fonction de « digérer », comme, à l'égard des *Aliments matériels* restaurateurs, c'est le rôle pour l'appareil intestinal.

**13  Qu'est-ce que la Vie ?**

Commençons, d'abord, par nous poser cette question, non en chimiste, mais en biologiste, et dans son sens le plus absolu :

— Qu'est-ce que la Vie ?

— « La Vie, pour la *partie matérielle* de notre corps, c'est la *transmutation* de myriades d'atomes chimico-organiques et d'impondérables êtres vivants, cellulaires et autres, que nous ingérons, consommons, digérons, assimilons et réajustons dans tous nos organes ; et pour la *partie immatérielle*, qui est l' « Influx nerveux » — ce fluide mystérieux *qui nous anime et nous fait vivre,* — de Radiations émanants du Soleil, *que nous respirons et que nous absorbons.* »

Tous ceux qui ont lu mes précédents ouvrages savent à quoi s'en tenir sur la première partie de ce paragraphe, détaché du ch. 317 de « Doit-on manger cru ou cuit ? » et concernant la Vie chimico-organique du corps humain, mais pour ce qui concerne la seconde partie, la récupération de l' « Influx nerveux », là où je parle « de Radiations émanant du Soleil, que nous respirons », je n'avais fait que laisser entrevoir le sujet du présent ouvrage, sans le développer, comme, ici, je vais tenter de le faire.

**14  Le corps immobile d'un « homme vivant »
    ressemble à celui d'un « homme mort ».**

Dans ce préambule je vais essayer d'étayer ma pensée par cet axiome.

*Rien ne ressemble tant,* en apparence, *à un homme vivant qui dort qu'un autre homme qui vient de mourir. Ce qui les différencie l'un de l'autre, c'est qu'à l'homme qui est mort* il manque l' « Influx nerveux animateur », *cet impondérable et mystérieux fluide qui préside à ce que les anciens thérapeutes, à commencer par Hippocrate, appelaient la « Force vitale ».*

Car il faut bien admettre, comme une vérité fondamentale, que le corps humain est composé pour la totalité de son être de deux choses :

1° Une *partie matérielle*, tangible, visible et analysable, constituée par sa chair, son sang, ses os, ses nerfs et la structure de tous ses organes ;

2° Une *partie immatérielle*, abstraite, invisible et inanalysable, chargée *d'animer* et *de coordonner en harmonie* aussi bien la Vie organique des Cellules, composant la majeure partie de notre Etre vivant, que celle de la « Vie agissante » de tous nos organes.

Or, si la *partie matérielle* du Corps humain trouve la totalité de ses éléments de reconstitution dans les *Aliments matériels* que nous consommons, lesquels sont dissociés et utilisés avec l'aide exclusive de l'Appareil digestif, comment donc et par quel procédé peut se reconstituer la *partie immatérielle* : l' « Influx nerveux Animateur » ?

**15  Toutes les « Energies » puisent leur origine dans le Soleil.**

Tous les savants étant à peu près d'accord pour reconnaître que toutes les Energies, *calorigènes, dynamogènes* et *vitales,* nécessaires à notre existence, proviennent des Radiations du Soleil, les biologistes, pour nous en expliquer la transmutation *in corpo*, nous disent *que nous récupérons les Energies solaires dans les aliments*, lesquels — les plantes notamment — s'en étaient, eux-mêmes, imprégnés pour les nécessités de leur formation.

Ainsi donc la *Vie totale* ne serait pas autre chose que la conséquence de la digestion des Aliments que nous ingérons, c'est-à-dire la résultante de phénomènes exclusivement chimico-organiques ?

**16  Le Corps humain possède des « Réserves corporelles »
    mais en lui il n'existe pas de « Réserves vitales ».**

Alors pourquoi n'existe-t-il pas dans le corps humain de « Réserves vitales » *Animatrices*, comme il existe des « Réserves corporelles» de tous les produits nécessaires à maintenir *vivante*, un temps relativement long, *toute sa structure purement matérielle* ?

Or, il faut bien le reconnaître, les « Réserves vitales », animatrices de notre Pensée et de toutes nos fonctions corporelles, n'existent pas. Car si l'on peut vivre près de trois mois *sans manger* (1) on ne peut pas vivre plus d'une heure ou deux *sans respirer*;

**puisque dès que la Respiration vient à cesser la Mort commence son œuvre.**

En voici une preuve :

Lors d'une Syncope, comme chacun sait, **la Respiration s'arrête**, seul, le Cœur continue à battre, *à l'aide des réserves d'Influx moteur logées dans le Plexus cardiaque*, mais il le fait si faible-ment que, suivant la gravité de la Syncope, ses battements n'en sont presque plus perceptibles. En outre, en même temps, *notre Mental s'annihile et cesse de se manifester*, contrairement à ce qui se passe lors du Sommeil, *pendant lequel la Respiration continue à s'effectuer normalement* et où notre Esprit continue à persister sous forme de Rêves.

Or, lorsque la Syncope se termine *et que le rythme pulmonaire recommence à fonctionner*, on voit se produire chez le malade des phénomènes d'*Auto-désintoxications* qui démontrent *que le corps*, **comme celui d'un mort**, *avait subi un commencement de décomposition cadavérique*. Ces phénomènes auto-défensifs du corps se manifestent sous forme de sueurs profuses, destinées à excréter hors du corps les Toxines qui s'étaient formées dans toutes les par-ties de notre organisme *pendant toute la durée de la cessation de la Respiration* ; ainsi que, lorsque la Syncope a été un peu longue, par une diarrhée abondante et impérieuse qui se déclare afin de compléter l'œuvre de désintoxication générale ; alors *qu'en même temps la Pensée*, d'abord confuse, *renaît progressivement dès que la Respiration recommence son rythme vital.*

Ainsi donc pendant toute la durée de la Syncope *le principe*

---

1. **Ex** : le maire de Cork qui, en 1920, put continuer à vivre 73 jours sans rien manger et en ne buvant que de l'Eau pure.

*directeur de la Vie Animatrice organique et Mentale*,chargée de coordonner l'ensemble des fonctions qui président au maintien total de notre existence, *avait cessé de se manifester* pendant tout le temps que la **Respiration** était abolie.

Comme autres exemples tangibles, pouvant démontrer que la Respiration *est le facteur primordial de la Vie agissante*, il suffit d'avoir pu assister à la fin de l'existence de tous les Etres animés pour en être convaincus.

Ainsi les Moribonds et les Blessés à mort, qui ne sont pas dans le coma, se « raccrochent » à la Vie *par une Respiration haletante et des Hoquets.*

Remarquez aussi que les Poissons lorsqu'ils ont été retirés de leur élément, après avoir dépensé leurs réserves d'Energie motrice en se débattant avec vigueur, restent immobiles et *que seules leurs Branchies* — leurs Poumons — continuent à fonctionner.

## 17  La Vie cesse dès que la Respiration s'arrête.

Nous voici donc devant des faits précis, démontrant physiologiquement *que la Vie nous quitte dès que la Respiration cesse.*

Nous entrevoyons alors un « fait nouveau » qui nous fait réfléchir et nous oblige à considérer le phénomène respiratoire autrement que jusqu'à ce jour on l'avait fait, c'est-à-dire, n'ayant pour seuls rôles que l'Hématose 84, ou oxydation du sang, l'expulsion des Gaz carboniques, créés par les combustions internes, et des Gaz putrides charriés par le Sang (ces derniers engendrés par des Infections d'origine intestinale).

Fort de ce qui précède, si maintenant nous réajustons plus logiquement les buts attribués à chacun de nos organes vitaux, en n'accordant plus à l'Appareil digestif qu'*un rôle purement matériel* quasi-chimique — lequel n'aura pour fonction que d'assurer au corps humain la fourniture de *toutes les Substances solides* dont il a besoin pour sa Constitution, sa Restauration et la production des Energies-force ou Chaleur — il nous faudra donc, logiquement, *attribuer à l'Appareil respiratoire*, en plus des fonctions que nous lui connaissions, le rôle de l'incorporation dans nos Centres animateurs des Substances vitales *parement immatérielles*, qu'il puisera « *directement* » *et sans « aucune peine » dans les Radiations vitalo-énergétiques du Soleil, lesquelles sont mêlées intimement avec l'Air atmosphérique que nous respirons.*

## 18  Seul le Poumon peut recueillir les Radiations vitales du Soleil.

Lorsque l'on examinera plus loin, au chapitre VIII, l'anatomie du Poumon, on pourra constater d'après la structure de l'intérieur de ses myriades de Lobules 90, lesquels sont les terminus des voies respiratoires, que les Radiations solaires mêlées à l'Air trouveront dans ces merveilleux petits organes, une voie beaucoup plus naturelle que celle de la Digestion des Aliments par les Intestins pour y pénétrer dans notre corps et s'y transformer en « Influx nerveux animateur ».

En effet, par la Voie pulmonaire, les Radiations du Soleil, *que nous respirons* avec l'Air qui s'en est imprégné, arrivent en contact direct avec le Sang, dans lequel elles s'insinuent sans aucune complication physiologique et sans avoir eu à traverser pour le moins sept organes digestifs. Et, en s'incorporant *directement et sans obstacle* dans le Sang, les *Radiations solaires*, lors de la course sanguine à travers toutes les parties du corps, s'y trouveront alors réparties *en nature*, sans avoir eu à subir, comme les Aliments pendant le passage dans les organes intestinaux, des altérations probables.

En outre de cela, la situation topographique du Poumon se trouve admirablement située par rapport aux sièges des Centres nerveux, dont justement cet organe est le centre. Tout concourt donc à nous faire considérer le Système pulmonaire *comme étant l'appareil chargé de « digérer » et de récupérer l' « Influx nerveux »*, de nature impondérable et immatérielle, qu'il puisera, je le répète encore une fois, *sans aucun effort et directement* dans les « Effluves du Soleil » mêlés à l'Air que nous respirons ; comme l'Appareil intestinal, organisé pour cela, le fait, lui, pour les *Éléments exclusivement matériels* de notre corps.

## 19  La « Vie matérielle » est tributaire de la qualité de nos Aliments.

Cette théorie nouvelle, que j'exposerai plus loin (93), de l'imprégnation dans nos Centres vitaux de «certaines» *Radiations solaires* par le Poumon, n'exclut pas l'intervention des effets par la Digestion d'une *Alimentation vitalisée*, laquelle devient alors pour la Santé générale le complément d'une Respiration riche en Radiations solaires totales ou *sélectionnées* à propos (107).

Mais pour obtenir ce résultat dans l'Alimentation faut-il encore que les Aliments vitalisés — c'est-à-dire ceux qui doivent leur génération et leur constitution à l'œuvre exclusive du Soleil et non à la chimie — possèdent en totalité leur valeur nutritive. Il faut donc nécessairement que certains d'eux *soient consommés crus* et que les autres ne soient cuits qu'à température modérée, sinon, ainsi que je l'ai expliqué dans le 3ᵉ tome de « Connais-toi... d'abord » : « par la Chaleur excessive qu'ils auront subie pendant leur cuisson ils perdront avec leurs Diastases auto-digestives, indispensables pour leur parfaite digestion, leurs particularités si précieuses pour la Santé générale et que l'on a baptisées du nom de Vitamines, lesquelles ne doivent leur existence, elles aussi, qu'aux Radiations du Soleil ».

## 20  Les Vitamines sont l'œuvre exclusive du Soleil.

Il est, en effet, fort troublant pour l'appui de la thèse de cet ouvrage, comme on pourra le voir au chapitre 79, de constater que les Vitamines sont non seulement l'œuvre du Soleil, mais encore



2

que chacune de celles-ci se classe *exactement*, pour leurs effets se rapportant avec notre équilibre constitutionnel et vital, *dans la colonne de la couleur du Spectre solaire* (Planche en couleurs, page 56 *bis*) dont les « Flux générateurs » 82 s'adaptent avec les buts bio-physiologiques qu'ils ont à remplir. Ainsi :

1º Les Vitamines A, dites « antirachitiques », se superposent avec les *Radiations rouges* créatrices de « Flux énergétiques » 82 ᴮ ;

2º Les Vitamines C, dites « Antiscorbutiques », se superposent avec les *Radiations jaunes* créatrices de « Flux harmonique » 82 ᴮ ;

3• Les Vitamines B, dites « Antinévriques », se superposent avec les *Radiations bleues* créatrices de « Flux vitalogène » 82 ᴮ ;

· Or, ce classement, basé dans un ordre « chromogène » (engendrer par la couleur), on le retrouvera constamment et toujours dans le même ordre, ainsi qu'on le verra dans le cours de cet ouvrage, pour tout ce dont nous avons un besoin indispensable, tant pour celui de notre Existence corporelle que pour ceux de notre Vie psychique.

### 21 Importance primordiale pour l'Existence de tous les Etres des Couleurs du Spectre de la Lumière du Soleil.

Cette influence bio-physiologique de l'intervention *de chacune des couleurs du Spectre de la Lumière solaire*, dont je viens de vous entretenir pour la première fois, est tellement importante au point de vue de l'« Equilibre vital » de tous les Etres — donc également de la Santé — que la thèse dominante de mon ouvrage reposera sur une « *Nouvelle méthode médicale basée sur la Respiration des Ondes colorées de la Lumière du Soleil, lesquelles se trouvent mêlées intimement avec l'Air que nous respirons, chaque couleur étant pour cela « sélectionnée » suivant le genre de Maladies à traiter.* »

Lors, il ne s'agit plus de l'utilisation totale de la Lumière solaire, comme dans l'Héliothérapie 105, mais seulement de l'emploi de l'« une » ou « plusieurs » des sept Radiations colorées dont la Lumière est composée. Donc, pour la réalisation de cette méthode nouvelle destinée à la Cure des maladies, aussi bien corporelles que mentales, comme celles-ci sont causées par le déficit ou l'excès de l'un des « Flux générateurs » 82, propres à chacune de ces sept couleurs, ce qu'il faut, pour rétablir l'« Equilibre harmonique », détruit, c'est pouvoir utiliser à propos la ou les Radiations colorées déficientes, de la manière que j'indiquerai, pour rétablir le parfait équilibre de notre structure et de toutes nos fonctions corporelles. Et cela, aussi bien par la Respiration 93, que le choix des Aliments 79 et des Aromes médicamenteux 78 — ces derniers, suivant leurs buts, étant aussi les produits de l'influence génératrice des diverses Radiations colorées du Soleil.

Cette influence des Radiations colorées, et sur le corps et sur le mental, avait déjà été entrevue. Ainsi on avait pu constater que les Radiations Bleues favorisent la guérison des Plaies, que les Radiations Rouges interviennent favorablement dans certaines Derma-

toses (Maladies de la Peau) et la Variole ; et que, au point
de vue psychique, les Radiations Rouges exaltent les Passions
matérielles, tandis que, au contraire, les Radiations Vertes les
apaisent, etc...

Comme on vient de le voir il existait déjà un embryon de base
expérimentale à l' « Héliochromothérapie » 107, mais jusqu'à ce
jour aucun auteur n'avait encore développé cette thèse jusqu'à ses
limites extrèmes, comme je vais essayer de le faire, notamment
dans le  chapitre VI où j'exposerai l'Œuvre génératrice de tout ce
qui est nécessaire à notre  subsistance totale par le seul fait des
*effets vibratoires engendrés par les Effluves colorés du Soleil* ; et,
par la suite, en démontrant comment on peut utiliser ces mêmes
Effluves colorés, ou le produit de leurs effets et engendrements, pour
se soigner ou conserver sa Santé.

**22   Dans la Respiration l' « Air seul » n'est
pas suffisant pour entretenir la Vie.**

Ainsi, pour ce qui concerne seulement la Respiration, ce n'est pas
l' « Air seul » *qui nous fait vivre,* mais encore, ce que je démontrerai, l'ensemble des Radiations colorées du Spectre solaire mêlées
intimement avec l'Air atmosphérique et *que nous respirons en
absorbant ce dernier par le Poumon* ; car l'Irisation (qui reflète
les couleurs) de la Lumière solaire *imprégnée dans l'Air* est à la
base de la Radio-activité pour tout ce qui  existe, donc de la « Vie
agissante » elle-même 73 à 75.

C'est ainsi que de l' « Air seul », reconstitué dans des proportions
exactes par un mélange d'Oxygène, d'Azote et d'Argon 28, s'il n'a
pas été Ensoleillé, comme l'est naturellement l'Air qui nous environne, serait impropre à maintenir notre Existence et, *a fortiori,*
ne pourrait ni entretenir la pérennité de la Vie ni conserver  la
Santé.

Car même l'Air naturel lorsqu'il n'a pas été suffisamment imprégné par les Radiations solaires ne possède plus la totalité de ses
effets « vitalisants » ; ce qu'il est aisé de constater, par exemple,
sous un arbre, où la Végétation des Céréales ne s'y montre que
pauvre et sans force, comparativement à celles des mêmes Graminées qui croissent *en pleine Lumière solaire,* hors  de l'ombrage
de cet arbre (fig. 2).

Et pourtant *sous cet arbre il y a « autant d'Air » qu'aux alentours ?*

Au surplus toutes les Graines — semences de Vie nouvelle — ne
peuvent mûrir qu'avec la collaboration de la Lumière solaire et
non dans les endroits qui en sont privés.

De même qu'aux deux Pôles de notre monde, privés de Soleil,
il n'existe plus de Végétations terrestres.

Les Mers faisant exception : l'Eau ayant le pouvoir de condenser
en les accumulant les Radiations solaires vivifiantes 151.

**23** La « Vie agissante », complément indispensable de la Vie corporelle, est en dépendance directe de la nature de l'Air que nous
respirons.

Maintenant, comprenez-vous, ami lecteur, après ce préambule
un peu décousu — excusez-moi, — que je ne m'avançais pas trop
en osant affirmer que j'essaierais de vous révéler quel était le
« Secret de la Vie », non celui de la Vie corporelle de notre
pauvre corps, dont on connaît à peu près tous les enchaînements,
mais de la « Vie agissante » *chargée, d'animer* la matière dont nous
sommes tous constitués ; et cela, en partant simplement de cette
vérité fondamentale que la Vie, c'est-à-dire la Substance immatérielle
de l'Influx nerveux animateur, ne peut être introduite intégralement dans nos « Centres vitaux » par le seul truchement de nos
Aliments et à l'aide de notre Appareil digestif, mais seulement
*grâce à certains Effluves vivifiants*, de nature vibratoire particulière et adéquate, *émanés du Soleil*, et par le seul dispositif qui soit
réellement organisé pour atteindre ce but : *comme seul l'est notre
Appareil respiratoire.*

Donc en nous enseignant que l'Air atmosphérique n'avait dans
la Respiration que des rôles essentiellement physiques et bien
déterminés, comme l'Hématose et les Combustions internes, il
existait une grave lacune. Car, on ne devrait jamais l'oublier,
rien de ce qui nous environne, en corps solides ou fluides, de
quelque nature qu'ils soient, et que nous absorbons, tant par les
Intestins que par le Poumon, *rien*, dis-je *n'est inutile à notre
Existence.*

Or, c'est cette lacune dans l'œuvre biologique que j'essaierai de
combler dans le cours de cet ouvrage en démontrant comment,
*par la Respiration de « certains Effluves colorés » du Soleil mêlés
à l'Air que nous respirons*, sont engendrés les phénomènes
« psycho-vibro-corporels » représentatifs de notre Vitalité et cela
par la seule action des « effets vibratoires » de ces Effluves colorés.

**24** L'« Air vitalisé », complément de l'Alimentation,
peut, seul, entretenir la « Vie agissante ».

Pourtant bien avant moi, je le reconnais, il y a quelque
2.400 ans passés, Hippocrate, notre maître ès médecine à tous,
nous avait donné un embryon de cette théorie en nous disant :

« Les corps des hommes et des animaux se nourrissent de trois
sortes de choses : d'Aliments, de Boissons *et d'Air vital* » (le
*Pneuma*, souffle).

Proposition que deux siècles plus tard un autre médecin d'Alexandrie, Erasistrate, amplifia en disant que :

« Le Pneuma est l'« Esprit vital » qui *par le Poumon* s'achemine
dans toutes les parties du corps pour y réaliser la Vie. »

Il est bien regrettable pour l'humanité que, depuis ces époques
lointaines, aucun savant n'ait jamais eu la pensée de reprendre et

d'essayer d'approfondir ces deux propositions en se demandant
en quoi consistaient cet « Air vital » et cet « Esprit vital »?

Là, en effet, était tout le secret de ce que depuis si longtemps
tout le monde recherchait, au point de vue « Revitalisation », et
que l'on obtenait empiriquement, avec plus ou moins de succès, en
l'attribuant aux seuls effets de *l'Air*, notamment par la Suroxygénation intense consécutive aux Exercices de Respiration profonde.

Méthodes en réalité excellentes comme point initial de départ, mais
insuffisamment raisonnées *au point de vue de l'Ambiance solaire*
où le pratiquant doit se trouver pendant ces Exercices respiratoires,
et d'où, pourquoi, il peut en résulter parfois des effets opposés à ceux
que l'on recherchait ; et quelquefois dangereux pour certaines personnes dont la structure pulmonaire est lésée ou fort affaiblie, d'où
des traumatismes suivis d'hémorragies.

25 La source du « Secret de la Vie » se trouve dans la
LUMIÈRE du SOLEIL. — Mais... comment la capter ?

En y réfléchissant il n'était pourtant pas difficile de trouver le
« Secret de la Vie » — ou pour parler plus modestement : de la
« Source de la Vie », — puisque tout le monde est d'accord, savants
et ignorants, pour reconnaître qu'il existe quelque part, tangiblement, et que tous nous l'avons toujours proclamé... et parfois
adoré !

Car si, depuis que nous connaissons notre histoire, peuples,
tribus et particuliers se sont chicanés et entre-tués pour savoir
quel était le vrai Dieu que nous devions adorer, toujours et à
toutes époques les mêmes chicaneurs et belligérants se sont
retrouvés d'accord pour reconnaître qu'il existait quelque chose
sans laquelle rien ne pourrait vivre ?..

Et que ce « quelque chose », que tout le monde recherche,
adore, ou implore inconsciemment, parce qu'il nous rend heureux et
nous donne une des formes du vrai Bonheur en nous faisant
éprouver la « Joie de vivre » par le Bien-être qu'il nous procure,
c'est l'Astre vivifiant qui fait « vivre » ou « vibrer » — c'est la
même chose — tout ce dont nous avons besoin pour nous sustenter ;
fait croître les Plantes ; donne leurs couleurs si chatoyantes aux
Fleurs, aux Oiseaux et aux Papillons ; fait mûrir les Fruits exquis et
les Graines savoureuses, grâce à qui la pérennité de la Végétation
se perpétuera ; fait chanter si mélodieusement les Oiseaux — et
les Hommes aussi — en hommage à leur co-participantes aux
nécessités de la Reproduction ; en un mot, cet Astre bienfaisant,
quasi-Dieu, et qui est la source génératrice d'où jailliront tous les
ferments de vie, c'est — vous l'avez tous deviné —

le SOLEIL.

Mais... pas ainsi que tout le monde le croit ou l'explique. Car...

Car ce n'est pas le Soleil — l'une des œuvres du Dieu tout puissant — qui, par ses seules vertus, engendre et perpétue la Vie ?

Non :

Car c'est la LUMIÈRE, formée par la combinaison intime des *Sept couleurs du Spectre solaire* » mêlée avec l'AIR ATMOSPHÉRIQUE », qui, « *seule* », possède la propriété de *donner la Vie* à tout ce qui existe sur la Terre.

Et ceci, non seulement grâce à la Lumière blanche, qui est, je le répète, composée des Sept couleurs du Spectre solaire, mais surtout *à l'aide de « chacune » de ces Sept couleurs* ; et dont l'une de celles-ci — ce qu'il fallait démontrer — a le pouvoir de maintenir, *en le régénérant,* l' « Influx nerveux » animateur qui préside à la « Vie agissante » de notre structure matérielle.

Donc le siège du « Secret de la Vie » — de la « Vie agissante » — se trouve dans la LUMIÈRE du SOLEIL, mais à la condition, pour le situer, *de connaître quelle est « cette Vibration colorée »* qui possède cette précieuse particularité.

C'est ce que, en procédant par ordre — autant que faire se peut dans une matière si ardue, puisque nouvelle, — je vais essayer de faire, en démontrant comment et par quels procédés il est possible de capter cette *Radiation colorée « vitalogène »*, seule capable de produire cet Effet vital, et qui se trouve logée parmi les six autres dans la

## LUMIÈRE du SOLEIL.

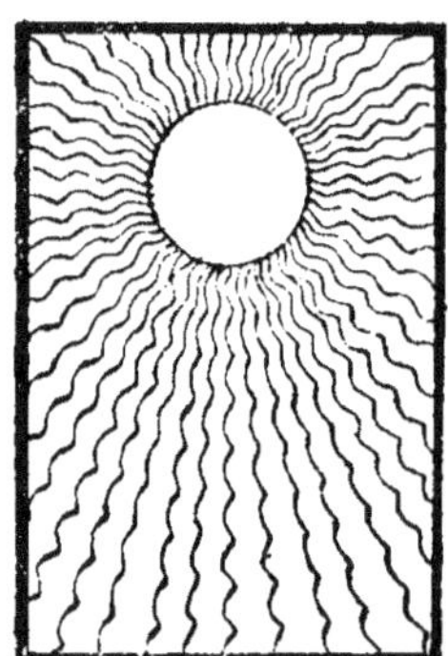

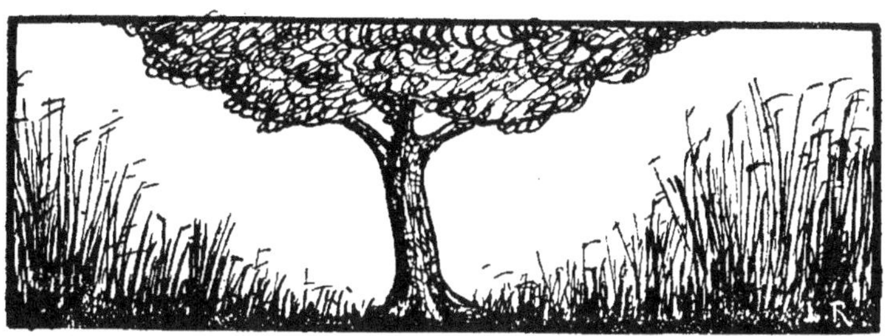

Fig. 2. — «... sous un arbre les Céréales ne s'y montrent que pauvres et sans force, comparativement à celles des mêmes graminées qui croissent en *pleine Lumière solaire*, hors de l'ombrage de cet arbre,... et pourtant *sous* cet arbre *il y* a « *autant d'air* » qu'aux alentours ? » (Chap. 22).

## Les Trois Choses que nous respirons :

# L'AIR
# LA VAPEUR D'EAU
## Les Effluves colorés du Soleil

### II

**26  Nous ne respirons pas que de l'Air ?**

En physiologie l'on nous apprend que la Respiration est la fonction caractérisée par l'absorption des gaz venus du dehors et l'expulsion de ceux qui se produisent dans le Sang : absorption d'Oxygène et élimination de Gaz carbonique se faisant simultanément et ayant pour résultat la transformation du Sang veineux épuisé en Sang artériel régénéré, opération que l'on appelle Hématose 84.

Un point c'est tout.

Car l'on ne nous a pas appris ni donné l'explication du rôle des autres gaz absorbés par le Poumon, tels que, entre autres, ceux de l'Azote 33, l'un des trois constituants de l'Air, et de l'Hydrogène 40, renfermé dans la Vapeur d'Eau mêlée à l'Air que nous respirons.

Et, ce qui était pourtant l'essentiel, jamais non plus l'on ne nous a dit que, en outre de l'Air et des Vapeurs d'eau, *notre Poumon reçoit aussi l'ensemble des Effluves du Soleil, lesquels étaient imprégnés et accumulés dans l'Air atmosphérique, pour des buts qui, pourtant, se rapportent à la base même de la Vie !...* 93.

Or tout cela, que l'on a négligé de nous apprendre — surtout la dernière chose, — était cependant de la plus haute importance pour nous donner une explication logique de la formation dans notre être du « *Vitalisme total* », puisque :

Ces trois choses réunies, l'Air, la Vapeur d'Eau — *Corps chimiques*, — et les Effluves colorés du Soleil — *Fluides « vitalisateurs »*, — sont pour l'ensemble des Fonctions respiratoires, l'équivalent de ce que sont, pour les Fonctions digestives, les Aliments naturels *Vitalisés*, *Vitaminés* et *Diastasés* par les Radiations du Soleil.

Avant de démontrer le rôle primordial des Effluves colorés du Soleil dans l'acte respiratoire, je vais d'abord faire l'exposé nécessaire de la Physiologie de l'Air, de l'Eau et du Soleil, qui tous les trois, ainsi qu'on le verra lorsque j'aborderai le fond de ma thèse, sont indispensables pour accomplir la totalité des phénomènes destinés à aboutir, en fin de compte, *aux buts complets de la Respiration.*

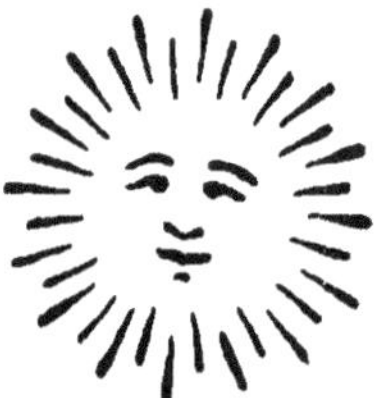

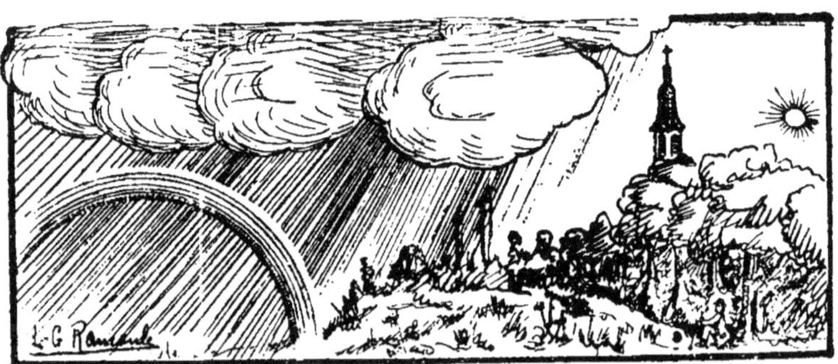

Fig. 3. — Les NUAGES, formés par le groupement condensé en gouttelettes des VAPEURS d'EAU, sont les CONDENSATEURS où s'accumulent les ENERGIES SOLAIRES, lesquelles se déverseront sur la Terre sous forme de Pluie (Voir Ch. 31, 41 et 43).

# L'AIR

## III

**27   Physiologie de l'Air atmosphérique.**

L'Air est un fluide transparent, sans saveur ni odeur.

Sa Couleur, sous une grande épaisseur est BLEUE. C'est ce qui nous fait paraître le Ciel sous cette apparence.

**28   Composition de l'Air.**

L'Atmosphère (de *atmos*, vapeur, et *sphaira*, sphère) qui enveloppe notre Terre est un composé de Fluides gazeux et de Vapeurs.

Sa composition chimique pour 100 parties, en volume, est de

> pour l'Azote    de 78 parties 07
> pour l'Oxygène de 20   —     93
> pour l'Argon    de 1  —

auxquels, il faut ajouter des traces de Gaz carbonique, d'Hélium, de Radium, de Néon, de Kripton, de Xénon, etc.

**29   Épaisseur de l'Atmosphère.**

L'épaisseur de l'Atmosphère est difficilement mesurable, en raison de la raréfaction de ses couches supérieures qui se prolongent en se raréfiant de plus en plus. Pourtant on a pu l'évaluer, pour sa partie la plus dense, à près de 1.000 kilomètres: Coulvier-Gravier ayant observé des Étoiles filantes — lesquelles ne deviennent incandescentes qu'au contact de l'Atmosphère — à plus de 800 kilomètres de la Terre.

En réalité les derniers atomes de notre Atmosphère, en raison de cette dispersion infinie, se rejoignent probablement avec ceux des couches gazeuses du Soleil, ce qui assurerait une liaison sans vide absolu entre le Soleil et la Terre — et peut-être avec l'Atmosphère de toutes les Planètes, nos sœurs par rapport au Soleil.

En outre, par suite de la Rotation de la Terre, tournant toujours dans le même sens, et de la Force centrifuge répulsive qui en résulte, l'épaisseur de la couche atmosphérique est beaucoup plus grande à l'Équateur qu'aux deux Pôles.

**30   Température de l'Atmosphère.**

La température de la Terre décroît au fur et à mesure que l'on s'éloigne de la Terre. Cette différence en moins, en partant du niveau de la mer, est de 1° Centig. par 215 mètres d'élévation. C'est ce qui démontre que l'épaisseur de l'Atmosphère est bien le facteur qui correspond à la concentration de plus en plus forte des Radiations calorigènes émanant du Soleil — c'est ce qui se passe également pour la formation de la Lumière 53 ; — et aussi pourquoi il fait plus chaud à l'Équateur, où la couche d'air est plus épaisse, qu'aux deux Pôles, où elle est considérablement moindre 29.

**31   Les Vapeurs atmosphériques.**

Le rôle des Vapeurs atmosphériques, provenant de l'évaporation con-

tinue de l'Eau 38 qui se trouve sur la majeure partie de la surface terrestre, a un triple but :

1º Servir de Condensateur 41 pour que, par la suite, les Vapeurs répar-
tissent sur la Terre les « Ondes vitalogènes du Soleil » *qu'elles ont
accumulées en elles-mêmes* — dont entre autres la Chaleur solaire — sans
excès et au mieux pour les besoins de la Vie terrestre ;

2º En se Condensant former les Nuages et comme conséquence, lors de
leur résolution sous forme de Pluie d'assurer à la Terre la restitution de
l'Eau qui lui a été prise par l'évaporation causée par la Chaleur solaire ;

3º Servir d'Ecran de Réfraction et d'Interférence pour, suivant son
épaisseur, former selon les heures de la journée une Ambiance « sélectionnée » des diverses Radiations colorées du Spectre solaire 65.

### 32  Les Gaz de l'Air que nous respirons.

L'*Oxygène*, qui constitue la 20ᵉ partie de l'Air et qui sert de facteur à
l'Hématose 26 (et pour un volume sur trois dans la composition de la
Vapeur d'Eau), est un gaz qui sous une certaine épaisseur est de couleur
BLEUE. Cette couleur intervenant comme un Ecran-filtre 114 laissera
passer dans l'Atmosphère la totalité des Radiations solaires de même
nuance.

L'*Azote*, qui entre pour 78 pour 100 dans la composition de l'Air, représente la Synthèse naturelle de l'Albumine, c'est un gaz *incolore* (Jaune
sous une forte épaisseur, V. 166) qui, de ce fait, laissera passer la totalité des Radiations colorées du Soleil.

L'*Argon*, dont l'Air en renferme 1 pour 100, et dont l'utilité n'est pas
encore connue, est un gaz *incolore* qui, comme l'Azote, laisse également
passer toute les Radiations colorées du Spectre solaire.

Le *Gaz carbonique* (ou *Anhydride carbonique*, ou encore *Acide carbonique*) figure dans l'Air dans la proportion de 3 volumes pour 10.000
d'Air. Cette proportion est bien plus élevée dans la Vapeur d'Eau 38 qui,
comme l'Eau, a la propriété d'absorber et de condenser les Gaz 41. C'est
aussi un gaz incolore qui, de ce fait, laisse passer toutes les couleurs des
Radiations solaires.

L'*Hydrogène*, qui entre dans la composition de l'Eau pour deux
volumes contre un d'Oxygène, est un gaz qui faisant partie de la Vapeur
d'Eau se trouve donc aussi dans l'Air atmosphérique que nous respirons.
C'est un gaz *incolore* qui, par suite, laisse passer toutes les Radiations
colorées du Soleil.

L'*Ozone*. Sous l'influence des décharges électriques, engendrées par
les Orages, l'Air se charge d'Ozone, lequel est une forme modifiée de
l'Oxygène L'Ozone à un pouvoir d'Oxydation plus énergique que
l'Oxygène et c'est aussi un Microbicide plus puissant.

La couleur de l'Ozone sous une assez forte épaisseur est d'un joli BLEU.

L'Ozone et l'Oxygène sont donc les deux seuls gaz renfermés dans
l'Atmosphère qui ne laissent passer que les Radiations BLEUES
dépourvues de Chaleur, mais qui, par contre, sont les plus Vitalogènes 82
du Spectre solaire. Tandis que l'Azote, l'Hydrogène et le Gaz carbonique, — qui sont à la base de toutes les Substances organiques —
étant incolores, laisseront passer toutes les Radiations colorées du Soleil

### 33  L'AZOTE renfermé dans l'Air est un Aliment albuminé
### de nature idéale. — « L'AIR NOURRIT ».

L'Azote renfermé dans l'Air, pour ses quatre cinquièmes, joue certainement un rôle dans les fonctions respiratoires. Car, comme c'est un Aliment albuminé de nature idéale par sa forme gazeuse, la plus fluide de
toutes, il doit en rester dans les Poumons une partie, qui, si faible soit-
elle, trouvera son utilité dans certaines parties de notre corps inaccessibles aux autres fluides, fussent-ils liquides, comme l'est le Sang nourricier.

La quantité d'Azote recueillie par ce procédé peut, si l'on veut, être infinétésimale. Mais en rachetant son insuffisance quantitative par sa qualité de pureté, inégalable et introuvable dans les corps alimentaires (chair des animaux ou pulpe des plantes d'où pour la Nutrition nous recueillons habituellement cet élément), et de fluidité poussée à l'extrême limite en raison de son état gazeux, l'Azote sous cette forme alimentaire vraiment idéale deviendrait alors pour notre corps de l'Albumine d'une nature spéciale, constituée avec une réalisation si parfaite, *sous forme d'« Albumine gazeuse »,* qu'alors son rôle pourrait être celui de fournir notamment la substance nourricière albumineuse des parties du corps les plus inaccessibles et aussi les plus nobles, comme le Cerveau et les Cellules nerveuses, et dont les Artérioles chargées de ce soin y sont si ténues dans ces organes que seules des Substances quasi gazeuses peuvent y circuler aisément. Donc l'Azote, après avoir été « humanisée » dans le Réseau sanguin, pourrait parfaitement remplir ce rôle délicat, ce qui, en outre, donnerait une explication à ce vieil adage qui ne peut s'appliquer qu'à l'Air pur vivifié des campagnes : *« L'Air nourrit ».*

## 34 L'Air pour être utile au corps doit être « Vitalisé ».

L'Atmosphère si le Soleil n'existait pas ne serait qu'un magma amorphe ne possédant aucune valeur biologique pour l'existence et l'entretien de la Vie du corps humain ; elle ne prend la forme utile et définitive que nous lui connaissons — et qui permet à la faune et à la flore la pérennité de leur existence — que lorsque *la Lumière solaire, après l'avoir traversée, l'aura imprégnée* et fait vibrer à l'aide de la totalité de ses Radiations.

C'est alors seulement que l'Atmosphère devient, pour sa part dans les besoins vitaux de notre existence, de l'« *Air vitalisé », respirable et assimilable,* comme les Aliments naturels, ayant été ensoleillés, le sont pour la Digestion et la Nutrition, grâce à leurs Vitamines, protectrices de la Santé, et à leurs Diastases, chargées de solubiliser et de dissocier ces Aliments 79.

Si pour que nous puissions vivre nos Aliments doivent être *naturels, a fortiori* l'Air doit l'être aussi. Car si pour respirer nous n'avions à notre disposition que de l'Air artificiel, c'est-à-dire, reproduit synthétiquement par des procédés chimiques, nous péririons infailliblement asphyxiés, comme nous le serions avec des Gaz nocifs — de même que les Aliments synthétiques ou stérilisés nous empoisonnent et nous font périr par Dénutrition. L'Air artificiel serait donc mortel pour nous, non en raison de sa recomposition, normale en tant qu'équivalence, mais par suite de son manque de « Vitalisme », chose que seul le Soleil soit capable d'engendrer.

Pour obtenir ce « Vitalisme » les Rayons du Soleil agissent donc à l'égard de l'Air, tant par leurs Ondes vibratoires 56, qui le divisent à l'infini sous forme de molécules *assimilables* pour notre Sang et en conformité avec l'anatomie de notre Poumon (1), que par les Ondes colorées de sa Lumière 53; ces dernières apportant dans le Poumon (avec l'Air) *les Radiations totales du Soleil, dans le but de fournir à notre corps « la Vie animatrice ».*

## 35 La nature de l'Air qu'on respire est plus importante pour l'Existence que les Aliments que nous consommons.

Ce n'est pas moi qui ai trouvé cette définition, mais bien Galien, un médecin qui vivait et exerçait son art en Grèce, 200 ans après J.-C., lequel l'avait formulée dans sa méthode basée sur « *trois variétés d'esprits vitaux* » de cette manière lapidaire :

> *L'Air qu'on respire est plus important*
> *que les Aliments qu'on absorbe.*

1. Comme les Ferments diastases le font pour le travail intestinal et la confection du Chyle régénérateur qui en résulte.

# L'EAU

## IV

### 36  Physiologie de l'Eau.

L'Eau naturelle, considérée au seul point de vue chimique, n'est que du *Protoxyde d'Hydrogène*. C'est avec les Aliments sains le complément indispensable de l'Air pour maintenir notre Equilibre vital en perpétuel état de bon fonctionnement.

Dans la Physiologie de la Respiration, l'Eau a la même utilité que l'Air, dont elle complémente l'action biologique, sous la forme de Vapeurs mêlées à l'Atmosphère 31. Ce qui démontre l'importance de l'Eau pour les besoins de la Vie terrestre c'est qu'elle occupe les quatre cinquièmes — la presque totalité —. de la surface de la Terre.

### 37  Composition de l'Eau.

A l'analyse sa composition décèle, en volume, 1 partie d'Oxygène pour 2 parties d'Hydrogène ; en poids, comme Dumas l'a démontré, l'Eau renferme, pour 100 grammes, 11 gr. 111 d'Hydrogène et 88 gr. 889 d'Oxygène. Cette différence de proportion entre le volume et le poids de chacun de ces corps provient de ce que l'Hydrogène est beaucoup plus léger que l'Oxygène.

L'Eau est un liquide transparent, sans sapidité — sauf pour les vrais buveurs d'eau qui savent en apprécier la saveur ; — elle est incolore en petit volume, mais prend une coloration BLEUE, sous une certaine épaisseur.

A partir de 100 degrés centig., elle se volatilise complètement **sous** forme de Vapeur gazeuse, tandis qu'au-dessous de 0 degré centig. elle se congèle et se solidifie sous forme de Glace.

En outre l'Eau, pour être qualifiée de *potable*, doit renfermer la totalité des Sels minéraux qui existent sur la Terre.

### 38  Vapeur d'eau.

L'Eau s'évapore continuellement et d'autant plus vite que la température ambiante est plus élevée au-dessus de 0 degré centig.

Transformée en Vapeur, l'Eau acquiert un volume 1.700 fois plus grand que lorsqu'elle était à l'état liquide.

La Vapeur d'Eau est un des composants de l'Air atmosphérique que nous respirons 31.

(Voir aussi : Vapeurs atmosphériques 31 et 41).

### 39  Décomposition de l'Eau.

L'Eau est de tous les corps celui qui se décompose le plus facilement, aussi bien physiquement que chimiquement.

Physiquement, le Courant électrique décompose l'Eau en séparant ses deux composés comme suit :

Au pôle positif (+) il libère l'Oxygène.

Au pôle négatif (—) il libère l'Hydrogène.

Chimiquement, l'Eau est décomposable par presque tous les Acides, Corps simples et Métaux, lesquels ont pour ses composants une grande affinité ; comme par exemple le Chlore, qui s'empare de son Hydrogène et le Fer de son Oxygène.

Ainsi le Sel de Cuisine (*Chlorure de Sodium*), lequel se trouve incorporé *naturellement* dans presque tous nos aliments et que nous ajoutons *instinctivement* dans notre cuisine, a pour rôle principal de libérer dans nos intestins :

D'une part, l'Hydrogène, par le Sodium — *métal* — qui s'empare de son Oxygène, et d'autre part, l'Oxygène, par le Chlore — *corps simple* — qui s'empare de son Hydrogène.

L'*Acide chlorhydrique*, que l'Estomac secrète en abondance, favorise encore très fortement cette décomposition de l'Eau dans nos organes intestinaux.

Par le Fer, renfermé dans de nombreux aliments, l'Oxygène qui se fixe avec celui-ci favorise la production des *Globules rouges* 26 à l'intérieur de la Circulation sanguine. D'où les vertus de l'Eau dans l'Anémie.

40  **Utilité de la Décomposition de l'Eau dans notre corps.**

Cette libération dans notre corps des Gaz qui composent l'Eau est précieuse pour les effets de la Digestion et ses aboutissants (une Nutrition et une Assimilation normales), car :

*a*) Par l'*Oxygène* qui se trouve ainsi libéré, les *oxydations* de certains corps faisant partie de nos Aliments s'accompliront normalement, ainsi qu'un surcroît d'Hématose 26 par les voies intérieures ;

*b*) Par l'*Hydrogène* gazeux qui viendra s'ajouter et se mêler aux Aliments *hydro-carbonés,* Amidons, Sucres et Graisses, leur Digestion et leur Assimilation s'effectueront avec beaucoup plus de facilité ;

*c*) Par les *Sels minéraux* qui, se mêlant aux aliments, iront se fixer dans les parties solides de notre Structure.

En outre dans notre corps, par suite de sa température ambiante assez élevée — 36°7 — la décomposition de l'Eau s'effectuera pour une assez grande partie en Vapeur gazeuse.

Cette Vapeur d'eau secondera grandement le travail de la Digestion, de la Nutrition, et, à son passage dans le Poumon, de la Respiration, dont cette Vapeur favorisera l'Hématose 84, les échanges de Gaz et la « fixation » des apports de « Flux vitalogène » 82.

Sans négliger que, en même temps, l' « Influx nerveux » qui circule dans notre Sang (et en cela comparable au Courant électrique) y trouvant des éléments essentiellement conducteurs — l'Eau liquide et l'Eau gazeuse — y apportera, à son maximum, ses effets *Vitalo-énergétiques* dans toutes les parties de notre corps.

C'est pourquoi l'Eau peut être considérée pour tous ceux qui dépensent beaucoup de Force comme l'un des meilleurs facteurs d'Energie corporelle (1).

1. Ultérieurement à la confection de ce chapitre j'ai appris que le Dr Boigey, Médecin Principal de l'Ecole de Joinville, fit, le 17-7-1924, un discours en l'honneur de la visite des 45 médecins étrangers qui étaient venus en France à l'occasion des Jeux Olympiques. Dans un passage de ce discours il fit ressortir, à propos des sports, le manque de similitude existant entre divers individus au point de vue athlétique, *de même puissance apparente*. A ce propos il relata cette observation recueillie au Laboratoire annexé à l'Ecole de Joinville : « *la différence formidable de « conductibilité électrique du sang »* chez des *sujets différents* ».
Or, remarquez que les vainqueurs aux Jeux athlétiques, étant tous des Athlètes venant de pays *où l'on ne boit que de l'Eau*, ce que j'ai avancé ci-dessus, à propos d'un meilleur passage de l' « Influx nerveux » lorsque le Sang est normalement imprégné d'Eau, est donc bien **exact**.

4! L'Eau (comme les Vapeurs de l'Eau) « absorbe » les Gaz et tous
les Fluides, y compris les Emanations des Effluves du Soleil.

L'Eau possède encore une faculté, précieuse pour appuyer ma thèse,
c'est d'avoir le pouvoir d'*absorber* et de *condenser* les Gaz et les Fluides,
*d'où qu'ils viennent*, comme le fait une éponge pour les liquides.

Ainsi notre appareil digestif, grand générateur de Gaz, voit ses fonctions s'accomplir plus normalement lorsque l'on facilite son travail à
l'aide de quelques verres d'Eau pris *après les repas* lorsque la Digestion
des aliments est en plein travail : l'Eau ingérée à ce moment *absorbant les
Gaz en excès* sans nuire à la Digestion stomacale.

Cette propriété d'absorber les Gaz, qui s'étend jusqu'à celle de pouvoir recueillir les Emanations nocives, autant à l'intérieur qu'à l'extérieur
du corps, n'est pas la seule que possède l'Eau, car elle jouit aussi de
cette précieuse particularité, insoupçonnée jusqu'à ce jour, de pouvoir
recueillir, *en les condensant*, les « Excréta nerveux » qui se forment dans
notre corps, lesquels sont des Fluides toxiques, comme tous les Excreta
et d'où qu'ils proviennent, ainsi que je le dévoile dans le chap. 94.

Dans le Poumon 88, l'Eau que l'on boit, transformée en Vapeur, est
également de la plus grande utilité pour absorber à leur passage dans
les Lobules 90 les Gaz en excès, Gaz carbonique, Gaz putrides (charriés
dans le Sang veineux et provenant d'une Digestion imparfaite) ou tous
autres, lesquels sont alors rejetés plus aisément hors du corps lors
de l'Exhalaison respiratoire.

Dans l'Air atmosphérique 27, où l'Eau vaporisée est si abondante, les
Vapeurs en s'élevant au-dessus de la Terre entraînent avec elles, après
les avoir absorbé, tous les Gaz qui sont à sa surface, notamment
l'Acide carbonique que son poids spécifique empêcherait de s'élever.

Dans l'acte de la Respiration cet apport d'Acide carbonique, considéré comme Elément nutritif, complète la Synthèse gazeuse des trois
corps basiques indispensable à la Nutrition :
l'Azote 33, dans l'Air,
l'Hydrogène 32, dans la Vapeur d'eau atmosphérique,
le Carbone 32, dans la Vapeur d'eau atmosphérique.

Ces trois corps, qui sont à la base de tous les Aliments 79 destinés à
reconstituer notre Structure corporelle, s'ils se retrouvent dans l'Air
atmosphérique c'est que certainement ils y ont une utilité. Comme j'ai
tenté de le démontrer pour l'Azote dans le chapitre 33.

42 L'Eau et l'Air en se combinant assurent notre Vitalité.

Comme on le voit tout s'enchaîne harmonieusement, et cela à l'aide du
Soleil qui en vaporisant les Eaux terrestres fait participer, pour l'acte
physiologique de la Respiration, les particularités de l'Eau avec les propriétés de l'Air atmosphérique.

Ainsi ces deux éléments, l'Air et l'Eau, en se combinant dans l'Atmosphère garantissent une action totale aux nécessités de notre Vitalité;
aussi bien au point de vue de l'Hématose, grâce à l'Oxygène de l'Air
qui accomplira son rôle à l'égard des Globules rouges du Sang, que de
la Nutrition totale de notre organisme, tant à l'aide de l'Oxygène et de
l'Azote de l'Air, que de l'Oxygène, de l'Hydrogène et du Carbone renfermés
dans la Vapeur d'eau.

A cette liste il faut ajouter — et c'est là le point essentiel — les *émanations radiantes des Effluves du Soleil* que la Vapeur d'eau aura condensées pendant son séjour dans l'Atmosphère : cette « Eau ensoleillée que
nous respirons ainsi avec l'Air », sous forme de Vapeurs, devenant ensuite
dans notre organisme un *Accumulateur de toutes les Energies du Soleil*.

Cette propriété, que possède l'Eau, de pouvoir accumuler en les condensant les Effluves, quels qu'ils soient, est précieuse à connaître pour
pouvoir l'utiliser lorsqu'il s'agira *d'évacuer hors de notre être* l' « Influx

nerveux » épuisé, lequel, comme les Résidus digestifs, devient dans notre corps un Excreta intoxicant 94.

## 43 L'Eau ozonifiée.

Pendant les Orages, sous l'influence des décharges électriques, les Vapeurs de l'Air se chargent fortement d'Ozone 32, et la Pluie, qui n'est que la résolution condensée de ces Vapeurs, en s'épandant sur la Terre y apporte avec elle, en plus de ses qualités propres, les propriétés bienfaisantes de ce gaz, dont l'action bien connue est due surtout à son hyperoxygénation, à la fois *microbicide* et *fertilisante*. Laquelle, à notre égard, en agissant plus rapidement sur le Sang (Hématose 84), que ne le fait l'Oxygène, crée dans tout l'organisme un sentiment de Bien-être général.

Or, en temps ordinaire le même phénomène se passe en nous, si notre potentiel d' « Influx nerveux » est assez élevé pour pouvoir agir, d'une manière pour ainsi dire électrique, à l'égard des Globules rouges du Sang. C'est là l'apanage des gens qui sont toujours en Bonne santé, et qui ne le sont que parce qu'ils font tout ce qu'il faut faire pour cela : Le « Bien-être » continu qu'ils éprouvent n'étant que la récompense à leur règle de conduite, comme, ainsi que le dit la Loi juive : les Maladies ne sont que les punitions des fautes commises.

## 44 L'Eau est une des bases fondamentales de la Vie.

La Cellule animée qui est à la base de notre structure — comme de celle des animaux et des plantes — ne peut vivre que dans un milieu aquifère. Privée d'eau, elle se dessèche, demeure inerte ou meurt.

Le travail de la Nutrition des Cellules qui composent notre corps ne peut donc s'accomplir normalement que dans un milieu où l'Eau existe en quantités proportionnées à leurs besoins vitaux.

C'est pourquoi les personnes à Tempérament « humide » — ou vivant dans des lieux où la Vapeur d'eau prédomine — voient leur Nutrition se porter vers la Pléthore (Obésité), tandis que les personnes de tempérament « sec » — malgré que souvent elles mangent davantage — resteront toujours Maigres. (A cette raison sommaire il faut ajouter aussi, ce que j'ai fait dans le chapitre 157, l'importance sur la Nutrition matérielle de l'Influence des Radiations ROUGES condensées dans les Vapeurs d'eau).

Dans les Déserts où la sécheresse de l'Air demeure en permanence, aucune existence, plantes ou animaux, ne se montre : *La vie ne pouvant se manifester que là où il y a de l'Eau.*

## 45 Les Eaux qui n'ont pas été « ensoleillées » sont des « Eaux-mortes ».

Les Eaux qui ont été privées de la Lumière du Soleil sont des « Eaux mortes », incapables de transfuser le moindre Vitalisme, du fait même qu'elles en sont privées. Elles sont donc plus nuisibles qu'utiles. C'est le cas de l'Eau des puits profonds, des Citernes closes et de l'Eau distillée. A l'égard des plantes, pour leur arrosage, elles ne valent pas mieux.

« Pour les « régénérer en Vitalisme solaire » il faut donc avant d'en faire usage les exposer pendant un certain temps à la Lumière du Soleil (c'est ce que font les jardiniers qui veulent profiter des effets de leurs arrosages). Pour notre usage il suffit de les placer dans des Flacons *incolores* à grande ouverture (du genre bocal à cornichons ou à confitures) et de les exposer quelques heures à la Lumière vive du jour (inutile de les mettre en plein Soleil) pour que les Radiations solaires, en s'incorporant à l'Eau, la « Revitalisent » (Extrait du 3ᵉ vol. de « Connais-toi... d'abord »).

Certaines Eaux — comme l'Air aussi — peuvent renfermer, incorporés avec elles, des éléments impondérables, indécelables et inanalysables, qui leur donnent alors des propriétés quasi miraculeuses.

C'est là certainement l'origine de certaines « Sources miraculeuses » auxquelles on attribue des vertus singulières, agissant plus particulièrement sur le psychisme (Mental). Comme à l'analyse ces sources n'offraient rien de particulier tant qu'à leur teneur en sels minéraux, elles n'ont donc pas retenu l'attention du monde savant qui, pour expliquer les cures accomplies par l'usage de l'Eau de ces sources, a conclu qu'il ne pouvait s'agir, en l'occurrence, que de phénomènes purement auto-suggestifs.

Eh bien, cela n'est pas mon avis, car l'Eau ayant le pouvoir de *dissoudre* à peu près tous les corps, *d'absorber* tous les Gaz et *toutes les émanations*, pourquoi certaines d'entre elles, pour des raisons qu'il faudrait rechercher (la Température par exemple), *ne seraient-elles pas capables* en absorbant les Radiations du Soleil *d'incorporer plus particulièrement certaines de ses Ondes colorées plutôt que d'autres ?*

Alors, si l'une de ces Ondes colorées se trouvait en excès dans l'Eau de l'une de ces sources, ainsi s'expliquerait l'Influence psychique *par l'intérieur du corps*, après son ingestion, de la Couleur qui y prédominerait 82c.

Ainsi, par exemple, s'il s'agissait d'une absorption prédominante d'Ondes INDIGOS 113 ce serait, dans ce cas, au profit de la Cure de certaines Maladies du Mental que ces Eaux profiteraient.

Tandis que, par contre, s'il s'agissait d'Ondes ROUGES 108 ce serait la Structure du Corps qui en bénéficierait.

En poussant plus loin cette théorie, les Eaux de sources — probablement les plus froides et les plus éclairées — riches en Ondes BLEUES feraient *maigrir*, tandis que les sources — probablement les plus chaudes et les moins éclairées — fortement chargées d'Ondes ROUGES feraient *engraisser* 157.

Il y a là tout un embryon d'une science nouvelle, l' « Aquachromothérapie », qu'il serait bon d'étudier et d'expérimenter.

Il est encore une chose, que cette fois les savants ont reconnu, c'est que les Eaux de certaines Stations thermales étaient Radio-actives, et c'est même là la principale raison de leurs effets curatifs, ainsi que nombre de médecins l'ont constaté, lorsqu'à l'analyse, ils y ont trouvé des traces infinitésimales de Radium, de Thorium, d'Hélium et d'Actinium, ces deux derniers corps ayant certainement une origine exclusivement Solaire.

47   **L'Ingestion de l'Eau peut momentanément suppléer
à la Raréfaction ou à la Mauvaise qualité de l'Air.**

L'Air, comme on le sait, renferme 1 partie d'Oxygène pour 4 parties d'Azote 28. Or l'Eau, qui renferme 1 partie d'Oxygène pour 2 parties d'Hydrogène, contient donc proportionnellement plus d'Oxygène que l'Air. Et l'Oxygène étant un des éléments le plus indispensable à la Fonction respiratoire l'Eau peut donc, au point de vue Oxygène, être considérée comme l' « Air liquide » 147.

Ainsi expliquerait-on pourquoi certains Malades extrêmement Affaiblis sont « remontés » très rapidement après une « piqûre de Sérum Quinton (Injection d'Eau de mer) ». Dans l'introduction par le Sang veineux de ce sérum, ce serait donc l'Oxygène de l'Eau — et aussi la totalité des émanations solaires qu'elle renferme — 151 — qui agirait en opérant à *l'inverse* de ce qui se passe pour la Respiration : l'Hématose 26 s'effectuant directement dans la masse du Sang, lors du dégagement de l'Oxygène contenu dans l'Eau de mer au lieu de se faire dans le Poumon.

C'est au reste ce qui se passe pour l'action médicinale des Médicaments introduits *directement* dans le Sang au lieu de l'être par les Voies intestinales. Méthode que je n'approuve que dans les cas *in extremis*, mais que je désapprouve entièrement dans le traitement des Maladies ordinaires, comme étant *antinaturelle* et, partant, dangereuse.

L'utilisation de l'Eau comme « Air liquide » en tant qu'effets bienfaisants, n'est pas discutable, car, lorsque l'on éprouve la sensation de « manquer d'air » ou que l'on se trouve dans un milieu de Gaz méphitiques, rien ne vaut autant que de prendre un verre d'Eau fraîche, pour suppléer momentanément à la Raréfaction de l'Air ou pour obvier aux effets de l'Air impur dans lequel on se trouve.

Et pour conclure, l'Eau est aussi un « Energétique », par l'Hydrogène qu'elle renferme, car, ne l'oublions pas, ce gaz avec le Carbone sont les deux éléments d'origine chimique qui, seuls, produisent et de la Force et de la Chaleur.

**48  L'EAU est Nutritive, Digestive, Energétique et Revitalisante, et par conséquences indubitables son Absorption intestinale complète le Phénomène respiratoire.**

En somme, pour conclure, l'Eau est

*Nutritive* pour les parties solides du Corps par l'ensemble des Sels minéraux 37 que toute Eau, dite *potable*, doit contenir.

*Digestive*, par sa qualité de fluidité qui entraîne avec elle dans le Sang les Aliments dissociés et Chylifiés pendant la Digestion ; en outre que, par l'Oxygène qu'elle renferme, elle favorise la conclusion de la Digestion qui est, après la Nutrition ou Assimilation, la Combustion des Aliments gras digérés.

*Energétique*, par l'Hydrogène et le Carbone dissous qu'elle contient et qui dans le Corps se transforment, pour une forte partie, en Chaleur et en Energie-force ;

*Revitalisante* par les Radiations solaires qu'elle a captées lors de son exposition à la Lumière et qu'elle nous restitue lors de son passage dans notre corps.

Enfin, transformée en Vapeur 31 (et ainsi associée à l'Air), elle complète, ainsi qu'il le fallait nécessairement, l'ensemble des phénomènes *respiratoires*.

(Pour complément : voir *l'Eau utilisée comme Remèdes*, 147 à 151, *Hydrothérapie*, 152 à 156, et Excréta-nerveux 94.)

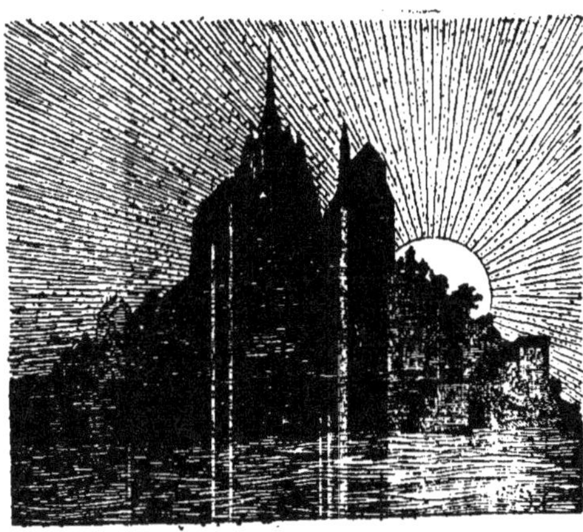

La « Merveille » (Cliché communiqué par *Les Amis du Mont-St-Michel*).



3

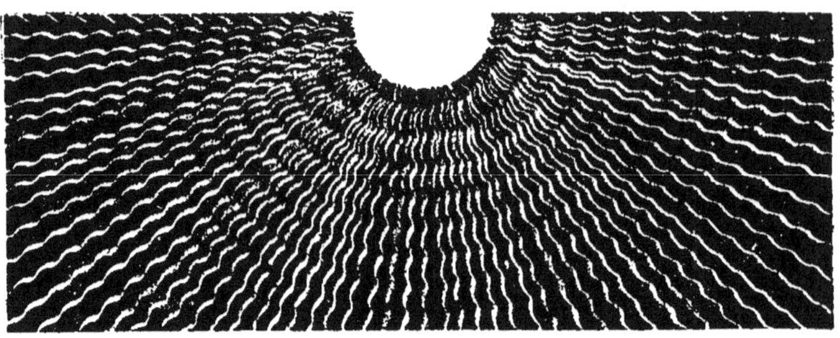

# Le Soleil

V

## 49  Physiologie du Soleil

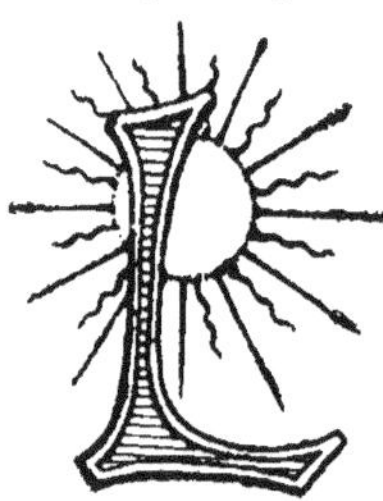

E diamètre équatorial de la Terre étant de 12.732 kilomètres et celui du Soleil de 1.391.650 kilomètres, le Soleil est donc un peu plus de 109 fois plus large que la Terre (exactement 109,30).

La Terre gravite autour du Soleil à une distance moyenne de 150 millions de kilomètres.

Le Soleil renferme la plupart des Corps simples qui sont indispensables aux besoins primordiaux de l'existence : l'Hydrogène, le Calcium, le Magnésium, le Sodium, le Fer, etc.

En outre sa surface émane des fluides gazeux qui lui sont particuliers : l'Hélium, le Radium, l'Actinium, etc.

« La surface solaire est comme un bain incandescent et fluide, avec une lumière à Spectre continu, à la surface duquel émergent les substances plus volatiles qui constituent une couche gazeuse se refroidissant vers l'extérieur. » (*Nouv. Larousse* illustré.)

Cette *Lumière à Spectre continu* démontre que *dès son origine* la Lumière solaire est composée de « Radiations colorées ».

## 50  La Couleur du Soleil est BLEUE.

Le Soleil, cet astre éblouissant qui nous éclaire et fait vivre notre monde, n'est pas jaune d'or, comme on le peint et comme nous croyons le voir « au travers de l'Atmosphère », où ses rayons nous éblouissent, mais en réalité du plus beau BLEU qui puisse exister.

Et dans l'immensité du Cosmos le Soleil rayonne, tel un immense diamant bleu en projetant ses feux dans le gouffre insondable des ténèbres de l'éther qui constituent l'Infini cosmogonique.

## 51  Chaleur Solaire.

Dans les quelque 150 millions de kilomètres d'Espace éthéré qui séparent la Terre du Soleil, là où règne la limite extrême du Froid absolu, la température des Radiations du Soleil descend à moins de 280 *au dessous* du 0 Centig., degré ultime du froid. Ce n'est qu'au contact de la Couche atmosphérique qui enveloppe notre Terre, et dont l'épaisseur est de plusieurs centaines de kilomètres 29, que les Radiations ondulantes ROUGES 56 du Spectre solaire 55 en se concentrant progressi-

vement, suivant la résistance que leur oppose la densité de l'Atmosphère
— laquelle croît de plus en plus au fur et à mesure que l'Atmosphère est
plus près du sol terrestre 29 — se traduisent à nos sens par de la Chaleur. En cela, la loi qui est à la base de la formation de la Chaleur solaire
est la même que celle qui nous fournit la Lumière solaire 53 : l'une et
l'autre ne pouvant nous parvenir que par l'intervention de l'Atmosphère.

Le degré *maximum* de Chaleur se trouve donc là où la couche atmosphérique est la plus épaisse : à l'Equateur ; tandis que le degré *minimum* se
trouve au point de la Terre où l'Atmosphère est la moins épaisse : aux
deux Pôles 29.

Ainsi donc sans l'Atmosphère la Terre ne serait (comme la Lune où il
n'y a pas d'Air) qu'un immense Glacier où pas la moindre trace de Vie ni
de Végétation ne pourrait se manifester.

**52** **L'Epaisseur de l'Atmosphère pour les nécessités Calorigènes de
la Terre ne pourrait être ni moindre ni plus épaisse qu'elle ne l'est.**

Lorsque les Radiations ondulantes ROUGES, productrices de Chaleur, atteignent le point le plus bas de notre sol, là où la densité de
l'Atmosphère est à son maximum, elles nous procurent exactement le
degré ultime de température qui nous est attribué pour les besoins vitaux
de tout ce qui existe sur la Terre.

S'il en était autrement et que, faute d'une loi réglant à la Création
l'épaisseur de l'Air autour de la Terre, la couche atmosphérique ait été
plus épaisse qu'elle ne l'est, en réalité le degré de Chaleur à la surface de
la Terre eût alors été si intense que rien de ce qui existe n'eût pu y subsister : les Eaux de la mer, des lacs et des fleuves s'étant volatilisées,
subséquemment les produits de la Végétation, en se desséchant de plus
en plus, auraient fini par entrer en combustion.

(Pour parler plus exactement, rien de tout cela ne se serait produit,
puisque les Eaux et la Végétation n'auraient pu exister avec une température plus élevée que celle qui était destinée à la Terre).

Et, réciproquement, si l'épaisseur de l'Atmosphère eût été insuffisante la
Chaleur par trop faible n'eût pas permis aux plantes et animaux de subvenir à leurs nécessités vitales. De même que les Eaux se fussent congelées sur toute la surface du globe terrestre.

Sachons donc gré au grand architecte, lorsqu'il s'est occupé de la
Terre, d'avoir, par son omniscience, su prévoir jusqu'à *l'épaisseur exacte*
— ni plus ni moins — de l'Air atmosphérique, pour que sur notre monde
tout ce qui y vit puisse y trouver le juste milieu de la température
ambiante nécessaire à son existence et à sa pérennité, et cela quelle
que soit la latitude où faune et flore se sont fixées.

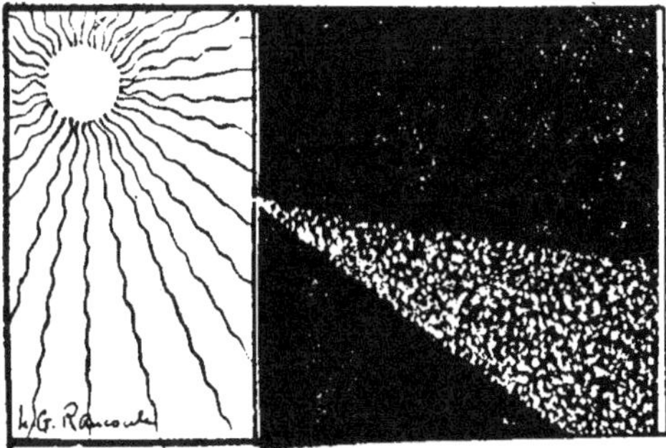

Fig. 4. — Les myriades de corpuscules, pénétrant dans
une pièce obscure, en se réfléchissant et s'irradiant sur
toutes leurs faces, sont à la source de la formation de la
*Luminosité* ou *Clarté*. (V. chap. 54).

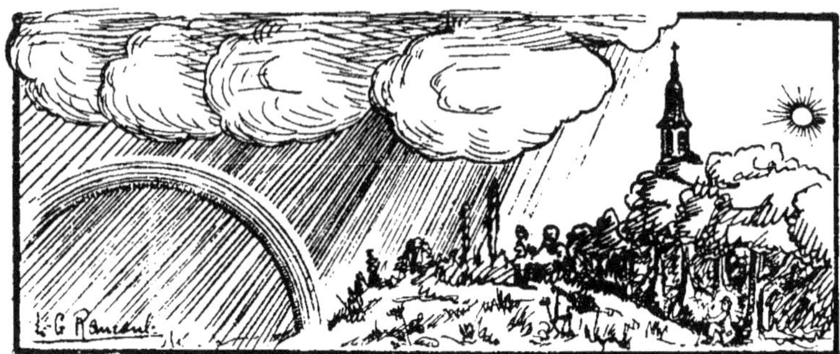

Fig. 5. — L'*Arc-en-ciel* est la plus belle des manifestations tangibles de la Décomposition chromatique du Spectre de la Lumière solaire (chap. 55).
Les *Nuages*, formés par le groupement condensé des *Vapeurs d'eau*, sont les Condensateurs où s'accumulent une partie des Energies solaires (chap. 31, 41 et 42).

## LA LUMIÈRE SOLAIRE

**53  La Lumière du Soleil** n'est composée
que d'« Ondes vibratoires colorées ».

La Lumière solaire qui nous paraît Blanche est en réalité composée de trois Couleurs fondamentales qui tirent leur origine dans le Spectre émanant du Soleil, le ROUGE, le JAUNE et le BLEU. Lesquelles en s'imprégnant les unes dans les autres forment les quatre Couleurs complémentaires, l'**Orange**, le **Vert**, l'**Indigo** et le **Violet** (Voir Planche en couleurs page 56 *bis*).

Ces diverses couleurs ne sont que la représentation pour nos yeux de la longueur et de la largeur des *vibrations* des Ondes propres à chacune de ces couleurs 56.

C'est pour le ROUGE que ces Ondes vibratoires sont à la fois les plus larges et les plus hautes.

Les Ondes vibratoires qui forment le ROUGE, sont également « Calorigènes » 78, et cela d'autant plus qu'elles se rapprochent vers l'*Infra-rouge* 78, lequel est invisible à nos yeux.

Le BLEU est formé par des Ondes vibratoires étroites et très rapprochées.

Les Ondes BLEUES sont dépourvues de Chaleur et cela d'autant plus qu'elles se mêlent à l'*Ultra-violet* 78, également invisible à nos yeux. Par contre ce sont des « Ondes vitalogènes » 82 qui, étant données leurs faibles dimensions, ont la faculté de pénétrer facilement dans notre corps

**54  Comment se forme la Lumière solaire.**

De même que les Rayons rouges produisent la Chaleur en traversan l'Atmosphère de la Terre 51, la Lumière se manifestera en se formant suivant la même progression, tel un Aérolithe, sous forme d'Etoile filante, qui devient de plus en plus incandescent au fur et à mesure qu'il se rapproche du sol terrestre.

Pour la formation de la Lumière (au sens *Luminosité* ou *Clarté*) ce sont principalement les myriades de Corpuscules qui flottent dans l'Air jusqu'à plusieurs kilomètres de hauteur, — lesquels sont les produits de la désagrégation continue de tout ce qui existe à la surface de la Terre — qui agiront comme de petits miroirs en réfléchissant, les unes sur les autres, les Sept Radiations colorées du Spectre solaire, ce qui, comme résultats, aboutit à la formation de la Lumière du jour.

On peut expérimentalement reproduire ce phénomène dans une pièce obscure en perçant un petit trou dans une cloison du côté éclairé par le Soleil. On voit alors distinctement les myriades de Corpuscules qui flottaient dans l'Air tournoyer sur eux-mêmes et briller du plus vif éclat, par suite de la projection des Radiations du Soleil qui se réfléchissent en s'irradiant sur toutes les faces de cette Poussière aérienne.

Dans cette expérience, comme le montre la figure 4, on voit à la fois le Jour et la Nuit :

La partie de la pièce obscure, qui représente la Nuit, c'est l'Atmosphère lorsque les Radiations du Soleil ne le traversent pas ; le Cône lumineux c'est le Jour quand le Soleil projette ses Radiations au travers de l'Air qui devient alors *lumineux* lors du contact de ses Rayons avec les Corpuscules qui flottaient dans les Couches atmosphériques.

## 55  Le Spectre solaire.

Lorsque les diverses Radiations que le Soleil irradie traversent les espaces qui nous séparent de lui (et que l'on appelle Ether) elles sont obscures et mélangées sans ordre défini.

Ce n'est *qu'en traversant l'Atmosphère*, qui entoure et enveloppe la Terre, que ces Radiations retrouvent leur ordonnance, en accord avec les nécessités de la Vie terrestre, et se classent en Trois groupes de Rayons vibratoires primaires, ayant chacun une couleur différente, lesquelles en se mélangeant intimement deviennent lors de leur contact avec l'Air de la Lumière blanche.

C'est pourquoi dès que le Soleil se lève il fait Jour et qu'aussitôt qu'il se couche il fait Nuit.

L'ensemble de ces Radiations vibratoires Colorées 56 est appelé Spectre solaire, dont l'origine, pour ce dernier, remonte à la surface même du Soleil 49.

Les Sept couleurs du Spectre solaire se suivent dans l'ordre reproduit dans la Planche en couleurs pages 56 *bis* et que voici :

ROUGE = Orange JAUNE = Vert = BLEU = Indigo = Violet.

Les trois *Ondes colorées primaires* 107a sont,
le ROUGE, le JAUNE, et le BLEU.
Les quatre *Ondes colorées complémentaires* et *intermédiaires* 112 sont :
L'Orange, le Vert, l'INDIGO, le Violet.
L'Orange est un mélange égal d'ONDES-ROUGES et JAUNES.
Le Vert est un mélange égal d'ONDES-JAUNES et BLEUES.
L'INDIGO est un mélange d'ONDES-BLEUES et Violettes.
Le Violet est un mélange d'ONDES-BLEUES, INDIGOS et ROUGES.
La Lumière du Jour est la résultante de la pénétration, les unes dans les autres, du mélange intime des trois Ondes vibratoires fondamentales le ROUGE, le JAUNE et le BLEU, avec les quatre Couleurs complémentaires, formées par les Couleurs fondamentales, l'Orange, le Vert, l'Indigo et le Violet. C'est l'ensemble harmonicusement combiné de ces Sept couleurs, complètement fusionnées les unes dans les autres, qui nous donne l'*Impression visuel* de la Lumière blanche.

Ce qui démontre l'origine colorée de la Lumière blanche c'est que lorsque les Rayons du Soleil traversent obliquement des gouttes d'eau ou un Prisme de cristal nous pouvons voir, dans le premier cas, ce merveilleux météore que l'on appelle l'Arc-en-ciel (fig. 5), et dans le second une bande colorée dans laquelle se voient distinctement les Sept couleurs du Prisme solaire.

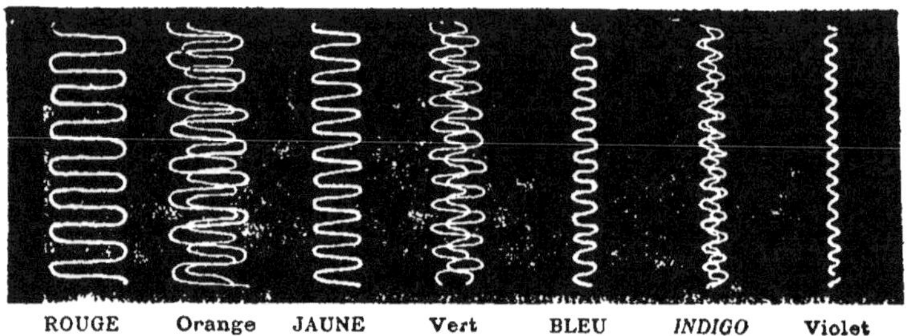


Fig. 6. — Chacune de ces Sept " Ondes colorées ", en provenance du *Spectre* de la *Lumière solaire*, a son but : Les *Ondes des Couleurs primaires* pour des buts et des aboutissants *physiques* ou *chimiques* en accord avec la *Vie matérielle* ; les *Ondes des Couleurs complémentaires* pour des buts *psychiques* en accord avec la *Vie mentale* (chap. 56).

## 56  Les « Ondes vibratoires colorées » qui forment la Lumière.

La Couleur spectrale de la Lumière, comme nous l'avons vu, est en réalité formée de Sept couleurs.

Dans la figure 6, ci-dessus, on voit que chacune de ces couleurs n'est que la résultante d'Ondes vibratoires qui selon leur hauteur et leur largeur se manifestent à nos yeux par des nuances différentes. Ainsi

le ROUGE est la résultante de Radiations vibratoires larges et hautes ;

le JAUNE est la résultante de Radiations vibratoires de moyennes grandeurs ;

le BLEU est la résultante de Radiations vibratoires de peu de hauteur et étroites ;

l'Orange est la résultante du mélange par moitié de Radiations ROUGES et JAUNES ;

le Vert est la résultante du mélange par moitié de Radiations JAUNES et BLEUES ;

l'INDIGO est la résultante du mélange de Radiations vibratoires BLEUES et Violettes ;

le Violet est la résultante du mélange par tiers de Radiations BLEUES, INDIGOS et ROUGES.

Vous avez remarqué que, parmi les trois Couleurs fondamentales,

le BLEU *est la seule nuance* qui produise *trois* Couleurs complémentaires, le Vert, l'INDIGO et le Violet, d'où on peut en déduire que c'est le BLEU qui a le plus d'importance dans les besoins de l'Existence terrestre, comme on pourra le constater dans le cours de cet ouvrage.

Les Rayons vibratoires qui émanent du Soleil, selon la longueur et la largeur de leurs ondulations, sont par l'entremise de nos yeux transformés en Couleurs ; comme dans nos oreilles le sont les longueurs des Ondulations aériennes pour nous rendre compte de la valeur des différents Sons 77.

La longueur et la largeur des ondulations des Radiations vibratoires de la Couleur, mesurées en fractions de millimètres et par seconde, sont du domaine de l'infiniment petit, ainsi, d'après Littre :

On a constaté que le rayon le moins réfrangible, le Rouge, est celui qui a les vibrations les moins nombreuses (435 trillions par seconde) et la longueur d'ondes la plus grande (645 millionièmes de millimètre), et que le Violet, qui est le plus réfrangible, a le plus grand nombre de vibrations (764 trillions par seconde), et les Ondes les plus courtes (406 millionièmes de millimètre).

Il existe encore d'autres Rayons colorés imperceptibles pour nos yeux, mais dont l'influence sur notre corps est, par contre, très sensible :

... Les uns parce qu'ils sont très peu réfrangibles et ont une longueur d'ondes trop grande, les autres parce qu'ils sont trop réfrangibles et que la longueur de leurs ondes est trop courte.

Les premiers qui se prolongent *au delà* du Rouge, sont dits *Infra-rouges* et produisent des effets *exclusivement calorifiques*;
les seconds, qui dépassent le Violet, sont dits *Ultra-Violets* et produisent des *effets chimiques*.
*L'intensité calorifique va en croissant en deçà du Rouge,* comme *l'intensité chimique augmente — au delà du Violet,*
*parce que à chaque longueur d'ondulation correspond un ordre de phéno-mènes* (LITTRÉ, *passim*).

La lecture de la dernière phrase, que j'ai séparée intentionnellement de son contexte, m'avait vivement frappé. Car, en effet, elle correspondait justement aux buts de la thèse qui fait l'objet de cet ouvrage et qui consiste, comme on le verra, *à utiliser séparément* « *chacune* » *des Ondes colorées pour en obtenir* « *un phénomène particulier* », *aussi bien pour les effets que l'on désire en obtenir sur notre Vitalisme que sur notre Santé*.
Chacune des Vibrations colorées *a donc bien un but*, les unes, les Fondamentales, au point de vue *physique* ou *chimique*; tandis que les autres, les Complémentaires, ont des buts à la fois *physiques* et *psychiques*, comme je le démontrerai au cours du chapitre VI.

## 57 Vitesse de la propagation de la Lumière solaire.

La Lumière solaire, depuis l'émission de ses Radiations, engendrées par le Soleil, arrive sur la surface de la Terre en une durée de 8 minutes et 15 secondes, ce qui représente une Vitesse de plus de 300.000 kilomètres par seconde pour parcourir les 150 millions de kilomètres qui séparent la Terre du Soleil 49.

« La Lumière a une vitesse de 300.400 kilomètres par seconde *dans le vide*, et de 300.330 kilomètres par seconde *dans l'Air* » (LITTRÉ).

Ainsi l'*Air oppose une résistance à la propagation des Rayons vibratoires lumineux*. Retenez bien ceci pour mieux comprendre le chapitre qui va suivre sur la « Marche des Radiations solaires dans l'Atmosphère ». En outre, les Ondes vibrantes de la Lumière, ainsi que tous les corps, subissent aussi, comme l'a démontré Einstein, les influences *attractives* et *répulsives* des Forces centrifuges et centripètes de la Terre.
Donc sous l'influence de ces trois forces, *refoulement* par l'Air, *attraction* par la Force centripète et *répulsion* par la Force centrifuge de la Terre, les Radiations du Soleil, au lieu de tomber *perpendiculairement* sur la Terre, n'arrivent sur son sol qu'après *une marche sinueuse*. Ce qui est d'une importance capitale, ainsi qu'on le verra dans le cours du chapitre suivant.

# MARCHE DES RADIATIONS DU SOLEIL

Comment les Radiations du Soleil,
avant d'atteindre le Sol de la Terre, évoluent
au travers de l'Atmosphère

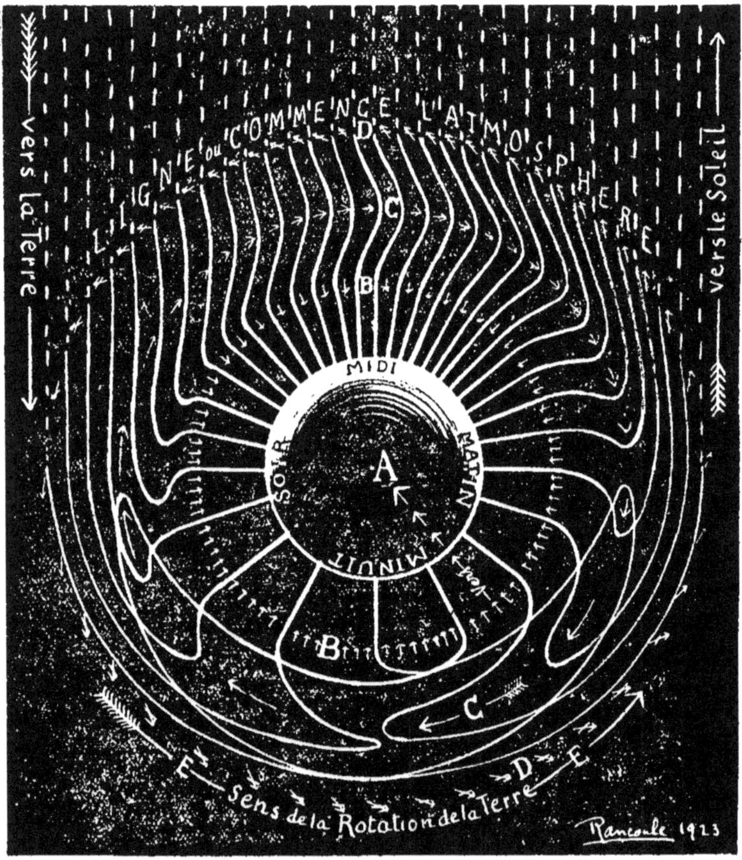



Fig. 7. — **Marche des Radiations du Soleil au travers de l'Atmosphère.**

A. — Point central de la Terre d'où commence la *Force centripète* (Attraction).
B. — Ligne où la *Force centripète* accentue sa Force attractive.
C. — Ligne où le *Refoulement* de l'Atmosphère accentue sa pression.
D. — Ligne imaginaire de la périphérie de l'Atmosphère et où la *Force centrifuge* commencerait à exercer sa puissance répulsive.
E. — Flèche indiquant le sens de la *Rotation* de la terre et de son Atmosphère.

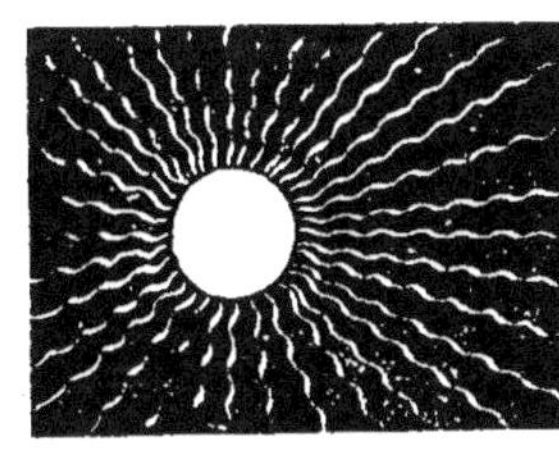

<table><tr><td></td><td>

MARCHE DES

## RADIATIONS du SOLEIL
### AU TRAVERS
### DE L'ATMOSPHÈRE
### ET CE QU'IL EN RÉSULTE
</td></tr></table>

*Les Radiations émanées par le Soleil, invisibles et sans action tant qu'elles s'irradient dans les Espaces éthérées qui séparent la Terre du Soleil, ne commenceront à se manifester pour nos sens, sous forme de Lumière et de Chaleur, que lorsqu'elles auront traversé notre Atmosphère.*

*Car c'est alors seulement que les Radiations solaires,* après s'être réfractées et interférées *avec les myriades de gouttes d'eau dont sont composées les Vapeurs atmosphériques, reconstitueront le Spectre solaire ; lequel constitue en réalité la LUMIÈRE par l'ensemble des Sept couleurs qui la composent.*

*Mais selon les différentes heures du Jour ou de la Nuit la Lumière n'est pas absolument « Blanche », en raison de la différence de « Réfraction » et d' « Interférence » qui se produit à chaque instant de la Quotidienne (v. 65), si bien que suivant les heures c'est toujours une Couleur du spectre qui prédomine sur les six autres.*

*Ainsi :*

Le Matin, *ce sont les RAYONS BLEUS «vitalisants» qui prédominent ;*

Le Midi, *ce sont les RAYONS JAUNES « harmoniques » qui surabondent ;*

Le Soir, *ce sont les RAYONS ROUGES «énergétiques » qui sont en excès ;*

La Nuit, *ce seront les* **RAYONS INDIGOS** *«vitalo-psychiques» et les RAYONS VIOLETS « psychiques » qui figureront presque en totalité.*

## 58  Les **Rayons du Soleil** parviennent-ils « perpendiculairement » sur la Terre ?

A-t-on déjà traité de la manière dont les Rayons du Soleil traversent notre Atmosphère?

—Je l'ignore.

La solution — si c'en est une ? — que mon faible entendement apporte à cette question, étant basée sur des principes de physique reconnus, peut donc être vérifiée.

C'est en recherchant les causes de la suprématie de certaines Radiations colorées, qui se manifestent plutôt à certains moments du jour qu'à d'autres, qu'il m'a été donné de résoudre, en même temps, deux autres questions:

1o Pourquoi à Midi précis, au moment où les rayons du Soleil *tombent perpendiculairement* sur la Terre, — *s'il n'existait aucun obstacle à leurs trajectoires,* — tout ce qui se trouve à leur point de contact n'est-il point *brûlé, volatilisé,* par leur intensité maximum à ce moment précis ?

2o Pourquoi les Nuits ne sont-elles jamais ni complètement obscures ni absolument *froides*?

**59  Pendant le Jour si les Rayons du Soleil** parvenaient
« perpendiculairement » qu'arriverait-il sur la Terre?

Si, en effet, les Rayons du Soleil étaient *projetés* sur la Terre *en lignes
droites*, perpendiculaires et parallèles entre elles, il en résulterait que
pendant le Jour à leur arrivée dans l'Atmosphère et sur la Surface de la
Terre, tout ce qu'ils rencontreraient, y compris les Vapeurs atmosphériques 31, tout serait *instantanément volatilisé* ou *consumé.*

Parce qu'en traversant l'Atmosphère les Rayons calorigènes 75 s'y
échaufferaient de plus en plus (hors de leur limite rationnelle) en raison
de leur trajectoire absolument *rectiligne* et *parallèle.*

**60  Pendant la Nuit si les Rayons du Soleil** parvenaient
« perpendiculairement » que se passerait-il sur la Terre?

De même que pendant la Nuit si les Rayons Calorigènes étaient projetés *perpendiculairement* sur la Terre il en résulterait que, *comme aucun
d'eux ne parviendrait sur l'Hémisphère nocturne* (malgré les Calories que le sol terrestre a emmagasiné pendant le Jour) il y ferait à un
moment donné (lorsque les Calories se trouveraient épuisées) un Froid si
intense que la Vie y deviendrait impossible.

Et comme les Rayons lumineux du Soleil y seraient également totalement absents pendant la Nuit — sauf pendant les moments où la Lune
nous réfléchit la Lumière qu'elle reçoit du Soleil — l'*Obscurité* y serait
tellement profonde que la surface nocturne de la Terre se trouverait plon-
gée dans le *Noir absolu* 116.

**61  En réalité les Radiations solaires** ne parviennent
ni « perpendiculairement » ni parallèlement sur la Terre.

Or, rien de tout cela ne peut se passer — et c'est très heureux pour
nous —, parce que, aussi bien pour les Rayons calorigènes 75 que pour
l'ensemble des autres Rayons, ceux-ci au lieu d'être projetés, comme le
seraient les rayons lumineux d'un projecteur, *directement, perpendiculairement, parallèlement au travers de l'Atmosphère*, les uns et les autres
n'arrivent en réalité en contact avec la surface de la Terre *qu'après avoir
été déviés et incurvés plusieurs fois.*

Comment ces déviations en lignes courbes peuvent-elles se produire
lorsque les Radiations du Soleil traversent l'Atmosphère?

C'est ce que je vais essayer de démontrer avec l'aide du dessin reproduit en tête de ce chapitre (fig. 7).

La Lumière solaire et toutes les Radiations qui émanent du Soleil,
étant soumises aux mêmes lois que tous les corps, subissent donc les effets
de la *Résistance* que l'Air opposera à leur passage 57, ainsi que les influences
des Forces centrifuges (répulsion) et centripètes (attraction), comme Einstein l'a démontré pour la Lumière.

Or, sous l'influence de ces *trois forces*, Résistance de l'Air, Force centrifuge et Force centripète, voici ce que, logiquement, il doit se passer
lorsque les Radiations du Solaire entreront en contact avec l'Atmosphère
de la Terre.

D'abord, dès qu'ils entrent en contact avec l'Atmosphère, les Rayons
solaires (*qui ne sont pas projetés* par le Soleil, mais qui existent seulement sous forme *radiantes* dans l'Ether 55) sont *attirés* par la Force centripète A et, à ce moment seulement, commencent *à tomber* vers la Terre.

Mais aussitôt ils se trouvent légèrement déviés par la Force centrifuge D qui tendrait à les *repousser vers la gauche.*

Or, comme à la périphérie de l'Atmosphère, la Force centrifuge D n'a
encore qu'une très faible action, *cette force répulsive* est presque aussitôt contrebalancée par le *refoulement* que lui oppose la pression de

l'Air (*ligne C*) entraîné par la Rotation de la Terre E, laquelle alors
ramène les Rayons solaires *vers la droite.*

L'Atmosphère augmentant de densité et de capacité au fur et à mesure .
qu'il est plus rapproché de la surface de la Terre, il s'ensuit que les
Radiations solaires sont de suite *progressivement refoulés* vers la droite
et avec d'autant plus de force qu'ils se rapprocheront de la *ligne C.*

Comme en ce point de la *ligne C* les Rayons du Soleil continuent à se
rapprocher de la Terre, attirés qu'ils sont de plus en plus vers sa surface
par la Force centripète A, il se trouve qu'à un moment donné cette *force
attractive* A, devenant de plus en plus puissante, les deviera à nouveau
et avec force *vers la gauche* jusqu'au point où ils se rencontreront avec
la *ligne B.*

C'est de cette ligne imaginaire B que la Force centripète A, dont la
puissance attractive devient de plus en plus forte, fera *tomber* définitivement et, cette fois, presque perpendiculairement les Rayons solaires sur
le Sol de la Terre.

**62  Les premières Radiations solaires du Matin ne
rejoignent le Sol terrestre que « pendant la Nuit ».**

Sur la planche qui précède ce chapitre vous remarquerez que *le Matin,*
au lever du Soleil, et le Soir, à son coucher, les Radiations solaires
subissent des *déformations* sinueuses ayant des amplitudes si considérables, qu'une partie des Rayons du *Soleil se trouve entraînée jusque
dans l'Hémisphère nocturne de la Terre.*

Voici l'explication de cet heureux phénomène, tel que je l'ai schéma-
tisé sur la figure 7 :

Le Matin (à droite de la fig.) les premiers Rayons du Soleil n'entrent
en contact avec notre monde que par la tangente de la périphérie de la
surface de l'Atmosphère de la Terre ; mais comme ils ne subissent en
cet endroit aucune force suffisamment active pour les faire pénétrer *perpendiculairement* dans la couche d'Air, en ce point très raréfié, ils sont
alors refoulés presque *parallèlement* jusque dans la région nocturne de
la Terre *où ils iront rejoindre* à l'antipode *les Rayons solaires du Soir*
(à gauche de la fig.) ; puis, repris avec force dans la ligne G par la puissance de la Force centripète A les premiers Rayons solaires du Matin,
revenant sur leurs pas, termineront leur parcours et entreront en contact
avec le Sol terrestre *pendant la Nuit.*

**63  Les dernières Radiations solaires du Soir ne
rejoignent la Terre « que pendant la Nuit ».**

*Le Soir* (à gauche de la fig.) les Rayons du Soleil qui entrent en contact avec la périphérie de l'Atmosphère, ne subissant que d'une manière
insignifiante les effets de l'*Attraction* de la Terre, *sont, à la fois, repous-
sés par la Force centrifuge* D *et entraînés dans le sens du mouvement de
la Rotation de la Terre* (ligne D) *et de l'Atmosphère* jusque dans les
régions nocturnes *où ils iront rejoindre les premiers rayons du Matin ;*
puis *attirés* progressivement par la Force centripète A ils reviendront
sur leurs pas et termineront leur trajectoire en entrant en contact avec
le Sol terrestre *pendant la Nuit.*

Si bien que, à la suite de ces deux phénomènes, qui se complètent l'un
par l'autre, la *Nuit complète,* c'est-à-dire, totalement obscure, comme le
Froid trop rigoureux, ne peuvent exister, même en Décembre, où sous nos
latitudes les Jours sont les plus courts et la Température la plus froide.

En même temps, et pour les mêmes raisons, le Jour ne se manifeste pas
d'un seul coup, au lever du Soleil, et la Nuit ne se déclare pas subite-
ment, lorsqu'il se couche.

Le moment de l'année où cette particularité est la plus appréciable,
c'est à la fin de Juin, époque de l'Eté où les Jours sont les plus longs et

les Nuits les plus courtes. Cela est dû à ce qu'en cette saison, la dispersion des Rayons du Soleil dans les couches supérieures de l'Atmosphère se faisant à très peu d'heures de distance, la Nuit, ainsi que la Fraîcheur nocturne, n'existent pour ainsi dire pas.

Cette période de l'année, qui ne dure qu'une huitaine de jours, a été désignée par les Savants sous le nom de « Jours sans nuit », et l'on pourrait ajouter : « Jours sans froid ».

Aussi le 3o Juin, le jour le plus long de l'année sous nos latitudes, parce que le plus ensoleillé, a-t-il été pour cette raison considéré comme celui de la « Fête du Soleil ». (Réminiscence de ce que faisaient, il y a quelques mille années, les Egyptiens).

## 64 Radiations solaires du Midi.

A *Midi* les Rayons du Soleil qui abordent *perpendiculairement* les couches supérieures de l'Atmosphère, au-dessus du point du Sol terrestre où nous nous trouvons, sont représentés, dans le milieu de la figure 7, par des lignes sinueuses presque *droites, parallèles*, et *perpendiculaires* à la surface de la Terre. *A midi*, conséquemment, c'est donc le moment *où il fait le plus chaud et le plus clair* de la journée ; parce que, à cet instant, les Rayons du Soleil n'ont subit pendant leurs trajectoires au travers de l'Air qu'un minimum de déformation et que la totalité des Radiations est parvenue sur la Terre ; contrairement à ce qui se passe et le Matin et le Soir où une partie seulement des Rayons du soleil parvient sur notre sol, après s'être fortement incurvée, l'autre se répandant dans les régions nocturnes 62 et 63.

C'est pourquoi, en examinant avec attention la figure 7, qui représente la Marche des Radiations solaires au travers de l'Atmosphère, on s'explique alors aisément les différences de Luminosité et de Température aux diverses heures du Jour et de la Nuit, et aussi comment, par suite de la propagation des Rayons solaires dans l'Hémisphère nocturne de l'Atmosphère, les Nuits ne peuvent jamais être ni complètement obscures ni totalement froides.

De même que la pénétration des premiers comme des derniers Rayons solaires qui se prolongent dans l'Atmosphère nocturne donne l'explication de cette sorte de pénombre qui précède le lever du Soleil ou la suit après son coucher et que l'on désigne sous le nom d'Aurore ou de Crépuscule.

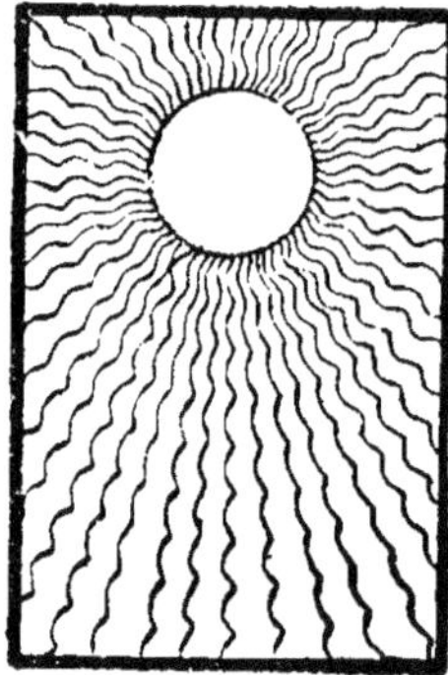

Radiations solaires du Midi

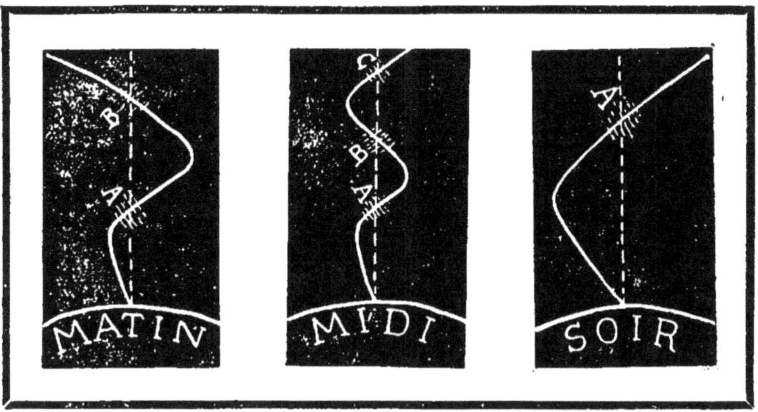


Fig. 8. — On remarque sur les graphiques ci-dessus que, selon les trois moments principaux de la journée, la Marche des Radiations du Soleil, avant de parvenir sur la Terre, n'est pas la même dans l'Atmosphère (Chap. 65).

**65** Pourquoi l'émission de chacune des Sept « Ondes vibratoires colorées » n'est-elle pas la même aux différentes heures de la Quotidienne pour chacune d'elles ?

A. Nous avons vu dans le chapitre 55 que la formation du Spectre solaire coloré était dû à la décomposition de la Lumière blanche sur des gouttelettes d'eau vaporisées.

L'Arc-en-ciel, qui est la plus magnifique représentation de ce phénomène, n'est que la résultante tangible de la décomposition de la Lumière blanche du Soleil lorsque ses rayons viennent à se réfracter sous un certain angle sur l'amas de gouttelettes d'eau, c'est-à-dire des Vapeurs dont les Nuages sont composés (fig. 5).

Or, si l'Arc-en-ciel est le plus souvent composé de toutes les couleurs du Prisme solaire, depuis le ROUGE jusqu'au *Violet*, il en existe aussi *où certaines couleurs prédominent sur les autres.* Comme il est aussi des Arcs-en-ciel *blancs*, *où seule la frange ROUGE est perceptible.*

Pour l'explication de ces différentes formes d'Arcs-en-ciel à prédominance unicolorée on n'a donné jusqu'à présent que de vagues formules.

En voici une nouvelle, qui pourra s'appliquer également pour donner l'explication de la prédominance de certaines Couleurs du Spectre à certains moments de la journée. Cette solution aura pour base, non seulement les effets bien connus de la *Réfraction*, mais encore et surtout ceux moins étudiés de l'*Interférence*.

Car, sachons d'abord que la « *Visibilité* » *des Couleurs* se produit de deux manières:

1° Par *Réfraction dans des Milieux réfrangibles* ;

2° Par *Interférence dans des Milieux lamellaires* appropriés.

Dans le cas de la *Réfraction* la *Lumière se décompose en « totalité »* et dévoile son secret *en nous montrant les Sept couleurs* du Prisme solaire qui la composaient, comme cela se passe avec l'Arc-en-ciel ou avec un Prisme de cristal.

Dans celui des *Interférences*, du fait que par les effets interférentiels *l'un ou plusieurs des constituants de la Lumière disparaissent,* selon qu'il y en a eu plus ou moins d'absorbés, il en résulte que, par le Système des

Interférences, *chaque couleur peut alors être* « sélectionnée » et *vue séparément,* ainsi qu'on le constate dans la Nature sur ses produits unicolores.

Mais si la *décomposition totale* de la Lumière ne peut se manifester, par
l'Arc-en-ciel, *qu'à un seule moment de la journée* (toujours dans la soi-
rée)(1) par contre la *visibilité séparée* de chacune des Couleurs du spectre
solaire — et *a fortiori* celle des Ambiances colorées de l'Atmosphère —
peut se montrer à toutes les heures du jour et de la nuit, grâce au jeu des
« Interférences chromatiques » qui, lui, est infini dans ses manifestations.

Et pour avoir une compréhension complète de ce qui va suivre, sachons
encore que la couche atmosphérique qui nous enveloppe, peut être considérée comme étant imprégnée, par « *Sept couches colorées* » *représentant chacune l'une des couleurs du Prisme solaire.* Et cela dans le même
ordre connu, en partant du ROUGE, pour la première Couche colorée
logée près du Sol terrestre, pour se terminer par une dernière Couche
colorée de *Violet* dans ses limites extrèmes, les plus raréfiés, au contact
des Espaces éthérées.

Ainsi au point de vue des Effets physiques l'Atmosphère se diviserait en
trois régions distinctes caractérisées chacune :

1° par de la *Chaleur* pour la *Couche-rouge* en contact avec le sol terrestre ;
2° par de la *Clarté* pour la *Couche-jaune* logée dans les sphères moyennes ;
3° par du *Froid* pour la *Couche bleue* des sphères encore plus élevées.

Entre ces Trois couches colorées (et au delà) s'intercaleraient, dans
l'ordre du Prisme solaire, les *Couches de Couleurs complémentaires* aux
effets psychiques : Orange, Vert, INDIGO, Violet 82c.

Notre Atmosphère ainsi constitué représenterait donc un immense
Réservoir chromatique où serait condensé toutes les Energies vitales
corporelles et psychiques, sous forme de « Couches colorées concentri-
ques » enveloppant la Terre de *leurs Lames parallèles,* comme le feraient
Sept peaux d'orange se recouvrant les unes sur les autres (V. ch. 176ᴮ).

☉

B. Ceci exposé, examinez à nouveau la planche 7, reproduite face
au chapitre 58, et vous y remarquerez que *selon les heures de* « *la quotidienne* » *la trajectoire des Rayons solaires au travers de notre Atmosphère
n'est jamais la même.* Et qu'en outre les courbes que ces trajectoires
affectent avant de parvenir sur la Terre ne sont *à aucuns moments du
Jour ou de la Nuit* jamais pareilles les unes aux autres, *ni comme formes,
ni comme nombres, ni comme hauteurs* par rapport à leur situation dans
l'Atmosphère.

Et bien, ce sont ces *différences de courbures* plus ou moins accentuées,
leur *nombre,* la *hauteur* où elles se trouvent situées dans l'Atmosphère,
ainsi que la variété des *distances équidistantes* existante entre les Radiations solaires, *qui engendreront des* « *Interférences chromatiques* « *semblables à celles qui produisent les* « *Irisations* », *notamment, et les Nuances
unicolores* (2).

Car toutes les vives Couleurs que l'on voit sur la face interne de certains Coquillages, producteurs de la Nacre, à l'extérieur des Perles fines,
sur les Bulles de savon et la surface de certaines Huiles minérales,
sur les Pétales des Fleurs et sur les Feuillages, la surface des Fruits, les
Plumes de certains Oiseaux ou les Ailes des Papillons, etc., *toutes ces
Couleurs, dis-je, ne sont formées que par des* « *Lamelles* » *excessivement
minces, superposées les unes sur les autres, et entre lesquelles il existe
des* « *intervalles remplis d'Air et d'Eau* ».

1. Le soir lorsque le faisceau des Rayons du soleil vient à se réfracter dans
un nuage, placé vis-à-vis de lui, de manière que l'angle de réfraction de ses
rayons lumineux décomposés puissent se manifester tangiblement devant nous
lorsque nous tournons le dos au soleil et regardons vers l'horizon opposé à sa
présence (fig. 5).

2. La Photographie des Couleurs, dite par procédé directe, découverte par Lip-
mann, est basée sur le système de Interférences.

— 46 —

**Or, c'est de la « différence d'écartement » des « Intervalles »,
de la « forme et de l'Amplitude des courbures » de la « teneur
en Air et en Vapeur » entre ces « Lamelles », que dépendront la
réalisation et la Sélection des différentes Couleurs « que nos
yeux voient 81ᶜ » ou « que nos Sens tactiles ressentent 81ᴱ ».**

Or, est-ce que la forme de ces Radiations, telles que je les ai reproduites
sur la Planche 7, n'offre pas *au point de vue des Interférences chromatiques* des Analogies frappantes avec celles que produisent notamment
les Irisations de la Nacre et surtout avec celles des Bulles de Savon et
des Perles fines ?

— En effet les mêmes causes qui ont engendré dans la Nature les Couleurs sélectionnées d'origine interférentielles se retrouvent identiquement
reproduites sur mon dessin.

On y voit effectivement le *Système Lamellaire*, représenté par la Marche des Radiations, avec leurs formes et leurs parcours se modifiant
constamment, ainsi que *les Intervalles* existant entre ces Lamelles
vibrantes, lesquels *Intervalles sont remplis d'Air et de Vapeur d'eau*,
ce qui complète notre comparaison.

(Voir, *en addenda*, 176ᴮ : *Les Substances nacrées sont des Réserves d'Energie solaire*).


C. Ainsi notre monde en y comprenant son enveloppe atmosphérique
peut donc être comparé à une immense Perle fine — pour ne pas dire une
Bulle de savon!... — dont la Terre à partir de son sol constituerait le
noyau (le milieu parasitaire de la Perle !...)

Lors, les Ondes et Ambiances colorées se manifesteraient à nos yeux
et à nos sens selon les mêmes principes de physique que ceux qui créent
ces admirables Irisations que l'on voit sur les Perles et les Bulles
de savon. Et cela, non d'une manière immuable, mais, en vertu des lois
rigoureusement réfléchies et organisées qui régissent notre monde : en
se modifiant constamment à toutes heures du Jour et de la Nuit, de façon
qu'à tous les instants des Jours, comme des Saisons, la juste répartition
des Ondes colorées soit assurée pour l'ensemble des Nécessités vitales de
tout ce qui existe sur notre monde. En un mot, afin que, à l'instant où il
est nécessaire que l'une des Couleurs du Prisme de la Lumière solaire
vienne à prédominer sur l'une des parties de la surface de la Terre, cette
Couleur se manifeste dans l'Atmosphère, et cela tout au moins d'une manière surabondante par rapport aux autres.

C'est ainsi que, selon les divers moments de la Journée :

Le MATIN les Radiations du Soleil, lequel à ce moment est placé face

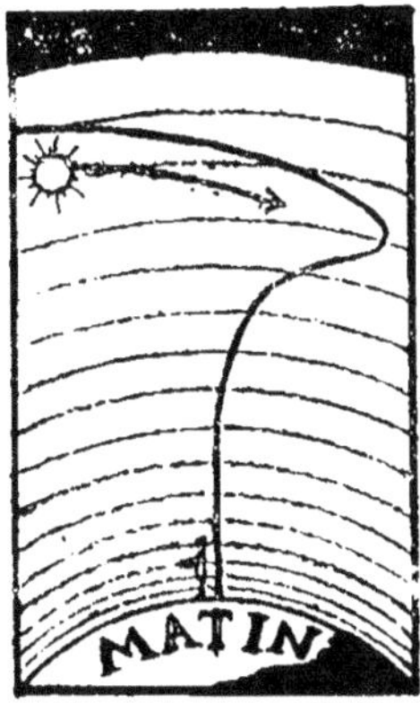


Fig. 8 *bis*. — Le MATIN

à nos yeux dirigés vers l'est (v. 62), pénètrent
dans notre Atmosphère, d'abord presque *parallèlement* à la courbe terrestre, puis s'*incurvent* brusquement dans les *Sphères élevées*
de l'Atmosphère, là où il n'y a que très peu
de Vapeur d'eau mais où, par contre, les
RAYONS-BLEUS sont les plus abondants,
pour enfin aboutir sur le Sol terrestre sans
autre déformation.

C'est à la suite de l'ensemble de ces divers
phénomènes *qu'il en résultera des effets d' « Interférences chromatiques » favorables*, lors de
l'arrivée des Radiations matinales sur la Terre,
*à une surproduction des* RAYONS-BLEUS,
« *Vitalogènes* » 82, au détriment des autres
Radiations colorées.

Le MIDI les Radiations du Soleil, qui parviennent à ce moment sur la Terre, traversent l'Atmosphère *perpendiculairement* au-dessus de notre tête (v. 64) en s'*incurvant trois fois* : Une première fois dans les *Sphères élevées*, les plus raréfiées en Air et Vapeur d'eau, une seconde fois dans les *Sphères moyennes*, semi-denses, et une dernière fois dans les *Sphères basses*, les plus denses, c'est-à-dire que, à Midi, chaque courbe affectée par les Radiations solaires se produit dans chacune des Sphères atmosphériques où prédominent, et dans l'ordre, *les Rayons colorés* du Soleil, en commençant par les RAYONS-BLEUS.

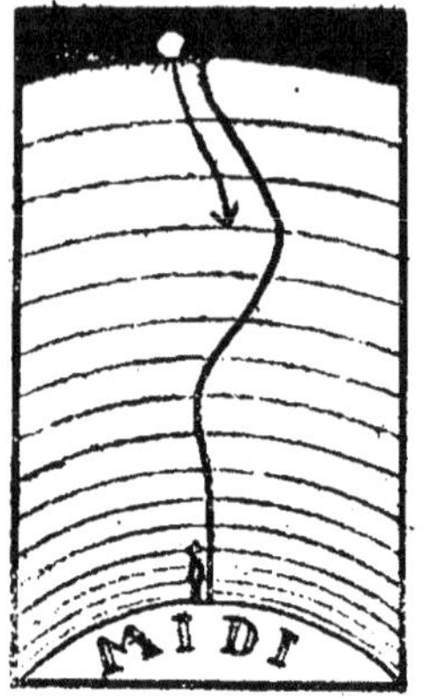



Fig. 9. — Le MIDI

D'où il en résulte, par suite de l'ensemble de ces phénomènes *semblables* dans chacune des trois principales Sphères de l'Atmosphère, *une formation d'« Interférences chromatiques »* *exactement équilibrées entre elles et par conséquent favorable à la surproduction des* RAYONS-JAUNES, « harmoniques » et « *équilibrants* » 82, au détriment des autres Radiations colorées qui, à Midi, parviennent à ce moment sur la Terre.

❂

Le SOIR les Radiations du Soleil, lequel à ce moment est placé face à nos yeux dirigés vers l'ouest (v. 63) pénètrent dans notre Atmosphère d'abord *parallèlement* à la courbe terrestre, puis en se rapprochant progressivement de la Terre, après avoir traversé *sans s'y être incurvées* les Sphères élevées et les Sphères moyennes, elles *s'incurvent* alors brusquement pour poursuivre leurs courbes jusque dans les *Sphères basses* de l'Atmosphère, là où la teneur en *Vapeur d'eau* y est la plus forte et où par conséquent l'*Imprégnation* et la *Condensation* des RAYONS-ROUGES y est le plus considérable.

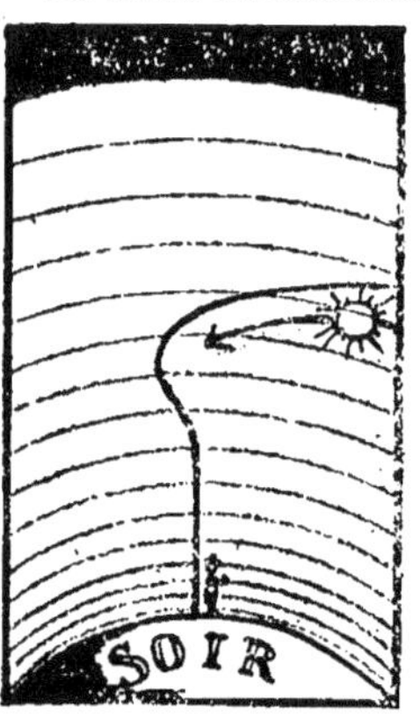



Fig. 10. — Le SOIR

C'est par suite de ce phénomène *qu'il en résulte des effets d' « Interférence chromatiques » favorables*, lors de l'arrivée des Radiations du Soir sur la Terre, *à la surproduction des* RAYONS-ROUGES, « *énergétiques* » et « *calorigènes* » 82, aux dépens des autres Radiations colorées.

❂

Ainsi donc le jeu des Interférences chromatiques à l'égard des effets de la décomposition de la Lumière solaire *n'étant pas le même aux différentes heures de la journée*, il en résulte que les Ondes colorées vibratoires provenant du Soleil (telles que celles qui produisent, entre autres, le ROUGE, le JAUNE, le BLEU) ne sont pas *réparties sur la Terre avec la même intensité pour chacune d'elles, aux différents moments de la journée*.

Car, selon que les Rayons solaires *s'Interféreront de manières différentes, et avec plus ou moins d'Air et de Vapeur d'eau entre eux, il se formera une prédominance de l'une des trois Couleurs fondamen-*

*tales* (comme, bien entendu, également pour les Couleurs complémentaires), et cela toujours en accord avec les lois physiques de la formation de chacune des Couleurs du Prisme solaire qui composent, par leur ensemble, la Lumière blanche.

Et pour en revenir aux Arcs-en-ciel à prédominance colorée, dont je parlais tout à l'heure, il est probable que les causes productrices de cette apparente anomalie remontent à ceci : que les couches de Vapeur formées par les Nuages — au lieu d'être uniques comme pour celles qui produisent l'Arc-en-ciel à coloration totale, — en se superposant deux ou trois fois, supprimeront certaines Radiations colorées *pour ne laisser passer*, par suite du jeu des « Interférences chromatiques », *que les Radiations de la ou des Couleurs correspondant aux effets interférentiels produits par les couches de Vapeur d'eau.*

**66 Moments de la Journée où chacune des Radiations, ROUGE, JAUNE, BLEUE, prédomine le plus dans l'Air que nous respirons.**

Des conséquences de cette sélection naturelle et indispensable des Couleurs du Spectre de la Lumière du Soleil — et que, intentionnellement, j'ai assez fortement développées en raison de l'appropriation que j'entends leur donner dans ma nouvelle Méthode de Respiration — il en résultera que

*Le Matin* les Rayons colorés du Spectre solaire qui prédomineront le plus dans l'Air solarisé seront
les RAYONS-BLEUS,
parce que, à ce moment, les Rayons lumineux, *en s'interférant* dans les *régions supérieures* de l'Atmosphère *avec « peu »* de Vapeurs atmosphériques, laisseront passer *davantage de BLEU* au détriment des autres couleurs :

*Le Soir* les Rayons colorés du Spectre solaire qui prédomineront le plus dans l'Air solarisé seront
les RAYONS-ROUGES,
parce que, à ce moment, les Rayons lumineux, *en s'interférant* dans les *régions basses* de l'Atmosphère *avec « beaucoup »* de Vapeurs atmosphériques, laisseront passer *davantage* de ROUGE aux dépens des autres couleurs ;

*Le Midi* les Rayons colorés du Spectre solaire qui prédomineront le plus dans l'Air solarisé seront
les RAYONS-JAUNES,
parce que, à ce moment, les Rayons lumineux, *en s'interférant* dans les *trois régions* de l'Atmosphère *de manière à peu près égale avec « moyennement »* de Vapeurs atmosphériques, laisseront passer *davantage de JAUNE* au détriment des autres couleurs.

**67 Moments du JOUR et de la NUIT où les Couleurs complémentaires, ORANGE, VERT, VIOLET, prédominent dans l'Air.**

Les Couleurs complémentaires 53 et 112 se manifesteront dans les parties du Jour ou de la Nuit qui sont intercalées entre les prédominances des colorations primaires, ROUGE, JAUNE, BLEU, comme suit :

**Les Rayons Orange,** entre le *Midi* (JAUNE) et le *Soir* (ROUGE) ;
**Les Rayons Verts,** entre le *Matin* (BLEU) et le *Midi* (JAUNE) ;
**Les RAYONS INDIGOS,** à l'*Aurore,* par suite de la prédominance des RAYONS-BLEUS du *Matin* avec les **Rayons Violets** de la *Nuit.*
**Les Rayons Violets** à la *Mi-nuit,* parce qu'à ce moment il existe dans l'Atmosphère nocturne un mélange égal de RAYONS-BLEUS du *Matin* et de RAYONS-ROUGES du *Soir* ;
Au *Crépuscule,* après le coucher du Soleil, le ROUGE étant encore en prédominance, les derniers RAYONS-BLEUS du *Matin* qui atteindront cette région de l'Atmosphère ne créeront que des *Rayons Rouges violacés.*

Dans l'*Après-midi* les **Rayons-Oranges**, nés de la Lumière solaire
(intervenant comme des *Écrans-filtre* protecteurs 168) empêcheront les
*Rayons Ultra-Violets* 75c, nés de l'Ether 179c de parvenir impunément et
sans obstacle sur la Terre.

La *Matinée* ce sont les **Rayons-Verts** qui prédominent dans la
Lumière et l'Air.

**68** La **NUIT** c'est la Couleur complémentaire **VIOLET** et
à l'Aurore l'**INDIGO** qui prédominent dans l'Air.

Ainsi la Nuit, que jamais le Soleil n'éclaire, n'est pas complètement
privée de ses Radiations bienfaisantes. Car, par suite de la dispersion
dans l'Hémisphère nocturne, des premiers Rayons du Soleil du Matin et
des derniers que l'Atmosphère recevra le Soir, *la totalité de l'Atmosphère
nocturne*, aussi bien à Minuit qu'à toute autre heure de la Nuit, *restera
imprégnée de Radiations BLEUES du Matin et de Radiations ROUGES
du Soir*. D'où il résulte que la Nuit il existera encore et de la Lumière
(de la Lumière bleue ou violacée, puisque privée de JAUNE) et de la
Chaleur 75 en quantités suffisantes pour pouvoir continuer à se diriger
et ne pas être frigorifié.

**69** Les **HARMONIES** qui découleront de la production
des **Ondes colorées** sont infinies.

Donc, la Lumière comme les Couleurs qui la composent ne peuvent se
former que grâce à l'Atmosphère et aux Vapeurs renfermées par cette
dernière.

Et si, également, la Lumière n'était pas soumise aux Lois de l'attraction
et de la répulsion, comme tous les corps, nous ne pourrions profiter de
la totalité de ses effets, dont les aboutissants — comme on le constatera,
plus loin, au chap VI — concourent tous *à créer ou maintenir la Vie* de
tout ce qui existe sur la Terre.

En outre, si l'Harmonie qui a présidé au phénomène de la création de
la Lumière n'était pas absolument parfaite, par exemple si notre Atmosphère était plus épaisse ou moindre qu'elle ne l'est 52, il en résulterait
que la vue de la Lumière serait totalement faussée et, par conséquence, inapte à ses buts vitaux. Ainsi, au lieu de percevoir l'ensemble
des Radiations solaires comme nous les ressentons, c'est-à-dire *blanches*,
nous *ne verrions plus que la Couleur qui prédominerait sur les autres*.
Ex. : du BLEU si l'Atmosphère était moins épaisse (les Ondes BLEUES,
étant plus pénétrantes 56, traversant toute la Couche atmosphérique) et
du ROUGE si l'Atmosphère l'était plus qu'elle ne l'est (les Ondes
ROUGES 56, s'accumulant, outre mesure, dans les Couches basses de
l'Atmosphère).

Comme, également, si dans l'Atmosphère la quantité de Vapeur d'eau
y était trop ou pas assez grande, nous subirions, pour le premier cas,
un excès de Chaleur et, dans le second, un excès de Froidure. D'où un
déséquilibre total des bases de l'édifice sur lesquelles repose la Vie de
notre monde.

Mais heureusement qu'à la Création *il avait été prévu* que tout devrait
se passer comme cela existe, sinon notre monde, le Jour comme la
Nuit, aurait été inhabitable.

Tout est donc pour le mieux dans l'Harmonie des Emissions, de la transmission et de la réception, pour des fins et des buts appropriés, des
Ondes colorées ; comme au reste, et pour tout ce qui existe, il ne pouvait
en être autrement pour l'une des Œuvres du Créateur.

# LE SOLEIL

sa Dimension et la Distance

qui le sépare de notre Monde

comparés proportionnellement à la Dimension de

## LA TERRE

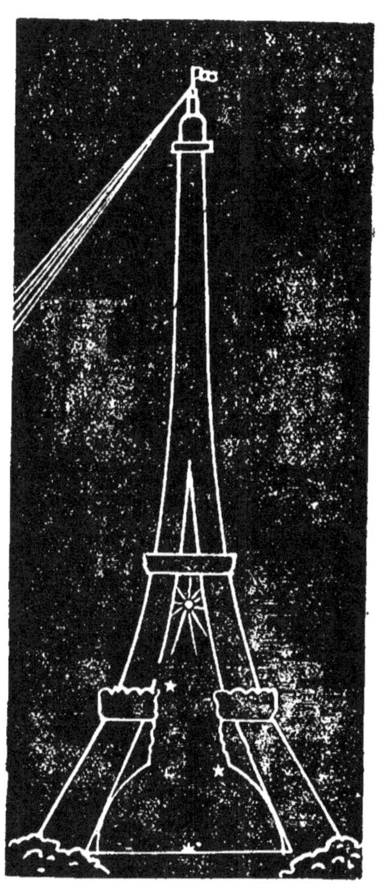

Fig. 11. — **Toutes proportions observées, le Soleil, s'il était logé à 100 mètres de notre Planète pourrait être représenté par un Globe lumineux de 92 centimètres de Diamètre, la Terre par une Bille de 8 millimètres, la Lune par un Tête d'épingle de 1 millimètre et Nous par...** (Chap. 70).

# LE SOLEIL

## Sa GRANDEUR et la DISTANCE
### qui le sépare de nous
### comparativement avec la DIMENSION de la TERRE

70  Comment on pourrait tangiblement et visuellement représenter, avec leurs Dimensions respectives, ainsi que les Distances qui les séparent, le Soleil, la TERRE et... la LUNE.

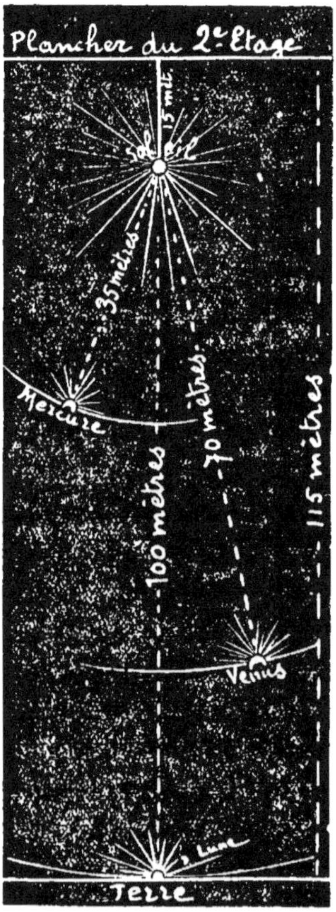

Fig. 12. — Dessin agrandi representant la partie inférieure de l'image reproduite au dos pour que nous puissions voir plus clairement la partie du système planétaire logée entre la Terre et le Soleil.

Pour nous donner, en Cosmologie, une idée approximative des Grandeurs et des Espaces les savants sont impuissants à s'exprimer, car quelques zéros de plus ou de moins dans les nombres ne signifient presque rien à notre imagination, et un dessin, si bien fait soit-il, n'est jamais qu'une bien petite chose pour en représenter de si colossalement grandes.

Or, comme rien ne vaut tant qu'une comparaison tangible et assez grande pour être visible à nos yeux, j'ai pensé que pour pouvoir se rendre compte, *d'assez près*, des dimensions respectives et des distances qui séparent le Soleil de la Terre, voire de la Lune, on pourrait utiliser, comme point d'appui de démonstration, un monument bien connu et assez grand comme l'est, par exemple, la Tour Eiffel.

En supposant que nous ayons l'autorisation et les fonds pour pouvoir faire cette expérience démonstrative voici comment nous procéderions.

Nous commencerons par peindre en *Bleu ciel* le dessous du plancher de la plate-forme du 2ᵉ étage de la Tour Eiffel, dont la hauteur au-dessus du sol est en cet endroit de 115 mètres, ce qui représentera le *Ciel*.

Au-dessous du *Ciel*, exactement au centre, nous suspendrons une *boule de verre* de moins de 1 mètre de diamètre (Exact. 92 cent.), dans laquelle seront disposées de puissantes lampes électriques, et dont la base de ce globe se trouvera à 15 mètres au-dessous du niveau du Ciel figuré.

A droite de ce Soleil en verre nous accrocherons au plancher au bout d'un fil de 5o mètres (35 mètres de Mercure au Soleil) de longueur, *une toute petite lampe électrique* de moins de 1 centimètre de diamètre, laquelle lampe nous représentera Mercure, la planète la plus rapprochée du Soleil.

A gauche du Soleil, également suspendue dans le Ciel je disposerais une autre *petite lampe électrique* de même dimension attachée au plancher par un fil long de 85 mètres (70 m. de Vénus au Soleil), laquelle lampe représentera Vénus, notre plus proche voisine vers le Soleil.

Notre *Ciel* terminé, — pardonnez-moi, mon Dieu ! pour ce plagiat, — redescendons maintenant sur le plancher des mortels.

Sur le sol, exactement au-dessous de l'axe perpendiculaire de la *boule de verre*, représentant le Soleil, nous placerons une *petite bille en terre* de moins de 1 centimètre de diamètre (Exact. 8 millim. 1/2) laquelle représentera... la Terre.

Et pour avoir aussi notre satellite, la Lune, nous poserons sur le sol à côté de la *bille* une *épingle* de 2 centimètres 1/2 de long (exact. 24 millim. entre la pointe et la naissance de la tête), et dont la *tête* ne devra pas mesurer beaucoup plus de 1 millimètre de diamètre (exact. 1 mil. 14).

Nous obtenons alors, réduites dans les mêmes proposions, la distance de la Terre à la Lune représentée par la longueur de *l'épingle*, moins la tête, et le diamètre de notre Satellite représenté par *la tête* de l'épingle.

Notre système planétaire terminé — jusqu'à la Terre seulement — nous attendrons venir la Nuit. Alors, à ce moment, nous ferons notre petit *fiat lux* en tournant les interrupteurs électriques, et nous n'aurons plus qu'à considérer les dimensions respectives d'une partie de notre Système planétaire comparativement avec le Soleil : l'Astre animateur qui fournit la Vie aux trois Planètes qui y figurent.

Et lorsque nous abaisserons nos yeux pour regarder *la petite bille de moins de 1 centimètre*, qui figure *notre monde*, nous pourrons alors le faire avec toute la componction que cette contemplation peut mériter.

**71**  **Le Soleil par rapport à « l'Infini » du Cosmos étant moins qu'un Atome, que devient la Terre par comparaison ?...— Et nous..... ???**

Puissent les réflexions qui découleront de ce spectacle nous inciter à des vues plus modestes à l'égard de nos ambitions intellectuelles... Car de ce qu'il nous serait permis d'admirer : le Soleil, Mercure, Vénus, suspendus au-dessous du deuxième étage de la Tour Eiffel, et... la *petite bille en pierre* avec la *tête d'épingle* située à 2 centimètres 1/2 plus loin —la Terre et la Lune, — tout cela *serait encore* « *énorme* », comparé à ce qu'il nous serait donné de voir — ou plutôt de ne pas voir — si nous pouvions nous transporter dans n'importe quelle Etoile, car alors, la Terre, Vénus, Mercure, et encore moins la Lune, *tout cela n'existerait plus pour nos yeux.*

Et le Soleil — *l'immense Soleil* qui nous *chauffe*, nous *éclaire* et nous fait *vivre* — ne nous paraîtrait plus lui-même, vu de cette Etoile, *que comme un Astéroïde*, à peine visible avec les plus puissants télescopes.

Si, allant encore plus loin, au delà de tout, nous essayions de comparer la grandeur du Soleil *par rapport à l'Infini*, dans lequel il se meut parmi les millions d'autres Soleils —et dont certains d eux sont autrement plus grands que lui, — il nous faudrait d'abord pouvoir se faire une idée, si nébuleuse soit-elle, *de l'Infini* ?... Ce mot de six lettres qui, pour nous donner une valeur approximative de ce qu'il veut dire, devrait en avoir des milliards de milliards !... Ce qui encore ne signifierait pas grand chose : ces milliards de milliards de lettres accolées les unes à côté des autres ne présentant, en réalité, *moins que rien*, pour nous donner « comparativement » une idée, même approximative de ce que veut dire ce mot :

$$I \qquad N \qquad F \qquad I \qquad N \qquad I$$

Car « l'INFINI » (« un cercle dont la circonférence est partout et le centre nulle part », comme a dit Pascal) *étant* par sa nature même indéfinissable — comme Dieu, lui-même, le Créateur du « grand tout » — nous demeurons effondrés devant de telles grandeurs « immesurables », tant d'espaces n'ayant ni commencement ni fin !...

.   .   .   .   .   .   .   .   .   .   .   .   .   .   .   .   .   .   .

Alors dans tout cela que devient la Terre, comparée à l'immensité de ces espaces interstellaires et à l'Infini ? ? ?

Et nous autres les Hommes !... — le chef-d'œuvre de la Création ! — que devenons-nous ?... Que sommes-nous, à côté de ces Astres, à côté de ces Espaces infinis ? ? ? ?...

Oh ! moins que rien, moins qu'une parcelle infinitésimale d'un Atome, vivant et se mouvant sur cet autre Atome qu'est la Terre, laquelle gravite ses orbes et ses paraboles autour d'un Soleil, qui, lui-même, est moins qu'un grain de poussière dans le gouffre ténébreux de l'Infini cosmogonique.

(Fait en Addenda à *Dinard*, 27 mai 1925).

[Voici comment, en arrondissant les nombres, j'ai opéré pour obtenir d'après les documents en ma possession, les chiffres proportionnés qui font l'objet de ce chapitre 70.

La distance de la Terre au Soleil étant de 150 milliards de mètres (150 millions de kilom.) et celle de mon exemple de 100 mètres j'ai d'abord fait l'opération suivante :

$$\frac{150.000.000.000}{100} = 1.500.000.000.$$

Ce quotient de 1.500.000.000 m'a ensuite servi de diviseur pour tous les autres nombres cités. Ainsi qu'il suit :

— Distance du Soleil à la Terre..................... 150.000.000.000 de mètres

$$\frac{150.000.000.000}{1.500.000.000} = 100 \text{ mètres.}$$

— Diamètre du Soleil........................... 1.391 650.000 de mètres

$$\frac{1.390.000.000}{1.500.000.000} = 0 \text{ mètre 92 centimètres.}$$

— Diamètre de la Terre............................... 12.732.000 de mètres

$$\frac{12.700\ 000}{1.500.000.000} = 0 \text{ mètre 008 millimètres.}$$

— Diamètre de la Lune............................... 1.671 000 de mètres

$$\frac{1.670.000}{1.500.000\ 000} = 0 \text{ mètre 001 millimètre.}$$

— Distance de la Terre à la Lune..................... 391 960.000 de mètres

$$\frac{390.000.000}{1.500.000.000} = 0 \text{ mètre 26 centimètres.}$$

— Distance de Mercure au Soleil.................... 58 050.000.000 de mètres

$$\frac{58.050.000.000}{1.500.000.000} = 38 \text{ mètres (sur la fig. 12 arrondi à 35 m.).}$$

— Distance de Vénus au Soleil..................... 108.000.000.000 de mètres

$$\frac{108.000.000.000}{1.500.000.000} = 72 \text{ mètres (sur la fig. 12 arrondi à 70 m.).}$$

Comme les Diamètres de Mercure et de Vénus sont à peu près semblables à celui de la Terre (8 mm.), je n'ai donc pas jugé utile d'ajouter ici deux opérations].

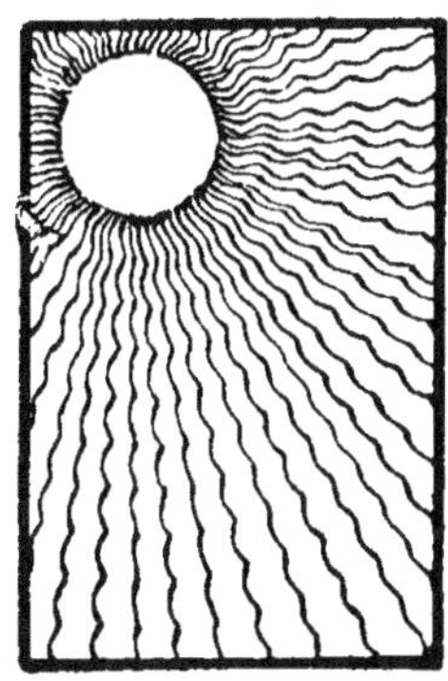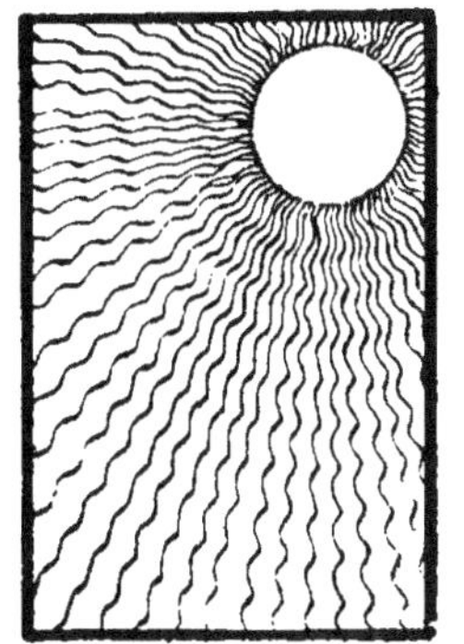

# LES HARMONIES VITALES

engendrées

par les

« Effluves colorés »

du

Soleil

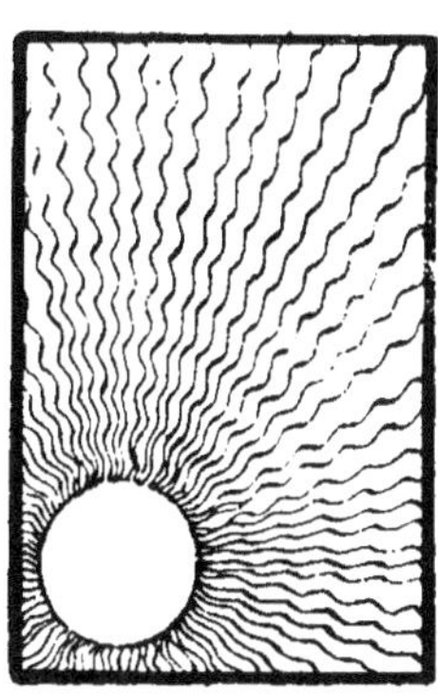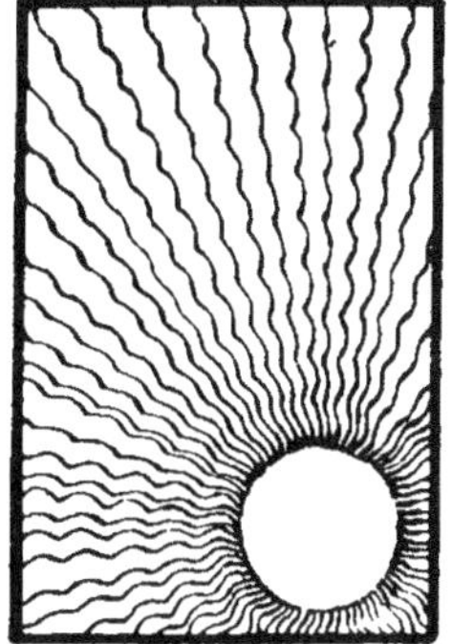

# TABLE des 2 TABLEAUX en COULEURS ENCARTÉS CI-CONTRE

(Le Numéro qui suit les mots principaux de cette Table est celui des Chapitres où ils sont décrits.

**Les « HARMONIES VITALES » engendrées par les « EFFLUVES COLORÉS DU SOLEIL »**

**A.** *La LUMIÈRE du SOLEIL* (53-74) *est la résultante de la réunion des 7* COULEURS du SPEC-TRE SOLAIRE (55).

**B.** *MOMENTS de la QUOTIDIENNE où chacune de ces « Ondes colorées » prédominent dans l'AIR* (65)

**C.** *SAISONS où chacune de ces « Ondes colorées » prédominent dans l'AIR.*

**D.** *INFLUENCES PHYSIQUES et BIOLOGIQUES de chaque « ONDE COLORÉE »* 82.

**E.** *« FLUX VITAUX »* (82) *engendrés par les « Ondes colorées » de la LUMIÈRE du SOLEIL.*

**F.** *ÉLÉMENTS CHIMICO-PHYSIQUES que l'on trouve à la base des MATIÈRES ORGANIQUES nécessaires à l'EXISTENCE et leurs Accords avec les « FLUX-VIBRATOIRES COLORÉS ».*

**G.** 1° *Les GAZ FONDAMENTAUX* (80 B) *(Corps simples) qui sont à la base de toutes les MATIERES ORGANIQUES.*

**H.** 2° *Les principaux MÉTAUX* (80 C) *que l'on trouve dans les SELS MINÉRAUX « ORGANI-QUES »* (79 B).

**I.** 3° *Les principaux MÉTALLOÏDES* (80 C) *(Corps simples que l'on trouve dans les SELS MINÉRAUX* (79 B).

**J.** *ALIMENTS. — Rapports et accords des « FLUX-VIBRATOIRES COLORÉS »* (82), *avec la formation CHIMICO-ORGANIQUE des ALIMENTS* (79).

*COMPLÉMENTS-VITALISATEURS « faisant corps » avec les ALIMENTS NATURELS « CRUS »* (K et L).

**K.** *Les FERMENTS-DIASTASES et leurs rôles essentiels dans la DIGESTION et la NUTRI-TION* (79-C)

**L.** *Les VITAMINES et leur ROLE VITALOGÈNE à l'égard de la VIE du CORPS HUMAIN et de la santé* (79-D) .

**M.** *L'EAU-BOISSON* (79 B) *et l'EAU faisant partie des ALIMENTS* (Composition de).

**N.** *L'AIR que nous RESPIRONS* (73) (Composition de).

**O.** *Le CORPS HUMAIN* (79 C) *et les Rapports et Accords de ses Organes avec les* « **Flux** colorés » du Soleil.

    —     *TÊTE, POITRINE, VENTRE* (Classement et Subdivisions).

    —     *SYSTÈME NERVEUX, SANGUIN, DÉFENSIF* (Rapports et Accords).

**P.** *CONSTRUCTION CELLULAIRE du CORPS et ses Rapports et Accords avec les « Flux colorés » du Soleil.*

**Q.** *AROMES* (78). *— Actions, Rapports et Accords des « VIBRATIONS AROMATIQUES » avec le* CORPS HUMAIN.

**R.** *PLANTES MÉDICINALES. — Exemples s'accordant, en tant qu'effets et origines, avec les « Flux colorés » où ces Plantes se classent* (159).

**S.** *PLANTES CULINAIRES. — Quelques exemples s'accordant, en tant qu'effets et origines, avec les « Flux colorés » où ces Plantes se classent* (78 C).

**T.** *GOUTS et SAVEURS* (80 A) *et leurs « Influences Corporo-psychiques » en Accord avec les « Flux colorés ».*

**U.** *ODEURS, PARFUMS, SENTEURS* (78) *et leurs Influences Psycho-corporelles en Accord avec les « Flux colorés ».*

**V.** *INFLUENCES COORDONNÉES et SYNCHRONIQUES, en tant qu'usages et buts à obtenir par l'emploi des choses indiquées « dans chacune » des Trois colonnes en couleurs de ces deux Tableaux, à l'égard de la production des phénomènes intéressant la VIE CORPO-RELLE ou la VIE MENTALE dans la MÉDECINE.*

    —     *dito pour l'usage de ces diverses choses ou de chaque « Flux-Solaire »*

**X.** *INFLUENCES des 3 « FLUX COLORÉS » FONDAMENTAUX sur les SENTIMENTS de NATURE CORPORELLE.*

**Y.** *Les « FLUX PSYCHO-CORPORELS et PSYCHIQUES »* (82), *Orange, Vert, Indigo, Violet, se surajoutent aux « FLUX VIBRO-CORPORELS », ROUGE, JAUNE, BLEU, tant pour « Vitaliser » l'action de ces derniers que pour fournir à l'AME* (81) *sa NOURRITURE SPIRITUELLE* (81 G).

## I. — Les " HARMONIES VITALES " engendrées par les " EFFLUVES COLORÉS DU SOLEIL "

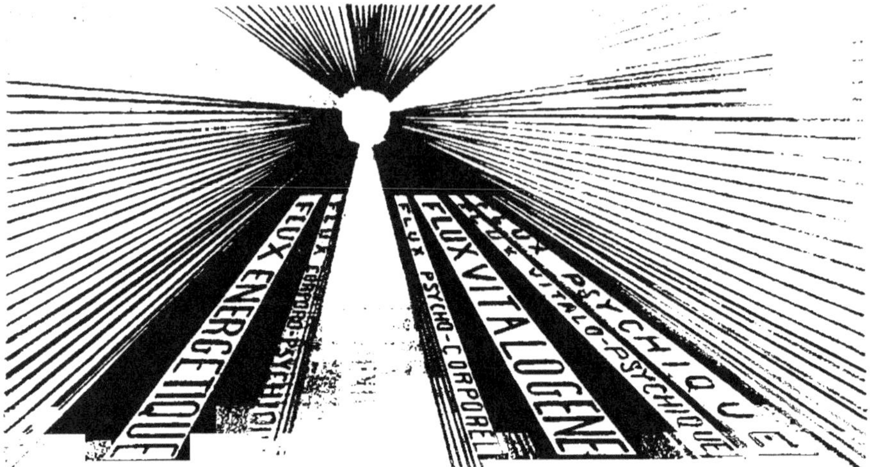

FLUX ÉNERGÉTIQUE
FLUX VITALOGÈNE
FLUX PSYCHIQUE
FLUX PSYCHO-CORPOREL
FLUX VITALO-PSYCHIQUE

**A.** *La LUMIÈRE du SOLEIL* 53-74 *est la résultante de la réunion des* 7 COULEURS *du* SPECTRE SOLAIRE 55 :

ROUGE — *Orange* — JAUNE — *Vert* — BLEU — *INDIGO* — *Violet*

**B.** *MOMENTS de la QUOTIDIENNE où chacune de ces « Ondes colorées » prédominent dans l'AIR* 65 :

SOIR — *Après-Midi* — MIDI — *Matinée* — MATIN — *Aurore* — *Nuit*

**C.** *SAISONS où chacune de ces « Ondes colorées » prédominent dans l'AIR* :

- - - - - - ÉTÉ - - - - - - - + - - - - AUTOMNE - - - - + - - - PRINTEMPS - - - + - - - - - HIVER - - - - -

**D.** *INFLUENCES PHYSIQUES et BIOLOGIQUES de chaque « ONDE COLORÉE »* :

DYNAMISME — LUMINISME — VITALISME
(FORCE et CHALEUR) — (CLARTÉ et HARMONIE) — (ÉNERGIE et RÉGÉNÉRATION)

**E.** *« FLUX VITAUX » engendrés par les « Ondes colorées » de la LUMIÈRE du SOLEIL* 82 :

«FLUX ÉNERGÉTIQUE» — «FLUX HARMONIQUE» — «FLUX VITALOGÈNE»

FLUX — FLUX — FLUX — FLUX
Corporo-psych. — Psycho-corpo. — Vitalo-psych. — Psychiq.

**F.** *ÉLÉMENTS CHIMICO-PHYSIQUES que l'on trouve à la base des MATIÈRES ORGANIQUES nécessaires à l'EXISTENCE et leurs Accords avec les « FLUX-VIBRATOIRES COLORÉS »* :

**G.** 1) *Les GAZ FONDAMENTAUX (Corps simples) qui sont à la base de toutes les MATIÈRES ORGANIQUES* 80 B :

HYDROGÈNE — AZOTE — OXYGÈNE
CARBONE — ARGON — HELIUM

**H.** 2) *Les principaux MÉTAUX que l'on trouve dans les SELS MINÉRAUX « ORGANIQUES »* 80 C :

FER — POTASSIUM — SODIUM — CALCIUM — MAGNÉSIUM — ZINC

**I.** 3) *Les principaux MÉTALLOIDES (Corps simples) que l'on trouve dans les SELS MINÉRAUX* 80 C :

ARSENIC — SOUFRE — IODE — PHOSPHORE
MANGANÈSE — SILICE — FLUOR — CHLORE — BROME

**J.** *ALIMENTS. — Rapports et Accords des « FLUX-VIBRATOIRES COLORÉS »* 82, *avec la formation CHIMICO-ORGANIQUE des ALIMENTS* 79.

HYDROGÈNE et CARBONE — AZOTE — OXYGÈNE
(Hydrates de carbone) — (Albumines et Albumino.) — *et Principes vitaux fournis par* K *et* L
AMIDON — SUCRE — GRAISSE — ALBUMINE — GLUTEN — CASÉINE — ALIM., LÉGUMES et FRUITS « CRUS » (K et L)
SELS MINÉRAUX H et I — SELS MINÉRAUX H et I — SELS MINÉRAUX H et I
COMPLÉMENTS-VITALISATEURS « faisant corps » avec les ALIMENTS NATURELS « CRUS »

**K.** *Les FERMENTS-DIASTASES et leurs rôles essentiels dans la DIGESTION et la NUTRITION* 79 :

FERM.-SOLUBILISATEURS — FERM.-SOLUBILISATEURS — FERM. OXYDANTS : *Les Oxydases*,
de l'AMIDON : *les Amylases* — des ALBUMINES : *les Albumines* — F. MODIFICAT. : *Levures et Mico-acétf.*
du SUCRE : *les Sucrases* — de la CASÉINE : *les Lactases* — FERM. nécessaires à la NUTRITION :
de la GRAISSE : *les Lipases* — FERMENTS DIALYSEURS et FIXATEURS

**L.** *Les VITAMINES et leur ROLE VITALOGÈNE à l'égard de la VIE du CORPS HUMAIN et de la SANTÉ* 79 :

VITAMINES — A — VITAMINES — C — VITAMINES — B
ANTIRACHITIQUES — ANTISCORBUTIQUES — ANTINÉVRIQUES
*Facteurs essentiels* — *Facteurs essentiels* — *Facteurs essentiels*
*de la Formation* — *de la Formation cellulaire* — *de la Formation de toutes*
*de la Grosse Structure.* — *et comp⁰ de la Structure* — *les Substances nerveuses.*

**M.** *L'EAU-BOISSON* 79 B *et l'EAU faisant partie des ALIMENTS (Composition de)*

HYDROGÈNE — OXYGÈNE

**N.** *L'AIR que nous RESPIRONS (Composition de)* 73.

VAPEUR d'EAU 31 — AZOTE-ARGON — OXYGÈNE-HELIUM

# II. — Les "HARMONIES VITALES" engendrées par les "EFFLUVES COLORÉS DU SOLEIL"

**O.** *Le CORPS HUMAIN et ses Rapports et Accords avec les "Flux colorés" du Soleil 78 c :*

| VENTRE | POITRINE | TÊTE |
|---|---|---|
| Organes digestifs | Organes respiratoires | Organes de la Vie Corporelle |
| et leurs Emonctoires | de la Circulation | (Cervelet), |
| (Estom., Pancréas, Intest., | et de « Self-défense » | de la Vie psychique (Cerveau), |
| Reins, Vessie) | (Poumon, Cœur, Foie, | et de la Vie Corporo-psychique |
| Organes sexuels. | Glandes à sécrétions internes. | (Sensorium). |

*La TÊTE. — Classement et Subdivision des ORGANES de la TÊTE.*

| BULBE-RACHIDIEN | SENSORIUM - GLANDE PINÉALE | CERVELET | CERVEAU |
|---|---|---|---|
| Nerf Pneumo-gastrique | Protubérance annulaire | Arbre de vie | Substance grise |
| GOUT | ODORAT — OUIE | VUE | SENS TACTILES |

*Rapports et Accords des Trois SYSTÈMES, SANGUIN, DÉFENSIF, NERVEUX, qui nous gouvernent :*

| SANG | LYMPHE | NEURONES (Nerfs) |
|---|---|---|
| (Système constructif.) | (Système défensif.) | (Système vital.) |

**P.** *CONSTRUCTION CELLULAIRE du CORPS et ses Rapports et Accords avec les « Flux colorés » du Soleil :*

| CELLULES des Globules Rouges, | CELLULES des Globules Blancs, | CELLULES, dites Cellules nerveuses, |
|---|---|---|
| des Os, des Cartilages, | des Chairs (Muscles), des Viscères, des | et des Subst. constitutives du Cerveau, |
| des Tendons, de la Graisse. | Tubes sang., Lymph. et Intestinaux. | du Cervelet, de la Moëlle épin. et des Tubes nerv. |

**Q.** *AROMES. — Actions, Rapports et Accords des « VIBRATIONS AROMATIQUES » avec le CORPS HUMAIN 78 :*

| AROMES ANTIPUTRIDES | AROMES ÉQUILIBRANTS | AROMES PRO-NERVEUX |
|---|---|---|
| (Antiseptiques) des Voies | des Fonctions digestives | Fortifiants et Stimulants |
| digestives et du Sang. | et des Organes corporels | du Système nerveux. |

**R.** *PLANTES MÉDICINALES. — Exemples s'accordant, en tant qu'effets et origines, avec les « Flux colorés » où ils se classent 78 et 159 :*

| ABSINTHE | ANIS-VERT | LAVANDE |
|---|---|---|

**S.** *PLANTES CULINAIRES. — Quelques exemples s'accordant, en tant qu'effets et origines, avec les « Flux colorés » où ils se classent 78 c :*

| AIL, OIGNONS, CÉLERI | CERFEUIL, PERSIL, SAUGE | MENTHE, FRUITS ACIDULÉS et FORTEMENT PARFUMÉS |
|---|---|---|

**T.** *GOUTS et SAVEURS et leurs « Influences Corporo-psychiques » en Accord avec les « Flux colorés » 80 A :*

| Saveurs Chaudes, Acres, | Saveurs Douces, Suaves, | Saveurs Fraîches, Piquantes, |
|---|---|---|
| Amères, Fortes, Poivrées. | Mi-chaudes, Douce-Amères. | Acidulées, Aigrelettes.. |

**U.** *ODEURS, PARFUMS, SENTEURS et leurs Influences Psycho-corporelles en Accord avec les « Flux colorés » 78 :*

| Odeurs Fortes et Chaudes. | Odeurs Douces et Suaves. | Odeurs Fines et Piquantes. |
|---|---|---|

**V.** *INFLUENCES COORDONNÉES et SYNCHRONIQUES, en tant qu'usages et buts à obtenir, de l'ensemble des choses indiquées « dans chacune » des Trois colonnes en couleurs de ces deux Tableaux :*

| Les choses dérivant du | Les choses dérivant du | Les choses dérivant du |
|---|---|---|
| « FLUX - ÉNERGÉTIQUE - ROUGE » | « FLUX - HARMONIQUE - JAUNE » | « FLUX - VITALOGÈNE - BLEU » |
| créent FORCE et CHALEUR. | ÉQUILIBRENT et HARMONISENT | recréent et stimulent |
| FORTIFIENT la STRUCTURE, | la STRUCTURE | l'ÉNERGIE NERVEUSE |
| les FONCTIONS ORGANIQUES, | et les FONCTIONS ORGANIQUES. | à l'égard des FONCTIONS ORGANIQUES, |
| DIGESTIVES et SEXUELLES. | Tempèrent CHALEUR et FORCE. | et, avec l'INDIGO, des Fonctions Vitalo-Psychiq |
| Et, Psychologiquement, | Et Psychologiquement, | Et Psychologiquement, |
| engendrent des | engendrent des | engendrent des SENTIMENTS |
| SENTIMENTS MATÉRIELS, | SENTIMENTS CORPORELS | de FRAICHEUR, de VOLONTÉ ACTIVE |
| GROSSIERS et BRUTAUX. | NORMAUX et PONDÉRÉS. | et de BIEN-ÊTRE général. |

*dito pour l'usage de ces diverses choses ou de chaque « Flux-Solaire » dans la MÉDECINE :*

| FORTIFIENT l'ORGANISME. | ÉQUILIBRENT et HARMONISENT | FORTIFIENT et STIMULENT |
|---|---|---|
| Sont « ANTIPUTRIDES » | les Effets bio-physiologiques | le SYSTÈME NERVEUX. |
| (Antiseptiques), | ou Guérisseurs | Engendrent des |
| CICATRISANTS. | des FLUX ROUGES et BLEUS | « MILIEUX ASEPTIQUES » |
| Exhalent les | Favorisent l'engendrement | inaptes à l'existence des MICROBES. |
| SENTIMENTS CORPORELS | des SENTIMENTS CORPORELS | Créent des Sentiments de Bien-Être général. |
| (Appétit, Désirs charnels) | NORMAUX. | et avec l'INDIGO de SPIRITUALITÉ SAINE. |

**X.** *INFLUENCES sur les SENTIMENTS de NATURE CORPORELLE des 3 « FLUX COLORÉS » FONDAMENT. :*

| MATÉRIALITÉ | NORMALITÉ | VOLONTÉ AGISSANTE |
|---|---|---|
| BRUTALITÉ | PONDÉRATION | ESPRIT SAIN |

**Y.** *Les « FLUX PSYCHO-CORPORELS et PSYCHIQUES » 82, Orange, Vert, Indigo, Violet, se surajoutent aux « FLUX VIBRO-CORPORELS », ROUGE, JAUNE, BLEU, tant pour « Vitaliser » l'action de ces derniers que pour fournir à l'AME 81 sa NOURRITURE SPIRITUELLE 81 G :*

| Orange | Vert | Violet |
|---|---|---|
| Flux | Flux | Flux |
| Corporo-psychiq. | Psycho-corporel | Psychiq. |
| (Supprime l'action | (Supprime l'action | (Supp. l'act. |
| du BLEU) | du ROUGE) | du JAUNE) |
|  | Indigo |  |
|  | Flux Vitalo-psychique |  |

**Z.** *Les SONS de la MUSIQUE et leurs Rapports et Accords avec les « Flux colorés » 77 :*

| DO | Ré | MI | Fa | SOL | LA | Si |
|---|---|---|---|---|---|---|

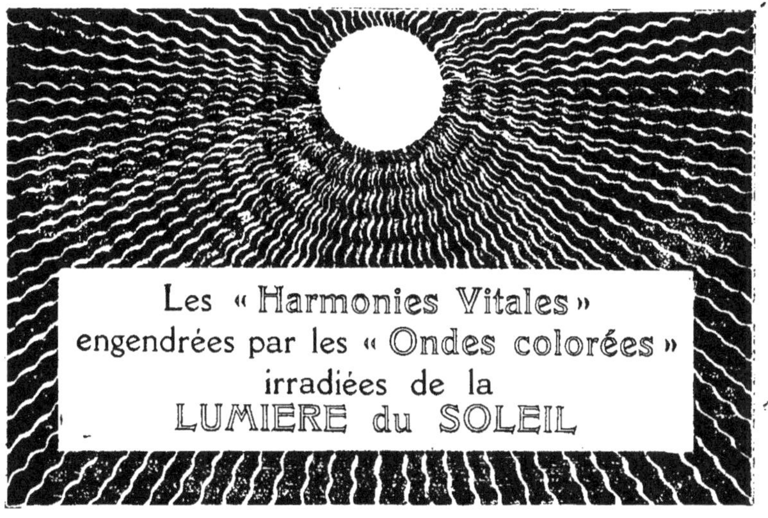


## DEUXIÈME PARTIE

## VI

*Avant d'aborder les chapitres concernant la nouvelle Méthode de « Respiration revitalisante », but de cet ouvrage, il me faut démontrer, tout d'abord, comment dans la Nature les phénomènes qui concourent tous à l'entretien de notre Existence, et cela sans aucune exception, trouvent et puisent leur origine dans les « Effluves colorés » irradiés de la Lumière du Soleil.*

*Dans les exposés successifs qui vont suivre je vais donc essayer d'entreprendre l'énumération et la description, telles que je les ai entrevues, de quelques-unes des « Harmonies vitales » engendrées par les « Vibrations chromatiques » des Septcouleurs de la Lumière* imprégnées dans l'Air atmosphérique.

*Car, de quelque côté que l'on retourne le problème de* l'Origine du Vitalisme, *pour tout ce qui existe, on y verra que la base où se trouve l'engendrement de toutes les manifestations biologiques — dont les aboutissants en fin de compte, se rapportent tous à créer de la Vie, tout au moins pour sa Régénération et sa Pérennité — remonte toujours et pour chaque chose, corporelle ou psychique, à* l'Influence ondulatoire d'une des Sept couleurs enfermées dans la Lumière du Soleil.

*C'est ainsi que chacune des « Ondes vibratoires chromatiques », que nous retrouvons, les unes « directement » par Voie corporelle, dans la totalité des Aliments que nous ingérons 79*[A] *et « dans l'Air que nous respirons » 93, et les autres « indirectement » par Voie psychique, dans les Aromes et les Parfums 78*[A]*, à l'aide de l'Odorat, ou par les Cou-*

*leurs ou Ambiances colorées perçues par la Vue $81_c$ ou les Sens tactiles chromatiques $81^E$, etc., la totalité de ces Ondes chromatiques, d'où qu'elles viennent, seront transmises dans le Sensorium ($81^D$) de notre Cerveau.*

*Or, ce sont ces « Ondes vibratoires chromatiques », qui contribueront alors, chacune pour leur part et par le fait même de leur imprégnation harmonique dans tout notre organisme, à créer en notre Etre cette admirable et indéfinissable chose que l'on appelle l'« Equilibre vital ».*

*Cette Influence génito-vitalisante de tout ce qui existe dans la Nature, par la seule action des « Ondes vibratoires colorées de la Lumière du Soleil, est donc de nature à nous donner, par pur raisonnement scientifique, l'explication plausible de tous les Phénomènes physiologiques, biologiques et psychiques, qui président aux nécessités de notre Existence, comme aussi bien à celle des besoins vitaux de tout ce qui nous environne.*

*Mais, mes bons amis, avant de pouvoir arriver à démêler et démontrer l'enchaînement des causes à effets de cet Equilibre harmonique aboutissant à la « Vie totale », née et engendrée par le seul fait de l'action génitrice des Ondes colorées, que de difficultés il m'a fallu parfois surmonter! Faute, pour moi, d'avoir trouvé, dans la voie quasi inextricable où je m'étais engagé, — ô combien! — les jalons qui m'auraient permis de m'y diriger plus aisément, comme chacun peut le faire lorsqu'il ne s'agit que d'écrire, en le reproduisant, ce que d'autres ont découvert ou ont eu la peine de débroussailler avant vous.*

*Je demande donc à mes lecteurs, pour tout ce qui va suivre, d'accepter mon texte tel qu'il sera exprimé et décrit. En m'excusant, toutefois, de ce que parfois il aura l'air d'être fait de pièces mal cousues ou raccordées, quoique, en réalité, elles se tiennent toutes par l'« Idée centrale » qui les a suggérée et fait converger les unes et les autres vers le but audacieux que je m'étais imposé, lequel n'était, pour le moins, que ce que je recherchais :*

## Le « Secret de la Vie »

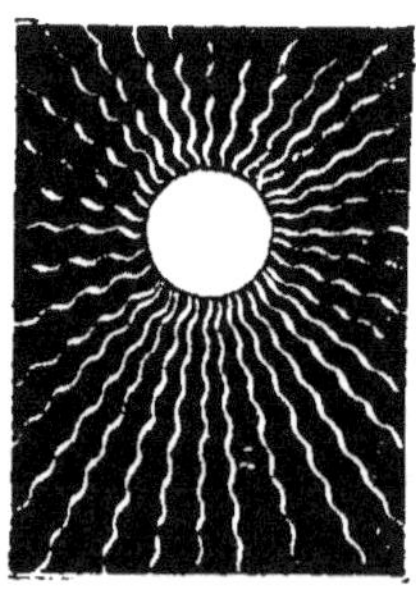

*Voir (p. 56 bis) les deux Tableaux en couleurs qui synthétisent la thèse de cet ouvrage.*

**72** Le CENTRE de toutes les ANIMATIONS trouve toujours son point de départ dans le Soleil.

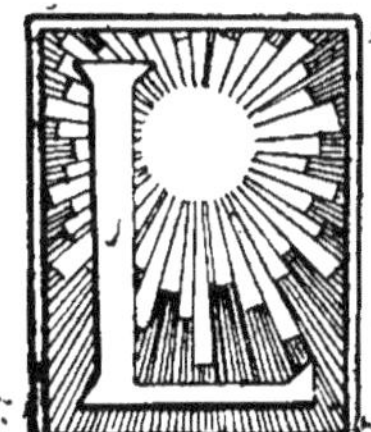

'Ingénieur mystérieux qui a créé l'Univers et qui continue à en assumer la gestion — et que les uns appellent Dieu, d'autres le Créateur ou le grand Architecte, voire tout simplement : la Nature (ce qui au fond est toujours la même chose) — a placé pour notre petit monde le Centre de toutes ses « Animations vitales » dans le Soleil.

Car c'est de cet Astre rayonnant que jaillit la totalité des Effluves irradiants qui sont indispensables aussi bien pour la Vie de notre planète que pour l'Existence de tout ce qui vit sur sa surface.

Dans les Espaces interplanétaires, là ou seul règne l'Ether, les rayons émanant du Soleil sont inertes et incapables de créer, ni Chaleur, ni Force, ni Lumière, ni Radio-activité ; ce n'est que lorsque les Radiations solaires pénétreront dans notre Atmosphère 27 que ces divers phénomènes se manifesteront progressivement, selon des Lois harmoniques qui convergent toutes avec les Nécessités vitales et évolutives de « tout ce qui existe sur la Terre ».

Pour en faire une description complète il faudrait d'abord les connaître tous et, pour seulement ceux que j'ai entrevus, c'est tout un gros volume qu'il me faudrait écrire, tant ces phénomènes sont nombreux et complexes.

Je vais néanmoins essayer de les démêler en montrant l'enchaînement harmonique existant entre les Effluves provenant du Soleil — après qu'ils se sont imprégnés dans notre Atmosphère 34-54 — et les éléments fondamentaux qui sont à la base de l'Existence de tous les êtres qui vivent sur la Terre, que ceux-ci fassent partie aussi bien du Règne animal que du Règne végétal — voire également du Règne minéral.

**73** Si l'AIR est « RESPIRABLE » et possède ses « PROPRIÉTÉS VITALES » c'est grâce au Soleil.

Sans la Lumière du Soleil, née du Spectre solaire 55-56, notre Atmosphère ne serait qu'un magma de corps gazeux, dont les molécules en état de *compacité* absolue seraient incapables, pour cette cause, de *vibrer* les unes avec les autres et, par conséquent, de prendre les formes que nous lui connaissons et dont l'analyse ne nous révèle qu'une faible partie. Ce n'est en effet qu'à la suite de la pénétration des *Ondes perpétuellement vibrantes du Soleil*, agissant comme des coups de marteau, pour les *Ondes larges* des Radiations ROUGES 56, et comme des trous de vrille, pour les Ondes étroites et perforantes des Radiations BLEUES 56, que notre Atmos-

phère prend alors la consistance et les Propriétés vitales que nous
lui reconnaissons ; et cela grâce à l'*ébranlement* qui se produit dans la
masse de l'Air 27 par les *chocs* et les *perforations vibrantes* continus
que celui-ci reçoit du Soleil et *qui suppriment son inertie initiale.*

Ainsi, comme faible comparaison, je prendrai pour exemple ce qui
se passe, dans un des Appareils utilisé dans la T. S. F. : le Tube
récepteur des Ondes Hertziennes (fruit de la géniale découverte de
Branly).

Qu'est-ce, en effet, que cette découverte ? Sinon que :

*a*) de la Limaille de fer renfermée dans un tube de verre devient
*inerte et compacte* et perd ses propriétés *conductibles* lorsque ce
tube se trouve dans le passage des Courants ondulatoires Hertziens ;
mais que,

*b*) si par un *choc* on *ébranle* la masse pulvérulente de fer, devenue
*inerte* et *compacte*, aussitôt celle-ci, perdant son inertie passagère
et *redevenant conductrice,* peut livrer passage à nouveau aux Ondes
Hertziennes.

Or, comparée à la Limaille de fer, notre Atmosphère, *subissant
des « chocs » et des « arrêts » alternatifs,* déterminés par le passage
continu des Ondes vibratoires du Soleil 56, devient alors comme
un immense Tube de Branly, dans lequel les molécules de l'Air
restent en continuel état de *Vibration* et, de ce fait, apte à y *capter*
sans arrêt la totalité des Radiations vitales engendrées par le Soleil.

Pour prendre encore une comparaison — fournie cette fois par la
Nature, — tout le monde a constaté qu'en Eté, lorsque les Rayons
ROUGES Calorigènes 75 viennent à prédominer par moments sur
les Rayons BLEUS, Vitalogènes 75, alors l'Air devient comme
*irrespirable,* faute d'harmonie équilibrante dans la production
régulière des Ondes solaires que doit normalement recevoir
notre appareil respiratoire. Pour remédier à ce déséquilibre d'émission d'Ondes vitales on voit alors se former des Orages, pendant
lesquels les coups de Tonnerre *ébranlent* l'Air avec force, ainsi
que le fait le marteau de Branly sur les tubes de limaille de fer. Or,
dès aussitôt l'équilibre de la réception des Ondes solaires se rétablit dans l'Atmosphère, ce que l'on constate *de suite* en respirant
alors plus normalement.

Ce qui démontre aussi que l'impression que l'on ressent parfois
de « manquer d'Air » ne provient pas de ce que celui-ci peut faire
défaut — l'Air existant partout en même quantité, — mais de ce
que dans l'Air une ou plusieurs des Radiations solaires, indispensables à notre Equilibre vital, n'y sont plus en quantité suffisante
pour assurer normalement nos Fonctions respiratoires.

Or donc, dans cet exemple, les Rayons du Soleil lorsqu'ils traversent l'Atmosphère agiraient à son égard comme le fait le Marteau de Branly : en lui donnant une sorte d'*ébranlement alternatif
et continu,* afin de garantir à l'Air dont il est composé la répartition constante et bien équilibrée de la totalité des Ondes vibratoires
du Soleil *indispensables aux nécessités de la Vie totale.*

Comme aussi, par comparaison, le Rythme des Marées (créé par l'attraction de la Lune — et aussi du Soleil) le fait, semblablement sur la masse des Eaux et même à l'égard du sol de la Terre — en cela pareillement à notre corps en état de Palpitation continue, grâce aux Battements de notre Cœur. Car les Eaux et le Sol terrestre, sans ces pulsations ondulatoires quotidiennes, ne seraient que des masses stagnantes devenant de plus en plus compactes, avec, consécutivement, tous les inconvénients mortels qu'il en surviendraient, tant pour la Vie des plantes, des poissons et de tout ce qui existe, par suite de leur agglutination et, parallèlement, de l'attirance continue de l'Air par la Force centripète (partant du centre de la Terre) : l'Air ne pouvant que stagner inerte et sans vitalité à la surface de la Terre sans les phénomènes vibratoires d'origine solaire, décrits d'autre part, et ondulatoires engendrés par la Lune — le Cœur de la Terre — chargés de « l'animer ».

74. **Les « Vibrations colorées » de la LUMIÈRE SOLAIRE sont à la base de toutes les EXISTENCES** (V. Tab. en coul. p. 56 bis).

Nous venons de voir que les Rayons vibratoires du Soleil en pénétrant au travers de l'Atmosphère y produisent un *ébranlement ondulatoire* continu.

Cet *ébranlement ondulatoire*, conséquence des *Percussions contondantes*, produites par les Rayons ROUGES 75 et des *Vibrations perforantes*, produites par les Rayons BLEUS 75,a, comme nous venons de le voir, pour premières nécessités de *diviser* à l'infini les molécules gazeuses de l'Air, de les *mélanger* intimement et de *supprimer* la *compacité* et la *stagnation* de l'Atmosphère.

Ce premier phénomène, créant l'Animation aérienne, en engendrera toute une suite, harmonieusement enchaînée et toujours en accord les unes avec les autres, concernant, cette fois, les nécessités originelles de l'existence de tout ce qui vit, tant pour leur Génération que pour la Pérennité de leur Entretien vital.

En effet, des *Ondes colorées du Spectre solaire* nous verrons surgir la totalité des manifestations matérielles, corporelles et psychiques qui sont à la base de tout ce qui existe et entretient la Vie sur la Terre.

Pour nous aider à mieux le comprendre, souvenons-nous que les *Ondes vibrantes du Soleil*, en se Réfractant ou s'Interférant 55 dans les Vapeurs 31 et les Molécules de l'Atmosphère — devenues, par suite, des corps constamment *vibrants* et *ondulants*, se décomposent alors en Sept couleurs, *lesquelles sont à l'Origine de la* LUMIÈRE ; d'où, comme conséquence, celle-ci devient ensuite la Source de la production de toutes « les Energies vivifiantes ».

En outre, la LUMIÈRE est elle-même subdivisée en trois groupes colorés ayant chacun une action différente :

1° les *Couleurs fondamentales*, ROUGE, JAUNE, BLEU, dont les influences ne s'adressent qu'à la production des Effets *corporels* ou *matériels*.

2° les *Couleurs complémentaires*, **Orange, Vert, Violet**, dont les effets sont destinés, d'une part, à compléter *psychiquement* ceux des *Couleurs fondamentales*, et, d'autre part, à remplir leur rôle au point de vue *mental*.

3° la *Couleur intermédiaire*, INDIGO, dont le rôle est d'assurer l' « Accord parfait » entre les effets *Corporo-vitalogènes*, dépendant du BLEU, avec ceux de la *Vie psychique*, qui prennent leur source dans la *Couleur complémentaire* Violet.

En résumé :

1° les *Couleurs fondamentales* contenues dans la LUMIÈRE (ROUGE, JAUNE, BLEU), sont à l'origine de tout ce qui peut créer et engendrer les *Energies*, *Force et chaleur* (ROUGE), le *Vitalisme animateur* de ces Energies (BLEU) et le complément *Harmonique* et *Equilibrant* des Energies et du Vitalisme corporel (JAUNE) ;

2° les *Couleurs complémentaires*, Orange, Vert, Violet, et l'*intermédiaire* INDIGO, renfermées dans la LUMIÈRE, sont destinées à *complémenter* les effets créateurs et physiques des Couleurs ROUGE, JAUNE, BLEU, en apportant l' « *Animation* » à tout ce que produisent ces dernières pour y créer la Vie organique, et, de plus, à fournir à la Vie psychique les éléments de son entretien et de son Equilibre permanent.

**75.** La **Lumière du Soleil** renferme des « Ondes énergétiques » (Dynamo-calorigènes), des « Ondes Equilibro-harmoniques » et des « Ondes Vitalogènes ».

Les Ondes colorées de la LUMIÈRE SOLAIRE, lesquelles par Réfractions et Interférences se répandent dans tout ce que nous voyons dans la Nature, dans les Fleurs, la Végétation, etc., n'ont donc pas pour seuls buts de réjouir nos yeux mais encore et surtout d'y apporter à l'aide de leurs Vibrations la source de toutes les existences, tant de la Construction morphologique (1) des Structures corporelles que des phénomènes physiques (Energies, force et chaleur) ou psychologiques (Animations vitales).

Ainsi, si nous, partons des Ondes colorées logées dans les Couleurs fondamentales, nous constaterons que :

Les ONDES-ROUGES sont à la base moléculaire de la formation

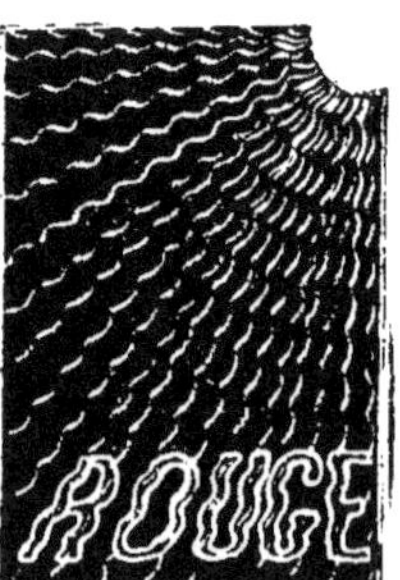


Fig. 13.— RAYONS ROUGES

des *Corps solides* utilisés dans toutes les Structures, sont aussi productrices d'*Energie physique* (Force et Chaleur) — le Carbone et l'Hydrogène notamment. — Et ceci parce que le ROUGE, qui est à la base des *Corps dynamo-calorigènes*, étant la Couleur dont les Ondes vibratoires sont les *plus larges* et, dans le sens de la hauteur, les plus espacées, il se produit par suite de cette disposition ondulaire que les ONDES-ROUGES, en raison de leur grande largeur, sont *peu pénétrantes*, d'où il s'ensuit qu'à leur contact *plus persistant*, elles agissent physiquement ainsi

1. *Morphologie*, de *morphée*, forme, et *logos*, discours.

que le feraient des *chocs répétés*, et de ce fait il en résulte de la *Chaleur* causée par la *Force contondante* qui l'a engendrée (fig. 14).

Comme, inversement, les molécules des corps formés à l'aide des ONDES-ROUGES lorsqu'elles se décomposent ou se désagrègent le font sous forme de *Vibrations de même grandeur* par des *Explosions* ou des *Déflagrations*, lesquelles se traduisent lors de leur libération par des *Energies* productrices de *Chaleur*.

Les ONDES-ROUGES étant *génératrices de Chaleur* (Calorie) *et de Force* (Dynamisme) sont donc au point de vue physique et corporel des *Ondes dynamo-calorigènes* ou, plus simplement, des « *Ondes énergétiques* ».

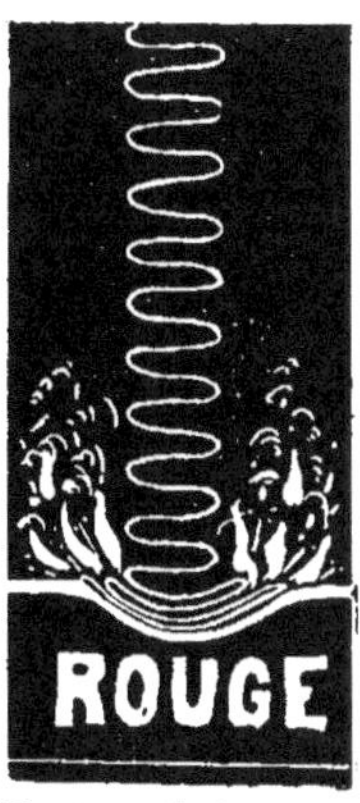


Fig. 14. — Onde rouge

Les ONDES-JAUNES sont à la base de la formation moléculaire des Corps *Stabilisateurs* destinés à assurer l'*Equilibre harmonique* de tout ce qui concerne aussi bien la répartition des Energies physiques que de la Construction des Structeurs des Corps — comme le sont l'Azote, la Silice et le Soufre notamment — ; et ceci parce que

le JAUNE, qui est à la base des *Corps équilibro-harmoniques*, étant constitué par des Ondes vibratoires de *moyenne grandeur*, il se produit par suite de cette disposition ondulaire que les ONDES-JAUNES, placées comme un *Appareil compensateur* entre celles du ROUGE et du BLEU, auraient pour rôle de répartir *harmoniquement* la réception des « *Ondes énergétiques* » du ROUGE et les « Ondes-Vitalogènes » du BLEU, de manière que celles-ci ne prédominent jamais aux dépens l'une de l'autre (fig. 16).

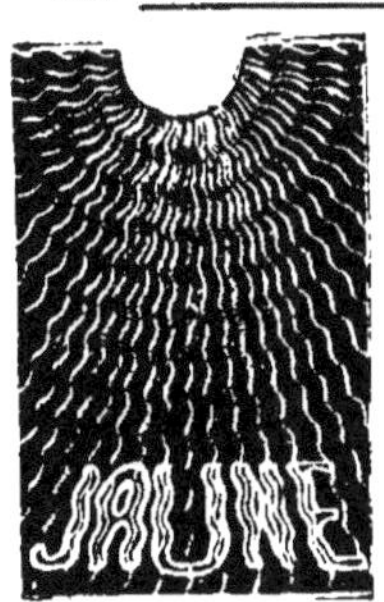


Fig. 15. — RAYONS JAUNES

Comme, inversement, les molécules des corps formés à l'aide des ONDES-JAUNES lorsqu'elles se décomposent ou se désagrègent le font sous forme de *Vibrations de même grandeur* qui se traduisent lors de leur libération par des effets « *Equilibro-harmoniques* ».

En outre de ces propriétés les ONDES-JAUNES possèdent aussi des particularités destinées à bien *équilibrer* la *répartition* des Cellules protoplasmiques dans les Structures corporelles.

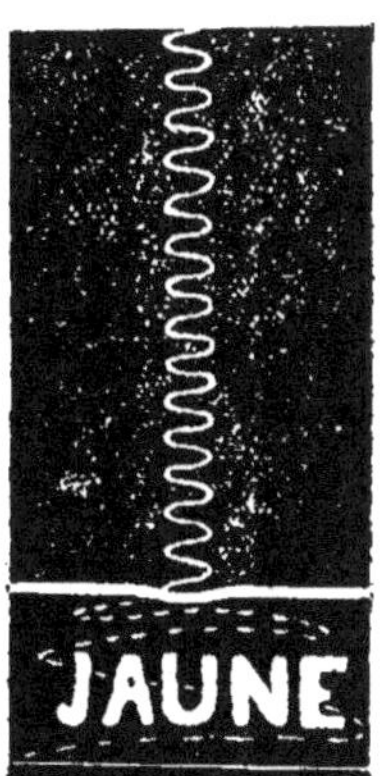


Fig. 16. — Onde jaune

Les ONDES-JAUNES étant génératrices de *Principes équilibro-harmoniques* sont donc au point de vue physico-corporel des « *Ondes harmoniques* ».

Les ONDES-BLEUES sont à la base de la formation des molé-

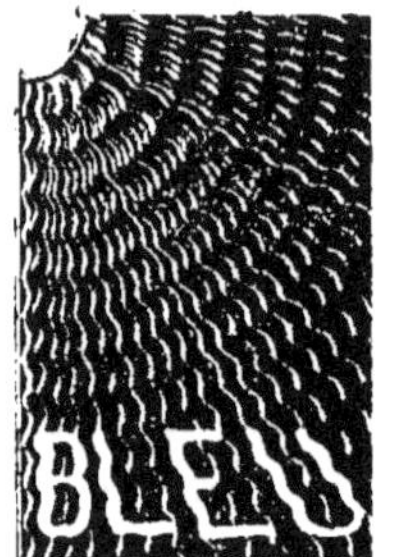

Fig. 17.— RAYONS BLEUS

cules composant les *Corps animateurs* — comme le sont l'Oxygène, le Phosphore et le Chlore notamment — qui président à la *Vitalité* des Corps simples ou composés ; et ceci parce que

le BLEU, qui est à la base des *Corps vitalogènes*, étant la couleur dont les Ondes vibratoires sont les *plus étroites* et, dans le sens de la hauteur, les *plus rapprochées*, il se produit par suite de cette disposition ondulaire que les ONDES-BLEUES, en raison de leur faible largeur, sont *très pénétrantes*, d'où il s'ensuit que dès leur contact elles agissent physiquement, ainsi que le ferait une vrille fine, et de ce fait il en résulte une continuité de *Vibrations internes*, causées par cette *pénétration continue*, lesquelles se traduisent par de l'*Animation*, autrement dit, par de l'« *Energie vitale* ».

Comme inversement, les molécules des corps formés à l'aide des ONDES-BLEUES lorsqu'elles se décomposent ou se désagrègent le font sous forme de *Vibrations de même grandeur* qui se traduisent lors de leur libération par des « *Energies-vitalogènes* ».

Les ONDES-BLEUES étant génératrices d'*Animation corporelle*, ce sont donc au point de vue physique et corporel des « *Ondes vitalogènes* ».

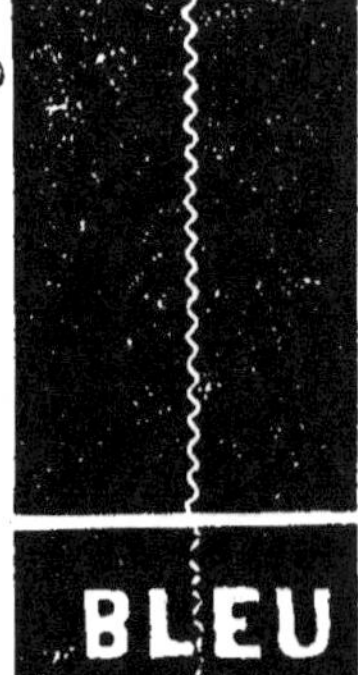


Fig. 18. — Onde bleue

**75ᴮ La Lumière du Soleil renferme aussi des Ondes colorées dont les effets sont à la fois « Psychiques » et « Psycho-corporels ».**

En plus des trois *Couleurs fondamentales* le Spectre de la LUMIERE SOLAIRE irradie encore trois *Couleurs complémentaires* et une *Couleur intermédiaire*, dont les Influences se rapporteront aux besoins de la *Vie Psycho-corporelle* et plus particulièrement à la *Vie mentale*.

Les trois *Couleurs complémentaires* sont les suivantes :

**Orange.** — Entre le ROUGE et le JAUNE se trouvent les **Ondes-oranges** produites par l'immixtion l'une dans l'autre des deux premières couleurs.

**Vert.** — Entre le JAUNE et le BLEU se trouvent les **Ondes-vertes** produites par l'immixtion l'une dans l'autre des deux Couleurs précitées ;

**Violet.** — Au delà du BLEU, et pour terminer le Spectre visible de LUMIÈRE SOLAIRE, se trouvent les **Ondes-violettes**, composées par un mélange de BLEU, d'**INDIGO** et de ROUGE.

*Couleur intermédiaire :*

**INDIGO.** — Entre le BLEU et le **Violet** se trouvent les **Ondes-indigos** produites par l'immixtion l'une dans l'autre des deux premières couleurs.

Les **Ondes-indigo** sont destinées, en collaborant avec les ONDES-BLEUES, *à relier en parfaite Harmonie* les phénomènes de la Vie psychique avec ceux de la Vie corporelle. Car ce sont les **Ondes-indigo** qui, agissant comme un Ecran-tampon 113, doivent tenir à l'égard de l'Ame et de ses Impulsions corporelles le rôle que remplissent les ONDES-JAUNES pour les parties solides du Corps.

Les trois *Couleurs complémentaires*, **Orange**, **Vert**, **Violet**, agissent à l'égard des *Couleurs fondamentales*, ROUGE, JAUNE, BLEU, comme le feraient des *Ecrans interposés* pour que chacune de ces dernières ne se trouve jamais en *contact direct* avec ses voisines et que, par ce procédé, leurs *Effets physiques* ou *Morphologiques* (matériels) soient toujours influencés par les *Effets psychiques* (immatériels) des *Couleurs complémentaires* qui les avoisinent et les pénètrent.

Ainsi :

1º Le ROUGE, *qui est une Couleur ayant un rôle Physique et Morphologique*, se trouvera *imprégné* à sa droite et à sa gauche par l'**Orange** et le **Violet**, *qui sont des Couleurs ayant des rôles Psychiques ;*

2º Le JAUNE, *qui est une Couleur ayant un rôle Physique et Morphologique*, se trouvera imprégné à sa droite et à sa gauche par le **Vert** et le **Violet**, qui sont des Couleurs *ayant des rôles Psychiques ;*

3º Le BLEU, *qui est une Couleur ayant un rôle Physique et Morphologique*, se trouvera imprégné à sa droite et à sa gauche par l'**Indigo** et le **Vert**, *qui sont des Couleurs ayant des rôles Psychiques.*

De cette manière ingénieuse le rôle Physique et Morphologique (matériel) des Couleurs ROUGE, JAUNE et BLEU se trouve complété par les Influences psychiques (immatériels) de l'**Orange**, du **Vert**, de l'**INDIGO** et du **Violet**.

*Ainsi se trouve résolu le « Vitalisme » des phénomènes physiques et matériels, c'est-à-dire, la « Vie totale », tant dans les Corps minéraux que dans les Substances organiques, grâce aux « Sept flux-colorés » qui sont à la base même de la*

## Lumière du Soleil

En outre de ces Sept Ondes colorées, provenant *exclusivement* de la LUMIÈRE du SOLEIL, *les seules visibles pour nos yeux*, il en existe encore d'autres que notre Sens visuel ne peut percevoir.

Ces *Ondes invisibles* sont produites par le mélange des Radiations extrêmes du Spectre de la Lumière, le Rouge et le Violet, avec les Ondes de l'Ether 72 qui entourent notre Atmosphère et qui, en excès, sont d'une nature nocive pour notre existence.

*Infra-rouge.* — Les *Ondes Infra-rouges* se trouvent placées, par rapport au Spectre solaire, en deçà du ROUGE. Ce sont des Radiations dont les effets caustiques *brûlent en les détruisant* les corps avec lesquels elles entrent en contact. Ces effets calorigènes et destructeurs sont causés par l'amplitude de leurs Ondes beaucoup plus larges et hautes que celles du ROUGE. Ces *Ondes Infra-rouges* sont anormales, à l'état isolé, par rapport à nos Nécessités vitales.

Ce sont les *Ondes Infra-rouges* qui sont la cause des Coups de chaleur — qu'il ne faut pas confondre avec les Coups de Soleil, — et dont les effets sont si souvent très graves et qui peuvent parfois, dans certaines conditions, aller jusqu'à la mort. Ainsi ces Ondes — en raison de la chaleur d'une nature particulière qu'elles engendrent — peuvent lorsqu'elles pénètrent dans la Nuque déterminer l'Inhibition des Nerfs vitaux logés dans le Bulbe rachidien et par conséquence causer l'arrêt de tous nos organes.

*Ultra-violet.* — Les *Ondes Ultra-violettes* se trouvent placées, par rapport au Spectre solaire, au delà du **Violet**. Ce sont des Radiations qui en raison de leur extrême finesse d'ondes sont si pénétrantes et actives qu'à leur contact prolongé « tout ce qui vit est détruit ». Ainsi, utilisées isolément dans la Médecine comme Microbicides, elles tuent à la fois les Microbes pathogènes, que l'on voulait détruire, en même temps que les Leucocytes défensifs, qu'il faudrait préserver et, plus que probablement aussi, les Cellules nerveuses.

En cela les *Rayons Ultra-Violets* sont assez semblables aux Rayons X, avec lesquels ils s'apparentent, et les Antiseptiques chimiques.

Les *Ondes Ultra-violettes* ne sont pas des Radiations émanant *exclusivement* du Soleil, mais proviennent surtout de celles qui existent dans les Espaces éthérés interplanétaires, c'est-à-dire du Ciel (1), ce sont donc comme les *Rayons Infra-rouges* des Ondes également anormales par rapport aux Ondes solaires.

---

1. Voici une confirmation à ce que j'avance et que je détache d'une Conférence faite le 3 juillet 1925 par le Dᵣ Léonard Hull, Dirᵣ du Dépᵗ de Physiologie appliquée de l'Institut national de recherches Médicales, sur la valeur comparée de la Lumière solaire avec la Lumière artificielle dans l'Héliothérapie :

« *Les Rayons Ultra-violets* proviennent de la Lumière du ciel aussi bien que de la Lumière du Soleil, *mais c'est surtout la première qui est sa plus grande source* particulièrement quand le Soleil est bas sur l'Horizon. »

Dans la Nature leur présence, autant pour les *Ultra-Violets* que pour les *Infra-rouges*, n'existe qu'en faible quantité *et toujours en mélange* avec les Ondes bienfaisantes du Spectre coloré — *visible* celui-là — de la Lumière solaire.

L'on devra donc, à moins qu'il ne s'agisse d'affections graves et de nature particulière, éviter leur emploi et, de préférence, utiliser les RAYONS BLEUS, lesquels, eux, prennent leur origine *exclusivement* dans le Soleil; ainsi que je le recommande plus loin dans le cours de cet ouvrage aux chap. 109 et 118.

Les Rayons *Ultra-violets*, que dans la science on désigne aussi sous le nom de Rayons chimiques, sont des radiations ayant à l'égard des corps qu'elles pénètrent des actions *novices* et *destructives*. Ce sont des Rayons qui brûlent les chairs, non par de la chaleur, puisqu'ils en sont privés, mais comme le feraient des Acides ou des Gaz toxiques.

Dans les pays où les Rayons *Ultra violets* prédominent, les habitants ont su y remédier instinctivement en portant de grands Chapeaux appropriés à cet effet.

Ainsi dans mes pérégrinations en Bretagne j'ai pu observer dans deux endroits, à l'Ile de Bréhat, — d'où j'ai pu, sur moi-même, constater par un « cuisant » souvenir les effets destructeurs des Rayons *Ultra-violets* — et à l'Ile de Batz où, quelque soit la clarté du ciel et la température, les Bretonnes se protègent la tête par d'immenses *Coiffes Noires* — des Capots — se prolongeant fortement en avant sous forme de Visière et retombant en arrière, comme une pèlerine, pour se protéger « la totalité du Crâne » contre les effets nocifs des Rayons *Ultra-violets*.

Au reste le *Noir* est vraiment l'Ecran protecteur contre ces Rayons destructeurs. Ainsi, par exemple, dans les ascensions en Montagne — où les Rayons *Ultra-violets* prédominent de plus en plus suivant la hauteur de leur altitude — les Alpinistes lorsqu'ils sont arrivés à une certaine altitude sont nécessairement obligés de se couvrir le visage et les mains avec de la Suie pour ne pas subir les conséquences dermiques de ces Rayons.

L'usage, qui consistait à se protéger la Vue contre l'influence désagrégeante des Rayons *Ultra-violets* par des Verres fumés, était excellent, et cela pour la même raison.

Remarquez aussi que toutes les peuplades qui vivent nues ont le pigment de leur Peau teinté en couleur foncée pouvant aller jusqu'au Noir chez les Nègres.

Les Blancs, eux-mêmes, lorsqu'ils exposent leur chair a la Lumière du Ciel, voient leur Peau s'assombrir de plus en plus, ce qui représente encore là un phénomène de « Self-défense » contre les Radiations *Ultra-violettes* pernicieuses lorsqu'elles sont en excès. Ce qui démontre bien que je n'exagère pas, en accusant ces radiations d'effets pernicieux, c'est que la Nature *en nous teintant la peau* ne le fait que dans le but *de nous protéger contre les Effets nocifs des Rayons ultra-violets.* (V. ch. 179ᵉ.)

 **La Totalité des « Ondes vibratoires colorées » se « transmue dans notre corps » sous la forme de « VITALISME TOTAL ».**

A. — Comment pouvons-nous maintenant interpréter l'adaptation des Effets corporels et psychiques des différentes Couleurs de la lumière à l'égard des Harmonies vitales créatrices nécessaires aux Hommes pour maintenir l'Equilibre de leur existence ; aussi bien qu'aux Animaux, aux plantes, aux Minéraux et Corps simples, et à tous les Phénomènes physiques, métaphysiques ou Psychiques ?

Pour cela, en ce qui concerne seulement la Vie humaine, il nous faut diviser la gamme des Sept couleurs en deux groupes dont les « Flux-vibratoires » auront des attributions distinctes, ainsi que je le développerai plus longuement dans le chapitre 82.

1° Le groupe des « Couleurs fondamentales » *de nature et d'effets Corporo-physiques*, ROUGE, JAUNE, BLEU, 75, qui, en association avec les Couleurs complémentaires qui les avoisinent 75$^B$, sera producteur de « Flux-vibratoires » dont les effets agiront sur les *Corps matériels*. Ce groupe de couleurs fournit également à l'Ame les élément évocateurs des Pensées et des Sentiments se traduisant par des *Effets matériels* 82$^D$.

2° Le groupe des « Couleurs complémentaires » *de nature et d'Effets Psychiques*, **Orange, Vert, Violet, Indigo,** 75$^B$, évocateurs d'*Effets* et de conséquences *immatériels*. Ce groupe, tout en fournissant à l'Ame les éléments de son activité, sous forme de Pensées et de Sentiments intellectuels 82$^D$, a aussi pour rôle en collaborant avec le premier groupe *de supprimer « l'inertie » de la matière corporelle*, à laquelle il apporte les Eléments vibratoires qui lui sont propres et grâce auxquels la Vie Organique peut être résolue.

Il faut donc nécessairement, pour que tous les phénomènes aboutissant à la Vie organique et psychique — cette dernière réglant la première — puissent s'accomplir dans toute leur plénitude, que l'imprégnation des Couleurs vibrantes du Spectre solaire se fasse le plus harmoniquement possible autant en nous-mêmes que dans tout ce qui nous environne et que nous utilisons pour vivre.

☉

B. — Pour citer un seul exemple, examinons comment s'effectue le processus de l'imprégnation des Ondes Colorées du Soleil dans les Plantes et leur transformisme successif dans les Etres qui s'en sustenteront.

Donc, que vous preniez les Racines, les Tiges, les Feuilles, les Fleurs, les Fruits, les Graines d'une *Plante*, tous ces organes ont eu besoin *pour se « former » et « vivre »* de s'imprégner des diverses Radiations colorées dont la source est dans la Lumière du Soleil.

Les parties les moins accessibles, comme les Racines, s'imprégneront des Radiations colorées les plus pénétrantes, qui sont celles du **Violet**, de l'**INDIGO** et du **BLEU**, auxquelles s'ajouteront surtout celles du **ROUGE**, dont le sol terrestre est toujours fortement imprégné, par suite du Rayonnement solaire sur sa surface.

Les Tiges, cachées sous le feuillage, s'imprégneront surtout des Radiations colorées ayant une action pénétrante moyenne, qui sont celles du **Vert**, du JAUNE et de l'**Orange** et d'un peu de celles du BLEU.

Tandis que les Feuilles, les Fleurs. les Fruits et les Graines s'imprégneront *de la totalité* des Radiations colorées, en plus ou en moins, selon les espèces, les genres et les milieux climatiques où les Plantes croissent et vivent.

Vous remarquerez que l'Aliment n'a de *valeur totale* que dans les *Graines*, les *Fruits*, les *Fleurs* et les *Feuilles*, et cela dans l'ordre de mérite où je les cite.

Donc les *Tiges*, comme les *Racines*, tout en ayant des Propriétés particulières très intéressantes à certains points de vue nutritifs, sont des Aliments incomplets, parce qu'elles n'ont pas reçu l'imprégnation *de toutes* les Radiations colorées, comme, notamment, les Graines et les Fruits qui s'en s'ont imprégnés au maximum,

☻

C. — Nous voici, à présent, en présence d'une Base alimentaire complète où tous les Eléments de la nature, en accord et en provenance avec les Radiations colorées qui les ont synthétiséés, se trouvent réunis pour satisfaire à tous les besoins de la sustentation des Herbivores, des Frugivores et des Granivores.

Pour les Hommes et les Animaux dont le Système digestif est, comme dispositif, à peu près semblable à celui des Plantes, *mais dont le « Système respiratoire » diffère totalement*, la récupération de l'ensemble des Radiations colorées, en partant de la Plante comme source alimentaire, se produira conséquemment de deux manières différentes.

D'abord, les *Animaux herbivores, frugivores et granivores*, par leur Système digestif, retrouveront dans leur Alimentation toutes les Couleurs du Spectre, concrétionnées sous la forme de tous les Corps chimico-organiques nécessaires à leur Nutrition.

Puis, les *Animaux carnivores* en se nourrissant d'Animaux herbivores, frugivores et granivores — remarquez que les Carnivores ne se mangent jamais entre eux — retrouveront également dans leurs proies les mêmes éléments synthétisés.

La Transmutation des Radiations colorées du Soleil s'opère donc pour la partie purement matérielle des Etres animés (la Structure) :

*a*) En partant primitivement de l'*action directe* de la totalité des Radiations colorées du Soleil, pour les Plantes ;

*b*) Indirectement et par *voie secondaire* chez les Herbivores, Frugivores et Granivores ;

*c*) Encore plus indirectement et par *voie tertiaire* chez les Carnivores qui ne se sustentent qu'avec la chair des Herbivores, frugivores ou granivores ;

*d*) Enfin, et d'une manière plus rationnelle pour les Etres animés, par les Omnivores qui se sustentent, à la fois, avec des

— 69 —

Plantes totales, la chair des Animaux herbivores, frugivores et granivores et les produits de ces derniers, Laitages et Œufs.

☉

D. — Si cette démonstration peut satisfaire l'esprit pour démontrer le transformisme des Radiations colorées à l'égard des effets nécessaires à une parfaite Nutrition corporelle, *donc exclusivement matérielle*, elle ne peut suffire pour nous donner une explication précise de la Création du « *Vitalisme animateur* » chargé d'actionner les Organes *corporels* des Hommes et des Animaux ?

Or, comme seuls les Hommes et les Animaux *possèdent un Poumon* — des Branchies, *comme Appareil respiratoire*, pour les poissons — ce ne peut être que par cet organe que s'effectuera l'introduction dans nos Centres vitaux du *Vitalisme*, — sous forme de « Flux-vitalogène » 82 — chargé d'apporter dans les Etres animés l' « Animation corporelle » sans laquelle il n'y aurait point, pour eux, d'Existence possible.

Parce que, ainsi que je le démontrerai dans le chapitre XI, les « Flux-vibratoires », *chargés d'accomplir ce rôle*, ne peuvent trouver une « meilleure voie », *plus commode, plus « directe » et plus rapide que celle du Poumon g3*.

77 **L'AIR en « vibrant » crée aussi les SONS et la MUSIQUE.**

Avant d'aborder la suite de l'enchaînement des Harmonies vitales engendrées par les Effluves du Soleil il me faut dire quelques mots des Sons ; lesquels ne peuvent exister que parce que l'Air est en perpétuel état de vibration, grâce à l'ensemble des ondulations vibrantes du Soleil qui traversent constamment notre Atmosphère 73.

Or, par suite de cet enchaînement harmonique, les Sons vibreront aussi en accord avec les Couleurs, car par des relations réflexes dans le Cerveau ils reproduiront sur le Mental des Sentiments en corrélation avec ceux des Ondes vibratoires colorées. Ceci parce que les Sons que perçoivent nos Oreilles doivent leur origine aux mêmes Lois que celles qui ont créé la Lumière issue du Spectre coloré perçu par notre Vue 81c.

C'est donc pourquoi les Sons se classent, eux aussi, en deux groupes :

1° Le groupe des *Notes fondamentales* DO, MI, SOL, dont les sons se superposent avec les Couleurs fondamentales 75a, ROUGE. JAUNE, BLEU.

2° Le groupe des *Notes complémentaires*, **Ré**, **Fa**, **LA**, **Si**, dont les sons se superposent avec les Couleurs complémentaires 75a, **Orange**, **Vert**, **INDIGO**, **Violet** (le **LA** remplissant dans la Musique le même rôle que l'Indigo 75b et 113 dans la physiologie).

Si bien que l'on peut superposer les Sept notes de la gamme (appelée aussi par je ne sais quel esprit divinatoire : *Gamme chromatique*) avec les Sept couleurs contenues dans la Lumière du Soleil (Voir § Z sur la Planche en couleurs page *56 bis*).

En outre, les Sons musicaux lorsqu'ils parviennent dans le Centre cérébral où toutes nos Sensations sont perçues (le Sensorium 81 D) y engendrent par leurs *Vibrations percutantes* à l'égard de l'*Ouïe* les mêmes Impressions, Psychiques ou Physiques, que les *Ondes colorées ondulantes* sont capables de créer par le truchement de la *Vue*. Ainsi :

les Sons graves en tonalité avec le DO naturel, correspondants comme effets avec le ROUGE, donnent des Impressions de *Chaleur* et de *Force* et créent des Sentiments et des Pensées se rapportant aux *Choses matérielles ;*

les Sons de tonalité moyenne en accord avec le MI naturel, correspondants comme effets avec le JAUNE, complaisent par leurs Effets *équilibrants* à notre *État général* et à notre *Bien-être* par leurs Effets *harmoniques ;*

les Sons plus élevés en tonalité avec le SOL naturel, correspondants comme effet avec le BLEU, sont en accord avec notre *Sensibilité vitale* organique et ne peuvent que *l'exalter* avec profit pour celle-ci ;

les Sons complémentaires et intermédiaires, correspondants comme effets aux *Couleurs complémentaires* **Orange, Vert, Violet,** et à l'*Intermédiaire* l'**INDIGO**, sont, au point de vue Psychique et Physique, en opposition avec les trois Sons précédents ; mais, par contre, *excitent* fortement notre *Sensibilité psychique* : chacun de ces Sons agissant dans le même sens que la Couleur avec laquelle il fraternise 75 ᴮ.

Or donc, les Vibraisons des sept Sons *se superposent avec les Ondes Colorées*, ainsi qu'il suit, et toujours en rapport avec le nombre et le genre des Ondulations produites lors de leur émission :

ROUGE   **Orange**  JAUNE  **Vert**  BLEU  **Indigo**  Violet
DO        ré      MI    fa   SOL    la     si

Ainsi, les *Trois notes fondamentales*, DO, MI, SOL, se superposent avec les *Trois couleurs fondamentales* (Voir 75ᴬ), ROUGE, JAUNE, BLEU, parce que :

le DO, produit par des Vibrations aériennes *larges et hautes*, se superpose avec le ROUGE formé par des Ondulations spectrales du même genre ;

le MI, produit par des Vibrations aériennes de *moyennes grandeurs*, se superpose avec le JAUNE formé par Ondulations spectrales du même genre ;

le SOL, produit par des Vibrations aériennes *étroites et de peu de hauteur*, se superpose avec le BLEU formé par des Ondulations spectrales du même genre.

Et il en sera de même pour les *Notes complémentaires* qui pour leurs effets se superposeront aussi avec ceux des *Couleurs complémentaires* (Voir 75ᴮ), ainsi :

le **Ré** est la *Note complémentaire* du SOL, comme l'**Orange** est le complémentaire du BLEU ;

le **Fa** est la *Note complémentaire* du DO, comme le **Vert** est le complémentaire du ROUGE ;

le **Si** est la Note complémentaire du MI, comme le **Violet** est le complémentaire du JAUNE ;

le **LA**, dans la musique, doit s'interposer entre le SOL et le Si, comme dans les Couleurs l'**INDIGO** 113 s'immisce entre le BLEU et le VIOLET, pour établir la liaison et maintenir l'Accord entre les Sentiments psychiques évoqués par le **Si** et ceux de nature Vitalo-corporels engendrés par le SOL.

Et, il me semble — car je ne suis pas musicien — que si lors de l'emploi d'une Note fondamentale on émettait *en même temps*, en sourdine et par d'autres instruments à sons plus faibles, *l'une* ou *les deux Notes complémentaires* qui l'avoisinent, on obtiendrait alors une tonalité probablement plus harmonieuse et en tout cas *plus vivante ?*

| | | |
|---|---|---|
| Ré | Fa | L a |
| DO | MI | SOL |
| Si | Ré | Fa |

Au reste les Notes diézées ou bémolisées ne doivent-elles pas leur tonalité si suave à ce qu'elles *se sont imprégnées* « par moitié » avec la Note qui les avoisinait ?

Pour compléter cet exposé : les Gammes mineures auraient leur tonalité influencée par le DO qui les recouvriraient comme par un voile de ROUGE allant en s'accroissant pour chaque Gamme mineure se suivant.

Pour les Gammes majeures ce sera le BLEU, correspondant au SOL, qui les recouvrira de son ambiance de plus en plus accentuée pour chaque Gamme majeure qui suivra la première.

Et si, encore — ça c'est une vieille idée —, *pour compléter par le Sens de la Vue* les Impressions mélodiques ressenties par le Sens de l'Ouïe, on créait dans les Salles où se font les Auditions musicales une « Atmosphère colorée » *en rapport avec le Ton prédominant,* sur laquelle pourrait se surajouter — au moyen d'un Piano muet mais dont les touches seraient des contacts électriques — la *répétition visuelle colorée* de toutes les Notes essentielles de la partition, on obtiendrait alors une Impression cérébrale *plus complète* de ce qu'a voulu exprimer l'auteur-musicien.

Et — mais je crains d'exagérer — si l'on ajoutait les Parfums 78, en Accord avec les Couleurs — donc aussi avec les Sons —, l'Impression cérébrale ressentie dans notre Sensorium serait alors complète.

Ceci est à voir — tout au moins pour « l'Atmosphère colorée » de la nuance du Ton prédominant — par les grands Chefs d'orchestre soucieux de faire pénétrer au tréfond de notre Ame la totalité de ce que peut contenir l'Art sublime de la Musique en se basant comme exemples sur les indications suivantes (le signe = veut dire « égale ») :

DO = ROUGE  |  MI = JAUNE  |  SOL = BLEU
Ré = Orange  |  Fa = Vert  |  LA = INDIGO  |  Si = Violet

☺ Ainsi dans la Nature, rien que par ces deux premiers exemples, Couleurs et Sons, on voit que les Harmonies s'enchaînent, comme dans une Symphonie parfaite, et se relient entre elles à des Lois immuables que l'on ne peut transgresser sous peine — comme dans la Musique — de faire des « Fausses notes », lesquelles auront sur notre Corps et notre Ame les mêmes résultats qu'une « Note dissonante » pour la sensibilité de nos Oreilles.

*(Pour complément voir chap. 163 et 164.)*

78ᴬ **AROMES. PARFUMS. BAUMES.** — Du Rôle essentiel
des Effluves colorés du Soleil dans la formation
des **AROMES** des **PARFUMS** et des **BAUMES.**

Parmi tous les produits de la Nature dont nous avons un constant
besoin pour entretenir nos Harmonies vitales il en est encore
d'autres d'essence éminemment fluidique, qui, après notre Vue et
notre Ouïe, déjà cités, toucheront cette fois, directement notre Odorat. Ces produits fluidiques sont, les Aromes des Plantes, les Parfums des Fleurs, ainsi que les Baumes.

Car si les Aromes des Plantes sont indispensables à une Digestion
saine et normale et à la Santé générale, ainsi que je ne cesse de le
répéter (notamment dans les trois tomes de « Connais-toi... d'abord »),
les Parfums qui s'irradient des Fleurs le sont aussi par leurs Emanations vibratoires qui agissent, par la voie de l'Odorat, dans notre
Cerveau pour les besoins de notre Vie mentale. Et, lorsque les Fleurs
sont absorbées entières, en Infusions, leurs Parfums et leurs
Principes actifs apportent alors dans notre corps leurs vertus médicamenteuses.

Les Arômes des Plantes sont, comme la Lumière et comme les
Sons, les formes *ondulatoires* des particularités fluidiques qui les
caractérisent et que nous percevons Olfactivement d'une manière
agréable. Ici je n'entends parler que des Aromes utiles, notamment
dans l'Alimentation. Et je crois bon d'ajouter que les Aromes ayant
une Odeur désagréable sont les caractéristiques, sauf exceptions
rares, des Plantes vénéneuses et de tout ce qui est nuisible. Au reste
« tout ce qui pue » est mauvais, aussi bien pour le Cerveau que pour
le corps.

Les Parfums des Fleurs sont également les particularités fluidiques ondulatoires, propres à chaque espèce, lesquelles s'émanent
des Fleurs lors de la période la plus noble de l'existence des Plantes :
leur Fécondation.

Les Aromes et les Parfums en accord avec le ROUGE 75 ᴬ seront
ceux des Plantes qui croissent dans les endroits *chauds* et *humides*,
éclairés plus particulièrement par les Radiations solaires du Soir 65.
Ces Aromes et ces Parfums engendrent la Chaleur et la Force. Ils
s'appliqueront donc, dans la Médecine, lorsqu'il s'agira de réagir
contre les Affections et les Atonies causées par le Froid, ainsi que
par certaines Faiblesses du Corps.

Les Aromes et les Parfums en accord avec le JAUNE 75ᴬ seront
ceux des Plantes qui croissent dans les endroits exposés au *Midi 65*.
Ces Aromes et ces Parfums ont une valeur intermédiaire *équilibrante* destinée à régulariser les rôles du ROUGE et du BLEU avec
d'autres particularités appartenant au JAUNE.

Les Aromes et les Parfums en accord avec le BLEU 75ᴬ seront
ceux des Plantes exposées aux Radiations solaires du Matin 65,
notamment sur les Coteaux et dans les Montagnes. Ces Aromes et
ces Parfums engendreront des Fluides odorants aux effets « Vitalogènes » et par conséquent « Revigorants ».

Et pour les Aromes et les Parfums en accord avec les Couleurs qui complètent le Spectre solaire, **Orange, Vert, Indigo, Violet, 75ᴮ**, il en sera de même pour leurs effets tant sur le Mental que sur le Corps (1).

En vertu de ce qui précède on peut donc affirmer que les Aromes et les Parfums — soumis à la même Loi vibratoire qui a présidée à la réalisation des Couleurs et des Sons, — étant toujours en accord, en tant que nombre, avec les Ondes vibratoires colorées génératrices, il s'ensuit que les Senteurs des Plantes, comme les Couleurs et les Sons, doivent nécessairement correspondre aux mêmes effets sensoriaux à l'égard du Mental ou du Corporel.

Ainsi certains de ces Arômes et de ces Parfums, lorsqu'ils sont en accord avec les *Couleurs fondamentales* 75ᴬ, seront plus particulièrement destinés à nos Fonctions corporelles, tandis que d'autres, lorsqu'ils s'acccordent avec les *Couleurs complémentaires* ou *Intermédiaires* 75ᴮ, s'adresseront plus spécialement aux Fonctions mentales.

C'est parmi les Parfums des Fleurs, éminemment diffusibles par nature, que l'on trouve ceux qui s'acheminent le plus aisément vers la partie la plus inaccessible de notre corps : notre Cerveau. C'est pourquoi les « Parfums naturels » sont admirablement appropriés pour imprégner de leurs Ondes le siège de notre Ame et éveiller ainsi notre Psychisme endormi ou ralenti.

Les Aromes des Plantes, provenant de la Structure des Feuilles, des Tiges et des Racines 76, en vertu de leur pouvoir éminemment diffusibles qui leur permet, en s'acheminant dans le Sang, d'aller dans toutes les parties du corps, sont plus particulièrement destinées à rétablir l'Equilibre des Fontions corporelles.

En poussant à l'extrème cette proposition si nous étudions l'Influence des Parfums, rien que pour leurs effets sur notre Etre mental, après les avoir classé suivant le nombre de leurs Ondes vibratoires, comme je l'ai fait pour les Couleurs et les Sons, nous constaterions que certains Parfums pourraient agir sur nos Sentiments mentaux, en passant par notre Odorat, ainsi que le font certaines Couleurs, en passant par la Vue, et certains Sons, en passant par l'Ouïe.

Il faudrait donc pouvoir classer expérimentalement — et non empiriquement, comme cela a été fait jusqu'à ce jour — les Aromes et les Parfums, comme également les Baumes, pour les mettre en accord avec les Radiations colorées du Soleil d'où ils ont puisé leur origine.

1. Il existe aussi des Odeurs qui doivent s'accorder en tant qu'effets avec les Radiations *Ultra-Violettes* ou *Ultra-Rouges*, d'origines étrangères aux Radiations solaires 75ᶜ. Ainsi certaine Plante comme l'*Assa-Fœtida*, longtemps utilisée dans la Médecine pour traiter des Maladies d'origine anormale, l'Hystérie entre autre, ne devrait ses effets curatifs qu'à ce que ces affections, *en raison de leur nature antinaturelle*, ne peuvent être guéries, que par des *Ondes également anormales*, en vertu de cet adage médical : *Similia similibus curantur*, les semblables se guérissent par les semblables.

On obtiendrait alors pour les Senteurs de faibles ondulations, en accord avec le ROUGE 75A, des Influences *excitantes* agissant *sur les Parties matérielles du corps*, mais qui, par compensation, seraient *appaisantes pour notre Système cérébral* (Cerveau).

Pour les Senteurs de moyenne Ondulation, s'accordant avec le JAUNE 75A, nous obtiendrions des Effets *équilibrants*, s'adressant à la fonction de tous nos organes, et dont les heureuses conséquences retentiraient sur toutes les parties de notre corps.

Avec les Senteurs en accord avec le BLEU 75A, on obtiendrait des *Effets excitants* et *régénérateurs sur le Centre créateur de toute notre Vitalité corporelle*, lequel est, comme chacun sait, le Cervelet, donc sur le Système nerveux de la Vie organique, et, par surcroit, aux dépens des effets exagérés de la Matérialité corporelle.

Avec les Senteurs en accord avec les autres Couleurs du Prisme solaire, **Orange**, **Vert**, **Indigo**, **Violet**, on obtiendrait des effets agissants plus particulièrement sur la Vie mentale et en correspondance avec leur nombre d'Ondulations. Et cela toujours en concordance et en accord avec ceux qui sont produits par les Couleurs complémentaires 75B.

On pourrait aussi en mélangeant les Senteurs — ce que l'on fait avec les Plantes dans la Médecine végétale et ainsi que cela se passe également dans la Peinture et la Musique — obtenir des effets se répartissant à la fois sur diverses parties du Corps et sur notre Cerveau, ce qui permettrait d'obtenir la Guérison de certaines maladies ayant une origine complexe, à la fois corporelle et mentale.

Et puis, considérée seulement au point de vue Olfactif, cette analogie d'origines et d'effets avec les Couleurs, dont les *Vibrations colorées* sont perçues par la Vue, et les Sons, dont les *Vibrations percutantes* sont ressenties par l'Ouïe, fera que les *Vibrations odorantes*, lorsqu'elles auront été enregistrées et classées dans les différentes parties du Cerveau auxquelles elles sont destinées — et dont *elles exciteront les Cellules nerveuses* qui y sont logées — les *Vibrations odorantes*, dis-je, créeront dans ces Centres nerveux cérébraux des Effets psychiques qui se traduiront par un réveil actif de notre Sensibilité. Ce dont nous pourrons nous servir pour guérir notre Santé mentale lorsqu'elle vient a être compromise ou seulement assoupie.

Sans oublier que les *Vibrations odorantes* ont aussi sur le corps une action des plus efficace, soit qu'on les ait absorbé avec la Plante génératrice, soit qu'on les ait seulement respiré. Dans ce dernier cas l'action bienfaisante des Senteurs s'effectuera par voie concomitante entre le Cerveau, qui les aura perçu, et le Cervelet, lequel en traduira l'excitation qu'il en aura reçu du Cerveau par des Actes réflexes sur les parties du Corps correspondants aux Effets guérisseurs de ces Senteurs.

> *Les « Aromes » des Plantes médicales ou culinaires sont les « Antidotes naturels » des « Fermentations putrides » d'origine Albumineuse, lesquelles sont toujours à la base des Maladies et des Infections internes ou externes.* (« Connais-toi... d'abord ». Tome II.)

En partant de ce que vous venez de lire sur les Vibrations odorantes on pourrait créer, en utilisant judicieusement les Aromes des plantes, tout le fondement d'une Médecine rationnelle, applicable aussi bien aux Maladies corporelles que psychiques, que l'on pourrait dénommer sous le nom générique d' « *Arumthérapie* ».

Au reste l'*Arumthérapie*, tout au moins en pratique, a toujours existé instinctivement et empiriquement depuis que le monde existe et qu'il y a des gens et des bêtes sur la Terre. Ces dernières n'étant pas si bêtes qu'elles en ont l'air, puisque, sans que jamais on le leur ait enseigné, elles savent bien se soigner par les plantes et choisir exactement celles qui leur conviennent : témoin notre chien ou notre chat, qui lorsqu'ils ont des Embarras gastriques savent bien reconnaître, parmi toutes les herbacées, le Chiendent, plante qui convenait justement et pour les faire vomir et pour les purger.

Pour en revenir aux humains, je vais essayer d'apporter dans ce nouveau chapitre un peu de simplicité — pour des « simples » n'est-ce pas ce qui convient le mieux — et plus de méthode à la Médecine, si naturelle et si saine, qui n'utilise comme médicaments que des Plantes pour obtenir de « *véritables guérisons* ».

Pour cela je ne classerai que les principales Plantes aromatiques, en partant de leur *Senteur* ou de leur *Saveur* et toujours *en accord avec les Couleurs du Spectre solaire* avec lequel elles se superposent.

En tête de celles-ci se trouveront les Plantes-types que j'avais adopté depuis longtemps et qui sont à la base de ma méthode pour la Cure de désinfection que je préconise dans le Tome I de « Connais-toi... d'abord » :

l'ABSINTHE pour la *désinfection* des Putridités d'origine albumineuse ;

l'ANIS-VERT, pour remettre en fonction normale tout l'Appareil intestinal à qui cette semence redonne son « Equilibre vital » ;

la LAVANDE, pour son action *toni-nerveuse*, laquelle par ce fait est un remède de choix pour redonner de la puissance au Système nerveux lorsque celui-ci vient à s'affaiblir (1).

Si, maintenant, nous reportons encore une fois nos yeux sur la Planche en couleurs de la page 56 bis, nous pourrons constater *de visu*, en regardant du haut en bas des bandes colorées, que les effets médicinaux que j'attribuais à ces trois Plantes-types — classées chacune d'elles dans la Couleur fondamentale à laquelle elles appar-

---

1. Dans la « Cure A. B. C. » en trois Stades, décrite dans « Connais-toi... d'abord », je prescris dans le même but, mais pour des raisons stomachiques, la *Petite centaurée.*

tiennent par leur origine — sont toujours bien en accord avec leurs buts guérisseurs par rapport aux parties du corps qu'elles ont pour rôle de guérir et qu'elles atteignent réellement lorsqu'on les utilise à propos pour se soigner, comme les quelques exemples suivants vous le démontreront.

**78ᶜ AROMES donnant des Vibrations avec les Couleurs fondamentales : ROUGE. JAUNE. BLEU.**

*AROMES vibrants en accord avec le ROUGE.* — Les Aromes

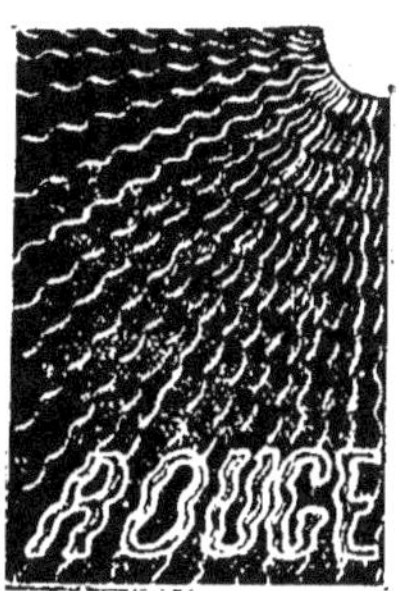


des Plantes ayant une *Senteur* ou une *Saveur forte, chaude, amère, âcre, poivrée* (comme l'ABSINTHE, la *Tanaisie*, la *Camomille*, l'*Hysope*, pour les Plantes médicinales, l'*Ail*, l'*Oignon* et ses dérivés, l'*Estragon*, la *Moutarde*, pour les Plantes culinaires), se relient par la similitude de leur formation ondulatoire avec les Ondes vibrantes du ROUGE, lesquelles sont en accord avec notre Sang et la Constitution cellulaire de notre *Structure*.

Les Aromes en accord avec le ROUGE donnent plus de puissance à l'activité constructive des *Cellules animées*, chargées de restaurer notre *Structure matérielle*, parce que le *Sang*, dans lequel elles se meuvent et trouvent tout ce qui leur faut pour se sustenter et se régénérer, est redevenu *sain et normal* par la seule action des effets de ces Aromes, lesquels ont détruit dans l'Intestin les *Foyers de putridité* qui infectaient le Sang au siège même de sa production.

En outre, les Aromes s'accordant avec le ROUGE, en donnant plus de puissance aux parties *matérielles* de notre corps, ralentissent les excès d'*Activité cérébrale*, qui lorsqu'elle est trop exacerbée trouble, par concomitance, les fonctions du Cervelet : le rôle de ce dernier, en accord avec le BLEU, consistant à régler harmonieusement l'*animation* de l'ensemble des organes qui président à la Vie organique du Corps humain 79ᶜ.

*AROMES vibrants en accord avec le JAUNE.* — Les Aromes

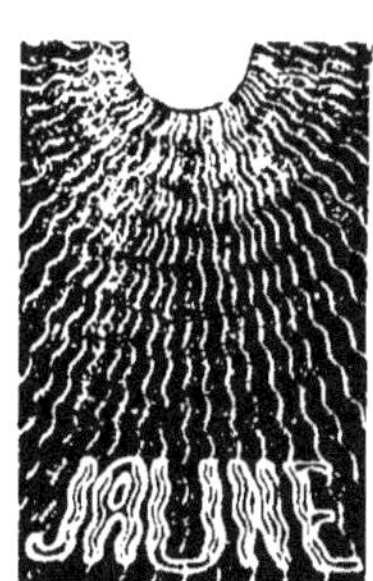


des Plantes ayant une *Senteur* ou une *Saveur, douce, suave*, légèrement *amère* et *chaude, excitante* et *agréable*, à la fois au *Goût* et à l'*Odorat* (comme l'ANIS-VERT, le *Cumin*, le *Fenouil*, le *Thym*, pour les Plantes médicinales, le *Cerfeuil*, le *Persil*, le *Céleri*, pour les Plantes culinaires), remettent de l'ordre dans les *Fonctions digestives* et sont à la base de la Santé intestinale et d'une Bonne Nutrition.

Parce que les Aromes de ces Plantes vibrent en accord avec le JAUNE, dont le rôle est de maintenir en permanence l'Equilibre vital dans toute les fonctions *matérielles* des organes qui président à la pérennité de la Vie organique 79ᶜ.

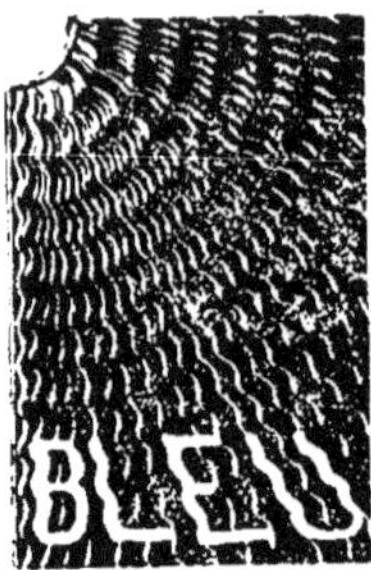

*AROMES vibrants en accord avec le BLEU.* — Les *Aromes* des Plantes ayant une *Senteur* ou une *Saveur fraîche, piquante, acidulée, aigrelette, excitante, très agréable* aussi bien au *Goût* qu'à *l'Odorat,* comme la LAVANDE, la *Mélisse,* la *Verveine,* la *Menthe,* — et aussi la *Petite centaurée* — , pour les Plantes médicinales, et, pour les Plantes culinaires, les *Fruits parfumés et acidulés,* les *Feuilles fraîches* de la *Menthe* et de la *Sauge,* la *Moutarde,* voire le *Vinaigre,* lorsqu'il tire son origine d'un fruit, pour son côté *piquant* et *acidulé,* toutes ces plantes ou leurs dérivés doivent leurs propriétés — qui ont toujours été considérées comme des *Spécifiques* et des *Excitants du système nerveux* — à leurs Aromes qui vibrent en accord avec le BLEU (et un peu aussi, pour certaines de celles-ci, avec l'Indigo).

Donc les *Aromes* de ces Plantes sont en accord parfait vec les *nécessités vitales* de notre Système nerveux d'origine Cérebelleuse (Cervelet).

Parce que,

1º lorsque leur absorption a été faite par les Intestins, ces *Aromes* agissent à l'intérieur de celui-ci *dès que la Confection du Sang commence à se produire ;*

2º lorsque leur absorption a eu lieu par le Poumon les *Aromes* que l'on a respirés agissent alors *directement sur le Sang* dans les Lobules pulmonaires 90, où *Aromes* et *Sang* se rencontrent et se réunissent intimement entre eux ;

3º enfin, lorsque les *Aromes* de ces Plantes en accord avec le BLEU (comme aussi ceux des *Fruits acidulés* et le *piquant* de certaines Plantes et de la *Moutarde* — voire du vrai *Vinaigre*), produisent leurs effets dans le Cerveau par la voie de *l'Odorat,* les impressions ressenties cérébralement se transmettront par relations concomitantes dans le *Cervelet,* qui, par l'excitation qu'il en aura ressenti indirectement, traduira ces impressions olfactives sous forme d'une plus grande *activité animatrice.* (V. Corps humain 79c).

(*Pour les plantes, Absinthe, Anis vert et Lavande, voir ch.* 159).

**78ᴰ AROMES, PARFUMS ET COULEURS des Fleurs et des Plantes vibrant en Accord avec les Couleurs complémentaires : Orange. Vert. Violet et l'intermédiaire : INDIGO.**

Pour expliquer l'accord des [Plantes aromatiques avec les *Couleurs complémentaires* j'avoue ne pas avoir eu le temps d'étudier le rapport de la Vibration des Aromes des Plantes et des Fleurs avec celles de ces couleurs.

Toutefois, je pressens que c'est probablement *en partant de la* « *Coloration* » des Fleurs et des Plantes qu'on pourra, conjointement avec l'accord de leur Parfum — le plus souvent en concordance avec leur Arome comme je l'ai souvent remarqué — obtenir l'une des bases qui permettrait de les classer en les superposant avec les Influences dépendant des Couleurs complémentaires :

Avec l'Orange, les Fleurs et Plantes de cette couleur.

Avec le **Vert**, les Fleurs — s'il en existe — et les Plantes de cette couleur.

Avec le **Violet**, les Fleurs et Plantes de cette couleur.

Avec l'Indigo, les Fleurs et Plantes de cette couleur.

Et puis aussi, pour mettre d'accord ma théorie de l'Influence des effets des *Couleurs complémentaires* sur le Mental, en opposition aux *Couleurs fondamentales*, lesquelles ne s'adressent qu'au Corps, il faudrait réserver aux Fleurs et aux Plantes en accord avec les **Couleurs complémentaires** des attributions s'adressant exclusivement à la guérison des affections Mentales, c'est-à-dire ayant leur origine dans le *Cerveau* ; contrairement aux Maladies corporelles dont la Guérison ne dépend que du *Cervelet*. A moins qu'il ne s'agisse de Maladies Psycho-corporelles, auquel cas le mélange des deux séries colorées s'imposerait.

Cette théorie, à propos des Effets mentaux des *Couleurs complémentaires*, n'est pas purement imaginaire, comme on pourra le voir par de nombreux exemples dans la dernière partie de cet ouvrage et, notamment, par ceux qui ont rapport au traitement par l'*Indigo* 175, extrait de la Plante de ce nom, ainsi que par le *Bleu de méthylène*, produit synthétique que l'on utilise maintenant pour lutter contre les Maladies *d'origine cérébrale*, comme l'Hystérie, la Chorée, la Démence et l'Aliénation mentale.

Pour ces Couleurs — car je ne vois pas autre chose que la couleur qui puisse agir dans ces médicaments — le procédé que l'on emploi pour les utiliser est l'ingestion par les intestins, ainsi qu'on le fait pour les Tisanes.

Ainsi donc en utilisant des Fleurs ou des Plantes dont l'Infusion *donnerait une coloration de la « Couleur complémentaire » désirée*, on aboutirait à des résultats précieux pour guérir ou apaiser les diverses Maladies dont l'origine remonte à un trouble ou à un déséquilibre mental provenant exclusivement du Cerveau.

En partant de cette proposition voici quelques exemples de ce qui pourrait résulter avec les **Infusions colorées** en accord avec les *Couleurs complémentaires*.

**Orange.** — Avec les **Infusions colorées en Orange**, lesquelles agiraient comme des Ecrans-filtre 114 à l'égard des Influences du BLEU, on obtiendrait l'apaisement des *Sentiments* d'origine *cérébelleuse* déterminant de l'*Exubérance vitalo-nerveuse*.

**Vert.** — Avec les **Infusions colorées en Vert**, lesquelles agiraient comme des Ecrans-filtre 114 à l'égard des Influences du ROUGE, on obtiendrait l'apaisement des *Sentiments cérébraux* qui portent l'esprit vers les *Passions matérielles* et *brutales* en même temps que pour le corps elles donneraient l'impression de *Rafraîchissement interne*.

**Violet**. — Avec les Infusions colorées en Violet, lesquelles agiraient comme des Ecrans-filtre 114 à l'égard du JAUNE, on obtiendrait la suppression de la plupart des *Sentiments cérébraux* tirant leur origine de certaines Fonctions matérielles utiles à l'Equilibre corporelle, d'où il en résulterait, du fait de leur suppression, une plus grande propension à se réfugier dans les seules Joies Psychiques ou ultra Spirituelles, de nature exclusivement dénuée de pensée matérialiste.

**Indigo**. — Quand à l'**Indigo** 113, qui n'est pas une Couleur complémentaire proprement dite, puisqu'aux trois Couleurs fondamentales il n'en faut que trois pour les compléter et les neutraliser, cette nuance doit donc plutôt être considérée comme une *Couleur intermédiaire*, d'une nature spéciale, interposée comme un *Ecran-tampon* entre le BLEU et le Violet dans le but d'assurer l'Accord parfait entre les phénomènes de la *Vie corporelle* (dépendant des Ondes bleues 109) et ceux de la *Vie mentale* (dépendant des Ondes violettes 112) afin que l'une quelconque de celles-ci ne vienne point à prédominer sur l'autre.

Donc une **Infusion de Couleur Indigo** rétablirait *l'Equilibre concomitant* entre les fonctions du Cerveau et celles du Cervelet. D'où il en résulterait la Régénération des Sentiments de la Maitrise de soi-même et de la Volonté agissante, lorsque l'un ou l'autre de ces Sentiments vient à s'affaiblir, comme cela se passe dans certaines Débilités mentales, telles que, la Mélancolie, le Marasme, les Idées noires ou de Persécution et de Grandeurs.

Ainsi, que ce soit par l'intérieur ou l'extérieur du corps, l'Ambiance des Couleurs complémentaires agirait également sur le Mental par les Effets psychiques produits lors de la « désagrégation interne » de leurs Vibrations colorées.

Car leurs effets dans le Cerveau se produiraient par l'acheminement de ces **Infusions colorées** dans les voies internes de *l'appareil sanguin* ; comme les mèmes *Couleurs* le font en pénétrant par la *Vue* dans le *Système optique* cérébral ; comme les ondulations des Aromes, de nature complémentaire, le font en pénétrant par l'*Odorat* dans le *Système olfactique* du Cerveau ; et comme, j'ajouterai, le font aussi les Sons complémentaires de la Musique 77 lorsque par l'*Ouïe* ils pénètrent dans le *Système acoustique* cérébral.

(*Idem*, pour les Infusions des Couleurs fondamentales, ROUGE, JAUNE, BLEU, dont les effets diffusants agiraient plus particulièrement sur le Corps et ses Organes.)

(*Pour compléments et addenda voir les Chap. 134 à 146ᵇ et 165*).

 Les ALIMENTS et leurs COMPLÉMENTS. — Rôle des **Effluves colorés du Soleil** dans la formation de chacun des constituants des ALIMENTS : les SELS MINÉRAUX, les FERMENTS-DIASTASES et les VITAMINES qui les accompagnent... lorsqu'ils sont « Naturels » et non « Stérilisés ».

A. — *Constitution et classification des* Aliments. — Continuons l'enchaînement des Harmonies vitales nées du Soleil en abordant une question qui n'est pas si *matérielle* que beaucoup le pensent. En effet, les Aliments — ce dont il s'agit — si l'on veut qu'ils nous profitent réellement, doivent, d'abord, être *naturels*, c'est-à-dire se rapprocher aussi près que possible de leur état primitif, *tels que la nature les a créés* ; puis, aussi *vivants* que possible, c'est-à-dire, *crus* pour certains et le *moins cuits* possible pour les autres afin de ne pas devenir de la *Matière inerte*.

En outre, les Aliments, malgré leur apparence solide, ne sont, en réalité, pour la composition de leur base, que le produit condensé de l'alliance et de la transformation des quatre principaux Corps gazeux (Hydrogène, Carbone, Azote, Oxygène), par l' « *Energie vibratoire* » *que dégagent les* « *Flux vibrants* » *82 irradiés par la Lumière du Soleil*.

A ces Corps gazeux qui formeront, solidifiés avec les Corps minéraux, la partie matérielle des Aliments, il faudra encore ajouter des « Eléments vitalogènes » destinés à en faire des Corps complets et « vivants » en Accord avec les nécessités essentielles de la Digestion et de la Nutrition ; c'est-à-dire, afin que les Aliments soient *Solubles* à l'extrême dans nos Intestins — par les Ferments-diastases — et *Assimilables* et *Superposables* à la perfection — par les Vitamines.

On divise les Aliments en trois classes logées chacune dans une des bandes colorées des Ondes fondamentales, comme on peut le voir en se reportant aux Tableaux en Couleurs de la page 56 *bis*.

1º Dans les ONDES-ROUGES se trouvent les Aliments à base *d'Hydrogène* et de *Carbone*, dits Aliments Hydrocarbonés et dont les prototypes sont le Sucre naturel et l'Amidon, auxquels il faut ajouter les Aliments Oxyhydrocarbonés, représentés par les Graisses et Huiles naturelles, à base *d'Hydrogène, de Carbone* et *d'Oxygène*. Tous ces Aliments sont des ÉNERGÉTIQUES producteurs de FORCE et de CHALEUR et notamment les derniers cités.

2º Dans les ONDES-JAUNES sont logés les Aliments à base *d'Azote*, dits Aliments azotés. L'Albumine animale et les Albuminoïdes végétales n'étant que des formes solidifiées de l'*Azote* on retrouvera donc l'*Azote* dans le Blanc des Œufs (où l'Albumine est la plus pure) et dans les Chairs des animaux sous forme d'Albumine ; dans le Lait et ses dérivés complets (Fromages) sous forme de Caséine ; dans les Végétaux et les Légumineuses (Lentilles, Haricots, Pois) sous forme d'Albuminoïdes végétales ; dans les Céréales et le Pain sous forme de Gluten.

Tous ces Aliments (avec les Sels minéraux répartis dans la même bande colorée) ont pour but de compléter la Construction et la Restauration de la Structure de notre corps afin d'y assurer son EQUILIBRE-HARMONIQUE au point de vue strictement corporel.

3º Dans les ONDES-BLEUES se trouvent les Aliments, dits, *Vitalogènes*, riches en *Oxygène* et en Principes vivants producteurs de Substance nerveuse, lesquels se trouvent particulièrement dans les Végétaux qui ont été imprégnés par le *maximum de Radiations solaires* et dont les principaux sont les Graines et les Fruits mûrs 76, puis ensuite les parties les plus Vertes des Plantes 76.

Ces Aliments végétaux *lorsqu'ils sont consommés « crus »* sont productifs par les *Voies digestives* d'*Énergie-vitale*.


B. SELS MINÉRAUX.— Tous les Aliments naturels, notamment les Végétaux, renferment les *Sels minéraux* et les Corps simples nécessaires à la Construction chimico-matérielle de notre corps.

Les principaux sont pour les Couleurs primaires :

1º ONDES-ROUGES. — Le *Fer*, la *Potasse*, et l'*Arsenic*, lesquels sont alliés aux Aliments producteurs de FORCE comme les Choux, les Laitues et les Poireaux notamment.

2º ONDES-JAUNES. — La *Soude*, la *Chaux*, la *Silice*, le *Souffre* et l'*Iode*, lesquels sont alliés aux Aliments ÉQUILIBRO-HARMONIQUES comme notamment l'Ail, l'Oignon (et leurs dérivés) et les Radis.

'3º ONDES-BLEUES. — La *Magnésie* et le *Phosphore*, lesquels se trouvent alliés aux Aliments producteurs de SUBSTANCE NERVEUSE comme tout particulièrement les Céréales, les Fruits murs et le Jaune des Œufs.


C. FERMENTS-DIASTASES. — Les *Ferments-diastases* qui sont incorporés avec tous les Aliments naturels — et sans lesquels aucune digestion ne peut s'accomplir intégralement — se subdivisent en trois classes, se superposant dans le même ordre avec les trois classes d'Aliments primordiaux, comme suit :

1º ONDES-ROUGES. — Pour les Sucres : les *Sucrases* ; pour les Amidons : les *Amylases* ; et pour les Graisses : les *Lipases*.

2º ONDES-JAUNES. — Pour les Albumines, les Albuminoïdes, le Gluten : les *Albuminases*: Pour la Caséine : les *Lactases*. Et pour assurer la Répartition harmonique des Sels minéraux et de tous les Sucs chimiques : les *Ferments-dialyseurs*.

3º ONDES-BLEUES. — Pour compléter les Oxydations indispensables à la résolution des Sucs nutritifs : les *Oxydases*. Et pour parfaire la Pénétration intime et l'Assemblage de toutes les Substances chimico-organiques, produites par la Digestion, les Ferments modificateurs, fixateurs et catalyseurs : les *Catalases*.

Ici s'arrête le rôle chimico-organique de la Digestion, c'est-à-
dire, la Chymification des Aliments par le travail exclusif des *Ferments-diastases*.

**D. LES VITAMINES.** — A ces trois classes d'Aliments, dits, *chimiques*, complétés par les Ferments-diastases qui les accompagnent,
il faut encore ajouter trois autres choses, que l'on trouve également
incorporées avec les Aliments et qui sont : *les Vitamines*. Car il ne
faut pas oublier que notre corps, en outre de ses Eléments chimiques, est surtout constitué dans toutes ses parties *par des mul-
titudes de « Cellules animées »*, dites protoplasmiques, et que leur
répartition, en partant des Aliments d'où elles proviennent, est un
travail autrement compliqué que celui de la distribution, sous forme
de Nutrition, des Eléments chimiques dans tous nos organes.

Or ce seront les *Vitamines* qui auront à remplir ce rôle délicat
et complexe de coordonner au mieux la juste répartition, autrement
dit le *Métabolisme* (1), des *Cellules animées* puisées dans les Aliments pour les « réajuster avec nos propres Cellules » ; et cela de
telle manière que cette substitution soit toujours normale, exactement
ce qu'il faut, ni trop ni pas assez, et toujours en exacts rapports avec les nécessités de la Construction ou des Réparations
de nos Organes et de notre Structure.

On divise les *Vitamines*, selon leurs buts, en trois classes dont
chacune est également logée dans une des bandes colorées des
Tableaux en couleurs de la page 56 *bis* :

1º ONDES-ROUGES. — Les *Vitamines A*, dites « Antirachitiques », sont chargées du Métabolisme de la *Construction cellulaire* des parties *les plus solides* de la Structure du corps, comme
les *Os*, les *Cartilages*, les parties *Cornées* et *Velues*, les *Canaux
sanguins*, les parties *résistantes* des *Organes digestifs* et de la
*Peau*, ainsi que de la *Graisse*.

On trouve notamment les *Vitamines A* dans les Graisses et
Huiles naturelles, le Beurre, la Crème, les Fruits oléagineux, l'Ail,
l'Oignon et ses dérivés.

2º ONDES-JAUNES. — *Vitamines C*, dites « Antiscorbutiques », sont chargées du Métabolisme de la *Construction cellulaire* des différentes autres parties du corps, comme les *Chairs*
et le complément de la Construction des *Cartilages*, des *Organes*
de l'*Appareil digestif*, des *Vaisseaux* sanguins, ainsi que de leurs
organes complémentaires, les *Emonctoires*, comme, aussi, les
*Organes lymphatiques* de « Self-défense » ; et, en outre, les *Vitamines C* sont chargées de maintenir en parfait état d' « Equilibre-
harmonique » la *Construction de tous nos organes*, selon les
besoins totaux de chacun d'eux, sans pourtant que jamais l'un de

---

1. *Métabolisme* (de *métabollein*, transformer). Ensemble des transformations que
subissent les organismes vivants (les Cellules animées) par le mouvement nutritif,
sous son double aspect d'Assimilation ou Construction (Anabolisme) et de Désassimilation ou destruction (catabolisme). (*Nouv. Larousse Illustré.*)

ceux-ci le lasse aux dépens des autres ; sinon il en résultera des troubles trophiques plus ou moins graves (1).

On trouve les *Vitamines C* notamment dans les Plantes aromatiques (Persil, Cerfeuil) et les Salades, *lorsque ces Végétaux sont consommés « crus »*.

3° ONDES-BLEUES. — *Les Vitamines B*, dites « Antinévriques », sont chargées du Métabolisme de la *Construction des « Cellules nerveuses »*, réparties dans toutes les parties du corps et sans lesquelles le Système nerveux se montrerait inopérant.

On trouve les « Vitamines antinévriques » notamment sous la Cuticule (le Son) des Céréales et dans les Germes d'icelles, ainsi que dans les Fruits mûrs au voisinage de leur Ecorce et dans leurs Graines ; et dans le Jaune des Œufs, à la condition lorsqu'ils sont entier de les *très peu cuire*, et pour le Jaune seul de le consommer *cru* ou à peine *chauffé*.

E. CLASSIFICATION GÉNÉRALE. — Or, si vous consultez les Planches en couleurs, page 56 bis, avez-vous remarqué que les *Trois classes d'Aliments-type*, de *Sels minéraux*, de *Corps simples*, de *Ferments-diastases* et de *Vitamines*, c'est-à-dire la totalité de tout ce qui nous est indispensable pour obtenir une « Alimentation-totale », réellement rationnelle et utilisable dans tout ce qu'elle peut avoir d'utile pour notre Nutrition, *se superposent exactement dans les Trois Régions colorées qui leur sont appropriées* et où *Aliments, Sels minéraux, Corps simples, Ferments-diastases* et *Vitamines* ont pris naissance ?

Car, en effet, vous retrouverez que :

Dans la colonne du ROUGE se trouvent :

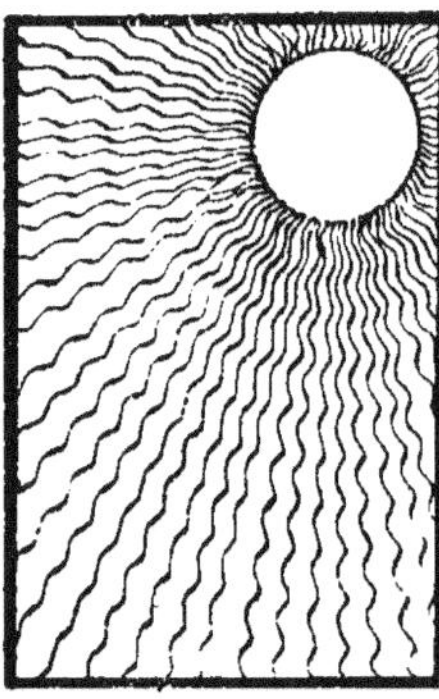

— les *Aliments* J renfermant le plus d'*Hydrogène* et de *Carbone* G, producteurs de *Force* et de *chaleur* D ;

— les *Sels minéraux* et *Corps simples* H-I, destinés à fortifier notre *Sang* et notre *Construction* P, et notre *Puissance corporelle* V ;

— les *Ferments-diastases* K en fonction avec ces Aliments et Sels minéraux pour leur *Solubilisation* parfaite ;

— les *Vitamines* L en fonction avec la *Construction cellulaire* P des *Os* des *Cartilages* et de la *Graisse*.

Fig. 19. — ONDES ROUGES

1. Comme, entre autres, des Hypertrophies ou des Anatrophies d'organes ou de membres ; ou bien encore des Tumeurs pouvant devenir cancéreuses par le fait d'une mauvaise Hygiène alimentaire, des Boissons spiritueuses ou nocives, ou bien encore par les effets d'une Mauvaise conduite.

Dans la colonne du JAUNE se trouvent :

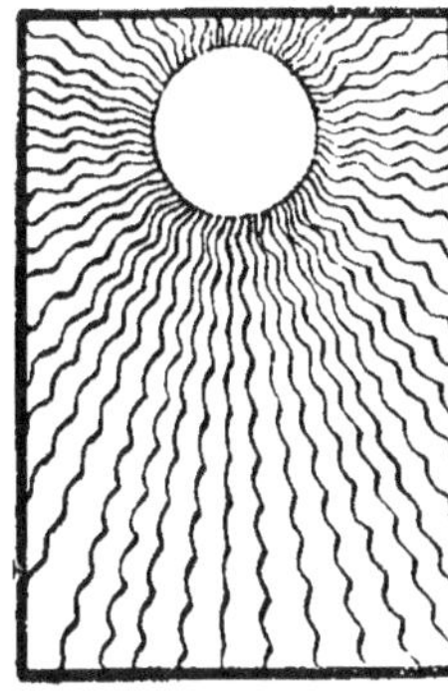

Fig. 20. — ONDES JAUNES

— les Aliments J contenant le plus d'*A-zote* G, productrice de Chair, laquelle doit être répartie *Harmoniquement* V dans toutes les parties du corps ;

— les *Sels minéraux* et *Corps simples* H-I destinés à compléter l'*Equilibre* et l'*Harmonie* V dans toutes les parties de notre Structure ;

— les *Ferments-diastases* K en fonction avec ces Aliments et Minéraux pour leur *Solubilisation* et leur *Distribution* parfaite ;

— Les *Vitamines* L en fonction avec la *Construction cellulaire* de la *Chair* et du complément de tous nos organes Souples ou Solides.

Dans la colonne du BLEU se trouvent :

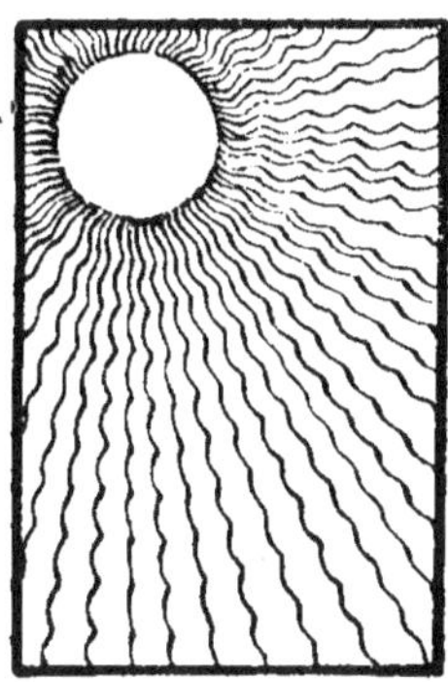

Fig. 21. — ONDES BLEUES

— les *Aliments* J nourrisseurs des *Nerfs* et les plus riches en *Oxygène* ;

— les *Sels minéraux* et *Corps simples* H-I destinés à fournir de l'*Energie nerveuse* V ;

— Les *Ferments-diastases* K en fonction avec le rôle de ces Aliments et Minéraux pour parfaire la *Solubilisation* et l'*Assemblage* de la totalité de ces Aliments et Minéraux ;

— les *Vitamines* L indispensables à la réfection des *Cellules nerveuses* P.

Par rapport *aux buts complets de l'Alimentation* cette suite de phénomènes *toujours semblables*, autant par leurs origines que dans leurs effets qui se superposent, n'est-elle pas la démonstration évidente de l'influence géniteric des Radiations colorées de la Lumière du Soleil.

Ces superpositions constantes, dans le même ordre chromatique et avec la même exactitude, sont d'autant plus impressionnantes qu'on les retrouve toujours et partout, non seulement dans les phénomènes purement physiologiques, mais encore, ainsi qu'on le verra au chapitre 81, dans ceux autrement complexes de la Psychologie ; laquelle, en outre des trois Couleurs fondamentales ROUGE, JAUNE, BLEU, réservées aux Fonctions corporelles, utilisera plus spécialement pour les besoins de sa « Nourriture spirituelle » les Effets vibratoires qu'elle puisera dans les Autres Couleurs de la Lumière du Soleil : l'Orange, le **Vert**, le **Violet** et l'Indigo.

Ainsi se trouvera démontré, par l'utilisation complète de toutes les Couleurs du Prisme solaire, que tout ce qui existe en ce monde a un rôle et un emploi à remplir.

 **L'EAU-BOISSON, comme l'Air que nous respirons, a besoin d'être « vitalisée » par les Effluves colorés du Soleil.**

Pour compléter ce chapitre il me faut aussi parler de l'Eau que nous buvons ou absorbons avec les Aliments et qui nous est aussi indispensable que l'Air que nous respirons. Car l'Eau, au point de vue Alimentaire, a besoin, pour remplir complètement ses buts, elle aussi, d'être « vitalisée » par les Radiations colorées du Soleil.

Ainsi l'Eau des puits fermés ou très profonds manque de « vitalité », elle est donc « lourde » et difficile à digérer. Au contraire l'Eau des Pluies «lorsqu'elle vient de tomber» est très riche en « Principes vitaux » et se digère rapidement.Enfermée dans des Citernes, l'Eau perd un peu plus chaque jour de ses bienfaisantes propriétés. La qualité de l'Eau des rivières varie, selon que les rives sont plus ou moins ombragées. L'eau des Torrents et des Cascades est « vitalisée » au maximum, parce que l'Eau divisée en filets ténus et en gouttes extrèmement fines s'est imprégnée de la totalité des Effluves colorés de la Lumière du Soleil.

En outre, souvenez-vous que l'Eau qui a été fortement « enluminée » par la Lumière solaire est toujours exempte de Microbes pathogènes.

J'ajoute encore que l' « Eau vitalisée », lorsque nous la buvons, passe en un temps très court — de une à trois minutes — de la Bouche dans les Poumons. Elle apporte donc dans le Sang, avec ses principes connus, la totalité des Effluves colorés qu'elle avait absorbée en les condensant 41, y compris certains Fluides gazeux appartenant en propre au Soleil qui les a émané. C'est là tout le secret de l'action bienfaisante de certaines Eaux minérales, lesquelles ne doivent leur réputation méritée — lorsqu'on les boit à leur source — que grâce aux Irradiations du Soleil qui se sont concentrées en elles et, pour ce qu'il nous est possible d'analyser, à l'Hélium et au Radium, d'origine solaire, qu'après leur absorption elles répartiront dans notre Corps.

Il en est de même pour la qualité de l'Air que nous respirons, lequel immobilisé ne se « vitalise » qu'imparfaitement, tandis que lorsqu'il est brassé par le Vent — ou les Courants d'air dans les appartements — s'imprègne alors bien mieux des Effluves vitali-sants du Soleil.

C'est pourquoi l'Air est d'autant plus « vitalisé » qu'il provient d'espaces plus grands et qu'il aura été brassé à son passage dans des grands arbres.

Dès lors, les Plaines ne valent pas les Montagnes dont les aspé-rités ont divisé les couches d'Air, ni les Collines boisées dont les Arbres ont rempli le même office, ni les Côtes maritimes et les Plages où les Vents prédominent constamment.

En résumé, on voit donc que l'Air comme l'Eau absorbent en les *condensant* — pour l'Air grâce aux Vapeurs d'eau qu'il contient — les Radiations vitales du Soleil pour nous les restituer ensuite lors de la Respiration ou de la Digestion.

(Pour compléments voir chapitres IV et 147 à 156.)

79ᶜ  **Le CORPS HUMAIN**, par rapport à ses « Nécessités vitales », peut aussi se diviser et se subdiviser plusieurs fois en « trois régions ». Chacune de celles-ci étant toujours en accord parfait avec les effets des « Ondes Colorées » qui s'y superposent.

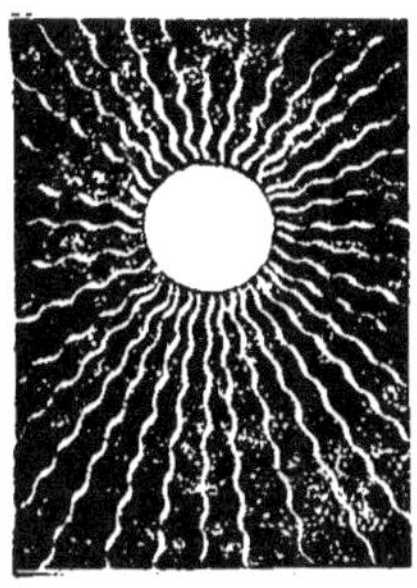

Voici encore une hypothèse que je médite depuis longtemps mais que je n'ai pas encore eu le temps d'étudier convenablement pour pouvoir en faire une thèse véritable.

Tout d'abord, il faut admettre que chacun de nos Organes, suivant son siège et les buts qui lui sont appropriés, étant disposé comme le seraient des « Selfs » de capacité et de réceptivité en accord avec leurs buts fonctionnels, ne peut « capter » que le « Flux coloré » dont le nombre d'Ondes est égale et en accord avec ses propres moyens de Self-receptivité.

Ceci dit revenons-en à notre hypothèse.

En quelques lignes la voici résumée :

Le Corps humain pour la totalité de toutes ses Nécessités vitales et constructives peut se diviser en trois régions comme suit :

1º La Partie supérieure, *représentée par la Tête* (fig. 22) dans laquelle sont logés, le Cerveau, le Cervelet et le Sensorium, correspondrait au
BLEU, à l'INDIGO et au **Violet**.

2º La Partie médiane, *représentée par la Poitrine et l'Epigastre* dans lesquels sont logés, le Poumon, le Cœur, la Rate, l'Estomac, le Pancréas et le Foie, correspondrait au
JAUNE et au **Vert**.

3º La Partie inférieure, *représentée par l'Hypogastre* dans lequel sont logés les Intestins et leurs Emonctoires, Reins et Vessies, ainsi que les Organes de la reproduction, correspondrait au
ROUGE et à l'Orange.

⊛

Au point de vue essentiellement *Constructif du Corps humain* les Eléments des matériaux de sa Structure se trouveraient, selon les Influences génératrices des trois Couleurs fondamentales,

pour le ROUGE, dans le SANG qui a pour rôle de transporter avec lui la totalité les Matériaux chimiques de restauration (y compris ceux nécessaires à la régénération des *Cellules protoplasmiques*, dont tout notre corps est constitué) des Os, *Cartilages, Tendons, Muscles, Graisse,* etc. ;

pour le JAUNE, dans les Sécrétions internes de l'ESTOMAC, du PANCRÉAS et du FOIE, chargées de digérer, de chymifier et d'« humaniser » — dans le Foie — les Albumines (Azote) et notamment celles d'origine animale ; et dans les Sécrétions internes de certains organes, et notamment de la RATE, dont le rôle consiste non seulement à ensemencer le Chyle digestif en Globules rouges et blancs, mais encore à régler et à assurer à propos la juste répartition des Cellules défensives (Leucocytes ou Globules blancs), des Cellules nerveuses et des Cellules protoplasmiques ;

pour le BLEU, dans les Substances organiques alimentaires renfermant les Eléments minéraux qui sont à la base de la construction matérielle des ORGANES NERVEUX (Matière du Cerveau et du Cervelet, Moelle épinière, Tubes et Filet nerveux) ainsi que leurs parties cellulaires vivantes, les NEURONES, et qui sont les CELLULES NERVEUSES.

☉

Poussant encore plus loin notre hypothèse nous pourrions aussi diviser la Tête en trois Régions, *externes et internes.*

Pour la partie visible et externe de la Tête :

1º Les YEUX, par la Vision, correspondraient au BLEU, à l'**INDIGO** et au **Violet**, c'est-à-dire aux « Flux-vitalogène », « Vitalo-psychique » et « psychique » 82.

2º LE NEZ, par l'Odorat, correspondrait au JAUNE, au **Vert** et à l'Orange, c'est-à-dire au « Flux-harmonique » et aux « Flux-corporo-psychiques » 82.

3º La BOUCHE, par le Goût et ses Sécrétions, correspondrait au ROUGE et à l'**Orange**, c'est-à-dire aux « Flux-énergétique » et « Corporo-psychique » 82.

Pour la partie invisible et interne de la Tête (v. Fig. 22, page 95) :

1º Le CERVEAU, logé au sommet, correspondrait et serait en accord avec l'**INDIGO** et le **Violet** générateurs de « Flux-vitalo-psychique » et « psychique » 82.

2º Le SENSORIUM et ses organes annexes, la GLANDE PINÉALE et la GLANDE PITUITAIRE ou HYPOPHYSE, logés dans la partie médiane, correspondraient et seraient en accord avec le JAUNE, le **Vert** et l'**Orange**, générateurs de « Flux-harmonique » et « corporo-psychiques » 82.

3º Le CERVELET, logé à la base, correspondrait et serait en accord par son sommet, l'ARBRE de VIE avec le BLEU, générateur de « Flux-vitalogène » ; pour son centre, la PROTUBÉRANCE ANNULAIRE, avec le JAUNE, générateur de « Flux-harmonique » ; et pour sa base, le BULBE RACHIDIEN, avec le ROUGE et l'**Orange**, générateurs de « Flux-énergétique » et « Corporo-psychiques » 82.

☉

Et si, après ces divisions purement structurales, on ajoute celle du classement des Cellules animées les plus essentielles du Corps humain, selon leurs accords avec les Imprégnations colorées nécessaires à leur génération, nous obtiendrons pour la division des trois principales Cellules la liste suivante :

1º Les HÉMATIES, ou Globules rouges du Sang, correspondraient et seraient en accord

avec le ROUGE et son complémentaire le **Vert** ;

2º Les LEUCOCYTES, ou Globules blancs du Sang et des Lymphes, correspondraient et seraient en accord

avec le JAUNE et son complémentaire le **Violet**.

3º Les NEURONES, ou Cellules nerveuses, correspondraient et seraient en accord

avec le BLEU et ses Complémentaire et Intermédiaire l'**Orange** et l'**INDIGO**.

Maintenant supposons que pour ce Système cellulaire la Désharmonie vienne à se produire entre les trois cellules ? Or, par le seul fait que l'une de ces Cellules puisse prédominer par rapport aux deux autres, ou inversement, il en résultera aussitôt les phénomènes d'ordre pathologique que nous appelons les Maladies.

Mais si, chose extrêmement grave, par suite de circonstances — que je me réserve de traiter un de ces jours — *l'une de ces trois Cellules « vient à disparaître »*, alors le produit engendré par les deux Cellules restantes, *faute d'une règle originaire harmonique*, ne peut plus être qu'une chose monstrueuse : une sorte de « Végétation parasitaire », croissant sans but ni règle déterminés et *aux dépens de tout ce qui l'environne*. En un mot *les deux « Cellules désharmonisées » seraient à l'origine du Fléau qui*, par notre faute ignorante, — je dis bien « par notre faute ignorante » — *s'accroît un peu plus chaque jour, sous le nom de « Tumeurs malignes » ou de « Cancers »*.

☺

De ce qui vient d'être dit, il résulterait donc — ce qui est en accord avec la Loi naturelle — que, en cas de Maladie, il suffit, pour les Soins corporels et psychiques à y apporter de consulter les Tableaux en couleurs de la page 56 *bis* et, en suivant la colonne colorée où figure la partie du corps affecté, d'y rechercher quels sont les Aliments, les Remèdes et les Ambiances qui y figurent ; puis ensuite de les utiliser consciencieusement pour voir en peu de temps se rétablir l'Harmonie dans ces Organes déséquilibrés. Car, pour que les Fonctions organiques puissent se rétablir et retrouver leur Norme, ce ne pourra être que du fait que tout ce qui figure, en tant qu'Aliments, Remèdes et Ambiances, dans la Colonne colorée correspondant à l'Organe affecté, ait été utilisé. Car cette nomenclature représente justement l'ensemble des produits (nés du Flux solaire originaire à la Couleur génératrice) nécessaires à la Vie harmonique de cet organe et sans lesquels l'Equilibre de la Vie organique, pour chacun de ceux-ci et selon leurs Accords avec les Ondes colorées, se trouve compromis (Voir 196).

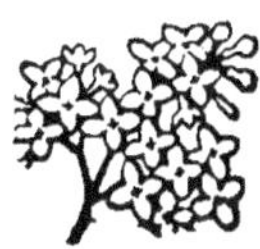

80 **Les HARMONIES VITALES** engendrées
par les Effluves colorés du Soleil
se retrouvent dans TOUT et PARTOUT.

S'il me fallait continuer à énumérer toutes les choses de la Nature ayant des rapports avec les Harmonies vitales solaires et les classer dans le même ordre de Coloration spectrale il me faudrait écrire tout un gros volume, car il est certain que tout ce qui existe sur la terre subit l'influence des Radiations chromatiques.

Puis, ce que j'ai déjà dit, et ce que je pourrais dire encore, semble tellement audacieux et si peu en rapport avec ce que l'on sait — tout au moins au point de vue des rapprochements que j'en fais avec les Radiations colorées du Soleil, toujours les mêmes et pour les mêmes buts : la Vie de tout ce qui existe — que je sens bien que beaucoup, parmi mes lecteurs, seront tentés de me traiter de... comment dirais-je bien ?... mettons, d'Illuminé ! (dans le sens du Verbe *illuminer*, ce mot me plaît assez, puisqu'il signifie : *éclairer* dans les ténèbres : Illumination), donc, je sens, dis-je, qu'il me faut, avant d'en arriver au chapitre sur l'Ame, économiser mon encre en ne faisant plus qu'une revue résumée des quelques autres Harmonies que j'ai entrevues et qui puisent, les unes et les autres, leur origine dans le Spectre solaire.

80ᴬ **Les SAVEURS et les GOUTS.**

Les Saveurs, si utiles aux effets de la Digestion, par la satisfaction qu'elles donnent au Goût et les Réflexes nerveux qui en résultent et se traduisent dans les Organes intestinaux par une digestion meilleure pour les Aliments savoureux, peuvent se classer comme suit :

Dans la région ROUGE : les *Saveurs chaudes, Fortes, Sucrées, Amères, Acres, Poivrées.*

Dans la région JAUNE : les Saveurs *Douces, Suaves, Douce-Amères* et *Aigre-douces.*

Dans la région BLEUE : les *Saveurs fraîches, Piquantes, Acidulées* et *Aigrelettes.*

80ᴮ **Les GAZ NATURELS** (*Corps simples*).

Les Gaz de l'Atmosphère 28-32, indispensables à la Vie chimico-organique, qu'ils soient absorbés en nature par le Poumon 33, ou transformés en Aliments et puisés par les Intestins 79 pour être ultérieurement réassimilés dans toutes les parties de notre corps, se classeront ainsi qu'il suit et dans les mêmes rapports que les effets des Couleurs avec lesquelles ils se superposeront :

Dans la région ROUGE : l'*Hydrogène* et le *Gaz carbonique ;*

Dans la région JAUNE : l'*Azote* et l'*Argon ;*

Dans la région BLEUE : l'*Oxygène* et l'*Hélium.*

Jusqu'aux Métaux qui sont également soumis à la même loi, car l'expérimentation a démontré que les Sels ou Oxydes métalliques lorsqu'ils sont volatilisés, soit à l'aide de l'arc électrique ou mêlés à des carburants énergiques, donnent des teintes de *Colorations diverses*, selon le genre de Métal que l'on a brûlé. En outre, dans l'Analyse spectrale, chaque sorte de Métal amené à l'état d'ignition se caractérise par des traits noirs qui viennent toujours se loger dans la Région colorée du spectre où les a classés la Nature.

En Pyrotechnie on utilise cette propriété pour obtenir dans les Feux d'artifices les jolis effets colorés qui font la joie des yeux. C'est avec le *Strontium* que l'on obtient les feux *rouges*, avec la limaille de Fer, les gerbes *rouges* et *blanches* ; avec le *Sodium* (Soude) (qui est à la base du Chlorure de sodium, plus connu sous le nom de Sel de cuisine) on obtient les feux *jaunes* ; avec le Zinc on obtient les Feux *bleus*, avec le Magnésium des Feux étincelants de couleur Blanc-bleuâtre, etc.

Ainsi, en copiant seulement ce qui précède, on obtient pour les Métaux précités le classement suivant :

Dans la région ROUGE : le *Fer* et le *Strontium* (ainsi que le *Potassium*).

Dans la région JAUNE : le *Sodium* (Soude ainsi que le *Calcium*).

Dans la région BLEUE : le *Magnésium* et le *Zïnc*.

Les principaux Corps simples (Metalloïdes) se classent comme suit :

Dans la région du ROUGE : *Carbone, Manganèse et Arsenic*.

Dans la région du JAUNE : *Soufre, Fluor, Silice et Iode*.

Dans la région du BLEU : *Phosphore, Brome et Chlore*.

En partant de ce classement — et à la condition de le compléter pour tous les principaux Métaux ou Métalloïdes (Corps simples) voir Tableau en couleurs, page 56 *bis* — il y aurait pour les Médecins qui traitent leurs malades par la Métallothérapie une base précieuse pour l'application thérapeutique de chacun de ces Corps. Car il suffirait pour traiter les Maladies en connaissance de cause — chacune des affections étant classée selon qu'elle serait causée par une carence de ROUGE, de JAUNE ou de BLEU — de faire prendre de la manière la plus pratique le Métal qui se trouve anormalement en déficit dans le corps.

Ainsi, par exemple, dans l'Anémie simple, provenant d'une carence de ROUGE, de faire prendre du Fer — ou de préférence des Aliments qui en renferment — ou dans l'Anémie nerveuse, du Bromure de Fer — ou de préférence des Algues marines (elles renferment du Brome) mêlées à des Aliments ferrugineux ; (ou bien dans certaines Maladies des yeux d'utiliser des Collyres à base de Sels de zinc) — ce que, comme vous l'aviez déjà remarqué, on avait fait depuis longtemps.

Les Métaux en rapport avec les Couleurs complémentaires du Spectre solaire pourraient également être utilisés dans le Traitement des Maladies mentales.

Il n'est pas jusqu'à l'Astrologie — cette science qui a tant préoccupé les Cerveaux humains — qui n'ait aussi ses rapports avec les Couleurs du Spectre.

Et si je ne craignais d'être accusé de m'adonner aux Sciences occultes — ce qui n'est pas, je vous l'assure — j'ajouterais que la Couleur des Planètes principales — nos sœurs à l'égard du Soleil notre père — est aussi en rapport, *selon leur coloration*, avec les influences que les Astrologues leur attribuent.

Ainsi pour celles qui sont nos plus proches voisines :

*Mars* ♂, à qui l'on attribue des influences batailleuses *nous paraît* ROUGE :

*Vénus* ♀ la jolie,. qui, dans le Ciel, nous paraît résumer le mieux le calme dans la félicité, nous apparaît en beau JAUNE pâle. *Apollon* ou *Mercure* ☿, la Planète *la plus rapprochée du Soleil*, donc la plus près du *Siège de la Vie*, nous apparaît légèrement colorée en BLEU. (Cette Planète n'étant visible que le Matin avant le lever du Soleil et le Soir après son coucher, lés Grecs l'avaient donc dédoublé en deux astres différents : le Matin ils l'appelaient Apollon et le Soir Mercure.

Remarquez que les *Trois Couleurs fondamentales* du Spectre solaire sont représentées par les Planètes *les plus rapprochées du Soleil* — la *Terre* étant la 3ᵉ et *Mars* la 4ᵉ — et dans un ordre régulier en partant du BLEU pour celle qui est la plus près du Soleil.

Les trois Couleurs fondamentales du Spectre solaire seraient donc représentées dans leur ordre, en partant du BLEU, source de la Vitalité corporelle, pour la Planète la plus rapprochée du Soleil, *si la Terre* — dont nous ne pourrons jamais connaître la Radiation colorée comme seuls peuvent la percevoir les habitants des autres Planètes — *avait une Radiation ROUGE* ?

Et pourquoi n'en serait-il pas ainsi ?

En effet, si les Radiations ROUGES étaient prédominantes sur la Terre, par suite de l'influence que cette couleur a d'engendrer les Instincts *brutaux* et *matériels*, cela expliquerait alors pourquoi sur la Planète-Terre les batailles et les luttes perpétuelles ne peuvent cesser entre individus, entre peuples et entre les diverses espèces animales, voire entre les éléments qui nous supportent et nous environnent : les matériaux terrestres, les gaz, l'eau et l'air, en perpétuelles luttes et agitations les uns avec les autres.

C'est ce qui expliquerait encore pourquoi la véritable Félicité ne peut exister sur la Terre : le bonheur ne pouvant être obtenu que par l'Harmonie parfaite et bien équilibrée de la réunion de toutes les Couleurs du Spectre, sans que l'une d'elles « vienne à prédominer » sur les autres.

La rectification qui s'imposerait à la suite de cette correction ne donnerait plus alors à *Mars* qu'une Radiation **Rouge-Orange**.

L'ordre des Couleurs complémentaires, après cette répétition de

Rouge, atténuée pour Mars, deviendrait donc plus aisé pour les quatre autres Planètes, les plus éloignées du Soleil.

Or, comme pour deux de celles-ci — tout au moins par les documents que je possède —, Jupiter et Uranus, leurs Radiations visuelles sont connues — **Orange**, pour Jupiter, **Verte**, pour Uranus — il nous suffirait d'attribuer aux deux autres, après vérification, les Couleurs complémentaires, **Indigo** et **Violet**, à *Saturne* et à *Neptune*, dans l'ordre de leur éloignement par rapport au Soleil.

Nous obtiendrons alors le Tableau suivant qui nous donnerait, au complet, avec un *Rouge atténué* supplémentaire, l'ensemble des Radiations colorées du Spectre solaire.

Pour les *Couleurs fondamentales* :

| | |
|---|---|
| BLEU...................... | *Apollon* ☿ (Mercure) |
| JAUNE .................... | *Vénus* ♀ |
| ROUGE.................... | *Terre* ♁ |

Couleur mixte surajoutée :

**Rouge-Orange**............. *Mars* ♂

Pour les *autres Couleurs du Prisme solaire* :

| | |
|---|---|
| Orange. ................... | *Jupiter* ♃ |
| Vert....................... | *Uranus* ♅ |
| Indigo.................... | *Saturne* ♄ |
| Violet.................... | *Neptune* ♆ |

Ceci posé, peut-être un peu arbitrairement, je laisse à ceux qui s'occupent d'Astrologie le soin de se préoccuper, avec d'autres documents plus précis que ceux que je possède, de ce qui peut résulter métaphysiquement des influences que peuvent avoir les Radiations colorées de nos sœurs les Planètes à l'égard des particularités corporelles, passionnelles ou intellectuelles de chaque individualité, selon, comme disent les Astrologues, que nous serons nés sous l'Influence astrale de telle ou telle *Planète*... — voire de la *Lune* ainsi que d'aucuns l'assurent.

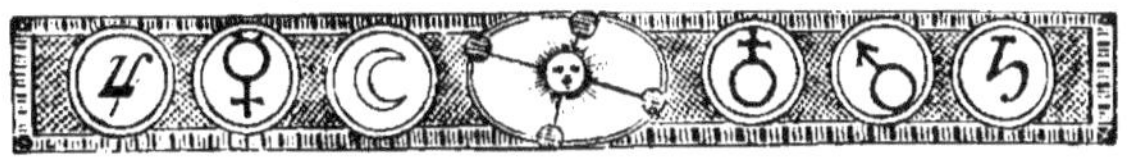

## 80ᵉ GEMMES. — PIERRES PRÉCIEUSES. — MÉTAUX NATIFS

Puisque me voilà plongé dans les Sciences occultes — que Dieu me pardonne ! — je continue donc :

N'a-t-on pas aussi attribué aux *Gemmes*, aux *Pierres précieuses*, voire aux *Métaux natifs*, des vertus occultes plus ou moins précieuses ?

Pour expliquer ces vertus, auxquelles tant d'incroyants à tout attachent une si grande confiance — comme aux fétiches, — n'y aurait-il pas encore là une influence tirant son origine de la Couleur où se classent les Pierres et les Métaux — visible pour les *Gemmes* et les *Pierres précieuses* et *intime* pour les Métaux — laquelle agirait alors par suite des Vibrations chromatiques engendrées par chacune des Couleurs de ces Gemmes.

Pour les *Métaux* il faudrait savoir par l'Analyse spectrale à quelle bande colorée du Spectre solaire chacun d'eux peut appartenir (au chapitre 80ᶜ les particularités chromatiques de quelques-uns de ceux-ci sont déjà indiquées) ?

Pour les *Gemmes* et *Pierres précieuses* rien de plus facile en partant de la Couleur qui les distingue les unes des autres. Ainsi :

les Pierres ROUGES, comme le Rubis, engendreraient des Sentiments *matériels* et *belliqueux*, allant en s'amoindrissant, lorsque leurs nuances se rapprochent du Rose 116 (mélange de ROUGE et de Blanc 53) ;

les Pierres JAUNES, comme la Topaze et l'Ambre, provoqueraient des Sentiments *normaux* et bien *équilibrés* ;

les Pierres BLEUES, comme le Saphir oriental et les Diamants bleus, engendreraient du Vitalisme régénérateur.

Dans les Couleurs complétant le Spectre solaire, si nous partons toujours d'après les effets de leurs influences, nous trouverons que :

les Pierres **Oranges**, comme certains Onyx ou certaines Agathes, provoqueraient des Sentiments corporels normaux mais opposés au BLEU ;

les Pierres **Vertes**, comme l'Emeraude et certaines Agathes, engendreraient des Sentiments de Calme et d'Apaisement opposés à ceux du ROUGE;

les Pierres **Indigos**, comme le Saphir indigo (1), le Lapis-Lazulli (2) engendreraient des Sentiments favorables pour l'Equilibre corporo-mental par suite de l'Influence Vitalo-psychique de l'**Indigo**;

les Pierres **Violettes**, comme l'Améthyste, provoqueraient des Sentiments ultra-calmes et dénués d'Influences corporelles, en raison des influences du **Violet**.

Veuillez bien croire que tout ce que je viens de dire n'a été ni copié ni inspiré par des ouvrages traitant ce sujet — ne m'occupant pas, je le répète, d'aucune Science occulte — mais m'est venu à l'esprit tout simplement par déduction et en me basant seulement sur les Effets et les Influences que possèdent les Radiations colorées du Spectre solaire, telles que je les ai classées dans le Tableau en Couleurs placé en tête de cette partie de mon livre, p. 56 bis. Ce que chacun pourra contrôler ou utiliser pour compléter cette étude à l'égard des autres Gemmes ou Pierres précieuses.

---

1. Saphir, de l'Hébreux, *sapir*, qui veut dire : « la plus belle chose »
2. Pierre précieuse composée d'*Aluminium, Sodium* et *Calcium*.

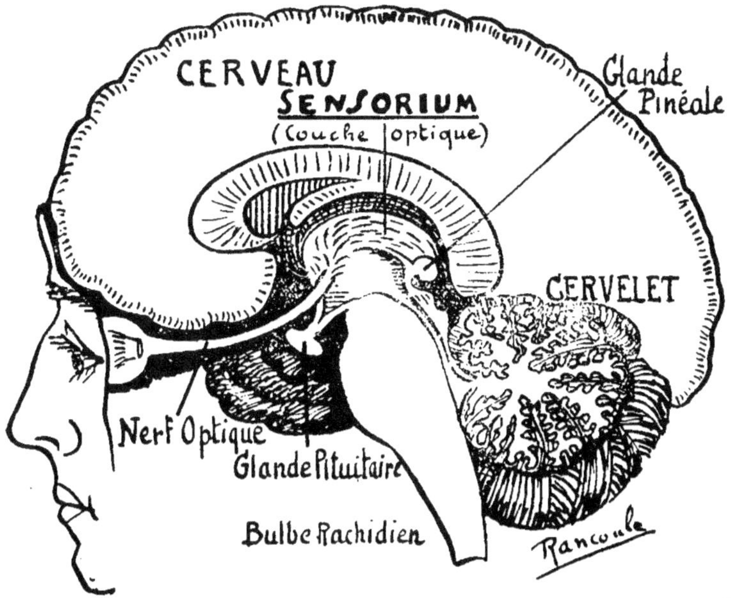


Fig. 22. — Le SENSORIUM, plus communément désigné sous le nom de *Couche optique*, est le réceptacle commun ou sont centralisées toutes les Impressions et Sensations que perçoivent *tous nos Sens* pour être ensuite appropriées en Actions *Accordant* avec les Sensations et Impressions perçues. C'est dans le *Sensorium* que l'AME résiderait et son siège serait dans la *Glande pinéale* (Descartes). Cette Glande est, en effet, admirablement placée pour répondre à la noble et mystérieuse mission que le Créateur lui a dévolue, tant par sa situation que par ses liaisons anatomiques qui, grâce à cet organe, tiennent le SENSORIUM en rapports constants avec le Siège de la Vie organique (le *Cervelet*) et celui de la Vie mentale (le *Cerveau*). — Voir Chap. 81 c.

# DE L'AME ET DU MENTAL

**81ᴬ Notre AME aussi est enchaînée dans les « Harmonies vitales engendrées par les Effluves colorés de la Lumière du Soleil.**

L'influence des Radiations colorées de la Lumière du Soleil joue à l'égard de nos Sentiments et de nos Pensées un rôle des plus actif. A cela rien de surprenant, puisque chacune des Couleurs vibrantes du Spectre solaire possède des particularités destinées exclusivement à entretenir la Vie psychique de notre Mental 75ᴬ, 76.

Mais comment et par quel procédé ?

Je crois en avoir trouvé la raison. Et, si je ne me trompe, l'explication que je vais en donner donnerait un peu de clarté dans cette question si délicate du rôle de l'Ame ; surtout que la solution que j'apporte n'a rien de métapsychique.

Vous verrez, par la suite, les conséquences logiques qui découleront de cette proposition, tout au moins pour donner une explication à tant de phénomènes psychiques restés jusqu'à ce jour un peu trop ténébreux ; faute, pour les expliquer, d'avoir pensé, encore une fois⁰ que la Lumière, en illuminant intensément l'intérieur de notre Cerveau, pouvait, « par la division de ses Ondes colorées », s'y traduire par des Sentiments et des Actes en rapport et en Accord avec le nombre de Vibrations ressenties et propres à chacune des Sept Ondes colorées.

Eh bien, pour cette démonstration, le problème à résoudre était celui ci :

Par quoi sont créées et comment s'enregistrent nos Pensées et nos Sentiments, c'est-à-dire, toute notre Vie Psychique ?

Pour obtenir la solution de ce problème il faudrait savoir comment peut s'accomplir l'entretien continu de la Vie Psychique et quelle peut bien être la « Nourriture fluidique » de l'Ame, et aussi ce qui peut être nécessaire pour créer dans celle-ci, à la fois, son Activité et les Sentiments, bons, mauvais ou neutres qui l'animent ?

*Or, pour connaître cette solution il faut en faire remonter l'explication et l'origine* « à **la manière** dont **nos Yeux** perçoivent les **Couleurs** ».

Cette proposition, que je développerai plus loin, nous donnerait l'explication de l'Origine des « Etats d'âmes », propre à chacun de nous et en même temps la possibilité de les modifier.

Car, selon notre attirance vers telle ou telle Couleur, les Sentiments de notre Ame se conjugueraient alors avec les Effets psychiques de la Radiation colorée qui a notre préférence ou dont nous aurions choisi l'Ambiance.

Ainsi, les personnes indifférentes à la vue des Couleurs auraient des Ames neutres, inaptes à comprendre et à traduire les Beautés d'origines naturelles ou humaines.

Celles qui n'auraient de préférence pour aucune Couleur, mais seraient sensibles à toutes, auraient des Ames équilibrées et conditionnées pour accomplir au mieux toutes les Fonctions « omnibus » utiles aux besoins usuels de l'homme.

Les personnes qui seraient attirées vers une Couleur, plutôt que vers d'autres, seraient douées pour se spécialiser dans l'exercice d'une fonction en rapport avec les Sentiments psychiques qu'engendrent la Couleur qu'elles préfèrent.

Quant à celles dont la vision des Couleurs seraient perverties, au point de voir les Couleurs fondamentales comme des Couleurs complémentaires (Daltonisme) — par exemple de voir le ROUGE de couleur Verte — celles-là intervertiraient dans leurs Ames les Sentiments primitifs de l'accord des Couleurs.

Je n'ose penser à ce qui peut se passer dans l'Ame des personnes qui ne voient pas les Couleurs (Dyschromatropsie), sinon comme des Gris plus ou moins accentués ? Dans leur Ame, les Sentiments, en rapport avec l'image de leur vision, doivent être sans caractère marqué, sans relief, et sans Volonté agissante (les Sentiments complets et exacts ne pouvant exister que si la Vue peut percevoir *nettement* toutes les Couleurs), notamment pour la Volonté bien

équilibrée qui ne peut exister que lorsque l'on peut voir *franche-
ment* toutes les Couleurs notamment le BLEU, le JAUNE et le
ROUGE, qui engendrent, par l'équilibre de leurs harmonies la Volonté agissante et réfléchie, laquelle est toujours suivie d'un Acte
s'y rapportant et en Accord avec le Raisonnement qui l'a fait naître.

En poursuivant les conséquences de cette thèse et en les appliquant à tous ceux qui ont une Vue normale nous comprendrions
plus aisément l'importance des Influences psychiques des Couleurs
et tout le parti qu'on en pourrait tirer pour modifier certains
Mauvais sentiments qu'il serait utile de réformer ou pour le moins
d'atténuer. De même qu'on pourrait également, au cas où on le juge-
rait nécessaire, accentuer d'autres Sentiments, comme, par exemple,
pour l'accomplissement de certaines Fonctions ou Professions qui
seraient ainsi rendues plus faciles.

### 81ᵉ Comment s'accomplit la « VISION CÉRÉBRALE ».

Pour démontrer comment ces divers phénomènes, d'ordre Psychique, peuvent s'accomplir, voyons maintenant — non pas méta-
psychiquement, mais physiologiquement — la manière dont se
produit dans notre Cerveau la Vision cérébrale. Aux explications
données par les Anatomistes neurologues j'en ai ajouté d'autres,
de mon cru, tirées d'un mémoire dans lequel je pense avoir résolu
le problème du *redressement* dans notre Cerveau des images que
nos deux yeux perçoivent *primitivement à l'envers* sur la Rétine.

« Les Images lumineuses reçues par la Rétine de chacun de nos Yeux
— lesquels ne sont que des dispositifs de transmission pour notre Cerveau, *seul capable de voir* — sont transmises par des myriades de Fibres
nerveuses (enfermées dans le Nerf Optique) jusque dans chaque Œil cérébral, lesquels se trouvent, chacun d'eux, logés dans le Cerveau, vers le
front, au fond de chaque Lobe pariétal, et *exactement derrière chacun des
Yeux*. C'est dans cette partie du Cerveau que nous verrons *réellement*
les images enregistrées par la Rétine des Yeux — comme le fait, pour la
Rétine, le verre dépoli d'un appareil photographique. — Dans l'Œil
cérébral droit nous *voyons* l'image *redressée à l'endroit* de celle qui a été
recueillie *à l'envers* par l'Œil droit, et *vice versa* pour l'Œil cérébral
gauche. La vision des deux images transmises par nos deux Yeux à
pour but de nous permettre de ressentir et d'apprécier le Relief stéréos-
copique des objets que nous voyons et, par la Triangulation qui
résulte de l'écartement produit par la double image perçue, de pouvoir
apprécier par un calcul mental rapide les distances existant entre ceux-ci.
Ce que les Borgnes ne peuvent faire.
« Les Fibres nerveuses chargées de transmettre les Images lumineuses
(et dont chaque extrémité aboutit à la surface de la Rétine pour y
recueillir *un seul point lumineux* de l'ensemble de l'Image perçue par
celle-ci) en se prolongeant vers le Cerveau, traversent d'abord le Chiasma
en s'entrecroisant en sens inverses de leur arrivée, puis, sous le nom de
Lames optiques, pénétrent dans les Couches optiques, pour, de là, se diriger vers le front dans les Lobes pariétaux ou siègent le lieu de notre
Vision cérébrale » (1).

1. Partie détachée de mon manuscrit « Self-défense du Corps humain ».

**81c  Le SENSORIUM. — Comment les « Vibrations colorées »
se transmettent dans notre CERVEAU et de ce qu'il s'ensuit.**

Reprenons maintenant, avec l'aide de la fig. 22, reproduite page 95, une partie de ce qui précède en la complétant comme suit pour notre thèse :

*Lorsque les Lames optiques qui transportent les Images lumineuses « colorées », perçues par les Yeux, quittent le Nerf optique d'où elles sont issues et pénètrent dans le Cerveau, il se trouve* que l'endroit de la substance cérébrale (*les Couches optiques*) où s'étalent les « vibrations colorées » — *transmises par les Lames optiques qui ne sont que la continuité des Nerfs optiques, mais alors « dépouillées de l'enveloppe isolante » qui les tenait préalablement enfermées dans ces derniers* — est exactement situé entre le Cerveau et le Cervelet.

*C'est-à-dire dans la partie du Cerveau (appelée Couche optique) et où se* réalise comme suit tout ce qui concourt à maintenir l'Harmonie et l'accord de toutes nos Fonctions vitales :

*1° l'Accomplissement des Actes Concomitants entre les deux organes qui président à la Vie mentale (le Cerveau) et à la Vie organique (le Cervelet)* ;

*2° la Résolution et la Coordination de tous les Sentiments psychiques, prenant leur source dans notre Raison, et qui s'opéreront « à notre insu » dans les Corps striés pour s'extérioriser ensuite en actes de Volition (Volonté) ou se résoudre sous forme d'Actes de Manifestations tangibles — Verbales, Linéaires, Picturales, Sculpturales ou Musicales — pour nos Conceptions mentales* ;

*3° pour résoudre au mieux de nos Nécessités organiques (Fonctions de nos organes) ou de notre Défense (Douleurs ou Sensations ressenties) les Impressions que nous ressentons en provenance de toutes les parties du corps, internes ou externes.*

*Or, si cette partie centrale de notre Cerveau « où se trouve la Source de notre Vie psychique et agissante » est Illuminée intensément par toutes les Couleurs irradiées par les Lames optiques, notre Ame n'a plus alors « qu'à traduire chaque Couleur » par des Pensées, des Sentiments ou des Actes en rapport et en accord avec la « Perception colorée » « venue de l'extérieur » et transmise par les Lames optiques dans la partie cérébrale correspondante au siège de ces Pensées ou de ces Actes. Et cela, pour tous les Peuples, sans distinction de Race ou de Langue. Car, le seul Langage universel, vraiment représentatif, indéformable et sans accent, étant celui que nous procure ou nous suggère la « vue des Couleurs », celles-ci étant toujours en corrélation avec les Sentiments et les Pensées immédiats qu'elles évoquent dans notre esprit.*

**81d  C'est dans le SENSORIUM — où siégerait l'AME — que s'accomplirait le Miracle des engendrements de la VIE MENTALE.**

Comme cela est troublant à tous égards... Et notamment au point de vue des conclusions qu'on en pourrait tirer pour fixer dans notre corps le « Siège de notre Ame (1) » — autrement dit : le Sensorium.

Comme, aussi, deviendrait facile l'explication des phénomènes vitaux qui nous régissent et dont notre existence dépend seule, lesquels alors se rapporteraient « tous » à une seule origine : l' « *Ambiance vibrante* » *des Couleurs en provenance du Spectre solaire.*

Ainsi, comme on le pressentait déjà, la Vie ne serait donc que la résultante, non plus de Vibrations de sources inconnues, mais *des Effets procurés ou engendrés par l'ensemble des « Ondes vibrantes colorées » qui nous environnent et que nos Sens « capteraient » — suivant leur degré d'Affinité et de Sensibilité — pour les utiliser ensuite selon les besoins de nos Nécessités vitales.*

Alors, pour faire agir et développer au mieux les Sentiments fixés à l'état latent et dès notre naissance dans notre Ame, quel merveilleux procédé pourraient employer les Educateurs en utilisant à propos les Effets psychiques des Couleurs complémenmentaires 75-112, et les Médecins les Effets corporels des Couleurs fondamentales, 75-108 à 110, pour soigner les Malades. — Comme les Psychiâtres utiliseraient pour les Cures mentales certaines Couleurs complémentaires 112-113 appropriées en conséquence pour la guérison de ces Maladies du mental.

Et pourquoi n'en serait-il pas ainsi puisque tous les phénomènes aboutissant à notre Existence entière, Corporelle et Mentale, trouvent exclusivement leur origine :

1º Dans les trois Radiations vibrantes fondamentales de la Lumière du Soleil, ROUGE, JAUNE, BLEU, pour tous nos besoins corporels ;

2º Dans les trois Radiations vibrantes complémentaires, **Orange, Vert, Violet,** pour les nécessités de notre existence psychique ;

3º et dans les Radiations Vibrantes de la Couleur intermédiaire, **INDIGO,** pour régler en parfait Equilibre harmonique la Vie du corps avec celle du Mental ?

### 81ᴮ Comment les AVEUGLES voient les COULEURS.

Et, allez-vous me dire, les Aveugles *qui ne voient pas la Lumière,* et conséquemment n'en reçoivent pas les Ondes vibrantes colorées dans le Cerveau, n'auraient-ils donc pas d'Ame ?

D'abord, il n'est presque pas de Cécité complète : la plupart des Aveugles, s'ils ne distinguent pas les images, continuant à pouvoir différencier la Lumière de l'Obscurité.

Puis, pour ceux dont la Rétine ne permet même plus cette perception, il existe encore d'autres moyens de vision que celui de la Rétine — comme le Pʳ Farigoule (alias Jules Romains) l'a signalé et démontré —, et qui sont les « Centres nerveux optiques » (lesquels sont situés dans diverses parties de notre corps, notamment *de*

---

1. A ce propos, vous souvient-il que dans le 1ᵉʳ Tome de « Connais-toi... d'abord », page 17, j'avais indiqué, d'après Descartes, la Glande pinéale, *logée exactement entre les deux Cerveaux,* comme étant celui du « Siège de l'Ame » ?

*chaque côté du Front* et *sur la Nuque*) et qui nous permettent par des Nerfs tactiles (fig. 23), autrement mieux organisés que ne le sont des Antennes ou des Selfs de T. S. F., de percevoir et de capter, *par une autre voie que celle de nos yeux*, les « Vibrations » des Ondes lumineuses qui s'échappent de la Lumière et celles des Corps qui s'en sont imprégnés, voire aussi de nous-mêmes par le fait de l'Emission réversible de notre propre Emanation.

Or, si les Sons peuvent se transmettre *vibro mécaniquement* par le Phonographe, *télé-électriquement* par le Téléphone, ou encore par les Microphones qui les enregistrent dans la Radiophonie, dans le but de les transmettre si mystérieusement par les Ondes Hertziennes (T. S. F.), *pourquoi donc, alors, les Couleurs,* qui ne sont, elles aussi, que la « résultante optique » des « Vibrations » qui les ont créées, *ne pourraient-elles, comme les Sons, se transmettre à l'aide d'Organes nerveux adaptés pour ce rôle* dans les Couches optiques du cerveau, puisque ces « Sens tactiles chromatiques » (fig. 23) sont autrement mieux organisés et plus sensibles que ne le sont, par exemple, les Antennes ou les Selfs utilisées dans la T. S. F. ?

Et comme il doit en être sûrement ainsi, grâce à la divine omnipotence de Celui qui a tout créé et tout prévu, il en résulte donc que *même les Aveugles et les Dyschromatropes peuvent enregistrer dans leurs Cerveaux*, pour les besoins de la Vie de leur Ame en corrélation avec celle de leur Corps, *la totalité des Couleurs engendrées par la Lumière du Soleil.*

**81ʳ TRANSMISSION de la PENSÉE et des SENTIMENTS. TELÉPATHIE simple et prémonitoire.**

S'il me fallait continuer à décrire toutes les conséquences que peuvent déterminer l'Imprégnation cérébrale des Couleurs sur le Mental je ne vois plus où je pourrais m'arrêter.

Je vais, toutefois, encore indiquer une autre conséquence se rapportant cette fois à la « Transmission de la Pensée » et des Sentiments.

Pour cela, sachant que nos Pensées comme nos Sentiments ne sont que l'interprétation des Rapports avec les Couleurs qui les ont formés dans notre Cerveau, pourquoi alors, *par le procédé inverse* de celui par lequel ces Pensées ou ces Sentiments se sont introduits en nous, ne pourrions nous aussi les « extérioriser » et en faire la « Transmission » à autrui, *si nous le désirions avec tout l'appui de notre Volonté ?*

Comme les Chiens qui, ne pouvant parler, le font en nous fixant longuement de leurs deux bons yeux lorsqu'ils désirent quelque chose de nous et qui doivent *à ce moment* penser fortement à ce qu'ils veulent.

Il n'y aurait là, en effet, que la résultante d'un phénomène pas plus compliqué que celui que nous utilisons dans la T. S. F. Car, lorsque sous l'effort éjaculatoire de notre Volonté, les mêmes Ondes vibratoires colorées qui ont créé nos Pensées ressortiraient avec force de notre Cerveau et qu'alors elles s'épandraient autour de nous sous forme d'*Ondes* de mêmes grandeurs que celles qui ont créé ces mêmes Pensées, *pourquoi ces Ondes de dimensions exacte ment appropriées ne pourraient-elles être captées* — comme le sont les Ondes Hertziennes par les Antennes de la T. S. F. — *par les « Sens tactiles chromatiques » de la personne visée, puis ensuite être transmises dans le « Sensorium » de son Cerveau où elles seraient « instantanément traduites par des Pensées semblables » à celles que nous aurions « extériorisées » de nous-mêmes ?*

Et pourquoi pas, en effet, car à cela rien d'impossible, puisqu'il s'agit en cette occurence d'*Ondulations transmissibles et réceptives*, comme le sont toutes les Ondulations qui nous environnent. Or, comme nous savons que chaque Couleur — représentant soit une Pensée ou un Sentiment, — n'est en réalité que le fait apparent et décisif de la Traduction cérébrale d'un certain nombre de Vibrations, rien ne s'opposerait donc à ce que celles-ci puissent se transmettre à des distances plus ou moins grandes — question de sensibilité des Organes transmetteurs et récepteurs — et ne se traduisent lors de leur arrivée *par des Impressions colorées identiques à celles émises à leur point de départ. Donc par des Pensées ou des Sentiments s'accordant exactement avec les Impressions colorées transmises.*

Or ce qui est possible en T. S. F., basée sur le même principe de la Captation des Ondes vibrantes, est encore plus plausible lorsqu'il s'agit pour obtenir le même résultat de l'intervention de nos Sens, lesquels sont autrement plus perfectionnés et sensibles que ne le sont toutes les machines et tous les dispositifs que nous pouvons créer.

Et si je voulais parler de la « Télépathie », je reproduirais tout ce que je viens d'écrire sur la Transmission de la Pensée et des Sentiments, en y ajoutant ceci : pour la Transmission de nos Pensées à de très grandes distances (Télépathie prémonitoire) il faut nécessairement que le *potentiel* de la Volonté émettrice soit concentré à sa plus haute puissance. Comme cela se passe, par exemple, au moment d'un grand danger, ou lorsque nous allons trépasser, et que dans l'espace d'un instant *nous revivons « en quelques secondes »* toutes les grandes phases de notre existence et *revoyons près de nous*, nos {parents intimes, nos meilleurs amis et, quelquefois, ceux à qui nous avons causé du tort. Pourquoi

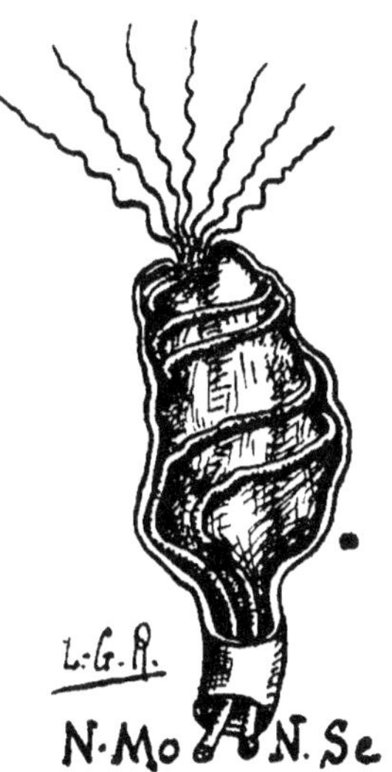



Fig. 23. — Les SENS TACTILES sont de merveilleux petits organes en possession d'un système nerveux complet, avec Nerfs sensitifs, N. Se, et Nerfs moteurs, N. Mo, et dont le rôle a pour but de « suppléer à la Vue » pour transmettre dans le Sensorium les Impressions émises par les Ondes colorées vibratoires.

alors « *à ce moment précis* » tous ceux à qui nous pensions ne pourraient-ils percevoir, de leur côté, notre Pensée, laquelle en cet instant critique se trouvait élevée à son plus haut potentiel sous la forme d'Ondes vibrantes colorées éjaculées avec force de notre *Sensorium* par des *Sens tactiles émetteurs ?*

81ᴳ **La « VIE MENTALE »**, comme la Vie corporelle, est soumise à la même Loi des Imprégnations colorées, en harmonie les unes avec les autres, lesquelles, sous forme d'**ONDES CHROMATIQUES**, ¡constituent la **NOURRITURE** de l'**AME**.

Si pour la Santé corporelle il est indispensable que notre Structure générale soit constamment régénérée, sous forme alimentaire, par la totalité des produits engendrés par la Gamme complète des Ondes colorées du Spectre de la Lumière solaire, et cela pour conserver toujours intacte le parfait « Equilibre harmonique » corporel, sans quoi il n'est pas de Bonne Santé possible, il ne peut donc en être autrement pour la Santé psychique ; car elle aussi est en dépendance de la Réceptivité dans notre Sensorium 81 ᴅ des Ondes colorées, génératrices des Pensées imaginatives et des Actes qui s'ensuivent, « toujours Harmoniquement et bien en Accord les unes avec les autres ».

Car l'impondérable « Centre Psycho-mental », comme la Matière corporelle dont nous sommes constitués, est, lui aussi, soumis à la Loi des Harmonies chromatiques ; laquelle Loi nécessite, en même temps que l'imprégnation des *Ondes Colorées fondamentales* à engendrement d'Impressions matérielles (ROUGE, JAUNE, BLEU), celle des *Ondes colorées complémentaires* (**Orange, Vert, Violet**), y compris *l'Onde intermédiaire* (**Indigo**), dont les effets sont d'une nature plus particulièrement psychique, notamment le **Violet** qui n'engendre que des Sentiments psychiques.

Cette double imprégnation d'*Ondes corporelles* et *psychiques* est seule capable d'assurer l'Harmonie parfaite des phénomènes cérébraux. Sinon le « Centre psycho-mental », s'il ne trouve l'origine de la *Nourriture intellectuelle* qui s'emmagasinera en lui que dans une seule catégorie d'Ondes, par exemple, que dans la réception des Ondes colorées ROUGE, JAUNE ou BLEU, à production d'Effets sensoriaux exclusivement matériels, sinon, dis-je, le « Centre Psycho-mental » se trouvera complètement déséquilibré et deviendra incapable de fournir des Emissions normales ; car, comme la trompette guerrière qui ne pourrait émettre que les trois notes à effets matériels,

$$\frac{\text{DO}}{\text{ROUGE}} \qquad \frac{\text{MI}}{\text{JAUNE}} \qquad \frac{\text{SOL}}{\text{BLEU}},$$

il ne peut conséquemment vibrer autrement qu'à l'unisson des Ondes colorées à engendrements de Sentiments ou d'effets à buts matériels, et cela en accord avec la « Nourriture mentale » dont il s'imprégna.

C'est alors que, ainsi anormalement orienté et d'un seul côté pour l'étude et la compréhension des Phénomènes de la Nature, le « Centre psycho-mental » devient incapable de se mettre en communication avec le côté du Monde immatériel. Celui où sont logées les plus merveilleuses Ondes Vibratoires : celles qui, lorsque cela est nécessaire, nous « soufflent à l'oreille » les *solutions* vainement recherchées par les moyens ordinaires, nous font *découvrir* les choses que nous ignorions, nous *suggèrent* les Interventions nécessaires, bonnes ou mauvaises (selon le genre d'Ondes inspiratrices) en un mot qui permettent à l'Homme, en lui donnant le Don de pouvoir « capter » ces Ondes divines, de posséder ces facultés sublimes qui le rapprochent un peu du Dieu qui l'a créé : *l'Intuition et la Divination*.

La réciprocité, c'est-à-dire la Nourriture cérébrale *exclusivement* constituée avec des Ondes colorées à « engendrements psychiques » ne peut également produire qu'un « Centre psycho-mental » anormal. Et si de cette anormalité il peut parfois en résulter certaines espèces de Génies, ceux-ci ne pourront être que des Monstres intellectuels incapables d'être compris par les Gens normaux.

Ainsi la « Vie psycho-mentale », de qui dépend notre Intellectualité et aussi notre Moralité, pour être en possession de la totalité normale des facultés qui lui sont dévolues, doit subir les mêmes conséquences que celles de la Loi qui préside à l' « animation de la Matière » ; il lui faut donc — exactement comme cela se passe pour les phénomènes de la Vie matérielle — être sous la constante influence de l'*Imprégnation intégrale* des Sept « Flux-solaires » 82, ce qui, seule, peut réaliser l' « Imprégnation cérébrale harmonique », des Ondes colorées et par conséquences heureuses une Ame saine et normale.

Sans quoi, autrement, la « Vie psychique », faute de cette harmonisation, s'orientera, tantôt dans le sens, dit « matériel », lors d'une Imprégnation cérébrale exclusivement formée d'Ondes ROUGES, JAUNES, BLEUES, représentées sous toutes leurs formes, Aliments, Boissons, Ambiances, Œuvres artistiques, musicales, littéraires, scientifiques ; ou bien dans le sens « hyper-intellectuel » lors d'une Imprégnation fournie exclusivement par les Ondes colorées de nature plus essentiellement psychiques, comme l'**Orange** et le **Vert**, et plus particulièrement par l'**INDIGO**, et surtout le **Violet** (1).

Avec prédominance, pour ces deux cas, dans le sens des phénomènes engendrés par l'Onde colorée qui sera perçue en excès.

Et comme avec le chiffre sept — qui est celui des Couleurs du Spectre de la Lumière solaire — on peut arriver à un nombre de combinaisons impressionnant, il est alors aisé de se rendre compte que les variétés d'Anormaux, du fait de prédominance de l'une ou plusieurs Ondes colorées avec défiscience d'une ou plusieurs de ces Ondes, est considérable.

En résumé la *Nourriture de l'Ame* doit comme la Nourriture du Corps être harmonieusement et sainement composée. Et, en outre, s'accorder avec les Nécessités psychologiques qui font partie de nos Fonctions ou Professions.

J'ajoute encore que cette « Nourriture fluidique » devra, bien

1. Voire aussi, bien probablement, par le fait des *Ondes infra-rouges* (dont l'*Alcool* doit certainement dépendre) ou *ultra-violettes* 75c, lesquelles seraient alors la cause de certaines Mentalités morbides, autrement inexplicables. Certaines « drogues maudites », comme la *Cocaïne*, la *Morphine*, l'*Héroïne*, entre autres, pourraient aussi être classées comme tirant leur origine des *Ondes ultra-violettes*?

entendu, être choisie parmi tout ce qui est *naturel*, sinon, il ne pourrait en résulter comme produits que des *Ames artificielles* s'accordant, comme Sentiments, Pensées et Actions, avec les choses *antinaturelles* dont par l'Intestin et le Sensorium elles se seront nourries.

**81ᴴ Les « AMES COLORÉES »** (*Addenda*).

Puisque j'ai eu l'imprudence, dans les chapitres 80 ᴰ et ᴱ, de pénétrer dans les arcanes de l'Occultisme, il me faut encore dire quelques mots sur les « Ames colorées ». Car il paraît que nos Ames ont une Couleur, que notre corps dégagerait sous forme d' « *Aura colorée* » *en rapport avec le Tempérament de celui qui l'émane,* — ce que j'avais, du reste, laissé entrevoir dans le chapitre 81 et suivants.

Or, ce qu'il y a de curieux c'est que, comme on va le voir, la Couleur indiquée correspond exactement avec les Effets psychiques que produisent les différentes colorations du Spectre solaire,

C'est cette concordance qui a retenu mon attention et qui m'a fait, au dernier moment, ajouter ce chapitre supplémentaire, et dont j'ai puisé l'idée originale dans le compte rendu du Congrès spirite qui s'est tenu à Paris en septembre 1925.

Voici donc ce que le 8 septembre expliqua le conférencier :

Si, après avoir rempli une cuve de verre avec de l'eau distillée dans laquelle on aura fait dissoudre de la « diujanine » (qu'est-ce que ce produit mystérieux ?), vous vous placez devant cette cuve, votre image réfléchie par une glace fortement éclairée *vous apparaîtra colorée*.
en ROUGE, si vous êtes méchant,
en JAUNE, si vous êtes intelligent,
en **Vert**, si vous êtes jaloux (rappelez-vous que le **Vert** est le complémentaire du ROUGE),
en **Blanc**, si vous êtes juste et bon. (Le Blanc est l'équivalent des Sept couleurs réunies.) (1).

Il est bien regrettable que M. Géo London, l'auteur de cette citation, se soit arrêté à l'*Aura colorée* de ces quatre nuances, car j'eusse été curieux de savoir de ce qu'il en résultait pour les *Ames Bleues, Orangées, Violettes,* et *Indigos*, par rapport à la concordance des Couleurs et des effets ?

J'admets donc, de confiance, que l'*Aura colorée* émanée par nos âmes existe réellement, car cela me donnerait une explication de ces effets singuliers d'*Attirance Sympathique* ou de *Répulsion Antipathique* que nous éprouvons à l'égard de certaines personnes sans pouvoir nous en expliquer la raison.

Ces effets ne seraient alors causés que par un « manque d'harmonie » entre la Couleur de notre propre *Aura* et celle de la personne qui nous est *Antipathique*.

Comme, au contraire, il y aurait « accord parfait » des Couleurs entre elles pour les personnes dont les *Aura colorés* vibreraient *sympathiquement* — en accord — les uns avec les autres.

1. Une amie, Mme T..., très versée dans les Sciences occultes, à qui je parlais de ceci, m'a dit qu'il existait un autre moyen de voir la « Couleur de l'Ame ». Le voici : Interposer son corps entre le Soleil et un drap blanc tendu à quelque distance ; votre ombre projetée sur le drap doit s'auréoler de la Couleur de votre « Aura ». (?).

Nous aurions ainsi l'explication des raisons pourquoi certaines personnes dégagent autour d'elles *de Bonnes ou de Mauvaises Influences* — comme certaines fleurs, pourtant fort jolies, dégagent des odeurs désagréables, et que d'autres, moins attirantes, émanent des parfums exquis.

Là, encore, il ne s'agirait que d'une question d'*Emanations colorées*, de nature bienfaisante ou pernicieuse, qui en se dégageant de leurs propriétaires s'imprégneraient dans l'Ame des personnes qui les fréquentent ou cohabitent avec eux pour engendrer chez ces dernières des Influences heureuses ou malfaisantes, selon les origines de ces Émanations colorées.

Les « Envoûtements » n'ont peut-être pour origine, par exemple, qu'une Imprégnation continue de ROUGE, ce qui, chez les « Envoûtés », détruirait en eux, par insuffisance de sa Couleur complémentaire (le Vert, composé de Jaune et de Bleu), une partie des effets du JAUNE harmonique et équilibrant et du BLEU créateur d'Energie vitalo-mentale, d'où l'Annihilation de la *Volonté agissante* personnelle, laquelle se trouverait alors dominée par celle de l'Envoûteur.

(*Idem* pour toutes les autres Couleurs et leurs Influences.)

Il pourrait aussi en être de même pour cette sorte de « Folie destructive » qui s'empare des Foules lorsque celles-ci viennent de subir l'ascendance d'un Orateur au Verbe puissant et aux Pensées génératrices de Radiations ROUGES, laquelle Folie ne proviendrait alors que d'une Imprégnation exagérée dans l'auditoire de cette Irradiation colorée aux Influences mauvaises pour le Mental.

Comme le contraire se montrera lorsqu'un Orateur convaincu prêchant des Idées saines et bienfaisantes irradie autour de lui par ses Pensées les émanations du BLEU de l'INDIGO et du JAUNE, lesquelles, comme vous le savez, engendrent en nous des Influences heureuses et justes en accord avec l'*Equilibre* de notre *Energie vitalo-mentale*.

Par ces quelques exemples, que viennent de me suggérer les effets que peuvent produire les « Ames colorées », vous remarquerez combien ces diverses influences, dont l'origine remonte *toujours* aux Irradiations colorées émanées par la Lumière du Soleil, peuvent avoir comme conséquences, bonnes ou mauvaises, lorsqu'elles seront mal réparties, en excès l'une sur l'autre ou mal équilibrées, par rapport entre elles.

Déjà, en 1912, j'avais publié une chronique, intitulée « *De l'influence de la « Chromothérapie » sur l'Harmonie sociale* » (je la reproduis plus loin 161) et dans laquelle j'apportais, sous une forme peut-être un peu fantaisiste, quelques solutions très raisonnables au fond ; parce que pour tous les maux il existe des remèdes et que pour les guérir il suffit de connaître l'origine et la cause des Affections corporelles ou mentales que l'on prétend soigner.

Ainsi, d'après les Lois qui régissent entre elles les Accords des couleurs, pour se prémunir contre les Ambiances colorées dangereuses que dégagent certaines personnes, *avec qui nous sommes obligés de vivre ou d'avoir des relations*, il suffirait de créer entre nous et les personnes dont on veut se protéger une Ambiance de *Couleur complémentaire* formant Ecran, de manière à annihiler les mauvais effets des Emanations colorées qui se dégagent de ces personnes, (Voir Tab. 116 A et Ecrans-filtre 114.)

Comme, par exemple,

de créer autour de soi une Ambiance de **Vert** pour supprimer les mauvais effets des émanations du ROUGE, productrices d'Instincts *brutaux* et *matériels* et destructives des effets bienfaisants du JAUNE *harmonique* et *équilibrant* et du BLEU facteur d'*Energie vitalo-mentale*.

Ou, réciproquement, de créer autour de soi une Ambiance de couleur JAUNE pour faire disparaître les Emanations **Violettes** qui sont à la source des *Dépressions* et *Perturbations spirituelles*, enclines à porter l'Esprit vers les *Irréalités* et les *Rêveries*, avec suppression de la *Volonté mentale*.

Par ces deux exemples, qui ne sont résolus qu'en utilisant les particularités psychiques propres à chaque Couleur du Spectre solaire, et leurs Influences en accord ou opposées les unes aux autres, on voit donc qu'il existe un remède à tout : Aussi bien aux Maladies du corps comme à celles du mental, à la condition bien entendu de connaître exactement l'origine de chaque affection et l'Antidote naturel qu'on peut lui opposer

Cette question imprévue des « Ames colorées », si elle m'a conduit plus loin que je le pensais, m'a permis, d'autre part, de vous faire constater, encore une fois, que, même pour « l'Aura colorée », il existe toujours la même concordance pour les Ondes colorées en tant qu'effets à l'égard des Harmonies vitales qui nous régissent.

Mes amis, vous venez de voir dans les 29 chapitres de cette deuxième partie, traitant l'enchaînement des *Harmonies vitales engendrées par les Effluves colorées du Soleil*, que tout se tient, tout se relie, tout s'enchaîne, pour les besoins complets de notre Vitalité matérielle Psychique ou Intellectuelle, ainsi que pour l'Existence de tout ce qui vit sur la Terre.

Or cette Loi si harmonieuse, où tout est si bien régie et où rien n'a été oublié ni livré au hazard, puise exclusivement, comme on va le voir dans le chapitre VII, son origine mystérieuse dans :

les Sept « **FLUX-VIBRATOIRES** » qu'Irradie la
**LUMIÈRE du SOLEIL**.

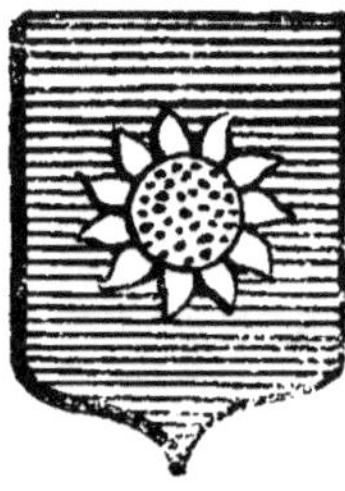

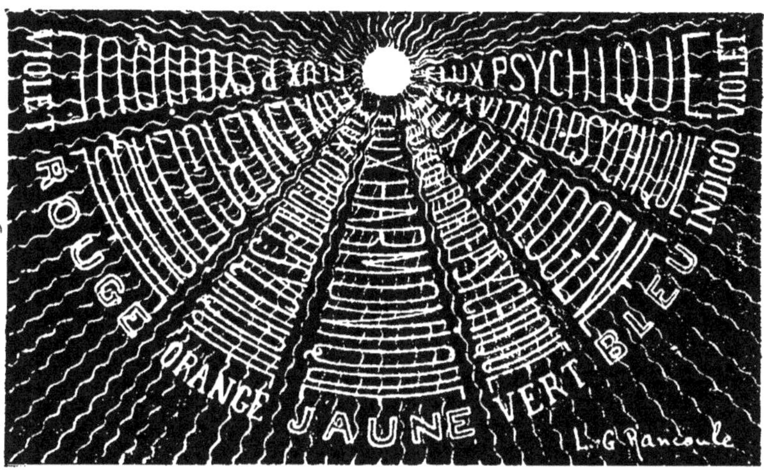



Fig. 24. — Les SEPT « FLUX-VIBRATOIRES » irradiés de la LUMIÈRE du SOLEIL sont à la base de l'« engendrement » de tout ce qui existe et nous fait vivre sur la Terre

# Les « Flux-vibratoires »
## irradiés de la LUMIÈRE du SOLEIL
### VII

**82.** **ORIGINE des HARMONIES VITALES. — Dans les Sept couleurs contenues dans la LUMIERE du SOLEIL se trouve l'origine, sous la forme de « Flux-vibratoires », de toutes les Énergies physiques, créatrices et psychiques qui régissent notre UNIVERS.**

Tout ce qui existe dans notre monde ayant été créé sur le principe des Harmonies vitales engendrées par les Effluves colorés du Soleil, on pourrait donc en partant des bases que je viens de donner remplir indéfiniment toutes les colonnes du Tableau en couleurs, précédant le chapitre VI, par le nom de tous les Corps connus dans la Nature et celui des Phénomènes physiques qui les accompagnent, comme aussi par ceux des Phénomènes d'ordre corporel, mental et psychique, pour ce qui nous concerne.

En effet, toutes les combinaisons de classement peuvent s'adapter en suivant scrupuleusement cette règle.

Ainsi l'origine de la composition des Corps remonte aux seuls Effets vibratoires générateurs de l'une ou de plusieurs des Couleurs spectrales. Comme les Réactions physiques ou chimiques de tous ces Corps, sont les produits, lorsqu'ils se décomposent ou se désagrègent, de la libération et de la « Réservibilité des Ondes colorées », qui étaient à la base de leur composition primitive, en Ondes de même grandeur, donc de mêmes effets.

De ce que je viens de dire il résultera, par exemple, que ce qui a été engendré sous l'Influence des ONDES-ROUGES, *Dynamo-calorigènes*, ne peut reproduire en se décomposant ou se désagrégeant que des Ondes semblables, c'est-à-dire, de la Force et de la Chaleur, comme, inversement, les mêmes ONDES en se reconstituant reformeront, dans un cycle infini, des corps de même nature.

Idem, en ce qui concerne leurs particularités, pour les ONDES-JAUNES et les ONDES-BLEUES.

A l'égard de l'origine des phénomènes chargés de « vitaliser » la matière et de la production des Effets psychiques, il faut les faire remonter à l'action de Vibrations de nature particulière appartenant au groupe des *Couleurs complémentaires* lesquelles viennent ainsi « complémenter » les *Couleurs fondamentales*.

Ainsi tous les phénomènes qui sont à l'origine de l'engendrement des Régénérations perpétuelles, corporelles, physiques ou psychiques, sont créées par des « *Flux vibratoires* » *dont le nombre et la forme des Ondulations sont toujours en rapport, pour chacun d'eux, avec les buts qu'ils ont à réaliser.*

☻

Le fond de ce qui existe n'étant plus à créer, mais seulement à transposer et à recombiner, le rôle des « *Flux vibratoires* » consistera donc à « régénérer indéfiniment » les Éléments fondamentaux existants pour les appliquer, sous quelque forme que ce soit, à tout ce qui peut en avoir besoin dans la Nature.

Ainsi les Couleurs fondamentales, ROUGE, JAUNE, BLEU, réservées aux Substances matérielles, émaneront des « *Flux vibratoires* » dont le rôle sera destiné à l'Entretien et à la Régénération des Corps moléculaires qui sont à la base de toutes les Structures ; en même temps qu'ils leur fourniront les Energies destinées à les parfaire physiquement et à empêcher leur Inertie en leur fournissant l'Animation moléculaire. Et cela grâce à l'intervention des « Flux vibratoires » qui leur sont propres, et à ceux d'ordre psychique, qui les complémentent et qu'émanent les *Couleurs complémentaires*, Orange, Vert, Violet, Indigo.

Il existe donc deux groupes distincts de Flux-vibratoires, comme il existe dans le Spectre solaire deux groupes d'Ondes colorées ayant chacun un rôle particulier, lequel ne peut agir qu'avec l'aide de l'autre.

82ᴮ « FLUX-VIBRO-CORPORELS » en accord avec
les ONDES ROUGES, JAUNES, BLEUES.

Le premier groupe de Couleurs fondamentales, dont le rôle est réservé à la Structure des corps et aux phénomènes concernant la Vie organique, se subdivise en trois classes différentes :

A) La première est productrice de « Flux-énergétique » ;
B) La seconde est productrice de Flux-harmonique » ;
C) La troisième est productrice de « Flux-vitalogène ».

« FLUX-ÉNERGÉTIQUE. — Le « Flux-énergétique » est la résultante des produits de la Couleur fondamentale ROUGE alliée aux deux Couleurs complémentaires **Orange et Violet**.

Le « Flux-énergétique » est à la source des engendrements exclusivement matériels. En supprimant l'inertie des Corps matériels il crée, lors de leur désagrégation, la Force et la Chaleur. Il est à la base de tous les corps producteurs d'Energie-Force ou Chaleur. On le trouve également dans la constitution de toutes les Structures solides.

« FLUX-HARMONIQUE ». — Le « Flux-harmonique » est la résultante des produits de la Couleur fondamentale JAUNE alliée aux deux Couleurs complémentaires, **Vert et Orange**.

Le « Flux-harmonique » est à la source du complément de l'engendrement des productions matérielles à base d'Azote (Albumine). Il régit toutes les Harmonies présidant à la construction des Structures corporelles ; ainsi que la Répartition et la Juxtaposition *bien équilibrées* des Cellules protoplasmiques transmises par les Aliments, conjointement avec les Cellules dont notre corps est composé (Voir 79).

« FLUX VITALOGÈNE ». — Le « Flux-vitalogène » est la résultante des produits de la Couleur fondamentale BLEU alliée aux deux Couleurs complémentaires **INDIGO et Vert**.

Le « Flux vitalogène » est à la source de l'engendrement des Corps nécessaires à la Structure de tout ce qui constitue le Système nerveux (Cellules nerveuses et Produits pro-nerveux).

Le « Flux vitalogène » préside à toutes les « Animations corporelles ».

Et en collaboration avec l'**INDIGO** il « harmonise » et « accorde » les Effets de la Vie corporelle avec ceux de la Vie mentale.

82ᶜ **Les « FLUX-VIBRO-PSYCHIQUES » en Accord avec les Ondes Oranges, Vertes, Violettes et INDIGO.**

En outre de ces trois classes de « Flux vibratoires », réservés à l'engendrement des Corps et à leur « Animation », il faut ajouter pour les besoins des fonctions du Mental les Effets vibratoires des Couleurs complémentaires, **Orange, Vert, Violet**, et de la Couleur intermédiaire **INDIGO**, qui engendreront des « Flux-vibro-psychiques » de nature appropriée à chacune de ces Ondes colorées.

« *Flux-Corporo-psychique Orange* ». — L'Orange est la Couleur complémentaire dont les vibrations ont, pour une part, le rôle de « Vitaliser » les Couleurs fondamentales ROUGE et JAUNE, et, d'autre part, par leurs Influences psychiques de fournir à celles-ci des Directives mentales chargées de les tenir « en accord » avec notre Ame.

Les **Rayons-Oranges**, ont également pour rôle de présider plus spécialement aux Fonctions *digestives*, *génésiques* et *musculaires*.

Par contre, les **Rayons-Oranges** annihilent les effets des RAYONS-BLEUS.

« *Flux-psycho-corporel Vert* ». — Le **Vert** est la Couleur complémentaire dont les Vibrations ont, pour une part, le rôle de « vitaliser » les Couleurs fondamentales **JAUNE** et **BLEU** et, d'autre part, par leurs Influences psychiques de fournir à celles-ci les Directives mentales chargées de les tenir « en accord » avec notre Ame.

Les **Rayons-verts** ont également pour rôle de présider plus spécialement au complément définitif des Fonctions *digestives* et aux Fonctions du Poumon et du Cœur.

Par contre les **Rayons-verts** annihilent les effets des **RAYONS-ROUGES.**

« *Flux-Psychique Violet* ». — Le **Violet** est la Couleur complémentaire dont les Vibrations ont, pour une part, le rôle, avec l'aide des **Rayons-oranges** de compléter le Vitalisme du **ROUGE**, et, d'autre part, en s'immisçant avec la Couleur intermédiaire **INDIGO** d'apporter à cette dernière des Directives essentiellement Psychiques.

Les **Rayons-Violets** ont également pour rôle de s'entremettre dans nos Fonctions *cérébrales* pour y apporter l'Apaisement.

« *Flux-Vitalo-psychique Indigo* ». — L'**INDIGO** est la Couleur intermédiaire qui se trouve placée entre les **RAYONS-BLEUS**, producteur principal du « Flux-vital » corporel et les **Rayons-violets** dont les effets se rattachent plus essentiellement à la Vie spirituelle.

Les **RAYONS-INDIGOS** en s'unissant avec les **RAYONS-BLEUS** agissent donc comme le lien qui unirait la Vie corporelle agissante à la Vie psychique et mentale ; et, d'autre part, par leur immixtion avec les Rayons-violets, les **RAYONS-INDIGOS** empêcheraient le « Flux psychique Violet » de prendre une prédominance trop active et nuisible à l'Harmonie bien équilibrée de notre psychisme.

En outre, interposés comme un Ecran-tampon entre les **RAYONS-BLEUS** et les **Rayons-violets**, les **RAYONS-INDIGOS** assurent ainsi l'Equilibre constant et l'Accord entre les phénomènes de la Vie corporelle, dépendant des **RAYONS-BLEUS**, et ceux de la Vie psychique, dépendant des **Rayons-violets**.

Si j'ai qualifié les **Rayons-indigos** de Couleur intermédiaire c'est parce que, contrairement aux Trois Couleurs complémentaires, **Orange**, **Vert**, **Violet**, elle n'annihile aucune des Trois Couleurs fondamentales, **ROUGE, JAUNE, BLEU.**

82ᴰ Les Sept « **FLUX-VIBRATOIRES** » et leurs Influences exclusives à l'égard de leurs représentatives sur le **MENTAL.**

Au point de vue exclusivement Psychique les « Flux-vibratoires » des Ondes colorées de la Lumière du Soleil créent dans notre Sensorium (Siège de tous nos sens) des « Images colorées » 81ᶠ, *traduisibles « pour tous les Cerveaux de notre Univers » par des Sentiments ou des Pensées « identiques » et dont les rapports et les conséquences proviennent exclusivement des Influences vibratoires des Ondes colorées qui les ont engendrées.*

Ainsi :

Le « FLUX-ENERGÉTIQUE ROUGE » engendre des Sentiments et des Pensées se rapportant aux choses dont l'origine provient de la Matière solide, de la Chaleur ou de la Force.

Le « FLUX-HARMONIQUE JAUNE » engendre des Sentiments et des Pensées se rapportant aux Choses matérielles souples ayant comme origines des *Produits complets* bien *Harmonisés*.

Le « FLUX-VITALOGÈNE BLEU » engendre des Sentiments et des Pensées se rapportant aux Choses Matérielles animées dont les origines remontent à tout ce qui est « vivant ».

Le « **Flux-Corporo psychique Orange** » engendre des Sentiments et des Pensées dont les représentatives tiennent, à la fois, des Influences psychiques appartenant en propre aux Vibrations Oranges et aussi de celles qui appartiennent aux Vibrations ROUGES et JAUNES. Ce **Flux** est en opposition avec celui du BLEU.

Le « **Flux-Psycho-corporel Vert** » engendre des Sentiments et des Pensées, intellectuelles, dont les représentatives tiennent, à la fois, des Influences psychiques appartenant en propre aux Vibrations Vertes et de celles qui dérivent des Vibrations JAUNES et BLEUES. Ce **Flux** est en opposition avec celui du ROUGE.

Le « **Flux-Psychique Violet** » engendre des Sentiments et des Pensées dont les représentatives tiennent, à la fois, des Influences psychiqnes appartenant en propre aux Vibrations violettes et de celles qui dérivent des Vibrations ROUGE et Indigo. Ce **Flux** est opposition avec celui du JAUNE.

Le « **FLUX-VITALO-PSYCHIQUE INDIGO** » engendre des Sentiments et des Pensées dont les représentatives tiennent, à la fois des Influences vitalo-psychiques appartenant en propre aux Vibrations Indigos et des Influences vitalisantes et psychiques qui dérivent des Vibrations BLEUES et Violettes.

☉

*Ainsi donc par le seul fait des Influences et des Effets que produisent les Trois « Flux-vibratoires corporels » et les Quatre « Flux-vibratoires psychiques »*, émanés par les Sept couleurs qui composent la LUMIÈRE du SOLEIL, *se trouveraient résolues et expliquées toutes les Origines organiques, leurs effets Physiques, ainsi que les Phénomènes représentatifs de la Vie mentale et psychique.* Comme on peut le voir résumé et condensé dans les deux Planches en couleurs de la page 56 *bis*.

### 82ᴱ COULEURS NATURELLES et COULEURS ARTIFICIELLES

Avant de terminer ce chapitre il me faut dire quelques mots — que j'ai à cœur — touchant tout ce qui est « naturel » par rapport à tout ce qui est « artificiel » qui, pour ce livre, se rapporteront aux Couleurs, nées du Soleil, comparées avec celles qui sont fabriquées *artificiellement*.

— 111 —

Ainsi les *Couleurs naturelles* provenant de la Nature — et que le Soleil a créé par la Réfraction ou l'Interférence des Rayons colorés du Spectre irradié de sa surface —, lorsqu'elles sont utilisées dans les Arts et l'Industrie, sont toujours *plus stables* que les *Couleurs artificielles* reproduites *synthétiquement* par l'homme.

C'est pourquoi toutes les œuvres des Artistes des vieux temps (alors que nous étions plongés dans les temps obscurs — laissez-moi rire ! — où la Science n'existait pas) qui ont été faites avec des *Couleurs naturelles*, telles que la Nature les avaient créées, conservent toujours, malgré leur âge, un aspect agréable avec toute la fraîcheur des Couleurs primitivement employées — lorsqu'on les a débarbouillés des vieux vernis et de la crasse qui les recouvraient. Tandis que les œuvres modernes faites avec des *Couleurs artificielles*, fabriquées synthétiquement — en partant des Anilines dérivées des résidus du Gaz de Houille — prennent en peu de temps un aspect désagréable, jaunâtre, qui les ramène toutes uniformément à la couleur du Goudron — d'où elles proviennent — et perdent progressivement la vivacité de leurs Coloris, lequel disparaîtra définitivement, sans laisser de trace, avant qu'il ne soit longtemps.

Donc, si l'on veut appliquer *avec succès* l'utilisation des Irradiations colorées, que l'on aura à utiliser pour soigner aussi bien le corps que le mental, il faudra ne prendre *que celles qui sont engendrées par le Soleil* et jamais celles qui seraient reproduites *artificiellement* par des Lampes, créatrices de ces couleurs ou revêtues de Verres colorés ; ni, pour les effets internes des Couleurs par les voies digestives, utiliser des Couleurs reproduites chimiquement (Voir *Indigo* et *Bleu de Méthylène* 175).

Non plus — mais hélas ! cela est devenu quasi impossible — se vêtir avec des Habits *teints avec des Couleurs artificielles* — et dont les *Anilines* sont à la base — sous peine de créer en nous *des Imprégnations d'Ambiances colorés artificielles* qui donneront naissances à toutes sortes de Perturbations mentales et corporelles, dont les moindres seront pour le corps des Maladies de la Peau : Prurigo ou Eczéma. D'où, comme remède atténuant, il convient de prendre des Sous-vêtements *non-colorés*, de teinte naturelle blanc ou bis.

.83 — **CONCLUSIONS AUX HARMONIES VITALES.** — « L'Equilibre-vitale » corporel ou mental ne dépend donc exclusivement que de la juste réparation des **Effluves colorés** de la **Lumière du Soleil** ou de leur utilisation judicieuse et à propos.

A présent, si vous récapitulez les 34 chapitres qui composent cette partie de ce livre, vous constaterez et conclurez avec moi *qu'il ne nous serait point possible de vivre, ni Corporellement ni Phsychiquement, si le Soleil ne transmettait tous les « Flux vibrants », qui jaillissent de son Spectre en s'irradiant sous la forme de « Radiations colorées » dans notre Atmosphère, à tout ce qui vit sur la Terre, pour des fins qui consistent à maintenir, partout où il pro-*

*jette son rayonnement*, les « **Harmonies vitales** » créatrices, fécondantes et régénératrices de tous les Règnes de la Nature.

Donc, si nous voulons conserver le parfait état d'« Équilibre vital » de notre Vie corporelle et Mentale —notre Santé générale — il faut *nécessairement* que nous trouvions *incorporer dans tout ce qui nous environne* et que nous utilisons, directement ou indirectement, tant par la Vue, l'Ouïe, l'Odorat ou le Goût, que dans *tout ce que nous absorbons* par l'Intestin ou dans l'Air que nous *respirons* par le Poumon, que nous trouvions, dis-je, dans tout cela, les **Cou-leurs vibrantes émanées de la Lumière du Soleil**.

C'est, en effet, l'ensemble indivisible de la réunion intime appro-priée et juxtaposée de toutes les Radiations vibrantes colorées ori-ginaires du Soleil qui forment alors *un tout complet, inséparable et indéfectible* qui, par la *Digestion*, sous forme d'Aliments, par la *Respiration* (ch. XI), sous forme d' « Air enluminé », par nos *Sens*, sous forme de Sensations, se *transmueront* dans toutes les parties de notre Corps pour y maintenir en parfait état de « Vitalisme total » la Pérennité bienheureuse de notre Existence et de notre Santé.

Et j'ajoute que ce n'est que lorsque vous aurez lu la troisième partie de cet ouvrage — concernant le *rôle complet* de la Respira-tion — que vous comprendrez alors, avec certitude, que ce ne peut être que dans une des particularités de la « Lumière du Soleil » que se trouve le « **Secret de la vie** ».

Et non seulement de la « Vie matérielle », nécessaire à la Cons-truction et à la Restauration de notre Structure — attribution réservée à l'Appareil digestif —, mais encore de son *complément indispensable* : la « Vie agissante » dans toutes ses manifestations; laquelle ainsi qu'on le verra au chapitre IX, ne peut être recueillie parmi les *Effluves colorés du Soleil « que par un autre de nos organes »*, *autrement mieux approprié, celui-là, que ne l'est l'In-testin pour ce rôle « essentiellement fluidique » et de beaucoup plus noble que celui de la Digestion.*

Ainsi se trouvera parachevée, pour ce qui nous concerne, l'or-ganisation de la plus merveilleuse des conceptions :

*l'Etre « vivant », « animé » et capable de « penser », que nous sommes.*

☉

En résumé vous venez voir dans les enchaînements des *Harmo-nies vitales engendrées par les Effluves colorés du Soleil* que tout se tient, tout se relie, tout s'enchaîne, pour les besoins complets de notre Vitalité matérielle Psychique ou Intellectuelle, ainsi que, au surplus, pour tout ce qui vit et existe sur la Terre.

Or, cette Loi si harmonieuse, où tout est si bien régi et où rien n'a été oublié ni livré au hazard, puise exclusivement son origine mystérieuse dans une seule et unique chose :

Le **Spectre** des COULEURS VIBRANTES qu'irradie
la LUMIERE du SOLEIL.

— 113 —

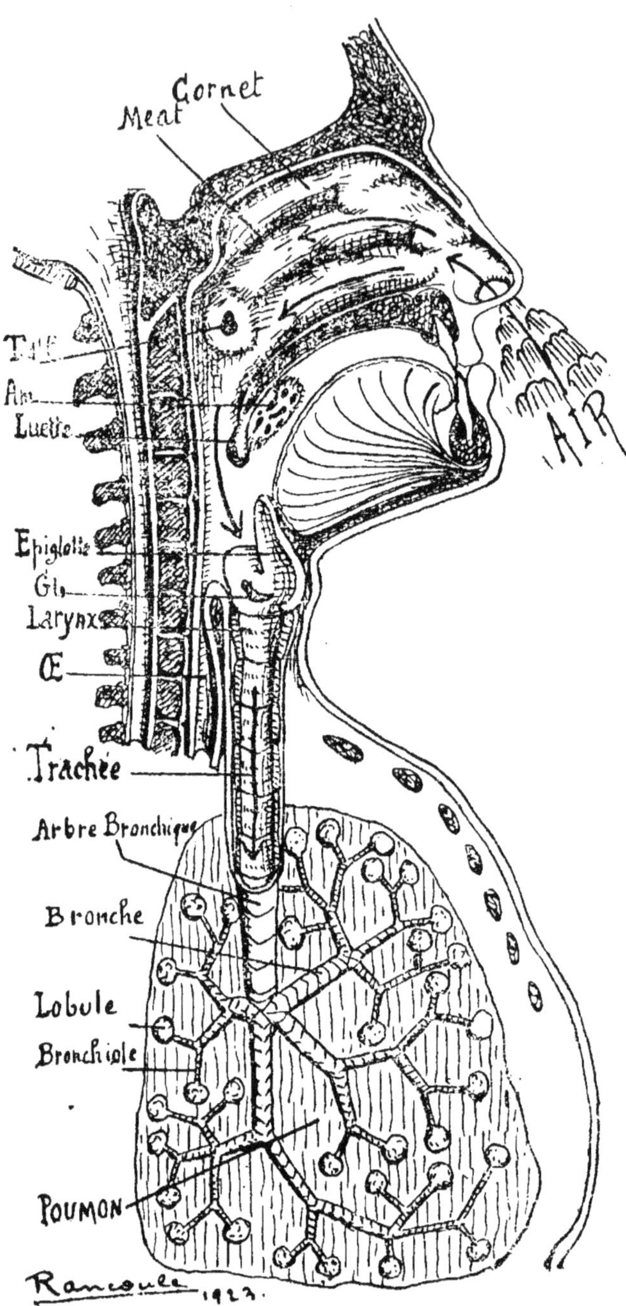


**Fig. 25. — MÉCANISME de la PHYSIOLOGIE de la RESPIRATION :**
L'AIR pénètre dans le NEZ. se purifie et se réchauffe dans les *Méats* des *Cornets*, pour suit sa route par l'*Epiglotte* dans le LARYNX, suit la Trachée, se divise alors en deux parties dans l'*Arbre bronchique*, là ou l'AIR pénètre dans le POUMON, puis se divise de plus en plus dans les *Bronches* et les *Bronchioles*, pour terminer son acheminement dans les myriades de LOBULES : point final où s'accomplira, avec l'*Hématose*, le " Miracle de la Vie ". (Voir chap. VIII ci-contre.)

Légendes : T. d'E. *Trompe d'Eustache* ; Am. *Amygdales* ; Glo. *Glotte* ; Œ. *Œsophage*.

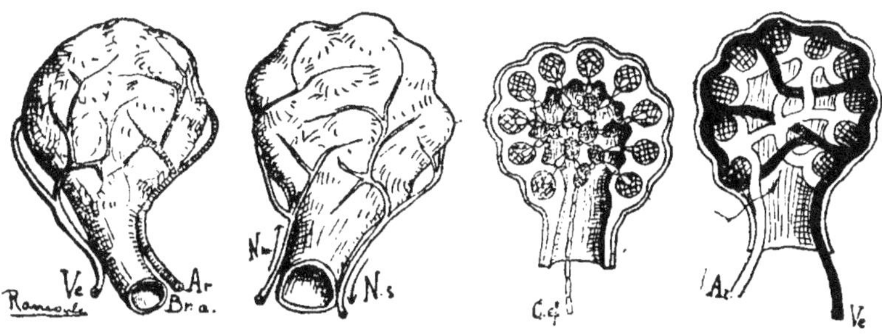


## TROISIÈME PARTIE

# PHYSIOLOGIE de la RESPIRATION et DISPOSITIFS de "SELF-DÉFENSE" des VOIES RESPIRATOIRES [1]

### VIII

**84 ROLE de la RESPIRATION.**

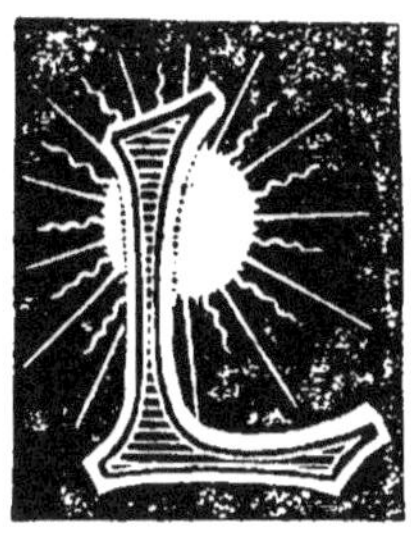

**L**A Respiration, ainsi qu'on nous l'apprend, *sans jamais avoir approfondi ses buts*, est le phénomène physiologique qui consiste :

1° A fournir de l'Oxygène au Sang neuf élaboré par le Chyle intestinal et au Sang veineux épuisé qu'il régénère, ce que l'on désigne sous le nom d'Hématose ;

2° A brûler, pendant leur passage dans les Poumons, une forte partie des Graisses solubilisées produites par la Digestion des Corps gras alimentaires, ce qui crée de la Chaleur ;

3° A libérer le Sang veineux des Gaz carboniques, dont il s'était imprégné du fait des combustions internes, et autres Gaz internes que le Poumon rejette à l'extérieur du corps.

*Hémalies, Hémoglobines.* — Ce sont les Globules rouges du Sang (Hématies ou Hémoglobines) qui sont chargées d'absorber l'Oxygène de l'Air et de répartir ce gaz par les réseaux Artériels dans toutes les parties du corps. Aussi pour satisfaire à cette immense besogne le nombre des Hématies (2) est-il incalculable, car si on les

1. Tout ce chapitre est la reproduction, texte et dessins, d'une partie de mon manuscrit « *Self-défense du Corps humain* », lequel paraîtra en deux volumes, si les circonstances me le permettent. (Voir 3ᵉ page de la couverture.)

2. Les Hématies sont des *Cellules vivantes*, ainsi que les Globules blancs, les Leucocytes défensifs, ces derniers sont les Cellules chargées d'assurer à notre sang, son Inviolabilité microbienne.

plaçait côte à côte, ils couvriraient une surface de 2.000 mètres carrés, c'est-à-dire un rectangle mesurant 20 mètres de large sur 100 de longueur.

**85** Le **NEZ** et son rôle primordial dans la **RESPIRATION**.

L'Air en pénétrant par le *Nez* (fig 25) s'y *réchauffe* en passant par les monts et les anfractuosités ménagées à cet effet et que l'on désigne sous le nom de *Cornets* et de *Méats* (fig. 25).

D'autre part, l'Air s'y débarrasse des *Impuretés* qu'il peut contenir (souillures et poussières diverses) au moyen d'un réseau de *Poils gluants*, imbriqués les uns dans les autres comme le feraient deux brosses placées poils dans poils, lesquels sont destinés par leur disposition en chicane à ne laisser pénétrer dans le Poumon aucun corps étranger à l'Air.

Le *Mucus adhésif* recouvrant ces Poils est un liquide de nature très Microbicide qui retient les Microbes contenus dans l'Air — comme certains papiers à base de glu retiennent les mouches — et les tue en même temps.

*Cils vibratiles*. — Dans le Nez, et pour parfaire l'action microbicide du Mucus adhésif adhérent sur les Poils, il existe encore tout un système de « Self-défense » que l'on désigne sous le nom de *Cils vibratiles* (fig. 26); lesquels sont formés par de grosses *Cellules pleines de Leucocytes* disposées comme les perles d'un collier et dont l'extrémité ressemblerait à un pinceau. Les Poils terminaux de ce dispositif ne cessant jamais de vibrer dans les anfractuosités du Nez, il en résulte que, retenu par cette sorte de rideau formé de Poils en perpétuelle vibration, aucun Microbe ne peut jamais passer sans être happé dans cette sorte de toile d'araignée vibrante. Car les *Cils vibratiles* ne sont, en réalité, que des petits tubes creux reliés aux grosses Cellules qui les précèdent et **remplis de Leucocytes défensifs**, constamment à l'affût des ennemis extérieurs : (Les Microbes de toutes espèces

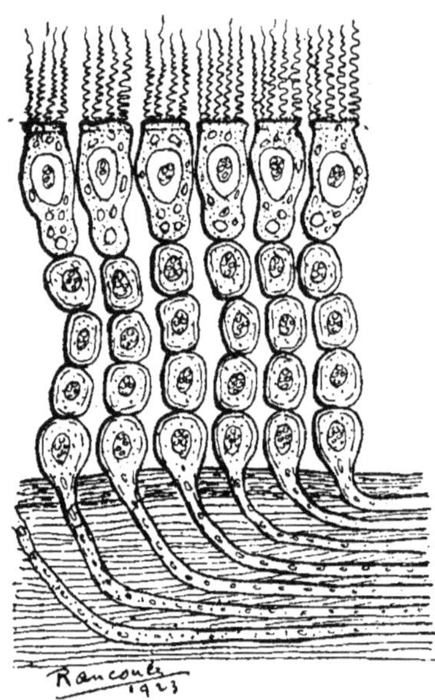

Fig. 26. — Les CILS VIBRATILES, que l'on trouve logés dans le Nez, la Trachée et les Bronches, sont d'ingénieux dispositifs de défense. Car, les Cils terminus de ces chapelets de Cellules lymphatiques ne cessant jamais de vibrer, il en résulte que, retenus par cette sorte de toile d'araignée vibrante, aucun Microbe ne peut passer sans être aussitôt happé et dévoré par les Leucocytes bactériophages logés dans les Cellules attenantes.

qui tentent sans cesse de pénétrer dans nos Voies pulmonaires).

Comme on le verra plus loin 89, les *Cils vibratiles* ont encore pour rôle de rejeter à l'extérieur, par leurs mouvements continus agissant comme des vagues déferlant de l'intérieur à l'extérieur, tous les corps étrangers qui auraient pu pénétrer dans les Voies pulmonaires.

Ainsi constitué le Nez représente un admirable appareil dont tous les buts convergent à des fins aussi indispensables aux nécessités physiologiques de la Respiration qu'au maintien permanent de la Santé des Voies qui aboutissent aux points terminaux des Poumons : les Lobules pulmonaires 90.

Le Nez est, en effet, à la fois, un *appareil de chauffage*, un *filtre vivant* et un *microbicide* énergique ; trois choses indispensables pour assurer, en même temps, une Température de l'Air toujours ramenée à celle du Poumon, depuis son introduction dans le Nez jusqu'aux Lobules pulmonaires, en passant par le Pharynx et le Larynx (ce qui est indispensable pour que ces divers organes ne se congestionnent pas au contact d'un Air *trop froid* ou *trop chaud*) et une Filtration parfaite de l'Air qui, ainsi, parviendra dans le Poumon tout à fait *Aseptisé* et exempt de toutes souillures dangereuses (Poussières et Microbes), donc à l'état de *pureté absolu*.

**86  La BOUCHE n'est pas faite pour respirer.**

Par ce qui précède on voit qu'il est anormal et dangereux de respirer par la Bouche, celle-ci ne possédant aucun des dispositifs renfermés dans le Nez, on s'expose donc en le faisant à contracter des *Pharyngites*, des *Laryngites*, des *Trachéites* et des *Bronchites*, par l'introduction d'un Air trop froid sur ces Organes ; ou, par aggravation, des *Angines infectieuses* et des *Pneumonies*, par apport dans les Voies pulmonaires de Microbes pathogènes.

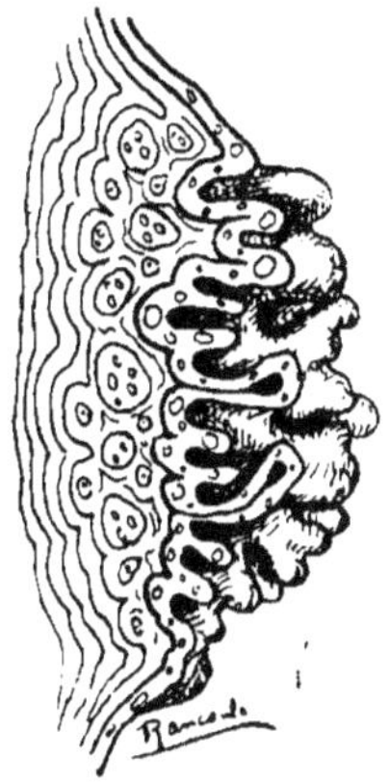

**Amygdales.** — Mais là encore, dans son ultime prévoyance, le Créateur a placé au fond de la Bouche, dans la cavité supérieur et du Pharynx, deux Glandes sécrétantes, les Amygdales, et un réseau de Lymphatiques très important, destinés, soit *à purifier l'air*, par le Mucus adhésif et Antimicrobien sécrété par les Amygdales, soit à détruire, à leur passage, les Microbes pathogènes par les *Leucocytes* mangeurs de Microbes, renfermés dans les Lymphatiques.

Cette disposition prévoyante, si elle ne garantit pas avec autant de succès l'Aseptie parfaite des Voies respiratoires comme avec celle du Nez organisée avec le maximum de sécurité, assure néanmoins une atténuation aux inconvénients de la Respiration buccale,

Fig. 27. — Les AMYGDALES remplissent à l'égard de l'Air qui pénètre " incidemment " par la Bouche le même rôle de *Réchauffement* et de *Purification* que celui obtenu par les Dispositifs logés dans le Nez.

laquelle, toutefois, ne doit normalement se produire qu'accidentellement et non d'une façon continue.

En outre, par leurs dispositions en Cornets et Méats, les Amygdales assurent, lors de son passage, le Réchauffement de l'Air qui aura pu pénétrer incidemment par la Bouche.

Les produits muqueux des Impuretés de l'Air amassés dans le Nez (les Mucosités) seront expulsés lorsque l'on se mouchera et ceux retenus dans le Pharynx ou les autres Organes pulmonaires seront rejetés par des Expectorations. Ce qui, de cette manière, complète ainsi le Système de « Self-defense » des voies aériennes supérieures par le mécanisme du rejet à l'extérieur des Résidus muqueux remplis de produits dangereux.

## 87 PHARYNX, LARYNX, EPIGLOTTE et LUETTE.

A partir du Pharynx l'Air purifié pénètre dans le Poumon en passant d'abord par le Larynx et la Trachée (fig. 25).

Mais avant de pénétrer dans ces organes, un dispositif, l'Epiglotte (fig. 28), qui est une petite merveille de conception, ne permettra ni aux Aliments ni aux Liquides (qui ont besoin avant de parvenir dans l'Œsophage de passer ainsi que l'Air dans le Pharynx) de pénétrer dans le Larynx : L'Epiglotte ne s'ouvrant exclusivement que pour laisser le passage libre à l'Air. De même qu'entre l'orifice inférieur du Nez et le Pharynx il existe une autre Soupape du même genre, la Luette, dont le rôle est d'empêcher les Aliments et Boissons de remonter dans les Fosses nasales (V. fig 25).

Or, ce qui me confond, c'est que tous ces dispositifs conçus et organisés avec la plus grande perfection pour la fonction impeccable de tous nos organes — comme tous les nombreux Systèmes, plus merveilleux les uns que les autres, imaginés et adaptés pour les besoins multiples de la Vie du Corps humain — se soient « faits tout seuls » ! Du moins, ainsi que nous l'affirment la plupart des auteurs des Traités modernes de physiologie.

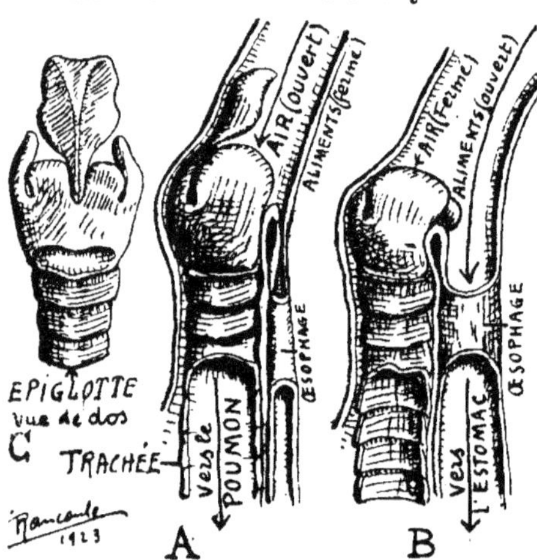


Fig. 28. — L'EPIGLOTTE, disposée comme une Soupape de sûreté à l'entrée du Larynx, est organisée de manière que son fonctionnement ne laisse libre passage qu'à l'Air qui se rend dans le Poumon.

Après cet aparté, écrit malgré moi, reprenons la suite de nos explications et arrivons au moment où l'Air pénètre dans le Poumon.

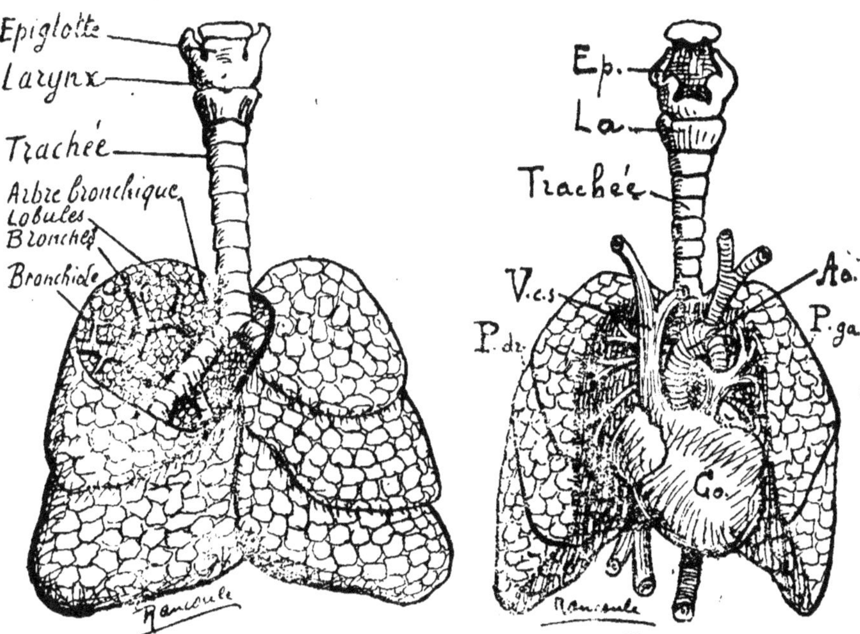


Fig. 29. — Le POUMON vu de dos.        Fig. 30. — Le POUMON vu de face.

Fig. 29. — Le POUMON, vu de dos, montre une partie de ses Canalisations aériennes, depuis le *Larynx* jusqu'aux *Bronchioles*, par où circule l'Air avant d'atteindre les *Lobules*, dans lesquels s'accompliront *tous les buts* de la Respiration (Hématose 84, Combustion d'une partie des Graisses alimentaires 84, Expulsion des Gaz pulmonaires 84 et Imprégnation du « Flux-vitalogène 94).

Fig. 30. — Le POUMON vu de face montrant ses *trois Lobes* du côté du Foie et ses *Deux Lobes* du côté du Cœur.

Légendes : Ep., *Epiglotte*, La., *Larynx*, Ao., *Aorte*, P. dr., *Poumon droit* avec ses *trois Lobes* P. ga., *Poumon gauche* avec ses *deux Lobes*, V. c. s., *Veine cave supérieure* (au-dessous du Cœur à gauche on voit la *Veine cave inférieure* dont le rameau de gauche est la *Veine sus-hépatique*).

## 88   Le POUMON.

Le Poumon est constitué par deux organes latéraux qui se subdivisent eux-mêmes en cinq parties : trois à droite, du côté du Foie, et deux à gauche, du côté du Cœur (fig. 3o).

Si bien qu'en réalité nous disposons de cinq petits poumons, appelés Lobes pulmonaires. Heureuse chose, pour le cas où l'un d'eux ou plusieurs viendraient à ne plus fonctionner, par suite de leur Congestion, ou à être détruits par Tuberculose.

Après sa pénétration dans le Larynx, l'Air s'introduit dans la Trachée — laquelle est entièrement tapissée intérieurement de Cils vibratiles défensifs 85 —, puis, arrivée à la base de cette dernière, une partie se dirige, par la voie de l'Arbre bronchique, vers les deux Lobes pulmonaires de gauche et l'autre vers les trois Lobes pulmonaires de droite (fig. 29).

L'Arbre bronchique, qui forme la canalisation aérienne du Poumon, se divise en deux grosses branches, dont la Trachée serait le tronc, et en branches plus petites, appelées Bronches, qui, elles-mêmes, se subdivisent en rameaux de plus en plus petits, les Bronchioles, lesquelles se terminent toutes par une sorte de petit ballon élastique comme du caoutchouc désigné sous le nom de Lobule pulmonaire 90 (v. fig. 25 et 29).

Ces Lobules sont si nombreux dans les Poumons qu'on ne peut en compter exactement le nombre.

## 89 « SELF-DEFENSE » de l'intérieur du POUMON.

Afin d'assurer le Poumon contre les Agents morbides venant de l'extérieur, au centre de cet organe sont placés des Ganglions lymphatiques — bastions où sont logées les réserves de Leucocytes défensits (1) — desquels se ramifient tout un réseau de Canaux se dirigeant dans toutes les parties du Poumon, jusque dans les Bronchioles et les Lobules pulmonaires (fig. 31).

C'est par ces Canaux lymphatiques que les Leucocytes défensifs, destructeurs de Microbes et de Corps morbides, circulent et se rendent dans les diverses organes du Poumon par les Canaux afférents. En outre, pour compléter la défense du Poumon et de tous ses organes, l'intérieur de la Trachée, des Bronches et des Bronchioles, est entièrement recouvert de Cils vibratiles qui ont pour rôles de recucillir et détruire à leur passage les Microbes

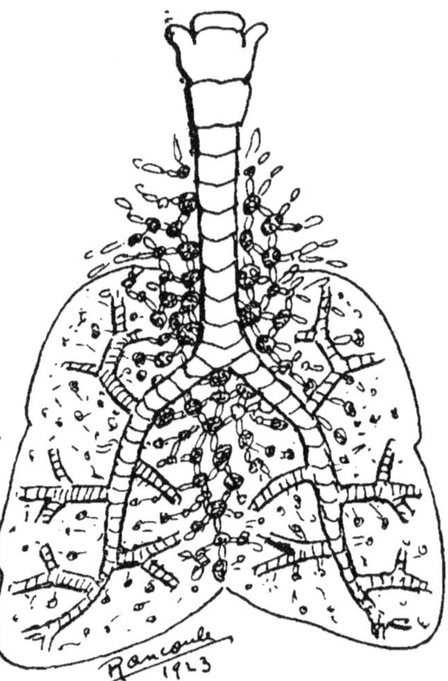

Fig. 31. — " SELF-DEFENSE " du POUMON, comprenant, au centre, un groupe de *Ganglions lymphatiques* desquels se ramifient tout un réseau de *Canaux afférents*, se prolongeant jusque dans l'intérieur des *Lobules 90*, pour y transporter nos bons Microbes défensifs, les *Leucocytes.*

ou les Corps étrangers que le Nez et la Bouche auraient pu laisser passer (1). Ce qui arrive lorsque le Système défensif ou de Filtration

1. Voir en 3ᵉ page de couverture les figures : *Ganglions lymphatiques.*

du Nez 85 et du Pharynx sont insuffisants, notamment lorsque dans ce
dernier organe on a fait l'Abla-
tion des Amygdales 86 ; solution toujours déplorable — à
moins d'infection ou de désor-
ganisation totale — comme chaque fois que l'on supprime un
organe... pour le guérir !

Dans la Trachée et les Bronches les Cils vibratiles ont
encore pour fonction *de repousser mécaniquement vers
l'extérieur* tous les Corps étrangers qui, pour une cause quelconque, se seraient introduits
dans les Voies pulmonaires ;
voire, ainsi que des Physiolo-
gistes ont pu le démontrer
expérimentalement, *à faire
remonter des Grains de plomb
le long de la Trachée.* Car
les Cils vibratiles ne sont pas
seulement des organes destinés à enrober et détruire les
Microbes, mais, par suite de
leur vibration continue, agissant comme des vagues qui
déferleraient toujours dans le
même sens : de *l'intérieur à
l'extérieur* ; ils ont aussi pour
attribution le rôle d'aider la
Toux expectorante défensive
en expulsant *au dehors*, avec

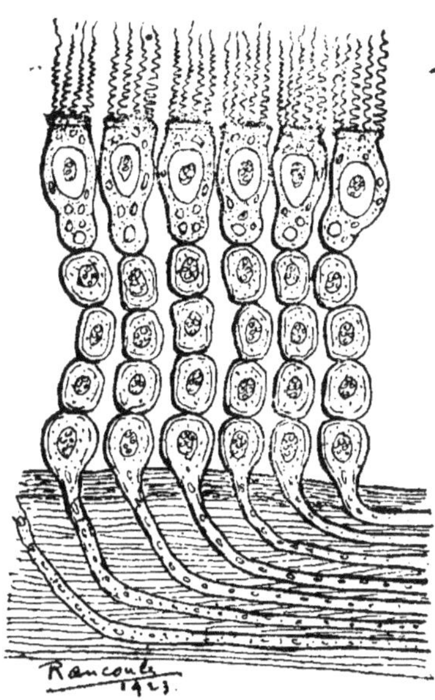

Fig. 32. — LES CILS VIBRATILES logés dans
la *Trachée* et les *Bronches* pour y happer à
leur passage les Microbes et les Poussières,
qui auraient pu pénétrer dans les Canaux
bronchiques malgré les moyens de défenses
antérieures 85-86, ont aussi pour rôle de
*repousser vers l'extérieur* les Corps étrangers,
voir des Grains de plombs, qui auraient pu
s'introduire ou se former dans le Poumon.

les Crachats, tout ce qui aurait pu pénétrer incidemment par
l'Epiglotte 87 dans les Canaux pulmonaires.

Nous allons voir, dans le chapitre suivant, comment s'accompliront dans l'Appareil respiratoire les phénomènes, à la fois physiques, chimiques et vitaux qui résument la Synthèse même de
toutes les Existences.

D'abord, l'Entretien et la Restauration continus du Corps par
l'appropriation définitive du Chyle alimentaire pour qu'il devienne,
dans le Poumon, du « Sang hémoglobiné » 84.

Puis la Carburation des Corps gras et sucrés, contenus dans le
Chyle ou le Foie, pour les transformer en Chaleur.

Enfin — et c'est là où le mystère commence —, faire en sorte
que, grâce à un petit organe merveilleux et à peine visible, décrit
dans le chapitre qui suit, outre l'*Hématose* et la *Chaleur*, la *Pérennité de la Vie* soit constamment assurée.

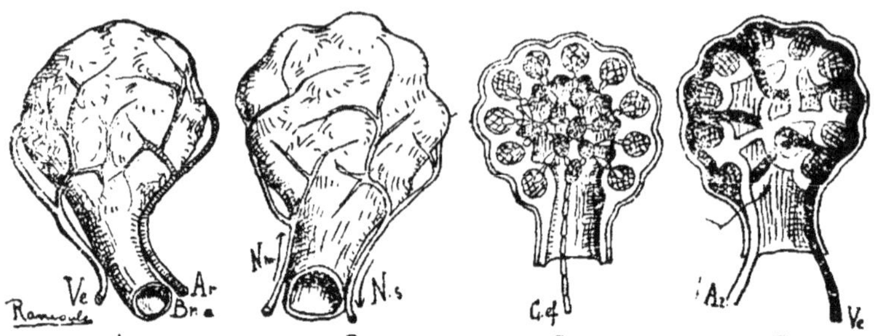



Fig. 33. — LES LOBULES PULMONAIRES sont de merveilleux petits organes, quasi microscopiques, possédant chacun :
leur *Système sanguin*, A, avec *Artérioles*, Ar, et *Veinules*, Ve ;
leur *Systèmes nerveux*, B, avec *Nerfs sensitifs*, N. s, et *Nerfs moteurs*, N. m ;
leur *Système défensif*, C, avec ses *Canaux efférents lymphatiques*, C. ef. et aussi *afférents* sur la partie invisible.

C'est dans ces *Lobules*, dont les surfaces internes, appelées *Epithélium respiratoire*, D, si elles étaient totalisées mesureraient *81 mètres carrés* (Sée), que le Sang, provenant de l'intérieur du corps, se rencontre avec l'Air, venant de l'extérieur, pour y accomplir, *grâce au* « *Flux-Vitalogène* » 82 *dont il s'imprégnera* le « Miracle de la Vie » (chap. 90).

## 90  LOBULES PULMONAIRES.

C'est dans les Lobules pulmonaires (fig. 33) que l'Air que nous respirons aboutit pour y accomplir le rôle définitif de la Respiration.

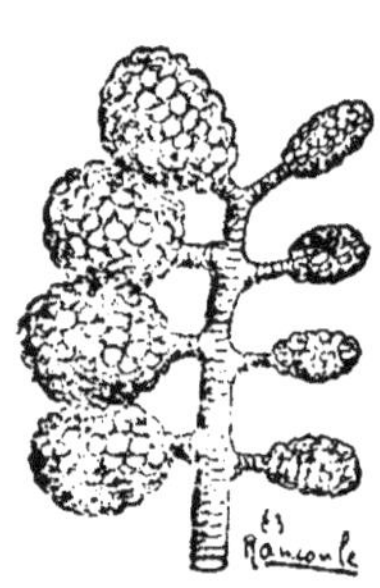

Fig. 34. — Les Bronchioles se terminent en cul-de-sac (Ascini) formant une Grappe de Lobules, dont ceux que l'on voit à gauche sont gonflés d'air et ceux de droite sont vides.

Ces Lobules sont disposés comme des grappes de raisin, ayant environ la dimension d'un pois, dont chaque grain, constituant un Lobule, représente moins que la grandeur d'une tête d'épingle (fig. 34).

C'est dans ces petits Lobules que l'Air aboutit par les Bronchioles, ils se gonflent pendant que l'Air y pénètre et se dégonflent lorsque l'Air s'en retire.

La disposition de ces petits Lobules est un miracle d'organisation, car chacun d'eux possède (fig. 33) un Système nerveux destiné à y fournir son animation B, un Réseau sanguin complet A pour y entretenir sa vie organique, et un Système lymphatique défensif C, chargé par ses Leucocytes d'y détruire les Microbes et agents infectieux *venant* — ultime prévoyance — *de l'intérieur du corps* par le Chyle intestinal producteur de Sang neuf.

Le rôle de ces Lobules est tout ce qu'il y a de plus complexe. C'est, en effet, à l'intérieur de chacun d'eux que s'accomplira sur leur face interne, l'Epithélium respiratoire D, l'acte définitif de la Respiration, c'est-à-dire :

La *Fixation de l'Oxygène* de l'Air sur les Globules rouges du Sang (Cellules vivantes, dites, Hémoglobines), opération que l'on désigne sous le nom d'Hématose ;

L'*Expiration des Gaz carboniques* renfermés dans le Sang vei-

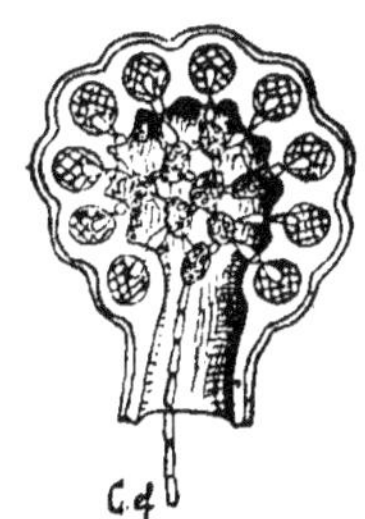

Fig. 35. — « SELF-DEFENSE » des LOBULES. — Cette figure représente un Lobule sectionné en deux pour montrer à son intérieur comment s'effectue la *Purification du Sang* au moyen du *Système lymphatique*, dont on voit, ici, de minuscules *Ganglions* et un *Canal efférent*, C. ef. (le *Canal afférant*, se trouvant sur l'autre moitié du Lobule, est ici invisible).

neux, lesquels résultent des Combustions internes ;

La *Combustion des Graisses ou des Sucres solubilisés* mêlés au Chyle intestinal, produit de la Digestion des Corps gras ou sucrés ;

*L'Antiseptie définitive de l'Air inspiré et du Chyle* élaboré par les intestins.

Et puis encore quelque chose de bien plus merveilleux qui se passe sur l'*Epithélium respiratoire*, représenté sur la fig. 36, et... que je vous expliquerai plus loin dans le cours du chapitre prochain.

Pour exécuter un travail si compliqué chacun de ces petits Lobules — rappelez-vous leur dimension — est revêtu sur sa surface intérieure d'un réseau de Mailles cellulaires plates (fig. 36), qui sont les aboutissants des Vaisseaux capillaires artériels et veineux (*noires* pour le Sang veineux et *blanches* pour le Sang artériel) et dont l'origine remonte à toutes les Artères et à toutes les Veines venant de toutes les parties du Corps ; d'un autre réseau de Canaux lymphatiques défensifs (fig. 35), s'entre-croisant dans les Mailles cellulaires plates destinées à l'Hématose du Sang, et destiné, par les Leucocytes qu'il contient, à détruire tous les Microbes et impuretés qui pourraient s'introduire dans ce réduit extrême ; et, comme je l'ai déjà dit, d'un Système nerveux complet (fig. 33-B), destiné à animer et maintenir l'existence de ces Lobules en parfait état de Vitalité.

## 90ᴮ Le MIRACLE de la VIE.

Eh bien ! c'est dans cet espace minuscule, qu'est l'intérieur d'un Lobule pulmonaire, que s'accomplira l'un des phénomènes les plus merveilleux — parmi tant d'autres qui se passent dans le corps humain — pour l'Existence totale des Êtres animés ; et dont la destination ne consiste pas seulement, ainsi qu'on nous l'avait appris jusqu'à présent, à compléter le rôle de la Digestion en assurant au Sang son Oxygénation et sa Décarbonisation, ainsi que les phénomènes Calorigènes engendrés par la Combustion interne des Corps gras ou sucrés dans le Poumon, mais encore, comme je le démontrerai dans le chapitre IX,

*à entretenir et remplir constamment nos Réservoirs d'Influx nerveux animateur (le Cervelet, le Grand sympathique et les Ganglions nerveux), en puisant cet Influx, là, où seul existe l'Origine de toutes*

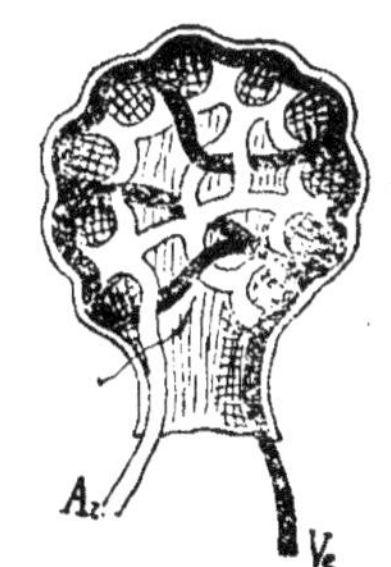

Fig. 36. — L'EPITHELIUM RESPIRATOIRE, comme on le voit ci-dessus, c'est la surface interne des Lobules, sur laquelle s'effectue, d'une part, l'*Hématose*, lors de la rencontre au contact de l'Oxygène de l'Air du *Sang veineux* Ve qui retournera régénéré dans l'organisme par le *Système artériel* Az., et, d'autre part,... le "*Miracle de la Vie*".

— 123 —

*les Energies vitales : « dans les Effluves du SOLEIL ». C'est-à-dire
là où se trouve le siège du « Miracle de la Vie ».*

Car, puisque « l'Influx nerveux » s'épuise et s'use chaque jour,
comme toutes les réserves matérielles du corps, il faut donc « par le
Poumon » — *principal organe récepteur des échanges fluidiques
et impondérables* — le reconstituer et le régénérer par l'apport
d'un fluide impondérable de même essence : *le Souffle ou l'Esprit
vital qu'émane le Soleil.*

Ainsi que, pour les *parties solides* ou *liquides* du Corps humain,
l'Alimentation le fait en apportant au corps tout ce qu'il lui faut de *matières solides, liquides, visibles et analysables* pour sa régénération.

Et si le Poumon est capable d'accomplir sans peine ce rôle de
l'absorption des « Flux vitaux » 82, mieux et plus aisément que par
toutes les autres Voies corporelles, digestives ou cutanées, c'est que
si on plaçait côte-à-côte, après les avoir aplanies, toutes les surfaces
internes des myriades de minuscules Lobules logés dans le Poumon d'un adulte, et dans lesquels l'*Air chargé des Flux vitaux
pénètre lors de chaque inspiration*, on obtiendrait, d'après le Pr Sée,
*la dimension inimaginable de 81 mètres carrés !...*

Vous avez bien lu : 81 mètres carrés... Ce qui représente un rectangle de 10 mètres de longueur sur 8 m. 10 de largeur. C'est-à-dire,
ce dont se contenteraient beaucoup de gens pour y bâtir une petite
maison, avec, en plus, un petit jardin pour y cultiver ses légumes.
Ou bien encore — ceci pour les pratiquants de la T. S. F. — :
remplissez cette surface de 81 mètres carrés en substituant le Réseau
sanguin par un treillis métallique de fils plus fins que ceux des
toiles d'Araignées, entrelacez ces fils en tous sens, sans les mêler et
sans qu'aucuns d'eux ne se touchent, puis, lorsque vous les aurez
soigneusement isolés les uns d'avec les autres, vous aurez alors la
plus merveilleuse des Antennes,... la seule vraiment digne de son
Créateur omniscient et qui, conséquemment, soit réellement capable

de «capter» le « Flux-vitalogène » logé dans la
Lumière du Soleil.

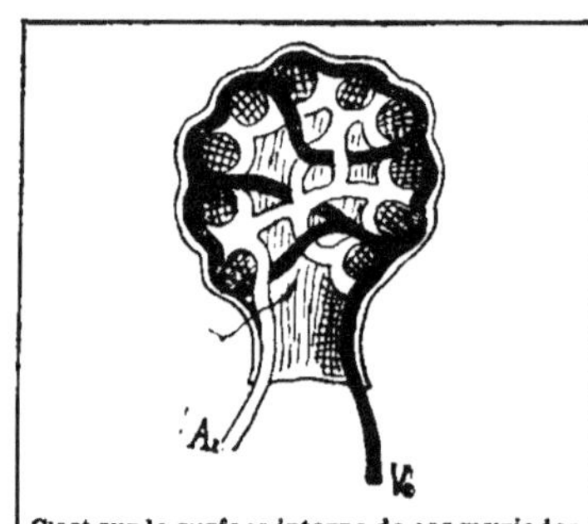

C'est sur la surface interne de ces myriades
de minuscules organes pulmonaires, représentant au total plus de 80 mètres carrés que s'accomplit la « captation » des
« Ondes vitalogènes » de la Lumière.
C'est-à-dire le « Miracle de la Vie ».

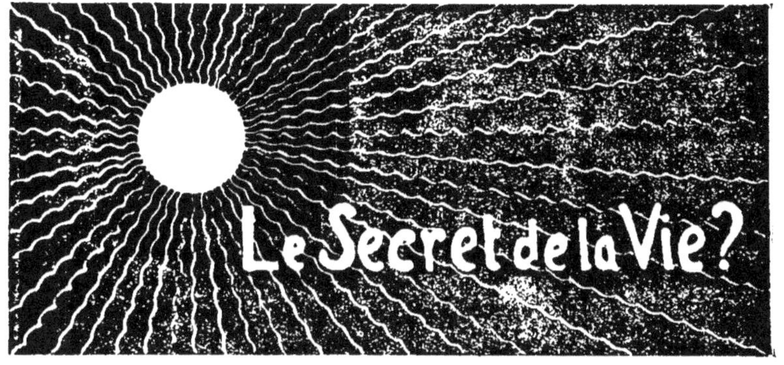




## Le « Secret de la Vie », c'est...
## le FLUX-VITALOGÈNE
### qu'émane
### LE SOLEIL

### IX

*Si le Corps humain peut retrouver dans les Aliments ses parties « matérielles » usées ou mortes, il faut aussi que l'impondérable Fluide « immatériel » qui l'anime, l' « Influx nerveux » — lequel s'épuise aussi par son usage continu —, se reconstitue également. — Mais comment ?*

**91   La « Force vitale ? »**

Si le corps *pour se restaurer* trouve dans les Aliments naturels, convenablement assortis, la totalité des Éléments moléculaires et Cellulaires d'origine chimico-organique nécessaires pour combler les pertes qu'il subit sans arrêt, il lui faut aussi, pour pouvoir *vivre*, pour s'*animer*, pour *penser*, cet autre *Élément impondérable* que l'on a désigné sous le nom de « Force vitale » et qui existe, sous forme de « Radio-activité », *partout où le Soleil irradie ses rayons* dans l'Air ; ce que, au surplus, nul n'ignorait, car plus l'Ensoleillement est intense, plus la Vie se manifeste avec toute sa luxuriance.

Ainsi à l'Équateur de la Terre la « Force vitale » y est exubérante. Tandis qu'au contraire, plus on se dirige vers les Pôles, plus elle s'amoindrit, pour disparaître presque totalement, là où le Soleil ne se montre plus.

La « Force vitale », qui complète le « Vitalisme » en permettant à la Matière organique des Etres et des Plantes de croître et de rester constamment *animée*, à la Semence des plantes de conserver plusieurs années son pouvoir de Germination, ne peut donc prendre *sa source* que dans les Effluves que le Soleil irradie autour de lui ; puisque *si le Soleil n'existait pas* tout ce qui sur la Terre croît, se meut, ou renferme des Germes de vie nouvelle, Hommes, A imaux, Plantes ou Semences, rien de tout cela n'existerait : ne pouvant *ni vivre ni se reproduire*.

☻

Les Plantes qui pour croître n'ont que très peu besoin de l'Oxygène de l'Air, mais surtout d'Azote, de Gaz carbonique et d'Hydrogène pour constituer leur structure, trouvent dans les Irradiations de la Lumière solaire les Éléments essentiels à leur vitalité, à leur Croissance et à leur Reproduction.

Donc, sans la Lumière solaire, les Plantes ne pourraient pousser, les Fleurs ne pourraient éclore, les Semences ne pourraient mûrir et, conséquemment, les Espèces disparaîtraient

Ainsi dans les Endroits sombres ou à l'Ombre des arbres, là où *toutes* les Radiations colorées du Soleil ne peuvent pénétrer — et où pourtant il y a dans l'Air autant d'Oxygène et d'Azote et dans les Vapeurs d'Eau *autant* d'Hydrogène et de Gaz carbonique — *les Plantes s'étiolent* et, si quelques espèces restent vertes, aucune d'elles ne peut ni fleurir ni se mettre à grainer convenablement. Mais, dans tous les cas, le Germe de ces Semences « *insuffisamment solarisées* » *ne pourra qu'engendrer des Plantes* (ou des Sujets) *dégénérées*.

Là où cet exemple est particulièrement frappant, c'est dans un champ de Céréales (fig. 2, p. 23) où l'on voit les tiges décroître en hauteur, en force et en vigueur, au fur et à mesure que celles-ci se rapprochent du tronc de l'arbre qui les ombrage.

Or, ce qui se passe pour les Plantes est identiquement pareil pour tous les Etres animés, Hommes ou Animaux, car là ou la Lumière du Soleil n'épand point *la totalité de ses Radiations*, la « Force vitale » y est appauvrie, ou mal répartie, et toujours insuffisante pour satisfaire aux nécessités de l'Existence ou de la Reproduction des Etres animés.

☻

Cette « Force vitale » emmagasinée dans l'Air ensoleillé a été pressentie de tous temps. Ainsi, cinq siècles avant J.-C., Hippocrate, notre maître à tous, l'avait déjà entrevu lorsqu'il disait:

*Le Corps des hommes et des animaux se nourrit de trois choses : d'Aliments, de Boissons et d'« Air vital »* (πνεῦμα) (1).

Deux siècles plus tard un autre médecin de l'Ecole d'Alexandrie, Erasistrate, lorsqu'il étudie et veut compléter la théorie d'Hippocrate sur l'action du *Pneuma* (Air vital), se rapproche bien près de la solution en disant ceci :

1. *Pneuma,* souffle *respiratoire.*

— 126 —

*Le Pneuma est l'Esprit vital qui* « **en partant du Poumon** » *s'a-chemine dans toutes les parties du corps* « **pour y réaliser la Vie** ».

*Dans le Cœur* l'**Esprit** vital *y détermine ses battements et dans le Cerveau il y devient* l'**Air** de l'**Ame**,

Ces deux axiomes biologiques, énoncés par Hippocrate et Erasistrate, apportent pour la solution du problème de la Vie un peu de... Lumière. Mais comme ces deux maîtres en médecine ne parlent que d' « Esprit Vital », d' « Air de l'âme », et d' « Air vital », ces désignations ne peuvent être attribuées que comme provenant des « émanations » *faisant partie de l'Air*, dont ils ignoraient la composition chimique, *et non des Effluves provenant du Soleil.*

Ces deux ancêtres dans l'art de la Médecine — quoiqu'ils ignorassent la chimie — étaient donc bien plus près de la vérité, en exprimant comme ils l'ont fait leurs propositions biologiques, que les savants d'aujourd'hui, qui, lorsque parlant du fluide que nous respirons, nous disent : « l' Air est un fluide élastique composé de 4 parties d'Oxygène, 78 d'Azote, 1 d'Argon », etc. Comme d'autres encore le font, sans plus s'émouvoir, quand, parlant des Aliments et des Boissons que nous ingérons, ils nous apprennent que : « tel Aliment, ou telle Boisson, est composé de x parties d'Azote, x parties de Carbone et x parties d'Hydrogène », le tout équivalant à **x** Calories + **x** d'Azote (Albumine). — Un point c'est tout !

Le malheur pour ces biologistes — en prenant ce mot dans toute son acception : *qui s'occupe de la Science de la Vie* (Bios) — c'est que dans ces analyses chimiques, jamais on ne voit figurer l'essentiel — parce que les chimistes ne pourront jamais en faire l'analyse — et que voici :

*Les diverses Radiations colorées, ou autres, dont le Soleil a imprégné tout ce qui est utile à notre Existence, qu'il s'agisse des Aliments ou des Boissons que nous ingérons* « *ou de l'Air que nous respirons* », *peuvent* « *seules* » *engendrer le* « *Vitalisme total* ».

Car voilà justement ce qui est et sera toujours inanalysable.

Pour en revenir au développement de mon sujet, *le Secret de la Vie,* je vais essayer de compléter la théorie d'Hippocrate — « *Esprit vital* », *Aliments, Boissons et* « *Air vital* » (Pneuma) — et celle d'Erasistrate, en ajoutant à ces théories, avec l'aide de mes faibles lumières, sinon une solution, du moins un complément d'éclaircissement. Je m'appuierai pour cela sur les bases que j'avais entrevues il y a déjà de longues années, et qui sont à l'origine de mes méthodes de Médecine naturelle ; ainsi qu'en fait foi une note que je viens de retrouver récemment sous la chemise recouvrant la couverture des *Etudes de la Nature*, de Bernardin-de-Saint-Pierre, lequel fut il y a quelque vingt années mon livre de chevet. Cette note je la reproduis au chapitre 193.

☙

Le corps des hommes et des Animaux, comme l'a dit Hippocrate, se nourrit de trois choses : d'Aliments, de Boissons et d' « Air vital » (de *Pneuma : souffle respiratoire*).

Donc, si dans les Aliments et les Boissons que nous ingérons pour nous sustenter, nous trouvons bien tout ce qui est nécessaire à la *matérialité* de notre corps, *ce ne peut être que dans l' « Air vital » que nous respirons* qu'il nous soit possible de retrouver, en outre des Eléments gazeux nécessaires pour parfaire les effets de la Nutrition, *tout ce qui est indispensable pour créer en nous cette « Force vitale »* sans laquelle nous serions semblables à des Corps « chimiques « inertes et sans vie ». C'est-à-dire à des Morts récemment décédés.

*Or, cette « Force », cet « Esprit », ou, mieux, ce « Flux vital »,* c'est la « **Lumière solaire** » *qui nous le fournit au moyen des* **Ondes vibrantes colorées** *émanées du* Spectre du Soleil, *lesquelles « se transmueront en nous » sous forme de « **Flux vitalogène** » pour devenir la « **Force vitale** » qui nous anime.*

☺

J'ai bien dit : « *c'est la Lumière solaire qui nous le fournit* ». Car ce n'est pas le Soleil, lui-même, qui nous transmet son Energie intime, comme on le croit, *mais bien la Lumière* qui n'est pas une chose lui appartenant en propre, celle-ci n'étant, en réalité, qu'un « produit nouveau » résultant de la propagation en partant de l'Espace éthéré, des Sept radiations colorées du Spectre qui enveloppe le Soleil 49, lesquelles en arrivant dans notre Atmosphère deviennent pour nous, *en se combinant et en se mêlant à l'Air,* de la Lumière blanche 53.

*Or, la « Lumière solaire », considérée comme Source de vie, n'est donc que la résultante d'un « mélange intime » des Radiations vibrantes colorées du Soleil avec l'Air atmosphérique.*

Ainsi sans l'Air atmosphérique la Lumière n'existerait pas. Comme, réciproquement, l'Air, s'il n'était pas imprégné par le Spectre du Soleil, ne serait pas utilisable pour les Nécessités vitales de la Respiration.

L'énoncé de cette proposition peut seule donner la raison de l'importance que l'on attribue à la Lumière du Soleil, considérée comme étant à l'origine de la Source de toutes les Energies vitales, et nous donner la clef du mystère de cette « Force vitale » entrevue depuis bien longtemps.

*Ce serait donc le « **Flux vitalogène** » enfermé dans la Lumière solaire qui « avec l'aide de l'**Air** » s'imprègnerait en nous de manière continue « par la **Respiration** » pour devenir en se transmuant ce que nous appelons l' « **Influx-nerveux animateur.** »*

Sans quoi « l'Energie vitale » appartenant à chacun de nous, après son épuisement consécutif à nos Dépenses nerveuses, ne pourrait se renouveler.

92  L'INFLUENCE GÉNITRICE DES COULEURS renfermées dans la Lumière solaire, et qui sont mêlées à l'Air que nous respirons, est à l'origine de la CREATION DE LA « FORCE-VITALE ».

Ainsi, l'Air que nous respirons n'est pas seulement composé d'Azote et d'Oxygène, mais encore *il renferme aussi les Radiations vibrantes colorées* qui se sont imprégnées en lui lorsque les Effluves du Soleil l'ont traversé de ses myriades de Vibrations spectrales 73.

Sinon, si l'Air n'était composé que de ses seuls éléments fondamentaux, l'Azote et l'Oxygène, ce ne serait que de l'*Air chimique* avec lequel il serait impossible de vivre.

— 128 —

Donc, l'Air qui n'aurait pas été imprégné par les Radiations vi
brantes colorées du Soleil serait, par rapport aux Nécessités de notre
existence, de l'*Air mort* parce qu'il n'aurait pas été *vitalisé*. Et, en
cela, il serait semblable aux Médicaments chimiques, renfermant
les mêmes atomes que les Médicaments naturels tirés des Plantes
— qu'ils prétendaient remplacer —, mais à qui il manque l'essentiel pour agir utilement et ne pas nuire : le *Principe vital* de la
Plante elle-même qu'ils ont perdu pendant les manipulations qu'ils
ont subies.

Dans la Lumière solaire composée de Sept radiations colorées,
chacune de celles-ci a son rôle à remplir pour vivifier et régler
l'Harmonie de l'ensemble de toutes nos Fonctions vitales, Corporelles ou Mentales.

Dans les chapitres 75 et 82, complétés par les Tableaux en couleurs de la page 56 *bis* et le Tableau 116, p. 180, j'ai énuméré le rôle
vital de chacune de ces Couleurs en les divisant en trois classes :

Les *Couleurs fondamentales* ROUGE, JAUNE et BLEU, lesquelles n'ont d'actions directes que pour les Fonctions purement
corporelles, c'est-à-dire exclusivement « matérielles ».

Les *Couleurs complémentaires* **Orange**, **Vert** et **Violet**, lesquelles
ont une action, à la fois, Psychique sur le Mental et Vitale à l'égard
des Effets corporels des Couleurs fondamentales.

*La Couleur intermédiaire* **Indigo** qui, en venant s'interposer
entre le BLEU et le **Violet**, intervient comme une sorte de Diapason destiné à conserver l'Accord entre les phénomènes de la Vie
mentale avec ceux de la Vie corporelle.

C'est donc bien à chacune de ces Radiations, agissant selon les
rôles qui leur sont dévolus, que l'on doit l'Harmonie de toutes nos
fonctions et l'Equilibre parfait de toutes ces fonctions entre elles.

Et l'ensemble réuni des rôles appropriés, à chacune de ces Sept
couleurs constitue, en réalité, ce que l'on appelle la « Force-vitale »,
dont la source est emmagasinée dans les Effluves colorées du Soleil
sous la forme de « Flux-vibratoires » 82.

93 **ABSORPTION PAR LA VOIE DU POUMON** du « **FLUX
VITALOGÈNE** » engendré par la Lumière solaire et comment,
mêlé à l'Air que nous respirons, il devient ensuite dans nos
Centres nerveux l'« **INFLUX NERVEUX** » animateur de notre corps.

Mais alors comment notre corps peut-il capter le « Flux vitalogène » enfermé dans les Effluves colorés du Soleil ?

Pour pouvoir répondre convenablement à cette
question il faut, pour cela, se rappeler que le Corps
humain est composé *d'une partie « matérielle »*,
(sa chair, ses os, sa Structure complète, y compris
ses fibres nerveuses et la substance cérébrale qui
est en rapport avec celles-ci) *et d'une partie « immatérielle » chargée par destination d' « animer »
l'ensemble de toute sa partie « matérielle »*.

Or, si *la partie » matérielle »* du corps se reconstitue en retrouvant par les Voies digestives ses éléments perdus dans les Aliments et les Boissons que
nous consommons, *comment donc peut se « reconstituer » la partie « immatérielle », c'est-à-dire l'Influx nerveux
épuisé ?*

— 129 —

9

Tout le monde, aujourd'hui, étant d'accord pour reconnaître que toutes les Energies proviennent du Soleil. les Biologistes — surtout ceux qui ont l'esprit naturiste — nous apprennent que nous récupérons ces Energies en les retrouvant dans les Aliments, lesquels, notamment pour ceux d'origine végétale, les avaient emmagasinés pendant leur croissance 76-B :

Cette explication peut s'accorder avec ce qui concerne l'*Energie chaleur*, transformable en *Force*, laquelle n'est qu'une *Energie-physique*, puisée dans les Aliments riches en Hydrogène et en Carbone — nés eux-mêmes sous l'action des Radiations vibrantes ROUGES, 75ᴬ — mais elle passe sous silence la Récupération de cette autre *Energie-vibratoire* que nous appelons « Influx-nerveux » et qui est la « Force-vitale », *sans laquelle la Coordination des fonctions organiques, la Maîtrise de notre force musculaire et la Volonté que nous pouvons imposer à toutes nos Actions corporelles ou mentales, ne pourraient exister.*

Et bien, cette Force impondérable *animatrice et régularisatrice* de toutes nos Fonctions corporelles ou mentales, et qui nous provient des Effluves colorées du Soleil sous forme de « Flux vitalogène », *doit trouver*, pour venir se loger dans nos Centres animateurs et mentaux, *une Voie beaucoup plus naturelle* que celle de l'Appareil digestif — réservé exclusivement aux reconstitutions et aux besoins matériels de notre corps? Or, cette « voie naturelle » c'est celle du Poumon laquelle est idéalement organisée pour cette attribution.

En effet, par la Voie pulmonaire, l'Air enluminé par les Effluves du Soleil que nous respirons n'a plus seulement pour buts, l'Hématose, l'Expulsion des Gaz carboniques et la Combustion des Graisses, mais encore le rôle plus noble *de recevoir et de capter les Ondes mystérieuses fournies par certaines Radiations du Soleil et qui contiennent renfermées avec elles le « Flux vitalogène » revitalisateur.* Et ceci sans aucune complication organique:

*Les Ondes solaires colorées s'introduisant avec l'Air dans le Poumon et s'y répartissant « instantanément et en nature » dans le Sang pour, de là, gagner les Centres Vitaux; au lieu de l'être par les Aliments, en suivant la voie si compliquée de l'Appareil digestif, et sans avoir eu à subir, pendant le passage dans les nombreux Organes intestinaux, des modifications inutiles ou des altérations nuisibles pendant la période si longue — la longueur de temps ne pouvant se concilier avec les nécessités impérieuses des besoins d' « Influx nerveux » animateur — du processus complet de la Digestion alimentaire.*

En outre de ces avantages objectifs il convient également d'observer la situation topographique du Poumon, par rapport aux différents sièges des Centres nerveux animateurs, pour comprendre qu'elle ne pouvait être plus judicieusement située.

En effet, le Poumon se trouve situé exactement au milieu de tous les « Centres nerveux animateurs » : Plexus cervicaux, pour le Cerveau et le Cervelet; Plexus solaire, pour tous les Organes intestinaux ; Grand sympathique, pour les Ganglions nerveux où sont logées les Réserves d'Influx nerveux comme dans des Accumulateurs ; et puis encore, ce qui est particulièrement intéressant pour cette thèse, *c'est que le Poumon enveloppe les deux Plexus essentiellement vitaux*, le Plexus cardiaque et les Plexus brachiaux, *lesquels sont chargés de fournir l' « Animation » au Cœur et au Poumon* qui sont, comme chacun sait, les deux Organes moteurs chargés de faire fonctionner la machine humaine.

A ce propos, souvenez-vous que dans les chapitres 16 et 17, j'avais démontré *que, lors d'une Syncope, lorsque la « Respiration cessait » la mort commençait son œuvre.*

Il y aurait donc là une preuve confirmant que la Vie, c'est-à-dire l'Animation de tout notre être, *ne peut provenir que de l'Air vitalisé que nous respirons et non des Aliments que nous digérons, puisque dans la syncope la Vie cesse de se manifester presque aussitôt que nous cessons de respirer.*

Les effets moteurs des « Réserves de Force » accumulées dans le Plexus cardiaque, et qui permettent au Cœur de battre faiblement pendant encore un temps assez long — deux heures environ — lorsque la Respiration vient à cesser, ne peuvent s'opposer comme une contradiction absolue à ce que je viens d'avancer.

A cela il m'est, en effet, facile de répondre, car, primo, dans ce phénomène, destiné à parer à la suite funeste que peut causer un arrêt momentané de la Respiration, il y aurait encore là un effet des merveilleuses prévisions de « Self-défense » de notre existence, lequel viendrait s'ajouter à tant d'autres ; secundo, le Cœur est un organe *purement mécanique* — une pompe — qui, pour être actionné n'a besoin que de « Force » *provenant de son propre Plexus* et non d' « Energie vitale », cette dernière provenant du Cervelet étant par destination chargée de régler et de coordonner l'Harmonie et l'Activité bien équilibrées de toutes les Forces et Energies actionnant l'ensemble de toutes les fonctions du corps.

Et, la preuve de ce que j'avance, c'est que si le Cœur, grâce à l'aide des réserves de Force logées dans le Plexus nerveux qui l'accompagne, continue bien à battre lorsque le Poumon cesse de fonctionner, il ne le fait plus avec assez de puissance pour continuer à propulser le Sang dans toutes les parties du corps, donc pour assurer la continuité des besoins de la Vie organique de notre corps ; faute pour cela de recevoir une quantité suffisante d' « Energie- vitale » : *la dite « Energie-vitale » ayant cessée d'être fournie au Cervelet* (Centre animateur) « *au moment précis* » où, *lors d'une Syncope, la Respiration s'est arrêtée brusquement.*

Cette action bien séparée de la fonction du Cœur, par rapport aux autres organes du corps — et qui démontre que le Cœur pour accomplir son rôle n'a pas besoin, *comme tous les autres organes*, de subir l'intervention de l' « Energie-directrice » et provenant du Cervelet — peut être constatée expérimentalement et *de visu*. Ainsi, après

avoir détaché du corps d'un animal le Cœur avec son Plexus nerveux, on peut voir cet organe, quoique sans aucune relation avec le
Cervelet, *continuer à battre faiblement*, pendant encore environ
deux heures ; ce qui, comme durée, correspond avec le temps
moyen de la Survie du Cœur après la cessation de la Respiration.

☉

Maintenant, pour servir de conclusion à la proposition que je
viens d'énoncer, je prie mes lecteurs de se remémorer et de revoir
avec attention l'ensemble des *Harmonies vitales engendrées par les
Effluves colorées du Soleil* (chapitres 72 à 83), lesquelles, en raison
de la coordination parfaite de tous leurs tenants et aboutissants
à l'égard des trois règnes de la Nature, forment une chaîne indissoluble qui les relie toutes les uns aux autres. En sorte que toutes
Harmonies vitales se tiennent toutes entre elles, tant par leurs
origines que pour leurs buts finaux.

Alors, puisque toutes ces Harmonies créatrices engendrées par
chacune des Sept couleurs du Prisme solaire, composant la Lumière
du Soleil, sont capables de créer et de répondre à la totalité des
besoins vitaux de toutes les existences, par leur seul fait de leur
imprégnation sur des corps plus ou moins bien perméables, pourquoi donc la réunion totale des Ondes colorées de la Lumière
solaire, productrices de toutes ces Générations et de toutes ces
Forces séparées, lorsqu'elle se mêlera à l'Air que nous respirons,
pourquoi, dis-je, toutes ces Couleurs perpétuellement vibrantes,
nées du Soleil et réunies de la manière la plus fluide et la plus
subtile qui puisse se concevoir, ne seraient-elles point capables
de produire « immédiatement » dans les Sièges vitaux de notre corps,
*lors de chaque Inspiration pulmonaire, la Régénération instan-
tanée de l'« Influx nerveux » animateur ?*

Oui, pourquoi n'en serait-il pas ainsi, puisque toutes ces Ondes
colorées résument l'ensemble de toutes les Nécessités vitales ?

Est-il, en effet, un procédé plus direct, plus rationnel et moins
compliqué, que celui de l'introduction par la voie du Poumon des
Ondes vitales émanées du Soleil ?

Car, par ce procédé, direct et sans obstacles, le « Flux-vitalogène » et toutes les Energies vitales, enfermées sous forme d'Ondes
colorées dans la Lumière solaire, s'emmagasineraient alors avec la
plus grande facilité jusque dans nos Centres nerveux vitaux où ils
s'y infiltreraient et s'y accumuleraient ; et cela avec un potentiel
si élevé — et pour ainsi dire égal à celui de son point d'arrivée —
que la résultante aboutirait à la solution que tous les biologistes
recherchaient jusqu'à ce jour et que voici résumée :

*La Régénération continue par les Ondes colorées du Soleil du
Fluide impondérable qu'est l'« Influx-nerveux à l'usage cérébelleux (Cervelet) ou cérébral (Cerveau) — selon qu'il anime nos
Organes et nos Muscles où qu'il préside à notre Raison ou à
notre Volonté — autrement dit* l'entretien permanent de la

**FORCE VITALE**

— 132 —

# Les « FLUX-VITAUX »
## et leurs « REFLUX-ÉPUISÉS »

### X

**94** Les « Flux-vitaux » lorsqu'ils ont accompli leurs rôles doivent, ainsi que tous les autres « Résidus corporels », être évacués hors du corps, sous peine d'Intoxication. — Mais comment ?

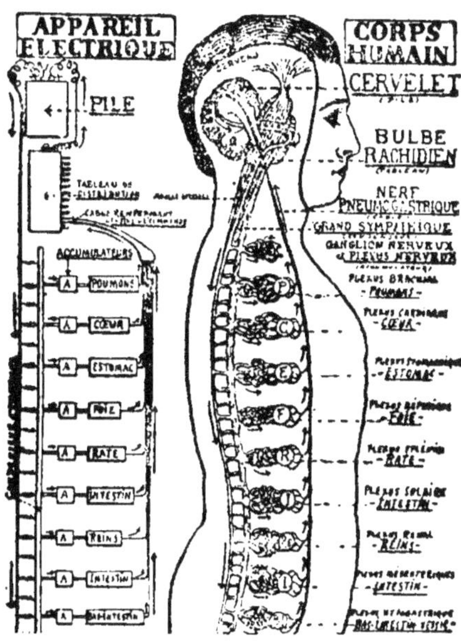


Fig. 37. — " L'Influx nerveux ", émanant du CERVELET et des Plexus où il s'est condensé comme dans des Accumulateurs, A, est semblable, par rapport aux Organes du corps humain qu'il *anime*, au " Courant électrique " chargé de faire *fonctionner*, des appareils. — Mais qu'advient-il de l' " Influx nerveux " après qu'il a épuisé son Action animatrice ?

Dans « Connais-toi... d'abord », page 54, j'ai dessiné une planche (dont ci-contre la réduction) au-dessous de laquelle j'ai démontré sur deux colonnes de texte la corrélation apparente existant entre l'action psychique et dynamique de l'Influx nerveux comparée à celle de l'Electricité.

Aujourd'hui je vais écrire un nouveau chapitre qui sera le complément indispensable de celui de « Connais-toi... d'abord », *car il traitera « de ce qu'il advient de l'Influx-nerveux lorsque celui-ci est épuisé. »*

Le voici exposé tout au long, tel que mes diverses observations me l'ont fait découvrir et concevoir.

A. — Lorsque dans toutes les parties de notre corps s'accomplit le travail intense de nos Fonctions nerveuses, corporelles ou mentales, il se passe au point de vue des *Excreta* un phénomène du même ordre que celui qui termine la Digestion et dont, à ma connaissance, personne n'a encore parlé et qu'il est pourtant indispensable de connaître si l'on veut arriver, en toute certitude, à stabiliser à l'état de pureté absolue le maintien de l' « Equilibre vital », sans lequel il n'est pas de Bonne santé possible.

Car l' « Equilibre vital » ne peut être obtenu que s'il existe, au point de vue fonctionnel, un Accord parfait entre tous nos Organes.

Donc, à la condition que ceux-ci fonctionnent tous à la même puissance et en synchronisme, sans que l'un d'eux, ou plusieurs, ne subissent de ralentissement, voire d'accélération, du fait de causes ayant des origines diverses, la plupart connues.

Ou bien encore — et voilà qui sera nouveau — par suite *de causes occultes*, dont on ne soupçonnait ni la nature ni l'origine, et qui remonteront à des causes jusqu'alors inconnues, comme celle de la démonstration qui fait l'objet de ce chapitre : *sur ce qu'il advient de l' « Influx nerveux » après épuisement de son Energie vitale et que, par suite, il s'est transformé en « Excréta nerveux ».*

Car l'« Influx nerveux », le Fluide animateur de tous nos organes, lorsqu'il a accompli son travail, énergétique, équilibrant ou revitalisant, selon le but et l'origine du « Flux solaire » 82 d'où il provenait, *devient un « Résidu intoxicant » de nature fluidique qui*, ainsi que tous les Résidus formés dans notre corps à la suite de la Diges·tion, ou de la Désassimilation, ou de la Fatigue, etc., *doit être expulsé* hors de nous, comme doit l'être tout ce qui est inutile ou nuisible à nos Fonctions organiques ; et cela à l'aide de l'un des moyens si admirablement appropriés pour chaque but et que la Nature a mis, à ces effets, à notre disposition. Sinon, en ce qui concerne l' « Excréta fluidique » de l' « Influx nerveux », si les Emonctoires naturels chargés de son expulsion sont obstrués il s'ensuivra que, restant logé à l'intérieur du corps, ce Résidu fluidique deviendra la source de Troubles nerveux bizarres, déconcertants et rebelles à toutes les Médications pro-nerveuses.

Et bien, *comme pour l'Electricité* — avec lequel l'Influx nerveux offre tant d'analogies — « *l'Evacuation naturelle* » *des Flux nerveux épuisés s'opère par... le* « Retour à la Terre ». Parce que l' « Influx nerveux » se comporte pour accomplir son œuvre comme l'Electricité le fait lorsque l'on utilise son Energie.

Or, comme chacun sait, le Travail électrique s'accomplit ainsi qu'il suit :

Pour que l'Energie exigée de l'Electricité, Force, Chaleur ou Lumière, puisse se manifester en toute liberté *il est indispensable que le Flux positif*, après avoir accompli son rôle actif, *s'échappe aussitôt et sans entrave sous forme de Flux négatif par, également, un* « *Retour à la terre* ».

Et quoi qu'il ne faille pas confondre comme origine les « Flux nerveux » avec les « Flux électriques », Statique ou Dynamique, (chacun de ces divers fluides ayant leurs rôles bien déterminés dans la Nature), il faut toutefois reconnaître que leur manière d'agir et de procéder, pour les uns comme pour les autres, offrent tant de similitudes qu'il est permis d'admettre que pour les « Flux nerveux » cela se passe comme pour l'Electricité, depuis l'émission des Ondes en provenance de la Lumière solaire jusqu'à leur « *Retour à la terre* », après épuisement de leur activité native.

Ainsi pour le Travail nerveux qui s'accomplit sans arrêt dans notre Corps on peut donc avancer ceci :

Pour que l' « Energie vitale » nécessaire à l'entretien de notre existence, sous forme de Force, Chaleur et Vitalisme, se manifeste normalement *il faut que le « Flux vital positif » puisse, aussitôt qu'il a accompli son but, s'échapper librement, sous forme de « Flux négatif », par un rapide « Retour à la terre »*.

Ainsi donc les divers « Flux-vitaux », chargés de maintenir en nous la Vie corporelle ou nos Facultés spirituelles, accomplissent leur action exactement et dans les mêmes conditions que le fait l'Electricité. C'est-à-dire que, dans leur phase active, les « Flux-vitaux » fournissent à nos Centres nerveux toutes les Energies utiles, et que dans leur ultime phase, après épuisement de toutes les Energies qu'ils renfermaient, ils deviennent alors des « *Résidus fluidiques* » *lesquels doivent s'épancher dans la Terre afin de libérer notre corps d'un Résidu* qui, quoique de nature fluidique et impondérable, n'en est pas moins un « Résidu intoxicant », comme le sont tous les Résidus, de quelque nature qu'ils soient, lorsqu'ils séjournent anormalement dans notre corps (1).

☉

B. — Comment et par quels Procédés naturels de « Self-défense » s'effectuera le « Retour à la terre » des « Flux vitaux » épuisés : les « Flux négatifs » ?

D'abord, les « Flux » les plus subtils, ceux dont les Ondes sont les plus ultra-vibrantes, — comme les « Flux psychiques » 82 et 82ᵇ, concernant notre Mental, et le « Flux vitalogène » 82ᵃ, — lorsqu'ils sont devenus des « Reflux » épuisés et intoxicants, *doivent s'évacuer directement par les surfaces extérieures de notre corps et tout particulièrement par la Plante des pieds*, lorsque celle-ci est *en contact avec le Sol terrestre ou avec un Milieu humide ; ainsi que par la Paume des mains, lorsque nous touchons des objets reliés avec la Terre ou de l'Eau ; ou bien, tout simplement, lorsque nos mains restent ouvertes, les doigts ballants et dirigés « vers la Terre », de manière que l'évacuation de l' « Influx nerveux » épuisé s'effectue par l'intermédiaire des Vapeurs atmosphériques* 41.

Puis ensuite, les « Flux » moins subtils, ceux dont les Ondes sont les moins vibrantes et en rapports avec les Fonctions matérielles du corps, comme le « Flux-énergétique » caloro-dynamique émané des Ondes ROUGES, le « Flux-harmonique » équilibrant émané des Ondes JAUNES, et les « Flux-psycho-corporels » émanés des Ondes Orangées et Vertes (Voir 82), qui, lorsque tous ces « Flux » sont devenus des « Reflux », c'est-à-dire lorsqu'ils sont épuisés et peuvent devenir dangereux en intoxicant le corps, trouvent alors pour s'évacuer, d'abord des Condensateurs, puis

---

1. Au reste, tous les Résidus, et quelle que soit leur origine, n'ont-ils pas pour rôle chacun pour leur part, de féconder la Terre nourricière, en vertu de cette loi d'harmonie que dans ce monde rien n'est inutile et ne se doit perdre, et que par conséquent ce qui vient du Ciel, avant d'y retourner, doit passer par la Terre.

— 135 —

des Emonctoires excréteurs admirablement appropriés pour ce rôle et qui sont :

1º pour les Condensateurs (v. 31 et 41) :

l'*EAU renfermée dans toutes les parties de notre corps ainsi que les VAPEURS qui s'échappent de nos Poumons et de notre Peau*;

et, 2º, pour les Emonctoires excréteurs :

*a*) la *Transpiration* pulmonaire et cutanée ;

*b*) l'*Urination* ;

*c*) la *Défécation*.

C'est-à-dire que :

Par la *Transpiration pulmonaire* ou *cutanée* — la première, consécutive aux Combustions internes, la seconde, conséquence d'un excès de Chaleur interne ou externe — seraient rejetés à l'extérieur mêlés à la Vapeur pulmonaire ou l'Eau de la Transpiration,

d'une part, par le *Poumon* et les *Glandes sudoripares* l'excès anormal d'« Influx énergétique » pour sa partie productrice de Calories, de provenance interne par les Aliments ou Boissons, ou externe par la température Ambiante ;

d'autre part, par la *Transpiration pulmonaire* les « Reflux » épuisés et intoxicants provenant des Plexus pulmonaires et Cardiaque, grands dépenseurs d'Energie-force ;

puis, par la *Transpiration cutanée* s'excréteraient les « Résidus fluidiques » provenant du travail intensif de toutes les Forces nerveuses chargées du rôle de « Self-défense » ; lesquelles Forces s'étaient liguées pour entrer en lutte, lors de la Fièvre ou d'une Fatigue exagérée, contre les Produits morbides qui ont causés la première (la Fièvre) ou que la seconde (la Fatigue) a engendrés ;

et enfin, ce serait par les *Voies urinales* et *Excrémentielles* que s'excréterait la totalité des « Résidus nerveux » produits par les « Flux énergétiques » et « Harmoniques », après que ces derniers ont terminés leurs rôles actifs à l'égard des Organes intestinaux.

Dans ce court exposé avez-vous remarqué que le « Retour à la terre » de tous les « Reflux nerveux », en provenance « des Flux-corporels » ou « Psycho-corporels », s'accomplit toujours *par le passage préalable dans un Milieu humide : Eau ou Vapeur d'eau.*

Car, qu'il s'agisse de la *Transpiration* pulmonaire ou cutanée, de l'*Urination* ou de la *Défécation*, l'agent de transmission qui intervient entre notre corps et la Terre pour le libérer des « Reflux-nerveux » sera toujours, ou de l'Eau ou de la Vapeur, ou bien encore un Milieu humide.

Et cela est pour le mieux, puisque ces deux éléments d'origine semblable, l'Eau et la Vapeur, sont, comme je l'ai expliqué dans le chapitre 41, les meilleurs Conducteurs, Récepteurs et Absorbants-condenseurs de fluides, quelque soit la nature et l'origine de ces derniers. Comme le démontrent les effets si remarquablement *apaisants* et *défatigants*

des *Ablutions d'Eau* sur la Nuque (le Cervelet) pour le Système nerveux de la Vie motrice et organique ;

des *Bains de Rivière*, de *Mer*, de *Baignoire*, pour tout le corps ;
des *Bains de Siège*, pour tout le Système intestinal ;
et des *Bains de Pieds* pour les parties supérieures du corps.

Voire encore les effets si heureux produits par les *Compresses* d'Eau froide ou chaude appliquées sur les diverses parties du corps, selon les buts curatifs à obtenir, au plus près des Centres vitaux en relations avec les Organes malades, comme,

sur la Nuque pour le Bulbe rachidien et le Cervelet ;

sur les Tempes et le Front, pour le Cerveau ;

tout le long du Dos, pour le Grand sympathique ;

sur les Omoplates, pour les Plexus pulmonaires et cardiaque ;

sur la Région lombaire, pour le Plexus solaire qui régit les Organes intestinaux ;

sur les Mollets ou autour des Poignets, pour *attirer et soutirer* les « Excreta nerveux » des parties supérieures du corps vers les parties intérieures et d'où ils s'écouleront plus facilement.

Or, pour tout ce qui précède, les Effets, *apaisants, défatigants* ou *curatifs*, des Ablutions, Bains ou Compresses, s'ils remontent en partie à la *Décongestion nerveuse* du Système nerveux superficiel, appelé Vaso-moteur, sont dûs surtout au *pouvoir absorbant très puissant de l'Eau* 41 *à l'égard des* « *Fluides intoxicants* » restés logés dans nos Centres nerveux *et que celle-ci, froide, tempérée ou chaude, aspirera d'une manière quasi-instantanée*, quelque soit la profondeur où se trouvent placés dans notre corps les Plexus nerveux intoxiqués, grâce au truchement « liquide » de notre Sang.

Car, quelque soit le genre d'Hydrothérapie 152 utilisé, ce seront toujours les mêmes résultats qui se produiront et que voici récapitulés :

*lorsque l'Excréta nerveux* (qui, de par sa nature intoxicante, est la cause de bien des Irritabilités et Déprimations, selon les Tempéraments, ou encore de ces Sentiments de Fatigue inexplicables) *trouve dans l'Eau, avec laquelle notre peau est entrée en contact, une porte de sortie salvatrice, il s'y précipite instantanément en s'y imprégnant*, débarrassant ainsi le corps des « Reflux intoxicants » de tous genres qui s'y étaient logés. Faute pour ces « Reflux » d'avoir pu trouver pour s'échapper une issue naturelle, comme :

le *Contact direct des Pieds ou des Mains avec le Sol*, ou

le *Contact indirect des Extrémités des membres ou de certaines Parties externes du corps avec de l'Eau ou de l'Air suffisamment chargé de Vapeur*,

des *Urinations* suffisamment copieuses,

des *Défécations quotidiennes et normales*,

ou, quand cela était nécessaire, une *Transpiration* abondante.

☉

C. — Nous venons de voir comment l'*Eau*, par le seul fait de son contact avec la peau, pouvait en « absorbant » les « Résidus fluidiques nerveux » nous débarrasser de la plupart des Troubles nerveux, tout au moins de certains de ceux dont on ne s'expliquait pas l'origine et dont la cause remontait justement à ces « Résidus fluidiques ».

Mais, ainsi que je l'expliquerai dans le chapitre 103, il n'est possible de se bien soigner qu'à la condition de le faire aussi par les Voies internes : le Corps humain récupérant ses Eléments vitaux et régénérateurs, comme il trouve ses Eléments curatifs, *autant et sinon plus par l'intérieur que par l'extérieur.*

Ainsi, l'*Eau*, mise en contact avec l'extérieur du corps, si elle est une excellente chose pour la Désintoxication des Centres nerveux, *prise à l'intérieur,* lorsque les Emonctoires de sortie fonctionnent normalement, *elle agit avec encore plus de succès.* Car l'*Eau*, prise sous la forme de Boissons (Eau pure 147 ou fruitée 149) ou d'Aliments aqueux (Soupes, Légumes ou Fruits), après avoir suivie tous les Réseaux intestinaux et sanguins — donc également tous les trajets nerveux qu'alimente le sang — ira puiser dans les Plexus nerveux, « à la source même du mal », les « *Reflux intoxicants* », pour ensuite les évacuer au dehors par les Emonctoires naturels de l'Eau.

La vertu *apaisante* et *défatigante* des effets d'un verre d'Eau fraîche n'est-elle pas une preuve convaincante de ce que j'avance ?

C'est aussi pourquoi le fait de se nourrir de manière habituelle avec des Aliments concentrés insuffisamment imprégnés d'*Eau* — lesquels réduisent d'autant la Fluidité et le volume des Selles, de l'Urination et de la Transpiration — est encore certainement une cause d'Intoxication nerveuse déterminée par une Accumulation interne de « Reflux vital », celui-ci n'étant pas expulsé normalement et en quantité suffisante, faute de trouver abondamment dans notre organisme son véhicule naturel de sortie : l'*Eau*.

Le Bien-être général que l'on éprouve après une Selle ou une Urination rapide et copieuse, ou bien après une Transpiration abondante faisant suite à un Malaise général, confirme cette thèse.

Car, à la suite de toutes ces Excrétions corporelles — qui sont des actes de « Self-défense » destinés à conserver intacte la Santé de notre corps — il ne faut pas oublier que, si notre Système nerveux en éprouve le premier un réel bienfait, tous les autres Systèmes dont notre corps est composé, Système intestinal, Respiratoire, Sanguin, Lymphatique (Self-defense) ou Cellulaire, y trouvent aussi leurs profits, pour la raison que l'*Eau*, en vertu de ses propriétés *diluantes* et *absorbantes*, possède aussi le pouvoir de *recueillir* et *d'entraîner* avec elle les Résidus matériels et Gazeux — qui sont aussi des Intoxicants ou des Infectants — *qu'elle incorpore avec elle et rejette ensuite au dehors, lors de son élimination.*

Bien des Troubles nerveux, dont il était difficile de trouver l'origine intoxicante, n'ont donc le plus souvent pas d'autres causes que *l'accumulation d'Excréta nerveux* dans nos Plexus animateurs. Faute pour ces Résidus fluidiques d'avoir pu s'écouler hors de nous par la Voie humide, ou par les moyens internes ou externes appropriés à ce but. Ce dont pourtant la Nature nous a largement pourvue, tout en nous imposant leur usage constant, car ils sont les seuls qui conviennent pour l'Excrétion normale de tous les Résidus.

C'est ainsi que, au point de vue Vêtements, la pratique qui se répand de plus en plus de porter des Chaussures à Semelles de caoutchouc est déplorable pour la Santé. Et cela est l'évidence même : le Caoutchouc étant le plus parfait des *Isolants* empêchant les « Reflux nerveux » de trouver l'une de leurs routes naturelles, *la Plante des pieds*, pour s'échapper hors du corps et « retourner à la Terre ».

Les Semelles en Cuir, en Bois ou en Fibres, étant plus perméables aux Fluides vibratiles, à l'Eau et aux Vapeurs, seront donc celles qu'il faudra continuer à préférer.

De même que, pour des motifs semblables, les Vêtements et les Coiffures caoutchoutés devront être prohibés de notre habillement (v. 183 et 184).

D. — Ce chapitre serait incomplet si je n'y ajoutais quelques observations destinées à confirmer ce qui précède.

1 L'Abbé Kneipp — sans certainement se douter de la cause — eût une idée de génie, purement intuitive, lorsque dans sa méthode il recommande, pour la Guérison de la plupart des Maladies chroniques, *de marcher « Nu-pieds » dans l'herbe encore recouverte par la « Rosée » « du Matin »*.

Faites maintenant, d'après tout ce que je viens de citer, l'analyse des effets remontant à ces trois mots : « Nu-pieds », « Rosée », « Matin », et vous y retrouverez les trois causes de leurs heureux effets pour la Santé générale :

1° « *Nu-pieds* ». — Parce que, ainsi que je viens de le dire dans le présent chapitre, la partie du corps, par laquelle l'excès de « Reflux vital » et une forte partie des « Résidus nerveux » s'écoule normalement, c'est la *Plante des pieds*.

2° « *Rosée* ». — Parce que la *Vapeur d'eau* (38 et 41) condensée, sous laquelle se présente *la Rosée*, est l'une des formes de l'Eau qui favorise le mieux l'Evacuation et la Condensation de tous les « Résidus nerveux » intoxicants.

3° « *Matin* ». — Parce que le *Matin* est le moment du jour où les RAYONS-BLEUS (v. ch. 66), producteurs du « Flux-Vitalogène » 82 contenu dans la Lumière du Soleil, prédominent le plus dans l'Air que nous respirons à ce moment.

Ainsi, voilà trois causes qui en se combinant produisent des Effets concourants tous à la « Désintoxication » du Système nerveux et à la « Revitalisation » de l'Etat général.

2 Autre fait : Chez les Musulmans, la pratique, que leur impose la Loi coranique de se « plonger les pieds dans l'Eau » avant de dire les Prières « matinales », n'aboutit-elle pas à une excellente Purification corporelle et mentale, du fait d'une « Désintoxication fluidique » et d'une « Revitalisation » en RAYONS-BLEUS, obtenues, l'une et l'autre, par des moyens entièrement extra-corporels, et dont ils profiteront pendant le reste de la journée.

3 C'est comme pour les familles de Romanitchels qui parcourent les campagnes et pratiquent, pour leur plus grand bien, la méthode de marcher « nu-pieds ».

Voyez leurs enfants, chez qui la Santé transparaît au travers de la crasse, (ô dangers des microbes que devenez-vous !) qui, quelque temps qu'il fasse, été comme hiver, s'égaillent de porte en porte pour mendier, ou de haies en haies pour grapiller les baies et dénicher les nids, les « Pieds constamment nus».

4 Voyez encore, dans les Campagnes reculées, là où le progrès n'a pas encore fourré son nez, les habitants logeant dans des Maisons sans plancher, lequel est constitué par la Terre elle-même

N'y a-t-il pas encore là, dans cette vieille coutume, une pratique dont l'aboutissant est de la plus haute importance, puisqu'elle assure à l'Equilibre vital un état de perfection absolu. En effet, dans ces maisons, la famille entière se trouvant *continuellement* en état de relation directe avec le Sol terrestre, chacun excrète le plus aisément du monde son « Reflux vital » épuisé ; de même que, par surcroît, tout excès de « Flux vital » (comme cela se passe certains jours où il se produit un excès de RAYONS-BLEUS vitalogènes) se trouvera normalement absorbé par la Terre.

Résultats : ni *Intoxications nerveuses* par suite d'Accumulation d'*Excréta-nerveux*, ni *Excitations nerveuses* conséquentes à un excès de « Flux-vital, d'où ce Calme remarquable qui caractérise le Paysan.

5 Et les Cheminots, ces chevaliers de la Vraie vie, qui n'acceptent pour Lit que de la Paille ou de la Fougère posées à même *la terre* les voyez-vous jamais malades ?

Cette pratique de s'allonger fréquemment sur le sol *pour s'y reposer* n'a-t-elle pas aussi été recommandée par certains médecins?

Les parties de campagne dominicales, après les durs labeurs de la semaine écoulée, ne se passent-elles pas, pour d'aucuns, la plupart du temps, tout simplement étendus sur l'herbe dans un endroit plus ou moins ombragé, selon le temps ou la saison ?

Tout cela, voyez-vous, à toujours été pratiqué *instinctivement* par l'humanité, parce que chacun, en ayant ressenti les effets bienfaisant, continue à le faire où à le recommander, sans jamais s'être donné la peine d'avoir pensé à en chercher les véritables raisons.

Or, comme le Progrès et le Confort nous obligent, dans les villes, à loger dans des « casiers » superposés les uns au-dessus des autres, puisqu'il nous faut bien admettre cela, nous ne pourrons donc que pallier le mieux possible aux inconvénients inhérents à ce mode d'habitat. Nous devrons donc, pour protéger notre Santé, éviter de recouvrir les Planchers ou carreaux avec des Toiles cirées ou certains Linoléums : ces substances étant des *Isolants* qui empêchent l'évacuation normale de nos « Reflux nerveux » 187.

Puis encore, si l'on n'a pas l'occasion ou la possibilité de marcher pendant le jour avec des Chaussures ayant des Semelles de faible isolement, comme le Bois ou le Cuir, et sur de la *Terre naturelle* — et non des sols Bitumés, Goudronnés ou Asphaltés — il faudra en rentrant chez soi changer ses Chaussures de marche par d'autres très amples et à Semelles de fibre ou de feutre.

Et si l'on se sent la « Tête lourde », le corps fatigué ou mal à l'aise, prendre, avant toute autre chose, un Bain de pieds rapide d'Eau ordinaire à la température convenable 155 : L'Eau étant, comme vous le savez maintenant, le meilleur absorbant des « Résidus nerveux », restés anormalement en notre Corps, et qui nous affectaient en irritant les divers sièges de notre Sensibilité organique, d'où les Malaises divers que nous éprouvions.

6 A ce propos, j'ai remarqué personnellement que chaque fois que j'arrivais à Paris (où le Sol est entièrement recouvert d'enduits ou de matériaux isolants à base de Goudron) j'éprouvais une impression de Malaise général, que, bien entendu, j'attribuais au seul changement d'air, mais qui, en réalité, avait pour cause principale *les effets de la « Couche isolante » sur laquelle je marchais constamment.* Et, la preuve, c'est que *lorsqu'il pleuvait* (comme lors de ma dernière venue à Paris), et que par conséquent l'Eau supprimait l'isolement formé par le Goudron, je n'éprouvais absolument rien et conservais mon état normal. Et, depuis, j'ai toujours fait cette constatation que Paris, ma ville natale, est une ville des plus saines... lorsqu'il y pleut.

7 Pour finir, voici une anecdote humouristique aboutissant aux mêmes conclusions.

Je me souviens avoir lu, je ne me rappelle plus où, que Bernard Shaw, l'humoriste et auteur Irlandais, aimait à raconter que, lorsqu'il n'était qu'un modeste employé de bureau, il avait pour collègue un vieux scribe qui se plaignait constamment d'avoir les « pieds froids » et la « tête chaude ».

Résolu de lui faire une bonne farce, il lui dit un jour :

— « Un de mes Amis, qui souffrait du même mal que vous, s'en est guéri par un remède énergique, mais très dur à appliquer : tous les matins, en se levant, il prenait un Bain de pied d'Eau froide... Et c'est tout. »

A quelques années de là — après avoir quitté son emploi et être devenu un auteur réputé — Bernard Shaw rencontre un jour son ex-vieux collègue qui, se précipitant à sa rencontre, luiprit les deux mains, en les serrant à les broyer, et lui proféra :

— « Si vous saviez, cher ami, combien je vous dois de reconnaissance, jamais je ne saurais assez vous remercier !... Car, sachez-le, depuis que j'ai pratiqué l'excellent conseil que vous m'aviez donné, jamais plus, vous m'entendez bien, *jamais je n'ai plus eu « Froid aux pieds » ni la « Tête chaude » et n'ai, depuis, été si heureux !* »

Bernard Shaw, qui avait complètement oublié ce qu'il croyait n'être qu'une simple plaisanterie, fut bien surpris du résultat qu'elle avait produite et se demanda un instant, s'il ne ferait pas mieux d'abandonner sa plume pour y prendre à la place, au point de vue du profit, un établissement hydrothérapique où il pratiquerait cette méthode ?

Mais Bernard Shaw n'en a rien fait, car, comme c'est un homme très intelligent, il s'est souvenu à temps qu'il ne fallait pas compter sur la Reconnaissance des malades pour s'enrichir, voire seulement pour en vivre.

(*Voir pour compléments :* chap. 41, l'EAU absorbe tous les Fluides; chap. 146a, les CORPS AROMATIQUES; et chap. 152, HYDROTHÉRAPIE).

# LA VOIE PULMONAIRE

lorsqu'elle est libre de toute obstruction

est la route par où

sous forme de « Flux-vitalogène »

pénètre la VIE et une part de la SANTÉ

## XI

95 Les effets d'une RESPIRATION INCOMPLÈTE et ce qu'il en résulte pour la Santé.

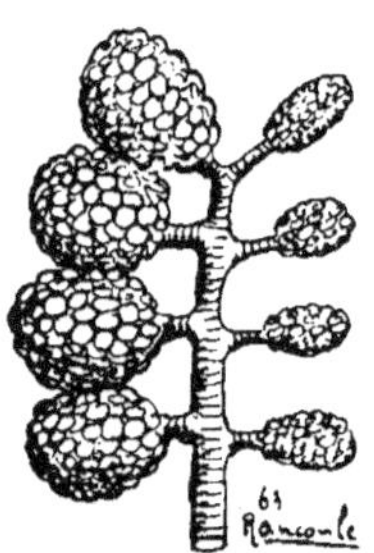

Fig. 38. — Grappe de *Lobules pulmonaires* terminant une Bronchiole. A gauche, sont des *Lobules* gonflés d'air. A droite, des Lobules flasques du fait de leur inertie.

Pour obtenir la Cure intégrale de n'importe quelle maladie le rôle interventif du Poumon (qui complète dans la Digestion, par la Respiration, le rôle des Intestins) ne doit donc pas être négligé. En effet, n'est-ce pas du bon fonctionnement des Voies pulmonaires que dépendra la qualité définitive du Sang neuf fourni par le Chyle, produit du Système digestif, et du Sang veineux à régénérer.

Or, pour que la Respiration s'effectue normalement, il est indispensable que l'Air inspiré pénètre dans tous les Lobules du Poumon ; là où s'accomplit, comme je l'ai démontré dans le chapitre 90, l'ensemble des phénomènes concourants aux Buts vitaux de la Respiration.

Car les Lobules du Poumon peuvent être comparés aux cavités d'une Eponge, laquelle absorbe d'autant plus de liquide que ses anfractuosités sont libérées de toute cause d'obstruction. Or, comme les Lobules se comportent exactement comme cette éponge, ils se rempliront donc, s'ils ne sont pas atrophiés, à la fois du Sang, qui vient de l'intérieur pour y subir l'Hématose, et d'Air, venant de l'extérieur pour y accomplir cet Hématose et tous les autres rôles que nous lui connaissons. Ce n'est donc qu'à la condition que tous les Lobules se laissent pénétrer parfaitement, et d'Air et de Sang, que l'Equilibre de toutes les Fonctions bio-physiologiques peut s'accomplir normalement.

Car l'Equilibre vital — c'est-à-dire la Santé et le Bien-être — ne peut exister que si le Poumon recueille en *totalité* le Chyle et le Sang veineux, et que l'un et l'autre pendant leur passage dans les Lobules *entrent en contact* avec l'Air inspiré pour s'en imprégner totalement.

Sinon, s'il advient que des Lobules aient perdu la faculté de se dilater pour y laisser pénétrer l'Air venu de l'extérieur, *le Sang*, qui, lui, aura pu y pénétrer par la voie interne et l'acheminement des Vaisseaux capillaires (Fig. 36), *ne recevant plus d'Air* pour lui faire subir les modifications indispensables à ses *qualités vitales*, se répandra par la suite dans tout l'organisme sans avoir acquis « *ses qualités vitales* », que seule la Respiration peut lui conférer.

Parce que le Chyle et le Sang, n'ayant pas reçu à leur passage dans les Lobules l'imprégnation de l'Oxygène (Hématose) et des « Flux vitaux » (Vitalité), contenus, l'un et l'autre, dans l'Air que nous respirons, restent impropres aux buts qui leur sont dévolus dans l'œuvre de la Nutrition et de la Vitalisation générale.

Lorsqu'il ne s'agit que de quelques Lobules atrophiés, ceci est relativement peu grave, mais lorsque leur nombre vient à s'augmenter sensiblement, alors les dangers pour la Santé s'aggraveront d'autant plus.

« En outre, comme dans les Lobules du Poumon il existe tout un « Système de « Self-défense » (90 et fig. 35) réalisé par un réseau de Canaux lymphatiques dans lesquels circulent sans arrêt des Leucocytes défensifs, (*Microphages* pour les Microbes, et *Macrophages* pour les Toxines, en provenance notamment des Intestins, ou les Ponogènes produits par la Fatigue) destinés à absorber à leur passage tout ce qui pourrait nuire à la pureté du Sang. Donc, si la fonction d'*épuration* et de *démicrobisation* qui est dévolue aux Leucocytes n'est pas accomplie dans la majeure partie des Lobules pulmonaires, il en résultera que le Sang, provenant du Chyle, et ainsi chargé d'Eléments morbides, en se répandant ensuite dans toutes les parties du corps y transportera avec lui des sources de Maladies : ou, pour le moins, de troubles dans les organes les plus sensibles, ou de Malaises fréquents, dont l'un des plus connus est le « Sentiment de fatigue générale », lequel n'a, le plus souvent, pas d'autres causes (1).

## 96 Essouflement, Dyspnée.

La Respiration incomplète, plus peut-être encore que la pauvreté de l'Air en Oxygène, est à l'origine des Essoufflements ou de certaines difficultés chroniques de Respiration, que l'on désigne sous le nom de Dyspnée (de *Dys*, difficulté, et *pnein*, respiration), et dont les effets ont pour but, en accélérant la Respiration ou en faisant des Inspirations plus profondes, d'introduire davantage d'Air dans le Poumon. Les Essoufflements s'observent dans la Course ou les Montées lorsque le Sang a justement besoin de beaucoup plus d'Oxygène pour brûler les déchets des dépenses musculaires (l'Urée) et de Leucocytes pour absorber les Ponogènes engendrés

1. « *Self-défense du Corps humain* » (en manuscrit) : « Terrains », « Milieux » et « Foyers d'infection ». (Voir page III de la couverture.)

par la Fatigue. C'est là un phénomène d'équilibration nécessaire
pour répondre à l'Insuffisance respiratoire.

## 97 Anémie. Chlorose.

Une des premières conséquences de cette insuffisance d'Oxygénation des Globules rouges du Sang est l'Anémie  et la Chlorose par
insuffisance d'Hématose — venant s'ajouter à  un déplorable Régime alimentaire.

## 98 Bronchites. Catarrhes. Pneumonies. Tuberculose.

Une autre conséquence de l'Atrophie des Lobules sera celle qui
atteindra le Poumon lui-même. On verra alors se produire une
susceptibilité à contracter des Bronchites, des Pneumonies ou des
Catarrhes chroniques. Puis, enfin, si le sujet est déprimé et incapable de réagir par ses moyens de « Self-défense », comme cela se
produit à la suite des excès de tous genres : Surmenage continu,
Alcoolisme, Alimentation défectueuse (Conserves, Cuisson trop
élevée ou prolongée des Aliments et manque de « Crudités » aux
repas), Mauvaise Hygiène, etc., ou que, à la suite d'une « Infection intestinale » de vieille date, une partie du Poumon soit intoxi-
qué, du fait des « Gaz putrides » qui l'ont traversé et y s'éjournent,
on voit alors se produire dans les Lobules atrophiés, devenus
inertes et sans défense, des « Milieux putrides » (les seuls qui
soient propices *à la réception et à l'existence* des Microbes pathogènes) qui deviennent alors la cause originelle de la Tuberculose
pulmonaire.

Ainsi donc, la Tuberculose n'est pas en propre une Maladie susceptible d'être guérie par des Spécifiques ou des Sérums, mais
la conséquence d'une délabration d'un Organe du Corps humain
remontant à une ou plusieurs des causes précitées.

On ne peut donc espérer guérir cette terrible maladie qu'à la condition *sine qua non* d'en supprimer les causes originelles, c'est-à-
dire, en faisant, la plupart du temps, exactement le contraire de
ce que l'on fait aujourd'hui pour s'en guérir ou s'en préserver, et
cela aussi bien dans sa manière de vivre que celle de se soigner
(Et, j'ajoute en apparté, qu'il en est exactement de même pour le
Cancer, lequel ne peut se manifester que sur des parties du corps
délabrées au préalable par des *Irritations répétées* — et à la
condition que l'ensemble de l'organisme soit aussi, lui-même,
affaibli —, comme les Chancres végétaux ne se montrent que sur
les *parties meurtries* des arbres peu vigoureux).

## 99 Emphysème. Plexus du Poumon.

Une autre affection des Poumons, appelée Emphysème, est également engendrée par l'Atonie des Lobules pulmonaires et dont la
cause remontait à l'*Inhibition du Système nerveux* de ces Lobules
(v. 90).

Cette atonie aboutit à cette conséquence particulière pour ces

Lobules, c'est que si l'Air peut bien y pénétrer il ne peut plus en sortir.

Il en résultera que tous ces Lobules étant constamment remplis d'Air — lequel, faute de se « revitaliser » en se renouvelant à chaque inspiration, finit par devenir toxique — deviendront une cause permanente de Malaise et de Gêne dans le Poumon qui, par suite de la toxicité de l'Air logé en permanence dans ces Lobules, ne pourront que s'aggraver avec le temps.

Les effets divers causés par l'Atrophie des Lobules du Poumon ne s'arrêtent pas seulement là, car ils ont aussi sur le Système nerveux animateur des Organes bronchiques des effets déplorables, ne se localisant pas seulement aux organes Atrophiés et Inhibés, mais qui peuvent aussi gagner jusqu'aux Plexus brachiaux qui leur fournissent la vie et avec lesquels ils sont reliés par les Fibres nerveuses aboutissant dans les Lobules (fig. 33-B, page 122).

C'est ainsi que dans les Bronchites ordinaires, et notamment dans les Bronchites infectieuses (Pneumonie) et la Tuberculose (qui, elle aussi, est une Infection), les malades ressentent un Point douloureux, ou pour le moins sensible, au-dessous de la partie supérieure des Omoplates et du côté affecté, là où se trouve logé l'un des Plexus nerveux animateur qui préside à l'existence de l'ensemble des Fonctions pulmonaires.

### 100  Asthme bronchique. Asthme nerveux. Angine de Poitrine.

On observe également cette Relation nerveuse d'effets pathologiques dans l'Asthme bronchique ou l'Asthme nerveux, caractérisée par des Quintes suffocantes ; ainsi que dans l'Angine de poitrine, vraie ou fausse, et dont l'origine, pour ces trois affections, remonte toujours à une Intoxication quelconque d'origine interne agissant sur le Nerf Pneumo-gastrique et ses Rameaux bronchiques, voire cardiaques.

### 101  Obésité

Le Poumon ayant aussi pour rôle de brûler, lors de son passage, la plus grande partie de la Graisse solubilisée qui circule avec le Chyle, il se produit, lorsque ce phénomène ne s'accomplit plus normalement dans les Lobules atrophiés, que la graisse *non brûlée*, en continuant à circuler dans le Sang, va se loger dans ses lieux d'élections, ce qui déterminera de la Pléthore graisseuse dans certaines parties du corps, ou de l'Obésité lorsque l'épanchement graisseux s'est généralisé par tout le corps.

L'Obésité peut encore avoir pour cause une Imprégnation trop abondante d'Air chargé de « Flux-énergétique » (RAYONS-ROUGES, producteurs de Corps gras, voir planche en couleurs, page 56 *bis*) comme cela se passe dans certains milieux humides et chauds (les Cuisines notamment) et sans contre partie destructive suffisante de « Flux-Vitalogène » (les RAYONS-BLEUS ou Verts).

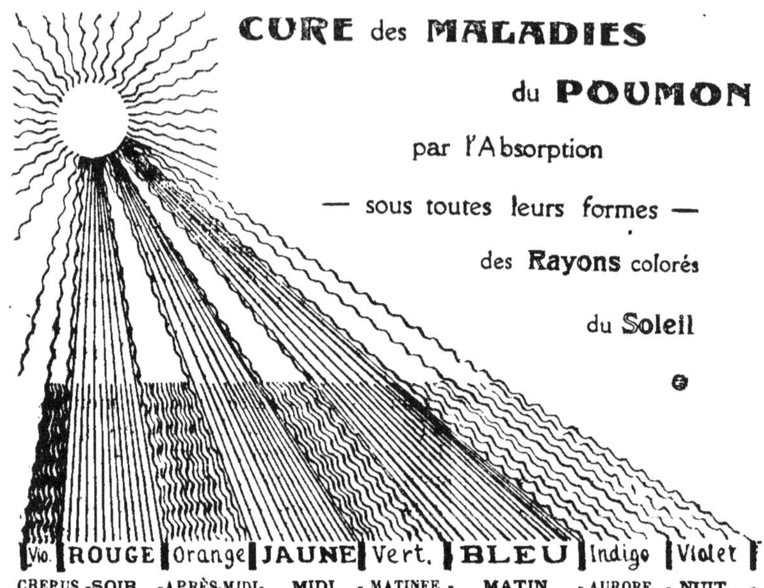


Fig. 39. — Les *Ondes colorées du Soleil* représentées dans l'ordre où elles se produisent, selon les Moments de la Quotidienne (Ch. 65), en passant au travers de l'Atmosphère (Ch. 56 et 74).

**102  Comment peut-on remédier au MAUVAIS FONCTIONNEMENT du POUMON ?**

A. — Tout ce que je viens de dire, concernant la part des effets 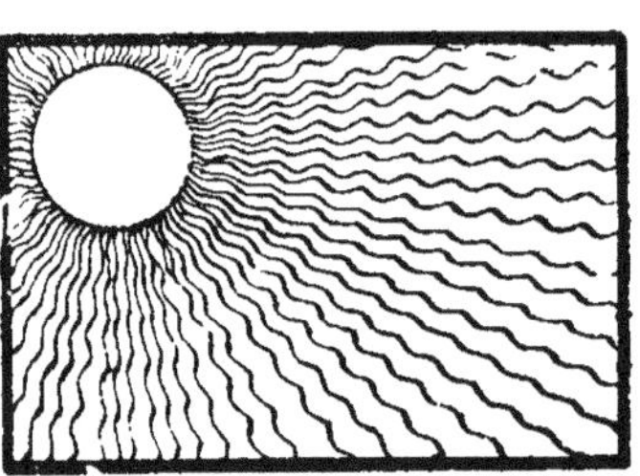 provenant des causes remontant à certaines Insuffisances pulmonaires, n'est pas absolument nouveau ; ce qui le sera, c'est la méthode que je décrierai dans le chapitre XV pour guérir ces Insuffisances de fonctions pulmonaires en même temps que les maladies qui leur sont consécutives et, par surcroît, la plupart des autres affections, autant, de celles du corps que du mental, et quelle que soit l'origine causale de ces diverses affections.

On obtiendra ces guérisons au moyen d'Exercices respiratoires combinés avec des Massages internes des Plexus nerveux, chargés de l'animation du Poumon et du Cœur, conjointement avec la *Respiration de Radiations colorées « sélectionnées »*, choisies en rapports avec le genre de Maladies à traiter. Et comme chacune de ces Radiations prédominent dans la Lumière du Soleil, plutôt à certains moments de la journée qu'à d'autres, il faudra donc, nécessairement, faire ces Exercices au moment du jour ou la Radiation colorée choisie et capable de guérir est en excès dans l'Atmosphère.

Et cela parce que, ainsi que je l'ai souvent dit, les rôles des Sept Ondes colorées de la Lumière solaire sont de la plus haute importance pour la Santé générale : *chacune de ces Ondes ayant une action directe sur une partie différente et bien déterminée de nos Fonctions organiques et mentales.*

Comprenez-vous, maintenant, l'intérêt primordial qu'il y a à « respirer » plutôt certaines Ondes colorées que d'autres, chacun de nous — et surtout les Malades — ayant un *côté faible* de son organisme à régénérer, ce qui ne peut se faire que si cette partie du corps trouve dans l'Air que nous respirons et les Aliments que nous ingérons, d'une part, dans l'Air, l'Onde colorée choisie et, d'autre part, dans les Aliments les produits « en Accords directs » avec cette Onde curative. Ce qu'il est aisé de trouver dans les Tableaux en Couleurs, page 56 *bis*, et 116, page 180, que j'ai confectionnés à cette intention.

Par ce mode de Traitement rationnel, régulièrement et convenablement appliqué, il s'ensuivra que l'organisme retrouvera l'Equilibre vital qu'il avait perdu et conséquemment sa Santé.

Au seul point de vue de la Récupération de l'« Influx nerveux » Animateur, provenant du « Flux-vitalogène » 82, *et que nous ne pouvons recueillir que par le Poumon,* ainsi que je l'ai démontré dans le chapitre 93, cette méthode appliquée régulièrement et quotidiennement, comme nous le faisons pour nos repas et dont elle complémente les effets, assurera à notre corps, et d'une manière constante, l'apport journalier du « Flux vitalogène » émanée de la Lumière du Soleil, ce qui nous préservera des Fléchissements et des Perturbations physiologiques que l'on trouve toujours à la base des Maladies.

☻

B. — L'action de cette méthode est si rapide que, par exemple, lorsque pour une cause quelconque, on voit se produire une perte sensible de son Energie vitale, il suffit de faire aussitôt quelques Inspirations profondes d'Air par le Nez, en tenant les Poings fermés (1), la Tête levée les Yeux dirigés vers le Ciel, pour retrouver aussitôt la Force et l'Energie perdues momentanément.

Par le même procédé on peut acquérir, pour un usage quelconque un supplément de Force ou d'Energie des plus appréciable, tout simplement en accentuant les Inspirations d'Air et en serrant *fortement* les Poings.

Ces Inspirations profondes, exécutées comme je viens de le dire, sont également productrices de Chaleur.

1. Ceci afin d'éviter que le surplus de « Flux-vitalogène » inspiré par le Poumon ne s'écoule par l'extrémité des Doigts (Voir 94-B)

— 147 —

Donc, donéravant, chacun pourra, en suivant attentivement les conseils que je donnerai pour l'application de cette méthode, soit améliorer sa Santé générale, soit guérir ses Maladies, soit pour les Bien-portants conserver leur Santé, et pour tout le monde parer à des Défaillances momentanées ou accroître au moment désiré son potentiel d'Energie et de Force, ainsi que son degré de Chaleur,

J'ajoute, toutefois — et il faudra s'en souvenir — que cette Méthode respiratoire n'exclut nullement les Conseils de Médecine et d'Alimentation naturistes que j'ai donnés dans mes trois précédents ouvrages, parce que :

*Une Respiration rationnelle ne peut être que le « complément direct » d'une Digestion normalement accomplie grâce à l'usage exclusif d'Aliments et de Boissons naturels 103.*

C. — Il n'est donc pas possible d'admettre que par le seul fait d'Exercices respiratoires on puisse d'emblée Guérir les Maladies.

Et cela parce que, ainsi que je l'ai démontré dans l'acheminement des effets morbides consécutifs à l'Infection intestinale (1), tous les Organes du corps humain sont solidaires entre eux.

Pour se guérir, ou ne jamais être malade, ce qu'il faut nécesrement, c'est tout d'abord soigner son Etat général ; ce que l'on ne peut obtenir qu'en apportant par l'Alimentation les Matériaux de construction et de restauration, indispensables pour la réfection de ses Organes délabrés, ou plus simplement, selon les cas, pour maintenir en bon état la Structure générale de l'ensemble de nos Organes.

C'est pourquoi j'estime qu'il n'est pas toujours bon de recommander *uniquement* les Exercices respiratoires intensifiés à tout le monde. Notamment quand le Poumon est atteint gravement, comme dans certaines Tuberculoses avancées. Car alors, faute d'apports préalables de Matériaux de consolidation et de réparation, l'introduction d'Air en excès ne peut que causer la destruction rapide, par une sorte de Combustion, de ce qui restait de Structure pulmonaire : *les Eléments constructifs et réparateurs destinés à la restauration de la Substance matérielle du Poumon ne lui étant pas parvenus « en même temps » et en quantité suffisante par l'Appareil digestif.* (Voir une liste de ces Aliments pro-bronchiques au ch. 159ᴰ.

J'ajouterai encore qu'il en est du Poumon comme de tous les Organes du corps — et de l'Estomac notamment —, car lorsqu'il ne fonctionne plus que difficilement ou mal, c'est que (à part les effets dus aux causes morbides de l'Alcoolisme et de l'Infection intestinale) *sa Structure est devenue anormale,* faute d'être composée avec l'ensemble des Matériaux alimentaires qu'il aurait fallu pour cela; *il se produit alors que, par suite de la Déséquilibration organique qui en résulte, le Poumon n'est plus apte à remplir les rôles qui lui étaient dévolus et notamment celui de « Capteur d'Ondes vitalisantes. »*

Ce qu'il faut donc faire, en même temps que l'on entreprendra des Exercices respiratoires, c'est de fournir au Poumon, à l'aide de

1. « *Connais-toi... d'abord »,* chap. 12.

Substances alimentaires convenablement choisies (1) la totalité des *Matériaux assimilables et reversibles* qui soient capables d'assurer à l'Organe respiratoire sa *Régénération constructive*; de manière que, recevant constamment par les Organes digestifs — dont c'est le rôle exclusif — des Apports *Cellulaires* et *des Sels minéraux* appropriés à sa formule de constitution, l'Appareil pulmonaire soit toujours à « l'état de neuf », c'est-à-dire en puissance de toute sa vigueur et de son activité.

C'est alors que seulement pourront se manifester les bienfaits réels de la Respiration intensifiée et sans avoir à craindre de contre-parties malfaisantes.

Encore une autre comparaison : si l'Estomac *digère très mal* lorsque par suite de causes diverses il « devient atone », adoncque le Poumon ne peut, lui aussi, que *mal digérer* les Fluides vitaux qui y pénètrent, si, par suite de sa mauvaise constitution ou de son délabrement, il est « devenu inactif et sans vigueur ».

Si j'ai tenu à insister sur ce point de la nécessité thérapeutique de la contre-partie alimentaire, c'est que de nombreuses personnes sont persuadées, par suite de mauvais conseils ou de manque de réflexion, qu'elles pourront guérir les Maux dont elles souffrent à l'aide seule des Exercices respiratoires qu'on leur aura recommandés.

Comme tant d'autres croient, également, pouvoir se guérir avec l'aide exclusive d'Hydrothérapie, de Cures de Soleil ou d'Exercices physiques, voire à l'aide de phrases Auto-suggestives fréquemment prononcées, ou bien encore grâce à la seule vertu de certains Médicaments !...

En résumé, pour bien me faire comprendre, prenons, par exemple, le cas d'un Déséquilibré nerveux qui ne l'est que parce que son Alimentation ne renferme pas assez de Magnésie (2), par rapport à la quantité de Phosphore et qui, par ce fait, se trouve être en excès dans sa Structure nerveuse. Dans ce cas le Déséquilibre nerveux n'est donc que la conséquence d'un *Déséquilibre alimentaire*. Et pour y remédier, comme je le disais un jour à un Psychiâtre éminent récemment décédé, toutes les Suggestions, Auto-suggestions, Respirations, Hydrothérapie, Héliothérapie, Exercices physiques, n'y pourront suffire, puisque la seule chose à faire *pour guérir ce malade consistait à apporter au Système nerveux*, sous forme alimentaire, *la Magnésie qui, dans son cas, lui faisait défaut.*

**103. RESPIRATION ET DIGESTION.** Une « Bonne respiration » ne peut s'accomplir que si, d'autre part, il existe une « Bonne digestion. »

Une *Bonne respiration* ne peut exister sans une *Bonne digestion*.

On ne peut donc séparer l'une de l'autre pour obtenir la Guérison des maladies.

Car, si d'une *Mauvaise digestion* résulte un mauvais Etat général

1. Les « Aliments crus » notamment. — Voir « *Doit-on manger cru ou cuit ?* », du même auteur, ainsi que le chap. 159° dans le présent ouvrage.
2. La Structure nerveuse a besoin pour ses Eléments constructifs minéraux de Phosphore et de Magnésie.

et des troubles pour la Santé, d'une *Mauvaise respiration* résulteront, également, d'autres troubles pathologiques qui se répercuteront aussi et sur notre Santé et sur notre Etat général.

Je dois ajouter, comme je l'ai maintes fois démontré, qu'une *Mauvaise digestion* est ce qui le plus souvent détermine une *Mauvaise respiration*. Parce que, lorsque la Digestion est incomplète et qu'il reste dans l'Intestin des *Résidus albumineux d'origine animale, ces Résidus putréfiés et transformés en « Gaz putrides » seront transportés dans le Poumon* par le Sang neuf qui, *sous forme de Chyle infecté*, lors de son passage dans les Lobules pulmonaires paralysera plus ou moins, en les inhibant, les Nerfs animateurs de ces délicats organes (1).

Comme, après la lecture des trois premiers tomes de « *Connais-toi... d'abord* », vous avez appris, mes amis, à vous prémunir ou à vous guérir de l' « Infection intestinale », résultat d'une *Mauvaise digestion* (Conséquente, elle-même, d'une Mauvaise alimentation), dans ce quatrième tome, vous apprendrez comment on peut remédier aux suites morbides d'une *Mauvaise respiration* en rééduquant les fonctions des Lobules pulmonaires atrophiés 95 au moyen d'*Exercices respiratoires* (tels que les décrirai au chapitre XV) convenablement appropriés dans ce but et conjointement avec la Régénération rationnelle de l' « Influx nerveux » animateur.

**104 LUMIÈRE TAMISÉE. — L'imprégnation corporelle du « Flux vitalogène » par la Respiration peut se faire avec avantage autrement qu'en plein Soleil.**

Pendant les Exercices respiratoires décrits dans le Chapitre XV, point ne sera besoin pour profiter des Radiations totales revitalisantes de la Lumière du Soleil de se placer sous son rayonnement direct. Car, partout où l'Astre bienfaisant a projeté ses rayons, ceux-ci, tranformés en Lumière vibrante, fourniront à l'Air leurs Ondes colorées vitalisantes, lesquelles se retrouveront *imprégnées* et *accumulées* dans les Vapeurs d'Eau mêlées à l'Air atmosphérique.

Rappelez-vous, en effet, que les Vapeurs d'Eau, 31 et 41, mêlées avec l'Air, accumulent en elles les Radiations vibrantes colorées de la Lumière solaire. Ainsi donc lorsque le Soleil est obscurci par des Nuages, à l'Ombre, et même pendant la Nuit, il existe encore suffisamment de « Flux vitalogène » dans l'Air pour que nous puissions le récupérer à l'aide de la Respiration.

Sinon, s'il en était autrement, nous ne pourrions vivre que pendant le Jour et en pleine Lumière du Soleil.

Cette *Imprégnation* persistante du « Flux vitalogène » dans l'Air, même de celui qui ne reçoit pas directement les Rayons du Soleil,

1. Et, pour appuyer la thèse que je ne cesse de soutenir, ce qu'il y a de remarquable c'est que pour la Tuberculose, par exemple, laquelle n'est que la conséquence d'une « Infection intestinale », compliquée d'un mauvais Etat général (acquis par l'Hérédité, l'Alcoolisme, toutes sortes d'Excès, les Privations et, surtout, par une déplorable Alimentation), les Lobes pulmonaires qui sont atteints les premiers sont toujours ceux qui sont logés *à droite*, c'est-à-dire, *ceux qui reçoivent* par le Cœur droit *le Chyle intestinal infecté* (Ext. de mon manuscrit « Self-défense du corps humain. »)

explique aussi pourquoi une Inspiration profonde faite pendant la Nuit ou dans des Endroits obscurs peut encore être utilisée à propos et avec avantage lorsque cela peut être utile (V. 102-B).

Parce que les Radiations vitales enfermées dans la Lumière solaire se répandent dans tous les endroits où il se trouve des Vapeurs pour les condenser. Et comme l'Air en contient toujours, plus ou moins, le « Flux-vitalogène » existe donc partout où l'on peut respirer.

Ce n'est donc que dans les Endroits secs ou toujours obscurs et mal aérés que la Revitalisation par les Poumons ne pourra plus s'accomplir que très difficilement.

C'est pourquoi, dans l'application de la Méthode de respiration que je vais décrire — comme pour les Bains de Soleil — je recommanderai — à moins qu'il ne s'agisse d'obtenir des effets rapides et profonds — de ne point se placer en plein Soleil, afin de mieux profiter des effets bienfaisants des Inspirations profondes d'Air.

Ainsi à l'ombre des Nuages, des Arbres à feuillage léger, ou dans des Logis dont les fenêtres ont été ouvertes pendant tout le temps de la grande Lumière, on récupérera d'une manière plus profitable pour le corps l'ensemble des Radiations vitales émanées du Soleil. Et cela, parce que les Radiations accumulées dans les Vapeurs de l'Air, des Nuages ou dans la Sève humide des feuilles, pénétrant en nous moins directement et avec moins de force, *s'y emmagasineront d'autant mieux que leur Imprégnation aura été plus lente*; et par le fait seul qu'elles n'auront pas rencontré cette sorte d'obstacle superficiel causé par la Congestion obstructive de la Peau ou de l'Épithélium respiratoire 90 dans le Poumon, laquelle est causée par l'Action trop directe, et surtout trop rapide, des Rayons du Soleil, ce qui limite les Effets curatifs des Radiations du Soleil aux seules parties superficielles du corps.

De même pour nos Vêtements 183, lorsqu'ils sont légers, peu serrés sur notre corps, de Couleurs claires et à trames peu serrées, ne sont pas des obstacles à la pénétration des Radiations de la Lumière solaire.

Comme aussi un large Chapeau de paille ou de tissu léger, une Voilette à grandes mailles, ne privent ni le corps ni le Poumon des effets bienfaisants de la Lumière. Les coiffures et les Voilettes procurent même cet avantage d'éviter les influences de certaines Radiations directes trop pénétrantes ou trop actives, surtout à certaines heures du jour — ou à la Montagne et au bord de la Mer — et qui, pour ces Causes, sont parfois dangereuses, autant par l'excès de « Flux vitalogène » qui se forme rapidement et s'accumule par le Poumon dans le Cervelet, lequel effet se traduit alors par des troubles fonctionnels intérieurs de Déséquilibration — comme par exemple, la Migraine —; ou par des conséquences directes d'effets externes, comme les Coups de Soleil, quelquefois dangereux, des Erythèmes douloureux et des Insolations, parfois très graves, qu'il faut ensuite soigner. Ce qui est un pléonasme lorsque, justement, l'on voulait « se guérir à l'aide des Rayons bienfaisants du Soleil » !

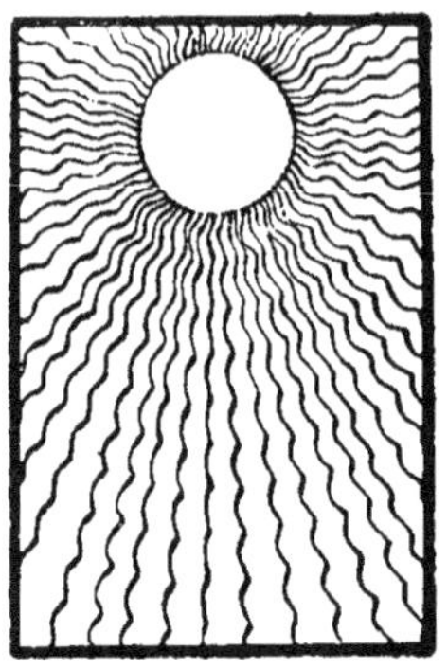 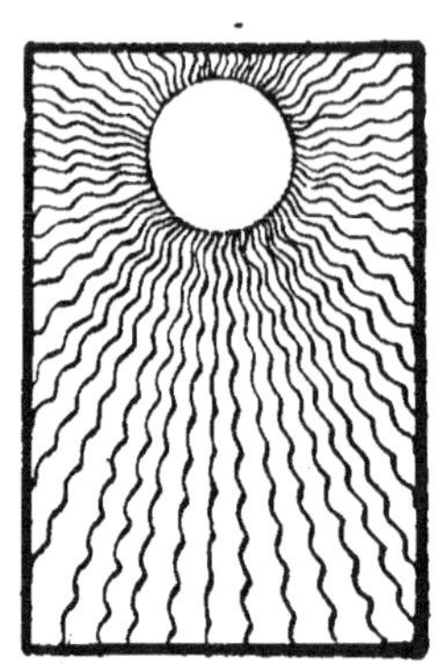

# EXERCICES de RESPIRATION

## TOTALE

et

## REVITALISANTE

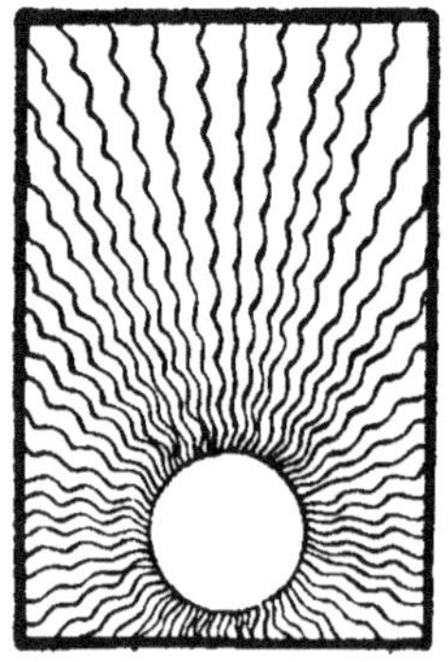 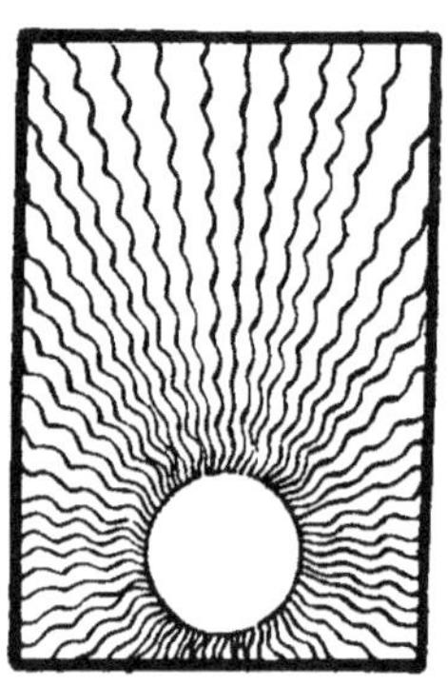

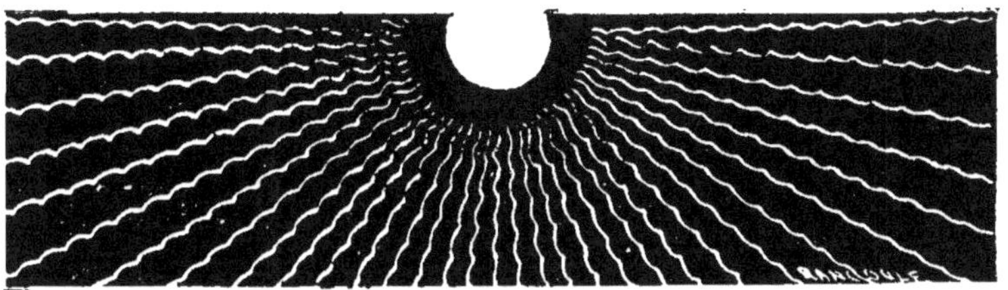

# LIVRE DEUXIÈME

---

MÉTHODE de

« Respiration totale » et « Revitalisante »

obtenues par des

## EXERCICES de RESPIRATION

d'AIR imprégné de « RADIATIONS COLOREES »

combinés avec des

## MASSAGES RADIMATEURS

des PLEXUS NERVEUX du

## POUMON

et du

## CŒUR

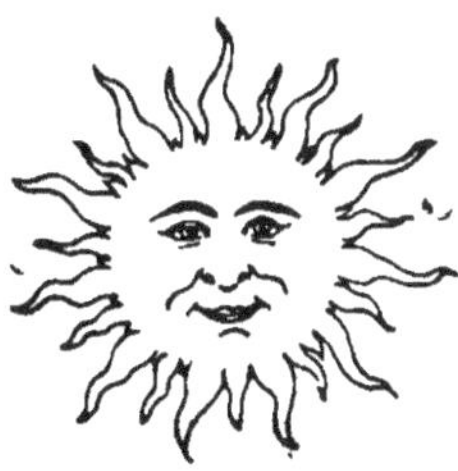

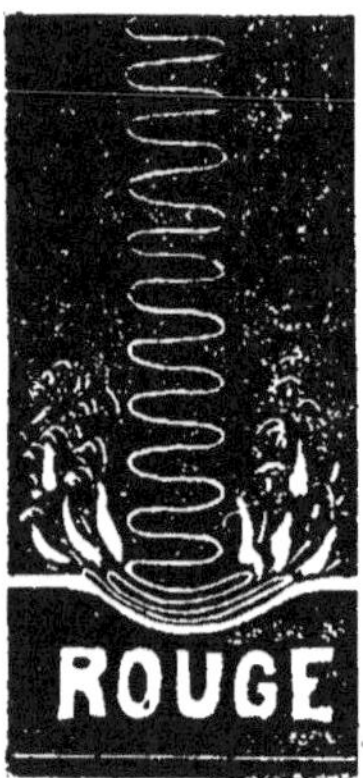

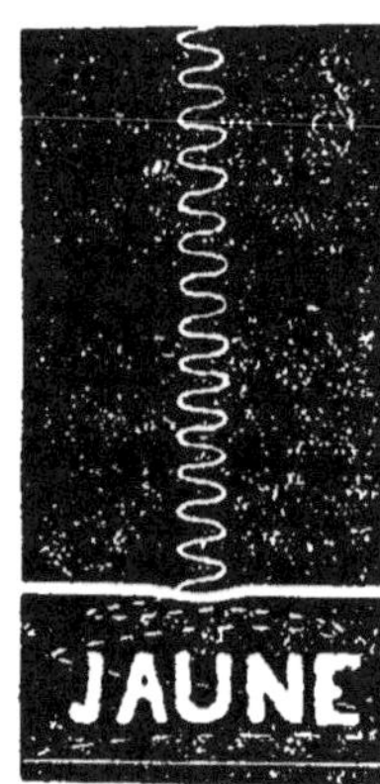

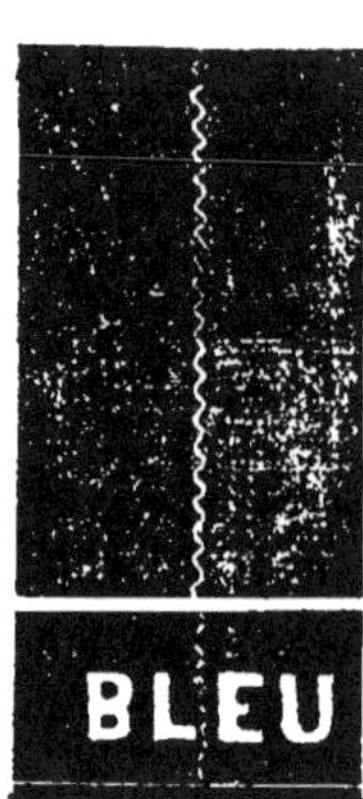


Fig. 40. — Les TROIS « ONDES COLORÉES FONDAMENTALES »
et le « pourquoi ? » de leurs PROPRIÉTÉS VITALES.

— Les ONDES-ROUGES en raison de leur grande largeur, par
rapport aux autres Ondes, sont *peu pénétrantes*, d'où il s'ensuit
qu'à leur contact *plus persistant* elles agissent physiquement
comme le feraient des *chocs répétés*, ce qui fait qu'il en résulte de
la *Chaleur* (Energie-Force) causée par la *Force contondante* qui l'a
engendrée (v. 75 et 108).

— Les ONDES-BLEUES en raison de leur faible largeur sont
*très pénétrantes*, d'où il s'ensuit que dès leur contact elles agissent
physiquement comme le ferait une vrille fine, ce qui fait que,
par suite de cette *pénétration continue*, il en résulte une continuité
de *Vibrations internes* qui se traduisent par de l'*Animation*, autrement dit, par de l'*Energie-vitale* (v. 75 et 109).

— Les ONDES-JAUNES étant constituées par des Ondes vibratoires de *moyenne grandeur*, il se produit que, par suite de cette disposition ondulaire, ces Ondes, placées, comme le serait un *Appareil
compensateur*, entre celles du ROUGE et du BLEU, auraient pour
rôle de répartir *harmoniquement* les *Ondes énergétiques*, en provenance des ONDES-ROUGES, et les *Ondes vitalogènes*. engendrées par les ONDES-BLEUES. de manière que ni les premières
ni les secondes ne prédominent jamais aux dépens l'une de l'autre
(v. 75 et 110).

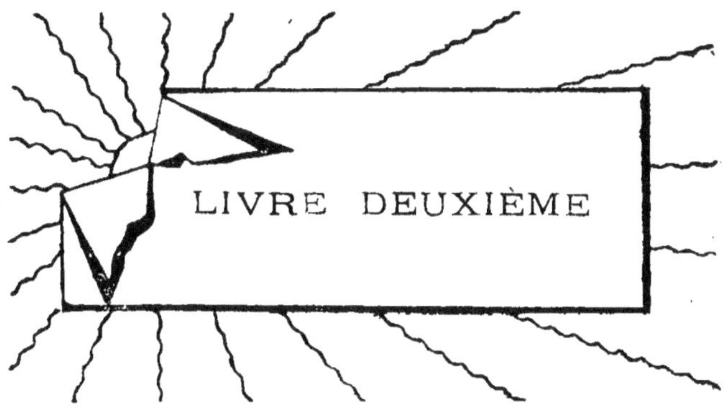


## QUATRIÈME PARTIE

## Héliothérapie et Bains de Lumière

### XII

**105  Du rôle des ONDES COLORÉES du Soleil dans les TRAITEMENTS des MALADIES et des BLESSURES.**

Dans la Médecine et la Chirurgie une méthode nouvelle — vieille

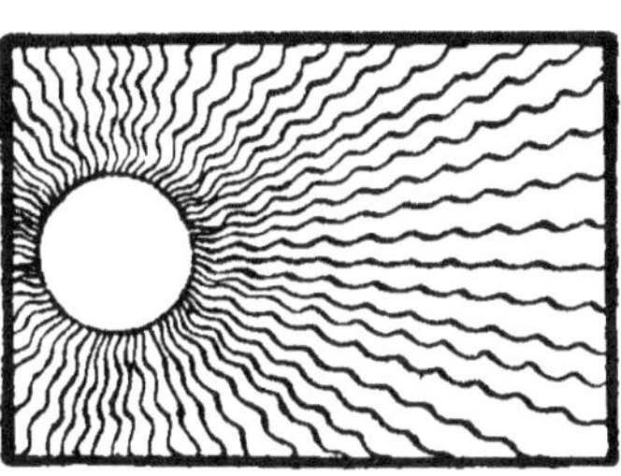

comme le monde ! — appelée *Héliothérapie* (de *Hélios*, soleil, et *thérapeuen*, traitement), s'est imposée comme thérapeutique, aussi bien dans les Maladies ayant *une origine microbienne* que dans celles trouvant leurs sources dans un *Déséquilibre de la nutrition*, ainsi que pour la *Cicatrisation saine et rapide* des Plaies infectées ou ordinaires.

Cet usage de la puissance curative des Ondes du Soleil est un des meilleurs exemples de ce que l'on peut obtenir par la *Médecine naturiste*, sans emploi de drogues et de Pansements malfaisants ni d'Antiseptiques chimiques.

La rénovation de cette méthode curative, dûe *exclusivement à l'emploi des Rayons du Soleil*, on la devait aux observations cliniques que des Médecins avaient faits sur des malades atteints de Maladies infectieuses, et notamment pour le traitement des Plaies infectées, en utilisant *seulement le pouvoir microbicide des Rayons solaires*.

C'est ainsi que pendant la dernière guerre, dans certaines formations sanitaires bien administrées, on se servit exclusivement des Rayons du Soleil pour *désinfecter et guérir* des plaies, que tout autre traitement par Pansements antiseptiques « chimiques » ne faisait qu'aggraver.

Comme contrôle, pouvant servir de base au traitement par l'Héliothérapie, on fit diverses expériences où l'on put constater que des Bacilles pathogènes enfermés dans des Crachats de Tuberculeux conservaient leur virulence: pendant près de six mois, s'ils restaient dans l'Obscurité, environ un mois, dans la Lumière diffuse, et *seulement quelques minutes* si on les exposait à l'action directe du Soleil.

Ces expériences renouvelées sur d'autres Bacilles pathogènes aboutirent toutes aux mêmes résultats, avec cette seule différence que ces temps variaient, en plus ou en moins, selon leurs espèces.

Comme des Médecins attribuent à l'Oxygène un pouvoir *microbicide* très actif je ferai observer, en me référant aux expériences que je viens de citer, que l'Oxygène, considérée comme destructeur de Bacilles pathogènes, n'a rempli dans ces expériences qu'un rôle absolument nul, puisque dans l'Air *il en existe autant aussi bien dans l'Obscurité* que dans la Lumière diffuse et que celle du plein Soleil.

A moins que l'Oxygène *ne devienne Microbicide qu'après s'être imprégné des Ondes vivifiantes du Soleil* en devenant de l'Oxygène « vitalisé » ?

Ainsi, c'est donc, *surtout*, aux Effluves du Soleil—aux Irradiations qu'elles renferment — que l'on devait les heureux résultats procurés par l'Héliothérapie, et non à l'Oxygène *seul, — non ensoleillé —* comme on l'a affirmé et comme beaucoup le croit encore ; celui-ci n'ayant d'action curative réelle que lorsque certaines Radiations solaires lui ont donné son activité microbicide : l'Oxygène étant inopérant dans l'Obscurité ainsi que le prouve les expériences précitées.

Mais ici, encore une fois, il faut se demander et rechercher quelles sont les Radiations solaires qui agissent, plutôt que d'autres, comme Agents destructeurs de microbes ?

Et bien, sur ce point — du moins à ma connaissance — l'expérimentation, en partant de l'action de chacune des Radiations colorées d'origine solaire, fait défaut.

Je dirai même — quitte à ce que l'on m'accuse de phobie pour tout ce qui est *antinaturel* et *artificiel* — que l'on s'éloigne de plus en plus de l'excellente voie naturelle, qui pourtant n'avait donné que de bons résultats, pour n'utiliser, maintenant, que les *Radiations* colorées *artificielles* produites par des lampes spéciales, fournissant exclusivement des Rayons nocifs, *Ultra-violets* ou *Infra-Ronges* 75ᶜ, lesquels ont puisé leur origine dans les Espaces éthérées du Ciel et non dans le Soleil lui-même (V. ch. supᵉ 179ᴮ). Tandis que si l'on utilise seulement les « Rayons sélectionnés » des Trois couleurs primaires de la Lumière du Soleil on obtiendra, comme on va le voir, des Effets curatifs sains et sans danger.

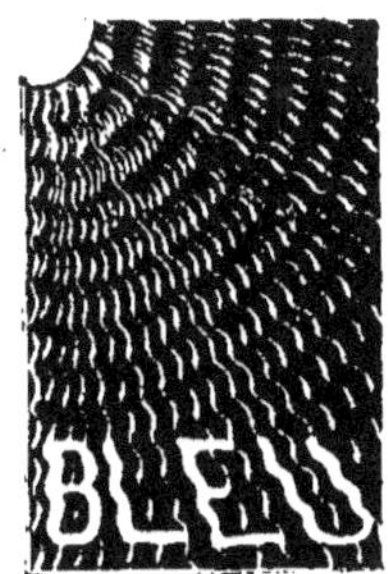

**RAYONS-BLEUS.** — En effet, si, comme on a pu le voir dans les chapitres précédents, l'on se rappelle le rôle et l'importance de chacune des diverses Radiations colorées émanant du Soleil, au point de vue des phénomènes physiologiques qu'ils engendrent, l'on y voit *que c'est le BLEU qui agit le mieux comme agent guérisseur des Maladies et des Plaies dont l'origine remonte à une cause infectieuse.*

Et cela en raison de l'action « Vitalogène » des RAYONS-BLEUS, lesquels agiraient alors, non comme Microbicide, à la manière des Antiseptiques qui s'ils tuent les Microbes détruisent aussi tout ce qu'ils touchent, mais *comme Régénérateurs et Revitalisants des « Cellules vivantes »*, dont tout notre corps est composé.

Ainsi les *Cellules nerveuses animatrices*, les *Cellules protoplasmiques*, et les *Cellules défensives* (les Leucocytes), retrouvant la plénitude de leurs moyens vitaux, se chargeraient alors — et cela *naturellement* — de remettre tout en ordre et en bon état, soit qu'il s'agisse de quelque partie du corps qui soit endommagé aussi bien que pour les désordres causés par les maladies.

(Pour bien comprendre cette dernière phrase il faudrait se reporter à ce que j'écrivais dans mes précédents ouvrages (notamment le Tome 1), sur le rôle des *Cellules vivantes*, lesquelles sont à la base de tout ce qui vit sur la Terre et qui, pour notre corps, sont :

1° Les *Cellules nerveuses* chargées de régir l'*Animation* des parties du corps avec lesquelles elles sont en relation et d'assurer l'*Harmonie* et l'*Accord* entre les diverses *Cellules protoplasmiques*.

2° Les *Cellules protoplasmiques*, qui sont à la base de la construction de nos différents organes et de toute notre structure, et qui ne peuvent vivre *en harmonie « entre elles »* que grâce à la coordination que leur assure les *Cellules nerveuses*.

3° Les *Cellules lymphatiques* — les *Leucocytes* — qui, sous les différents noms de Bactériophages, Microphages, Macrophages, remplissent le rôle de gendarmes à l'égard des Microbes pathogènes ou des Corps nuisibles qui auraient pu pénétrer dans notre corps.)

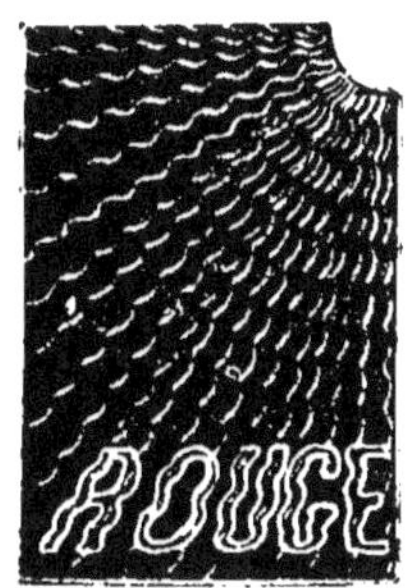

**RAYONS-ROUGES.** — Les RAYONS-ROUGES irradiés par le Soleil favoriseraient la pulullation des Microbes en raison de la Chaleur qu'ils engendrent, mais à la condition que ce soit dans un « milieu » *humide* et *obscur*, comme cela se passe notamment sous un Pansement humide, ainsi que je le démontrerai, plus tard, dans « *Self-défense* » *du Corps humain.*

Par la Chaleur qu'ils développent, les RAYONS-ROUGES activent la Cicatrisation des Plaies en coagulant l'Albumine renfermée dans notre chair et le Sérum de notre Sang.

**RAYONS-JAUNES.** — Quant aux RAYONS-JAUNES, leur action curative proviendrait de leurs effets *Harmoniques* et *Equilibrants* ; lesquels auraient pour buts d'assurer une juste répartition dans toutes les parties de notre Corps des autres Rayons colorés à Influences corporelles.

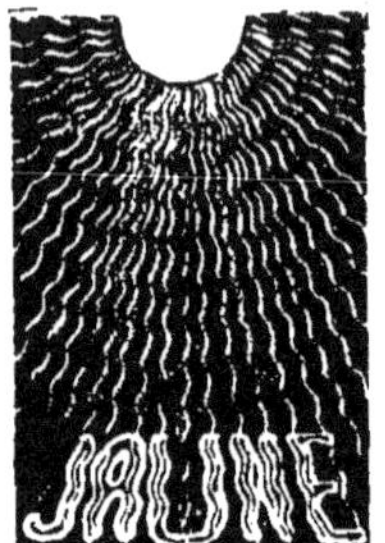


En outre, le rôle de ces Radiations à l'égard des *Trois Cellules, protoplasmique, lymphatiques et nerveuses*, consiste à assurer la juste répartition de celle-ci, de manière que ni les unes ni les autres ne puissent prédominer ou rétrograder dans les diverses parties du corps qu'en cas de nécessité absolue (79c).

Ainsi, lorsque l'on expose directement à l'ensemble des Rayons du Soleil une Plaie infectée, l'action combinée des trois Radiations colorées, agit alors en contre-balançant les effets opposés des RAYONS-BLEUS et des RAYONS-ROUGES. Dans ces conditions le traitement Héliothérapique des Plaies infectées réussit, mais à la condition que l'Infection ne soit pas très profondément logée dans les chairs, car alors la cicatrisation rapide de la surface de la plaie par les RAYONS-ROUGES risquerait d'enfermer à demeure le foyer infectieux.

Le Traitement héliothérapique par l'action simultanée des trois Flux-colorés du Specte solaire ne peut donc s'appliquer qu'aux Plaies saines ou seulement infectées superficiellement.

Pour les Plaies profondément infectées on agirait plus logiquement en utilisant de préférence les RAYONS-BLEUS vitalogènes et les RAYONS-JAUNES équilibrants, au moyen d'Ecrans-filtre appropriés 114. Ce n'est alors que lorsque la plaie serait redevenue saine que l'on pourrait utilement employer les RAYONS-ROUGES coagulo-cicatrisants.

Comme on pourrait encore pour atteindre plus sûrement certaines parties infectées logées profondément dans le corps, ou des Tumeurs simples, voire des Cancers, utiliser *alternativement* les RAYONS-BLEUS Vitalogènes et les RAYONS-JAUNES Harmoniques, en employant, au moyen d'une Loupe, le procédé que j'indique au chapitre 114ᴅ.

Les effets de l'action directe de l'ensemble des Rayons colorés du Soleil, au point de vue de la Cicatrisation des Plaies, sont si rapides que l'on peut les observer dans un espace de temps très court.

Ainsi, pour une chienne que je possédais — ma bonne Lolotte — et que j'avais, bien à tort, fait opérer d'une tumeur à la mamelle, et dont la plaie, malgré tous les soins d'hygiène et d'antisepsie, ne se refermait pas, ma femme eût un jour l'idée d'exposer sa plaie béante aux Rayons directs du Soleil. Or, je pus constater *de visu* qu'en un instant très court la Cicatrisation des ouvertures de la plaie se produisait par *Coagulation du Sérum albumineux* du Sang qui suintait.

Ainsi cette expérience sur ma pauvre Lolotte démontre l'influence calorigène des RAYONS-ROUGES à l'égard de l'Albumine du Sérum sanguin que ces rayons *coagulent*; ce qui peut avoir pour résultats graves, dans le cas où l'intérieur de la plaie ne serait pas complètement *régénérée* par les Effets Vitalogènes des RAYONS-BLEUS associés aux RAYONS-JAUNES équilibrants, d'y enfermer à demeure des Germes infectieux ou de troubler l'Equilibre harmonique et l'Accord entre les Trois cellules et, de ce fait, être la cause de son aggravation.

**106  Les « COULEURS SÉLECTIONNÉES » et leurs usages dans l'Héliothérapie et la Radiographie.**

Aussi, lorsque les Plaies sont profondes et fortement infectées, dans les Tumeurs et les Cancers, dans les Maladies du corps ayant une origine microbienne, il serait bon d'opérer, au moyen d'Ecrans-filtre 114 par des « Couleurs sélectionnées », d'abord, au moyen des RAYONS-BLEUS alternés avec des RAYONS-JAUNES, ou simultanément, suivant les effets que l'on veut obtenir et le genre de mal que l'on traite ; puis, lorsque l'on constaterait une amélioration appréciable, de faire alors intervenir, soit les RAYONS-ROUGES, ou ce qui serait encore mieux, selon moi, l'ensemble des Trois radiations primaires qui sont à la base de la *Lumière du Soleil.*

Dans la Médecine héliothérapique, traitant des Maladies, on pourrait également utiliser ces différentes Flux-colorés, toujours au moyen d'Ecrans-filtre 114, pour contre-balancer les effets de certaines Radiations solaires trop actives.

C'est ainsi, qu'un Ecran-filtre de Couleur JAUNE atténuera les effets, en les supprimant, des Radiations Violettes, voire une partie des *Ultra-Violettes* 78, ces dernières, comme nul ne l'ignore, pouvant causer des *Dermites* (affections de la Peau, plus ou moins graves. (A ce propos, dans la Radiographie, ces Ecrans-filtre JAUNES, pourraient être utilisés avec avantage — mieux, peut-être que les lames de plomb — par les opérateurs qui sont si souvent victimes des Rayons X, de même nature, comme effets que les Rayons *ultra-violets.* A la condition, pour les approprier à leur nouveau but, de les rendre plus foncés en y ajoutant du ROUGE et peut-être un peu de **Vert**.)

Un Ecran-filtre **Vert** atténuera les effets, en les supprimant, des Radiations ROUGES (et probablement celles de l'*Infra-rouge* 75c) ceci, pour ne parler, que des deux couleurs dont l'action peut gêner et entraver le traitement par l'Héliothérapie.

☺

Nous allons voir dans le chapitre suivant comment l'Héliothérapie — comprise ainsi que je l'ai conçu par l'utilisation « sélectionnée » des Couleurs enfermées dans la Lumière du Soleil — pourra être utilisée comme traitement *Héliochromothérapique,* ainsi que dans les Exercices de Respiration que je décrirai dans le chapitre XV.

— 159 —

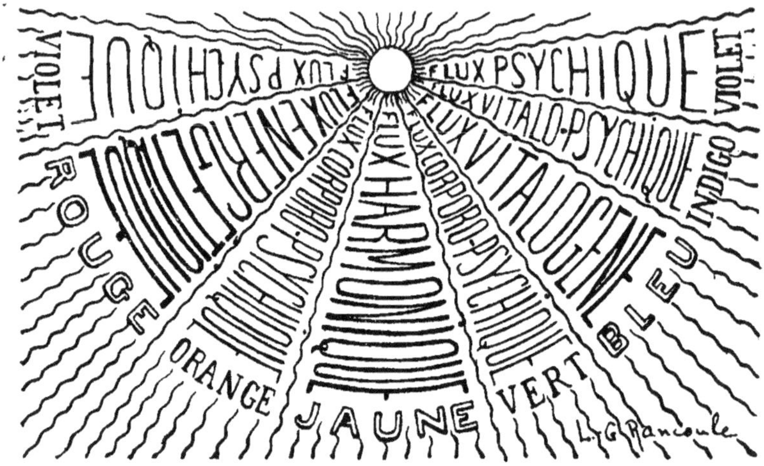

Fig. 41. — Les « Flux-vibratoires chromatiques » de la Lumière solaire.

# HÉLIOCHROMOTHÉRAPIE

*C'est en pénétrant par la Voie pulmonaire* — instantanément, directement et sans obstacles dans nos Centres vitaux —, *pour les Fonctions « Vitalo-matérielles » du corps, et par les autres Sens — Optiques et Tactiles — pour les Fonctions « psycho-mentales », que, sous forme de « Flux-colorés », la LUMIÈRE du SOLEIL apporte en notre être la totalité des « Influences vitales » qu'elle renferme en elle-même et qu'elle doit aux Sept Radiations colorées du Spectre solaire.*

*Car chacun de ces Sept « Flux colorés » du Spectre solaire, ainsi que je l'ai décrit, possède une attribution particulière — tant corporelle que psychique — et dont les Sept réunis constituent un tout complet.*

*Or, avec l'utilisation raisonnée et basée sur ces principes appliqués à tous les besoins de notre existence (Alimentation, Aromes, Ambiances colorées et choix des Sons) tous les phénomènes aboutissant à la « Vie totale » corporo-psychique sont résolus harmoniquement et de la manière suivante :*

*1° Incorporation des « Substances matérielles » (nées des « Flux-colorés », correspondant à chacun de ceux-ci), nécessaires à la « Structure matérielle » du corps par les Voies digestives ;*

*2° Incorporation des « Vibrations immatérielles » nées des « Flux-colorés », correspondant aux rôles de chaque genre de « Vibration » nécessaires à :*

*primo : l'Animation et à la Vitalisation des Substances matérielles par les « Voies du Système pulmonaire », et*

*secundo : à l'incorporation de la Substance nouricière 81* $^G$ *indispensable à la Vie psycho-Mentale par les « Voies des Sens psychiques » et notamment de la « Vue » 81* $^G$ *et des « Nerfs tactiles » 81* $^R$*.*

# « Héliochromothérapie »

## XIII

## 107 — CURE RÉELLE ET COMPLÈTE DES MALADIES PAR L' « HÉLIOCHROMOTHÉRAPIE »

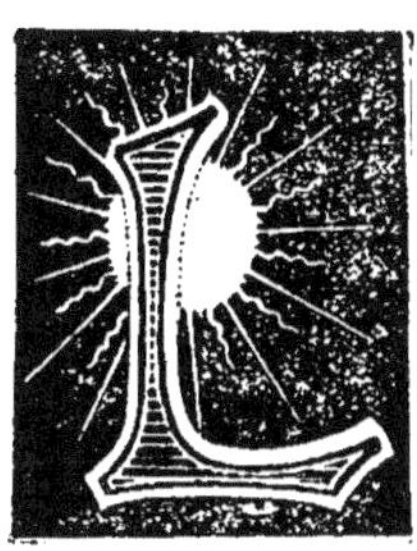

a « Cure réelle » et « complète » des maladies ne peut être obtenue logiquement qu'à la condition, pour le malade, d'utiliser la « totalité des produits », aussi bien « matériels » que « psychiques », engendrée par le « Flux-coloré » que le raisonnement aura fait choisir pour sa guérison. Et cela, de manière que, pour le Malade, « tous ses Sens » psychiques et corporels, soient influencés « synchroniquement » par les Vibrations du « Flux-coloré correspondant comme Remède au genre de maladie à traiter ». Car, cette maladie, n'étant causée en réalité que par la carence (l'absence) des divers produits provenant de ce « Flux-coloré », ne peut donc « être guérie » qu'à la suite de l'intervention de « tous ces divers produits », réunis judicieusement, et grâce à qui l'Equilibre défaillant, cause de cette maladie, disparaîtra.

Si à l'Héliothérapie (y compris l'utilisation directe et sélectionnée des « Flux-solaires » 82 par Voie aérienne), *on ajoute au Traitement des Maladies à soigner tous les Produits en accord avec chacun des* « *Flux-colorés* » et qui les complémentent nécessairement (Aliments 79, Aromes 78, Sons 77, Ambiances colorées 115, etc.), on obtient alors par cette méthode, réellement rationnelle, *tout ce qui est nécessaire et* « *indispensable* » *pour obtenir la Cure intégrale et vraiment* « *complète* » *de toutes les Maladies.*

Et cela, en toute logique, puisque l'origine des maladies remonte toujours à la carence (absence) de l'un ou plusieurs des Produits nés de l'Influence génératrice de l'un ou de plusieurs « Flux-colorés ».

Avec cette méthode, comme on apporte dans toutes les parties du corps les Substances matérielles et psychiques qui leur faisaient défaut, on supprime *ipso facto* toutes les Causes originelles qui avaient déterminées un Déséquilibre des Fonctions vitales et, conséquemment, engendrées ou perpétuées la Maladie.

Je désigne cette méthode sous le nom d'HELIO-CHROMO-THÉRAPIE, parce qu'elle n'utilise pour sa réalisation que :

1º des choses concrètes ou fluidiques provenant exclusivement de l'engendrement des divers « Flux-vibratoires » du Spectre du SOLEIL = HELIOS ;

2º lequel Spectre, par la Lumière qui le représente à nos yeux, renferme Sept régions d'Ondes de diverses grandeurs et de différentes COULEURS = CHROMO ;

3º ces « Ondes colorées » pourvoyant, d'une part, à toutes nos Nécessités matérielles à l'aide des diverses catégories d'Aliments

et leurs Compléments 79 par les Voies digestives, et, d'autre part,
à toutes nos Nécessités essentiellement « Vitales » par le truchement des Organes respiratoires ou des Sens psychiques ; il en
résulte que, de l'application raisonnée de tout ce qui précède, on possède à l'égard des Maladies un procédé vraiment complet pour leur
TRAITEMENT = **THERAPEUEN.**

Pour l'application simplifiée et à la portée de tout le monde de
l' « HELIOCHROMOTHÉRAPIE » il suffira de se reporter aux
Tableaux en Couleurs de la page 56 *bis*, ainsi que, plus loin, aux
Tableaux 116, dans lesquels j'ai résumé l'essentiel de ce qu'il fallait
connaître pour pouvoir se soigner soi-même.

Dans les Tableaux récapitulateurs en couleurs vous y remarquerez
— si vous ne l'avez déjà fait — que dans « chacune des colonnes »,
correspondant à l'une des Couleurs du Spectre solaire et dont elles
ne sont que les prolongements, il existe constamment tout un
« enchaînement » d'accords et de rapports à effets entre l'engendrement de tous Flux-colorés à l'égard de tout ce qui nous est absolument indispensable pour vivre, comme, au reste, pour tout ce qui
existe sur la Terre.

Ainsi, pour les Aliments et leurs Compléments, découlant des
« Flux-vibro-corporels », chacun d'eux se trouvera toujours en
Accord, avec les Eléments chimiques (Gaz et Corps minéraux) qui
sont à la base des Structures alimentaires, avec les Vitamines ren-
ferméesdans tous les Aliments naturels (1), avec les Aromes et Parfums alimentaires (ou médicinaux) etc. ; comme, d'autre part, ils le
seront aussi avec les Produits impondérables « Vitalo-généra-
teurs », que l'on trouve logés partout autour de nous, aussi bien
dans l'Air que nous *respirons* que dans les choses que nous *ingérons* ou que nous *voyons*, et qui sont les « Flux vibro psychiques »
*chargés de fournir l' « Animation » et de donner « la Vie » à
notre Mental comme aussi aux Substances corporelles* (v. 81 et 82).

*Si bien que lorsque tous ces Produits, matériels ou fluidiques,
auront pénétré en nous, ils s'entremêleront entre eux, en se Dissociant et s'Incorporant harmoniquement les uns avec les autres,
pour finir par se confondre dans notre organisme « en un tout
nouveau » aboutissant à la perfection des effets de notre Nutrition
comme à celle de la totalité de nos Fonctions vitales et psychiques.*

Or, lorsqu'il vient à se produire dans le Corps humain un
*Déséquilibre de ses Fonctions vitales,* autrement dit, des Maladies,
pour rétablir l'Equilibre détruit et l'Harmonie dans les Lois biologiques qui président à notre existence, ce sera donc dans l'étude
attentive de ces Tableaux que vous trouverez « la clef » qui vous
permettra d'utiliser exactement, *par apport ou suppression de*

1. Par « Aliments naturels » j'entends tous ceux que la Nature seule a créé et
qui, par la suite, n'ont pas été sophistiqués par les Conservateurs (Alcool, Sel,
Produits chimiques), ni mortifiés par une Cuisson trop prolongée et notamment par la Stérilisation, comme le sont toutes les Conserves en boîtes et en bouteilles, sans exception, lesquelles ne sont plus que des « Aliments morts » (*Doit-on
manger cru ou cuit ?* du même auteur).

*dérivés de « Flux-Colorés »*, tout ce dont vous avez besoin *pour guérir*, ce qui, pour les raisons longuement précitées, peut se résumer ainsi :

*« Supprimer » ce qui était en trop et « ajouter » ce qui manquait dans les Produits dérivés des divers « Flux vibratoires. »*

Il vous suffira donc, mes amis, pour vous soigner — ou conserver votre Santé — de rechercher « dans les colonnes de ces Tableaux » (page 56 *bis* et n° 116) ce qui se rapporte à votre cas pathologique et d'y faire un choix judicieux des renseignements qui y figurent, puis en combinant les diverses indications, pour les mettre en accord les unes avec les autres, en faire une règle de Traitement basée sur les quelques exemples suivants reproduits d'après les Tableaux précités.

**107ᴰ** **Les COULEURS FONDAMENTALES, ROUGE, JAUNE, BLEU,** et leur utilité dans les Traitements médicaux(V. Tab. Coul. p.56 *bis*).

**108** **RAYONS-ROUGES.** — Les personnes souffrant *d'Hypernervosité*

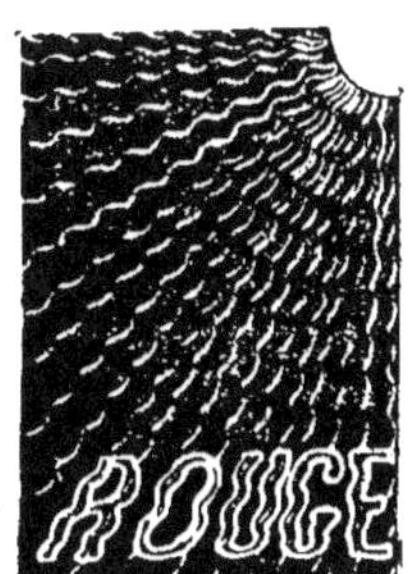

(Excitation nerveuse) avec *Faiblesse corporelle* (Maigreur et Insuffisance de Force) devront rechercher pour tout ce dont elles ont besoin pour vivre tout ce qui est en Accord avec les Influences génitrices des RAYONS-ROUGES, d'Effets *corporels*, et des **Rayons-oranges** chargés de fournir l'« Animation vitale » aux produits nés ou dérivés des RAYONS-ROUGES (Voir colonnes rouges p. 56 *bis*).

1° Les *Exercices respiratoires* (v. chap. XV) se feront le *Soir* ou *l'Après-midi*, moments du jour où les RAYONS-ROUGES et **Oranges** enfermés dans la Lumière prédominent dans l'Air (v. Tab. 116).

2° Les *Aliments* (v. 79) seront choisis parmi les plus *Energétiques*, lesquels sont ceux qui renferment le plus d'Amidon, de Graisse et de Sucre naturel (produits exclusifs des RAYONS-ROUGES) : ces produits étant les plus *Fortifiants* et les plus riches en *Energie-force*.

3° Ce sont ces mêmes *Aliments dynamo-calorigène*, renfermant les *Vitamines* dites Antirachitiques, qui ont pour rôle de *Fortifier* et *d'Accroître* la Structure du corps (v. 79-D).

4° Parmi les *Aromes alimentaires* (v. 78ᶜ) en accord avec le ROUGE, il faudra choisir ceux à *Saveur forte* 80ᴬ comme l'Ail, l'Oignon, le Poireau, le Céleri, etc.

5° Parmi les *Aromes médicinaux* (v. 78ᶜ) on choisira ceux à *Saveur très amère* 80ᴬ, comme l'*Absinthe*.

6° Créer autour de soi une *Ambiance* de ROUGE. ou, mieux encore, de la Couleur complémentaire Orange (v. 75ᴮ) en s'entourant de choses ou en portant des Vêtements et Coiffures où ces Couleurs figureront à l'exclusion du BLEU (v. 115).

7° Pour les *Auditions Musicales* on choisira des Concerts où des morceaux composés sur les Tons dominants de DO *naturel* ou de Ré (v. 77).

**109** <u>RAYONS-BLEUS</u>. — Les personnes souffrant d'*Hyponervosité* (Insuffisance nerveuse) et de *Pléthore* (Forte corpulence, Obésité) devront rechercher dans la colonne des RAYONS-BLEUS tout ce qui leur sera nécessaire pour remédier aux maux dont elles souffrent(V.colonnes bleues p.56*bis*).

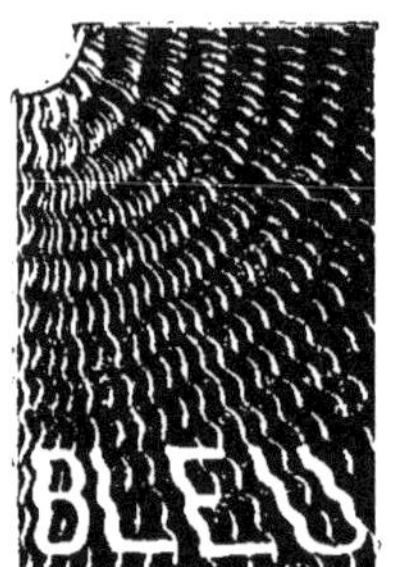


1º *Les Exercices respiratoires* (v. chap. XV) se feront le *Matin*, parce que à ce moment les RAYONS-BLEUS prédominent dans l'Air (v. Tab. 116).

2º Les Aliments (v. 79) seront choisis parmi les plus *Vitalogènes*, comme les Légumes verts *peu cuits*, les Salades et les Fruits *crus.*

3º Les *Aliments vitalogènes* désignés ci-dessus, *lorsqu'ils sont consommés « crus »*, sont ceux qui renferment les *Vitamines*, dites Antinévriques, qui ont pour rôle de Régénérer les Substances qui composent le Système nerveux (v. 79-D).

4º Parmi les *Aromes alimentaires (v.* 78 ) en accord avec le BLEU on choisira ceux qui ont une *Saveur piquante fraîche* ou *acidulée* (v. 80ᴬ), comme certains Légumes et la plupart des Fruits.

5º Parmi les *Aromes médicinaux* (v. 78ᶜ) choisir ceux qui ont une *Saveur* et une *Senteur fine* et *piquante* (v. 80ᴬ), comme la *Lavande.*

6º Créer autour de soi une *Ambiance* de BLEU, ou des *Couleurs complémentaires* **Indigo** 113 et **Vert** (v. 75ᴮ), qui l'avoisinent, en s'entourant de choses ou en portant des Vêtements et des Coiffures où ces Couleurs figureront à l'exclusion du ROUGE (v. 115).

7º Pour la *Musique* (v. Sons 77) choisir des Concerts ou des morceaux composés sur les Tons dominants de SOL naturel, de **Fa** ou de **La**.

**110** <u>RAYONS JAUNES</u>. —Comme les RAYONS-JAUNES complètent

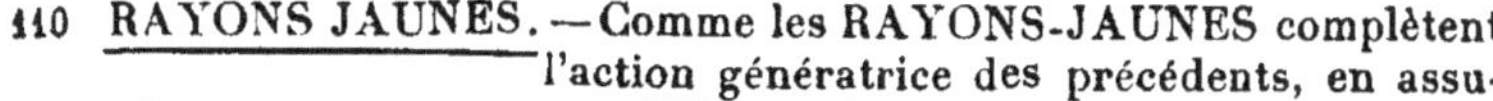

l'action génératrice des précédents, en assurant l'*Harmonie*, l'*Equilibre* et la *Stabilisation* de toute l'Œuvre vitale corporelle engendrée par l'ensemble des Sept Radiations colorées, il sera donc utile de les utiliser alternativement avec ceux que l'on aura choisi pour se soigner.

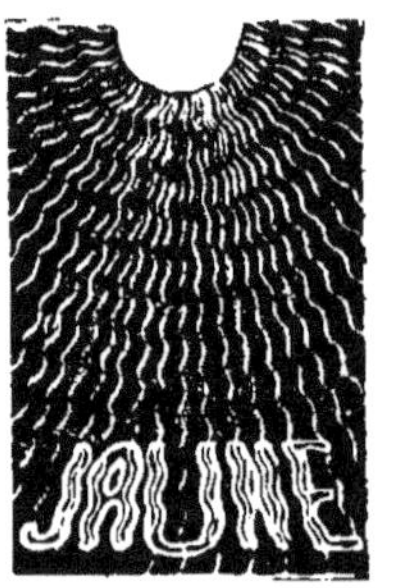


Comme, en outre, ils n'ont pas d'actions nuisibles et spéciales ils conviennent donc à tous les gens Bien-portants (V. col. jaune p. 56 *bis*).

1º Les *Exercices respiratoires* (v. chap. XV) se feront à *Midi*, ce moment du jour étant celui où les RAYONS-JAUNES prédominent dans l'Air (v. Tab. 116).

2º On choisira les Aliments (v. 79) les plus *Stabilisateurs*, lesquels sont ceux qui renferment le plus d'*Azote*, que ce soit sous forme d'*Albumine animale* ou d'*Albuminoïdes végétales*, et notamment, pour ces dernières, par celles qui sont contenues dans les Céréales, le Riz, débarrassés de leur Cuticule, les Lentilles, les Haricots et les Pois, à la condition de consommer ces derniers « non décortiqués ».

3º C'est parmi tous ces Aliments tirés des Graines que se trouvent les *Vitamines*, dites Antiscorbutiques, chargées d'assurer l'*Equilibre* de notre Constitution cellulaire (v. 79-D).

4º Parmi les *Aromes alimentaires* (v. 78ᶜ) en accord avec le JAUNE on choisira ceux qui ont une *Saveur douce-amère* (v. 80ᴀ), comme le Persil, le Cerfeuil, le Céleri, le Fenouil bulbeux.

5º Parmi les *Aromes médicinaux* (v. 78ᶜ) choisir ceux à *Saveur douce-amère* (v. 80ᴀ), comme l'*Anis vert*.

6º Pour les personnes en Bonne santé il suffit de créer autour de soi une *Ambiance* de JAUNE, ou des Couleurs complémentaires qui l'avoisinent, **Orange** ou **Vert** (v. 75ᴮ), en s'entourant de choses ou en portant des Vêtements ou Coiffures où ces Couleurs y figureront (v. 115).

7º Pour la *Musique* choisir des Auditions où les Tons MI naturel **Ré** et **Fa**, prédomineront (v. Sons 77).

**112** **Les COULEURS COMPLÉMENTAIRES**, Orange, Vert, Violet, et leur utilité dans les Traitements médicaux (V. Tab. coul. p. 56 *bis*).

Dans les chapitres 75ᴮ, traitant des Ondes psychiques et Psychocorporelles, 82ᶜ et 82ᴰ de l'influence sur le Mental des « Flux psychiques », ainsi que dans les Tableaux 116 qui suivront, j'ai indiqué, les principales propriétés des **Couleurs complémentaires, Orange, Vert, Violet**, et de la **Couleur intermédiaire INDIGO** à laquelle, vu son importance, je consacre un chapitre à part (v. 113).

Je vais les résumer à nouveau pour que, connaissant bien leurs particularités et leurs effets, chacun de vous puisse les utiliser, soit pour augmenter, en les « vitalisant », les Influences génératrices des Couleurs fondamentales, ROUGE, JAUNE, BLEU, soit encore pour atténuer les effets de ces dernières en les *absorbant* au moyen d'Ecrans appropriés 114.

(Pour reconnaître de suite la Couleur complémentaire d'une autre couleur se reporter au chapitre 113ᴮ).

**Rayons oranges.** — La Couleur **Orange** placée comme Ecran à droite d'un grand ECRAN-ROUGE (v. 114) — avec un autre petit **Ecran-violet** à gauche — complètera en les « vivifiant » les effets « Dynamo-calorigènes » du ROUGE (v. 75).

En outre les « **Rayons oranges** » atténueront les influences trop « Vitalogènes » des RAYONS-BLEUS en absorbant ces derniers.

En choisissant la Couleur Orange, notamment pour se créer une **Ambiance orangée** (v. 115), pour les Voilettes, Chapeaux, Vêtements, Rideaux, Tentures, Eclairage, sous forme de Tulle, Rubans, Fleurs, Broderies, Dessins ou Lampes, — voire pour les verres de Binocles — on atténuera les effets parfois trop « Vitalogènes » des RAYONS-BLEUS (v. 75 et 109), ce qui par compensation augmentera d'autant les *Influences Corporo-psychiques* du « Flux-orangé ».

Dans la Musique le Ton en **Ré** correspond aux **Rayons-oranges** (v. 77).

**Rayons-verts**. — La Couleur **Verte** placée comme Ecran à droite d'un grand ECRAN-JAUNE (v. 114) — avec un autre **Ecran-orange** à droite — complètera en les « vivifiant » les influences « Harmoniques » et équilibrantes du JAUNE (v. 75).

En outre, les « **Rayons verts** » atténueront les effets trop « Energétiques » et « calorigènes » des RAYONS-ROUGES en absorbant ces derniers.

En choisissant la Couleur **Verte**, notamment pour se créer une **Ambiance de Vert** (v. 115), pour les Voilettes, ou parties accessoires et décoratives des Chapeaux, Vêtements, Rideaux, Tentures, Eclairages, voire pour les Verres de Binocles, on atténuera en les absorbant les effets parfois trop « Energétiques » et « Calorigènes » des « RAYONS-ROUGES » (v. 75 et 108), qu'il est souvent utile de maitriser pour obtenir de l'Apaisement, tant du Corps que des sentiments qui en dérivent.

Dans la Musique le Ton en **Fa** correspond aux **Rayons-verts** (v. 77).

**Rayons-violets**. — La Couleur **Violette** peut parfois être utilisée pour « vivifier » les RAYONS-ROUGES (aux Effets essentiellement matériels), à qui elle apporte ses Influences exclusivement « psychiques ».

Mais, à part ce point, comme dans la thérapeutique elle annihilerait les Effets si bienfaisants des RAYONS-JAUNES, « Harmoniques » et « Equilibrants », en absorbant ces derniers, je ne vois donc pas l'utilité d'utiliser les **Rayons-violets** comme Ambiance colorée (v. 115), purs et sans adjonction d'autres Flux-colorés, que pour des cas spéciaux, ou à moins que l'on ne désire obtenir un Apaisement matériel *total* ; ou bien encore pour lutter contre l'Insommie : les **Rayons-violets** (Couleur sombre) étant ceux qui prédominent pendant la Nuit 68.

Dans la Musique le Ton en **Si** correspond aux **Rayons-violets** (v. 77).

**113 RAYONS-INDIGOS. — LA COULEUR INTERMÉDIAIRE** « INDIGO » et son utilité dans la Médecine (v. fig. 49 page 179).

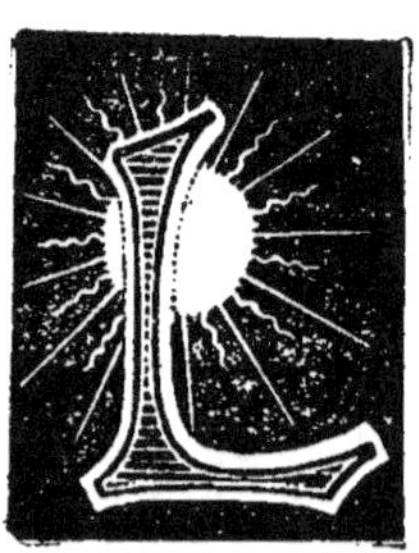

'INDIGO est la 6e Couleur du Spectre solaire qui, étant donné l'emplacement où elle se trouve logée, vient s'interposer, comme un « Ecran-tampon », dans le but d'*Amortir* les effets parfois trop actifs du groupe des Cinq Flux colorés, placés à sa gauche, aux Effets exclusivement réservés à la Vie matérielle et à ses fonctions, et le Flux-violet, logé à sa droite, réservé exclusivement à la Vie Psychique et à ses manifestations Mentales.

En même temps que, en agissant comme un « Ecran-filtre » à l'égard des deux couleurs qui l'avoisinent, le BLEU et le Violet, l'INDIGO, assure par cette heureuse disposition, la juste répartition, sans trop ni moins, de ces derniers Flux colorés aux Effets essentiellement vitaux, tant pour le Corps que pour le Mental.

Ainsi se trouve expliqué et résolu le rôle précieux et indispensable de l'**INDIGO** qui, ne faisant partie ni du premier groupe de Couleurs fondamentales, ROUGE, JAUNE, BLEU, ni de celui des Couleurs complémentaires **Orange**, **Vert**, **Violet** en Accord parfait avec les premières, remplit donc un rôle bien déterminé et qui lui est propre en raison de son emplacement entre ces deux groupes de Couleurs aux effets quasi opposés.

On peut donc dire qu'au seul point de vue physique l'**INDIGO** n'étant ni une Couleur fondamentale ni une Couleur complémentaire il faut classer ce « Flux coloré » comme une « Couleur intermédiaire »  Ce que j'ai fait.

Le rôle du **FLUX-INDIGO** consiste donc, je le répète, en s'intercalant entre les Cinq FLUX-COLORÉS aux « buts matériels » et le **Flux-violet** aux fins exclusivement « psychiques », à empêcher toute *Prépondération* ou *Imprégnation* trop forte, soit de l'ensemble ou de l'un seulement des Flux à buts matériels sur le **Flux-violet** psychique ; soit, réciproquement, du **Flux-violet** psychique sur les Flux à buts matériels.

Cette intervention des **RAYONS-INDIGOS** à l'égard notamment des RAYONS-BLEUS « vitalogènes », aux effets exclusivement réservés à l' « Animation » corporelle, et des **Rayons violets**, aux Effets exclusivement « psychiques », *assure donc un équilibre heureux et stable entre la Vie corporelle et la Vie psychique.* Comme le font les RAYONS-JAUNES « harmoniques » à l'égard des RAYONS-ROUGES « énergétiques » et les RAYONS-BLEUS « vitalogènes » entre lesquels le Flux-jaune se trouve placé.

En résumé.

Les **RAYONS-INDIGOS**, logés entre les RAYONS-BLEUS « Vitalogènes » et les **Rayons violets** « Psychiques », ont pour destination d'agir à la fois comme « Ecran-filtre » ou « Ecran-tampon », selon les cas qui se présentent, afin d'*amortir* les effets d'*Imprégnations* trop actives, soit de « Rayons-vitalogènes » dans les *Centres psychiques*, ou, réciproquement, de parer à un excès d'*Imprégnation* de « Rayons psychiques dans les *Régions corporelles* de notre Structure.

Les **RAYONS-INDIGOS** agissent donc à l'égard de l'« Equilibre mental » et « Corporo-psychique » comme le font les RAYONS-JAUNES à l'égard de l'« Equilibre corporo-matériel ».

Ou bien encore, pourrais-je ajouter, comme un Diapason chargé de donner et maintenir *l'Accord parfait* dans la répartition des *Flux-colorés* nécessaires à « maintenir d'accord notre double existence corporelle et mentale ».

Or, il se trouve que dans la Musique 77 le Son qui correspond à **L'INDIGO** est le **LA**: Note qui, vous ne l'ignorez pas, est chargée de *donner l'Accord...*

(*Pour compléments, voir 114ᵉ et fig. 49 page 179*).

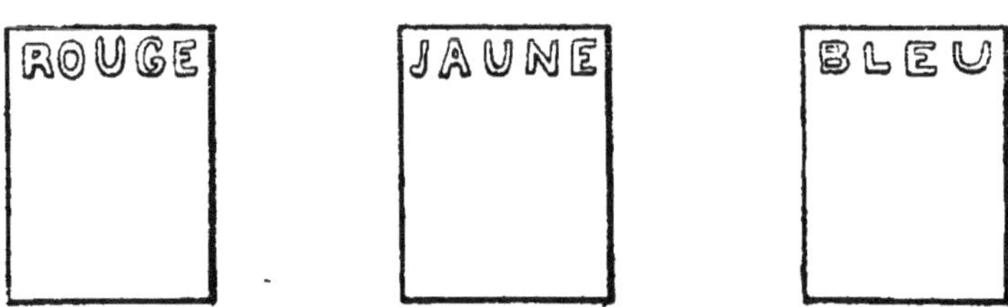


Fig. 42. — Trois Ecrans colorés de la nuance des trois Couleurs fondamentales
permettant par la superposition de deux quelconque de ces Ecrans de connaître « aussitôt » qu'elle est la Couleur complémentaire de la Couleur fondamentale restée seule comme Ecran inutilisé.

Dans notre méthode d'Héliochromothérapie, comme il est souvent indiqué de faire usage, soit des *Couleurs fondamentales*
ROUGE, JAUNE, BLEU, en raison de leurs influences « Vibro-cor-
porelles » sur tout ce qui se rapporte à notre Vie matérielle, soit
des *Couleurs complémentaires*, **Orange**, **Vert**, **Violet**, pour tout ce
qui est en rapport avec notre Vie psychique, il est donc utile de
savoir comment on peut reconnaître les unes des autres, non seulement par leurs noms, mais encore pour savoir, sans erreur possible,
qu'elle sera la *Couleur complémentaire* qui annihilera les effets
d'une *Couleur fondamentale* dont on voudra supprimer momentanément les influences, où réciproquement supprimer celles d'une
*Couleur complémentaire*.

Or comme il n'est pas donné à tout le monde de se rappeler *de
suite* qu'elle est la *Couleur complémentaire* d'une *Couleur fondamentale*, voici un petit procédé qni permet d'obtenir instantanément la solution.

Procurez-vous trois petits rectangles de gélatine, de cellulo, ou
tout simplement de papier fin huilé, colorés, l'un en ROUGE, le
second en JAUNE et le dernier en BLEU (fig. 42).

Or pour savoir instantanément qu'elle est la *Couleur complémentaire* de l'une des trois *Couleurs fondamentales*, ROUGE, JAUNE,
BLEU, il suffit de placer deux quelconque de ces Ecrans colorés l'un
sur l'autre pour obtenir la solution :

*la « Nuance nouvelle » produite par le mélange des Couleurs de
deux Ecrans superposés étant celle de la « Couleur complémentaire » s'appliquant à la « Couleur fondamentale » représentée
par l'Ecran resté seul et non-utilisé.*

En renouvelant trois fois cette opération, c'est-à-dire en nous servant de toutes les possibilités de combiner deux par deux nos trois
Écrans colorés, nous obtenons toutes les solutions, ainsi qu'on peut le
voir sur les figures 43, 44 et 45, reproduites ci-contre.

Quel est la *Couleur complémentaire* du ROUGE ?

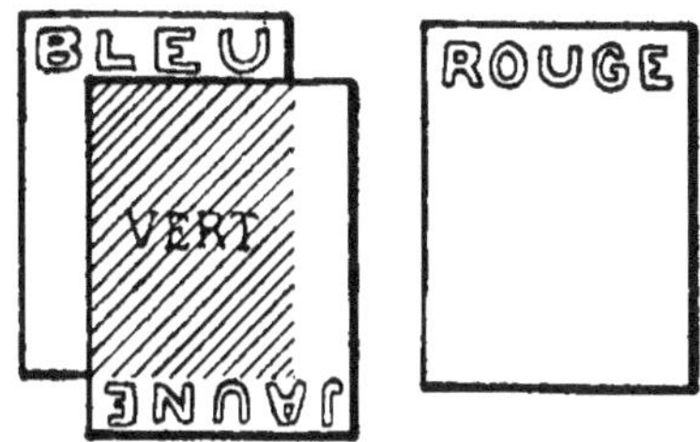


Fig. 43. — Le Vert, mélange de BLEU et de JAUNE, est la *Couleur complémentaire* du ROUGE.

**Les Ecrans BLEU et JAUNE** étant superposés et vus par transparence donnent par le mélange de ces deux nuances la *Couleur verte.*

L'Ecran non utilisé est le ROUGE.

*Le* **Vert** *est donc bien la Couleur complémentaire du* ROUGE *resté seul à droite.*

Un **Ecran-vert** ne laissera pas passer les RAYONS ROUGES. Comme réciproquement un Ecran ROUGE ne laissera pas passer les **Rayons verts.**

Quel est la *Couleur complémentaire* du JAUNE ?

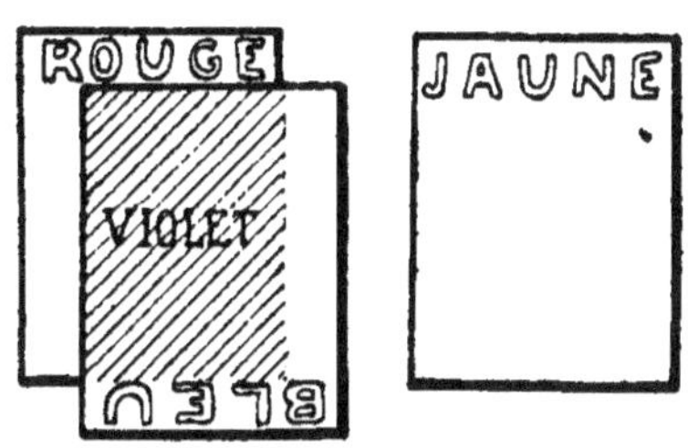


Fig. 44. — Le Violet, mélange de ROUGE et de BLEU, est la *Couleur complémentaire* du JAUNE.

**Les Ecrans ROUGE et BLEU** étant superposés et vus par transparence donnent par le mélange de ces deux nuances la *Couleur violette.*

L'Ecran non-utilisé est le JAUNE.

Le **Violet** *est donc bien la Couleur complémentaire du* JA UNE *resté seul à droite.*

Un **Ecran violet** ne laissera pas passer les RAYONS JAUNES. Comme réciproquement un Ecran JAUNE ne laissera pas passer les **Rayons-violets.**

Quel est la Couleur complémentaire du BLEU ?

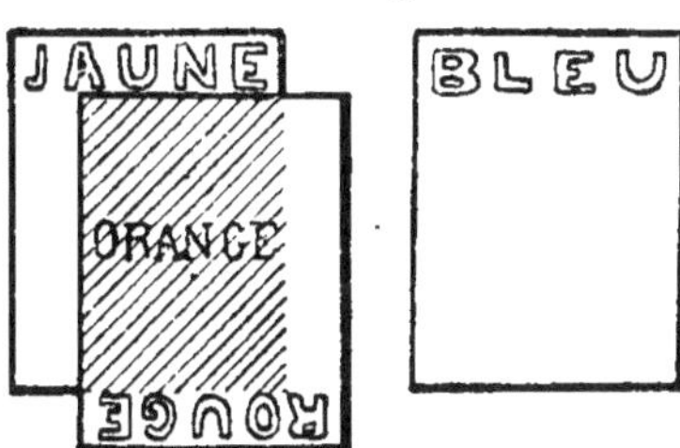


Fig. 45. — L'Orange, mélange de JAUNE et de ROUGE, est la *Couleur complémentaire* du BLEU.

**Les Ecrans JAUNE et ROUGE** étant superposés et vus par transparence donnent par le mélange de ces deux nuances la *Couleur orange.*

L'Ecran non-utilisé est le BLEU.

L'**Orange** *est donc bien la Couleur complémentaire du* BLEU *resté seul à droite.*

Un **Ecran-orange** ne laissera pas passer les RAYONS BLEUS Comme réciproquement un Ecran BLEU ne laissera pas passer les **Rayons oranges.**

# Les ÉCRANS-FILTRE
## SÉLECTIFS de " FLUX-COLORÉ "

### 114 ECRANS-FILTRE SLECTIFS de « FLUX-COLORÉS ».

Avec les renseignements qui précèdent il devient aisé pour chacun de créer, à toute heure du jour, une Ambiance colorée de la nuance désirée.

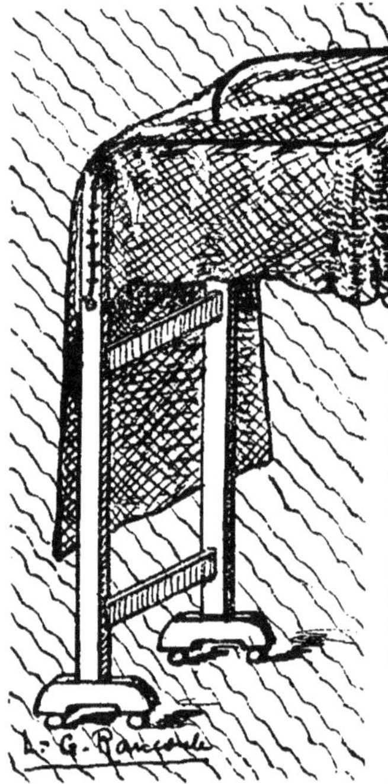

Fig. 46. — ECRAN-FILTRE sélectif de " Flux-colorés „

Car, pour obtenir cette Ambiance, il suffit de placer devant la fenêtre ou doivent se faire les Exercices respiratoires — où les Bains de Lumière colorée — un Rideau de Tarlatane de Couleur appropriée au traitement à suivre. Pour le choix de cette couleur on se reportera aux indications que j'ai résumé dans les Tableaux 116 des pages 180 à 182.

Si je recommande la Tarlatane — ou le Tulle — de préférence à toute autres étoffes, c'est en raison de sa texture à larges mailles qui laisse passer l'Air plus aisément.

### 114ᵇ ECRAN-FILTRE individuel.

Un *Ecran-filtre* du modèle ci-dessus (fig. 46) est aisé à construire en s'inspirant de mon dessin. Il a cet avantage d'être mobile et de pouvoir, lorsqu'il a été recouvert de Tarlatane à la nuance désirée, être utilisée n'importe où, à l'intérieur d'une pièce bien éclairée ou dans un jardin, pour y « filtrer » la Couleur choisie en rapport avec la Maladie à soigner.

Ces *Ecrans-Filtre*, utilisables pour une seule personne, pourraient être employés dans des *Solarium chromatiques* 189 où l'on pratiquerait avec succès l'Héliochromothérapie selon ma méthode. Car ces Ecrans permettraient de soigner dans la même salle des Malades ayant des affections différentes et à qui, nécessairement, il faut pour les guérir des Flux-colorés appropriés pour chaque cas.

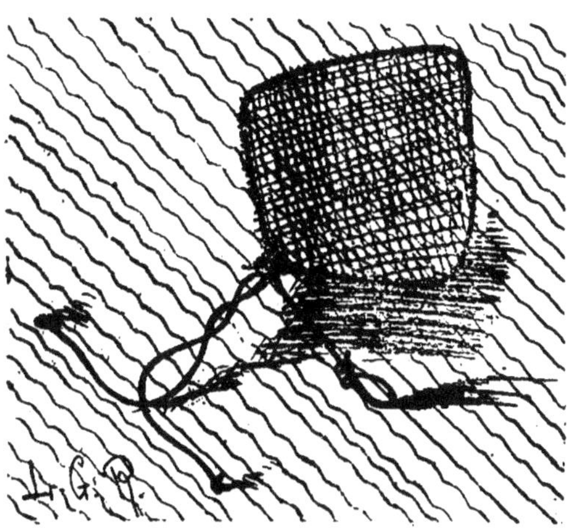

Fig. 47. — Petit ECRAN-FILTRE pour le Traitement
d'Affections localisées sur une partie du Corps

Mais lorsqu'il ne s'agit que de soigner une partie du corps, comme, par exemple, pour les Plaies de toutes natures où des Maladies de la Peau localisées à certaines parties du corps, il est alors aisé de confectionner au moyen de fil de fer de petits *Ecrans-Filtre*, de dimensions appropriées à la partie malade à soigner, que l'on recouvre de Tarlatane ou ae Tulle, de la nuance désirée, et que l'on coud grossièrement après le fil de fer (fig. 47).

**114 D  ECRAN-FILTRE  Condensateur de « Flux-coloré » sélectionné.**

Ou bien encore si l'on veut obtenir une *forte pénétration* de « Flux coloré » dans un espace circonscrit, comme il faut le faire pour le traitement plus rapide de certaines Tumeurs persistantes, les Verrues, les Lupus, les Cancers superficiels (*Epithélioma*), — voire également certains Cancers internes, assurément accessibles par ce moyen à l'influence curative des RAYONS-BLEUS en alternance avec des RAYONS-JAUNES — ou

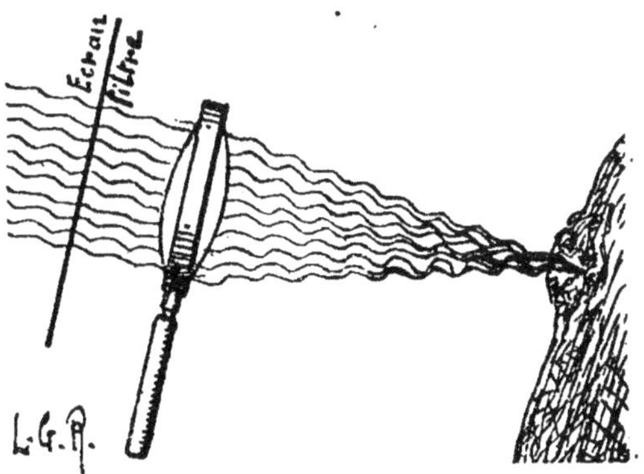


Fig. 48. — ECRAN-FILTRE condensateur de " Flux-coloré ".

bien atteindre à l'intérieur du corps — ou des Poumons — des Foyers purulents, il suffira de placer entre l'endroit à soigner et un

*Petit Ecran-filtre* une Loupe d'assez forte dimension pour pouvoir par ce procédé *concentrer* un faisceau important de Radiations colorées sur la partie malade à soigner (fig. 48).

Ces Radiations sont, je le répète, les RAYONS-BLEUS « vitalogènes » (v. 106 et 109) en premier et les RAYONS-JAUNES « harmonisants » en dernier (v. 106 et 110).

En procédant d'abord par une première Imprégnation de RAYONS-BLEUS, d'une durée plus ou moins longue, selon la gravité ou la profondeur du mal à soigner, suivie dans les mêmes proportions de temps par une autre Imprégnation de RAYONS-JAUNES, laquelle *harmonisera* en les *équilibrant* les effets des RAYONS-BLEUS.

On pourrait aussi se servir de ce dernier procédé pour *cautériser* des parties du corps atteintes d'affections susceptibles de ce traitement, comme on le ferait avec un Thermo cautère, à la condition bien entendu d'utiliser ce dispositif en *Plein soleil* et avec un Ecran-rouge pour en augmenter les effets « calorigènes ».

Peut-être aussi pourrait-on essayer ce procédé de concentration des Flux-solaires sur certains points affectés — voire dans le but d'atteindre des parties malades logées profondément dans le corps — en plaçant la Loupe dans la trajectoire du Soleil et de manière que le point de concentration des Flux-solaires, soit bien au foyer de la Loupe et corresponde à la partie malade à atteindre. Mais, dans ce cas, afin d'éviter des Brûlures dermiques il faudra nécessairement dans ce dispositif interposer un Ecran-ve t 112, lequel absorbera les RAYONS ROUGES calorigènes 108 pour ne laisser passer que les autres rayons. Par ce moyen on pourrait aussi n'utiliser que des « Flux sélectés » à la nuance désirée et en rapports avec les cas à traiter.

**114ᴱ ECRAN-BLEU** pour l'obtention de la « Ranimation » du Système nerveux superficiel et des Glandes sudoripares.

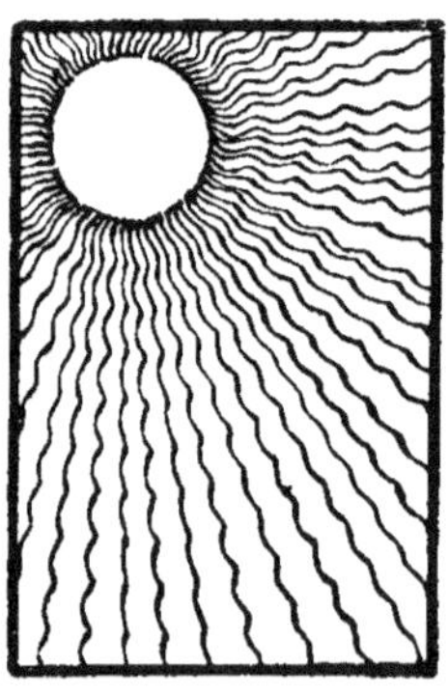



Nombre de Maladies, y compris celles de la Peau, doivent l'une de leurs causes au mauvais fonctionnement des Organes dont les aboutissants siègent à la Surface de l'épiderme : Nerfs vaso-moteurs, Vaisseaux Capillaires sanguins, Corpuscules du Tact, Racines des Cheveux et des Poils, et notamment les Glandes sudoripares dont l'occlusion peut causer des troubles graves dans tout l'organisme.

Or, *comme nous respirons aussi par les Pores de la Peau*, si ceux-ci viennent à s'obstruer, il en résulte que tous ces petits organes, ne trouvant plus dans les Radiations colorées de la Lumière les éléments nécessaires à leur « vitalité, s'atrophient.

Ce qui se traduit par des Troubles vaso-moteurs lesquels se **manifestent** par des Maladies des cheveux, ou sur la Peau par des exhutoires de « Self-défense » sous formes d'Herpès, d'Eczéma ou de Prurits (Démangeaisons).

C'est alors qu'il est tout indiqué pour obtenir la Ranimation des Nerfs superficiels, chargés de faire fonctionner tous ces petits organes, d'exposer les parties du corps atteintes de ces Troubles fonctionnelles aux RAYONS-BLEUS du Soleil matinal. Ou, à défaut, à l'aide d'un Ecran-bleu 114.

Je dois toutefois ajouter que ce traitement n'aura aucune action curative lorsque ces Affections cutanées remonteront à l'usage des Lavages ou des Nettoyages par l'Alcool, les « Cristaux » (Carbonate de soude), et pour les Cheveux lors de l'emploi du Savon pour leur nettoyage (Voir 2ᵉ vol. de « *Connais-toi d'abord*, ch 133, III).

**114ᶠ ECRAN-FILTRE** sélectif de « **FLUX-INDIGO** ».

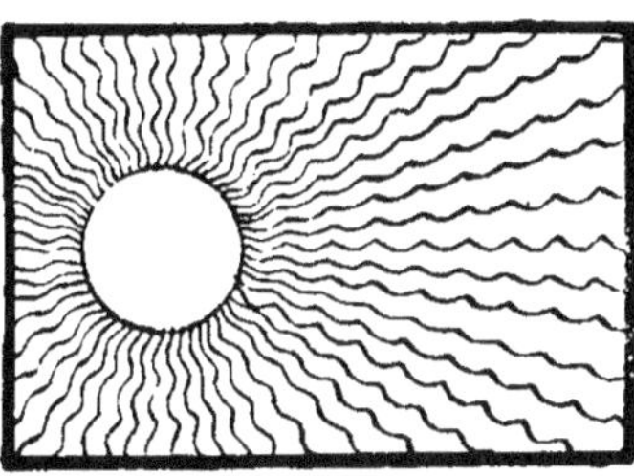

L'INDIGO 113, comme vous le savez, est la Couleur du Spectre solaire qui vient si heureusement s'interposer, comme un « Ecran-tampon », servant d'Amortisseur et de Régulateur, entre les Cinq Flux colorés, ROUGE, **Orange**, JAUNE, **Vert**, BLEU, aux buts destinés exclusivement à la Vie matérielle et à ses fonctions, et le Flux coloré **Violet**, dont le rôle est essentiellement réservé à la Vie psychique (v. 113).

Le rôle du **FLUX-INDIGO** consiste donc, du fait de son intercalation entre les 5 Flux à Effets *matériels* et le Flux à Effets *psychiques* (le Violet) à empêcher la prépondérance ou l'imprégnation trop forte des Flux à effets matériels sur le **Flux-violet** aux Effets psychiques ou, réciproquement, de ce dernier sur les premiers.

D'où il en s'ensuit que les Anormaux, dans le sens Corporo-psychique ou purement Psychique, ne sont que des personnes dont l' « *Ecran-régulateur* » *INDIGO* est lui-même anormal dans sa composition au point de vue de sa teneur en FLUX-BLEU « vitalogène » ou en **Flux-violet** « psychique » ; ou bien, encore dans sa faculté à retenir ou laisser passer juste à propos ces deux Flux entre lesquels il est intercalé.

Il en résulte que l'on peut classer les Anormaux en deux catégories :

a) Les Anormaux *dont les Aboutissants de la « Vie psychique »* *prédominent sur ceux de la « Vie corporelle »* sont ceux qui perçoivent un excès de **Flux-violet** et insuffisamment de FLUX-BLEU. Chez ces Anormaux, du fait que le **FLUX-INDIGO** n'a pas été exactement réparti, il se produira donc *un déséquilibre* de l'ensemble des Fonctions vitales *aux dépens des aboutissants de la « Vie corporelle »*. Il en résultera donc une *prédominance des Aboutissants* *de la « Vie psychique »,* par suite de l'insuffisance d'apport de FLUX-BLEU aux effets *Vitalo-corporels ;*

*b)* Les Anormaux *dont les Aboutissants de la « Vie corporelle » prédominent sur ceux de la « Vie mentale »* sont ceux qui perçoivent un excès de FLUX-BLEU et insuffisamment de **Flux-violet.** Chez ces Anormaux, du fait que le **FLUX-INDIGO** n'a pas été exactement réparti, il se produira donc *un déséquilibre* de l'ensemble des Fonctions vitales *au profit de la Vie corporelle* et par conséquent *aux dépens des Aboutissants de la « Vie mentale »,* par suite de l'insuffisance d'apport de **Flux-violet** aux effets *Psychiques.*

Or, puisque nous savons que le **FLUX-INDIGO,** aux effets « vitalo-psychiques », est composé par moitié de FLUX BLEU, qui produit des effets « vitalo-corporels », et de **Flux-violet,** aux effets essentiellement « psychiques » (v. 107 à 113), il nous sera donc possible de remédier aux Anomalies précitées, dans un sens ou dans l'autre, *lorsque celles-ci auront été causées par une prédominence d'absorption de l'un de ces deux Flux aux Influences opposées.*

Il nous suffira donc, lors de nos Exercices respiratoires, *de favoriser,* au moyen d'un Ecran-filtre constitué en conséquence, *la production plus intense du Flux-coloré dont la carence (l'absence) était la cause déterminante de l'Anomalie à traiter.*

Ainsi nous utiliserons :

*a)* Pour les personnes dont les Aboutissants de la « Vie psychique » se manifestent avec trop d'excès nous emploierons des

**ECRANS-INDIGO** à prédominence de BLEU, en les confectionnant avec *deux épaisseurs* (ou plus selon les cas) *de Tarlatane, Tulle ou Mousseline, BLEU, pour une seule épaisseur de* **Violet ;**

*b)* Pour les personnes dont les Aboutissants de la « Vie corporelle » se manifestent avec trop d'excès nous emploierons des

**ECRANS-INDIGO** à prédominence de Violet, en les confectionnant avec *deux épaisseurs,* ou plus selon les cas, *de Tarlatane, Tulle ou Mousseline,* **Violet,** *pour une seule épaisseur de* BLEU.

Il faudra, bien entendu, compléter cette méthode par l'usage journalier des Produits et Substances qui dérivent du **FLUX-INDIGO,** tant par leur origine que par leur Couleur diffusante, ce que l'on peut obtenir par des Infusions colorées (v. 78ᵖ et 175) et par une utilisation judicieuse des Ambiances colorées (v. 115). En utilisant aussi des *Ambiances indigos,* tant autour de soi que par des détails de Vêtements, ou par l'usage (pour les dames) d'une Voilette, après avoir accentué, dans un sens ou l'autre, l'un des deux Flux coloré dont l'Indigo est composé, selon les cas à traiter, on complétera ainsi, et pour le mieux, l'action curative du précieux **FLUX-INDIGO** dans la lutte contre les Anomalies psycho-corporelles ou purement psychiques, si fréquentes de nos jours.

☉

 **MEMENTO** à l'usage des **ECRANS-FILTRES** sélectifs de « **Flux colorés** » et d'**AMBIANCES COLORÉES** (Voir 115).

Rien n'est plus facile que de déterminer aussi bien que l'usage le choix des Ecrans-filtre. Puisqu'il suffit, pour le choix, de savoir que, par exemple, un Ecran constitué par de la Tarlatane de *Couleur bleue* laissera passer le maximun de RAYONS-BLEUS « vitalogènes » 82ᴮ, mais que par contre ce sera au détriment des autres Flux-colorés et tout particulièrement du Flux-orange absorbé par le Flux-bleu.

Tant qu'à l'usage médical de ces Ecrans-colorés il suffira de se reporter aux chapitres désignés par les numéros qui suivent le nom de chacune des Couleurs pour le trouver exposé succinctement.

Ainsi pour les *Couleurs fondamentales* suivantes, 108-109-110 :

Le BLEU 109 favorise le passage du Flux-bleu, mais absorbe l'**Orange**. (Pour l'usage voir 109 et 118.)

Le JAUNE 110 favorise le passage du Flux-jaune, mais absorbe le **Violet**. (Pour l'usage voir 110 et 119.)

Le ROUGE 108 favorise le passage du Flux-rouge, mais absorbe le **Vert**. (Pour l'usage voir 108 et 120.)

Pour les *Couleurs complémentaires* suivantes 112 :

L'**Orange** 112 favorise le passage du Flux-orange, mais absorbe le BLEU. (Pour l'usage voir 112 et 123.)

Le **Vert** 112 favorise le passage du Flux-vert, mais absorbe le ROUGE. (Pour l'usage voir 112 et 122.)

Le **Violet** 112 favorise le passage du Flux-violet, mais absorbe le Jaune. (Pour l'usage voir 112 et 124.)

Pour la *Couleur intermédiaire* suivante 113 :

L'**INDIGO** 113, composé par moitié de Flux-Bleu et de Flux-Violet, favorise le passage du Flux-indigo, mais étant donné sa composition il absorbe une partie des Flux-orange et jaune tout en en laissant suffisamment passer pour que ces derniers Flux puissent continuer leurs actions bienfaisantes à l'égard des Fonctions corporelles. (Pour l'usage voir 113, 114ᶠ et 121.)

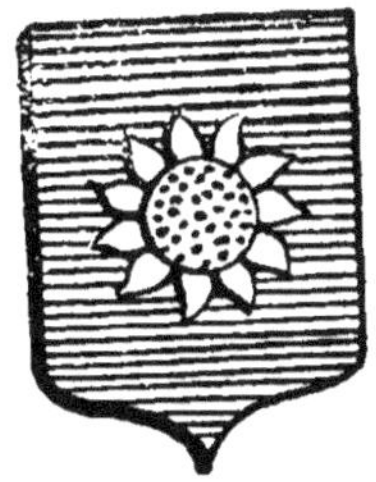

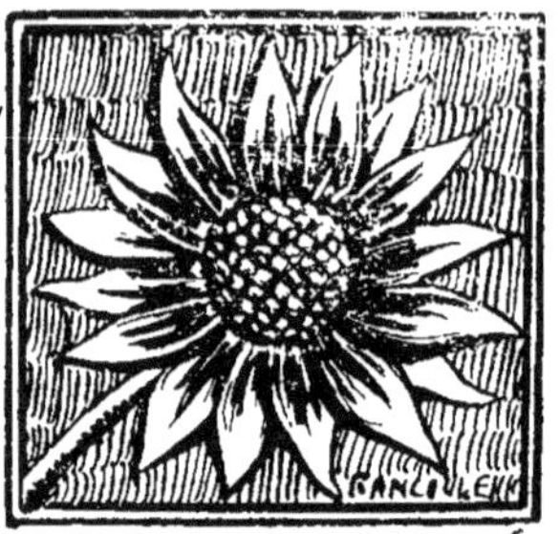

En se reportant à tout ce que j'ai écrit dans les chapitres précédents sur les Influences, autant directes qu'indirectes, des Ondes colorées fluidiques sur tous nos Sens, il sera donc bon de compléter cette Méthode *en utilisant aussi le pouvoi actif des Radiations émises par les « Ambiances colorées »*.

Ainsi, que ce soit les Radiations émises par la Couleur des Fleurs, des Fruits, des Aliments et Boissons, celles des Vêtements ou tout simplement de l'un de leurs ornements (Rubans, Fleurs, Cravates, etc.), celles des Tentures d'appartements, mobiles ou murales, ou que ce soit encore celles des Eclairages diffus ou directs, obtenus à l'aide de Rideaux transparents vivement colorés placés devant les Fenêtres ou autour des Lampes, tous ces procédés créateurs « d'Ambiances colorées » concourront à l'engendrement de Radiations colorées capables d'agir, en bien ou en mal selon les Flux colorés émis, sur nos Sens corporels, psycho-corporels ou psychiques.

Or donc, et pour compléter les quelques exemples que j'ai donné dans les chapitres 108 à 112 sur l'utilisation des « Ambiances colorés » dans les Traitements complets, on pourra y ajouter, au point de vue de leurs effets plus spécifiquement corporels, les quelques renseignements suivants :

*Ambiances colorées* ROUGE et **Orange.** — Conviennent aux Anémiques, aux Chlorotiques, aux Rachitiques, aux Personnes Maigres et à celles qui sont insuffisament constituées ou dont la Structure est affaiblie ; toutes ces Affections provenant d'un manque de « Flux énergétique » 82.

*Ambiances colorées :* JAUNE, **Orange, Vert.** — Conviennent aux Personnes dont la Structure corporelle n'est pas parfaitement équilibrée et notamment aux Scorbutiques. Comme ces Radiations colorées sont parfaites à tous égards elles conviennent également à toutes les Personnes jouissant d'une Bonne santé et à qui elles favoriseront la conservation du « Flux harmonique » 82 qui les protégeait.

*Ambiances colorées :* BLEU, **Vert et INDIGO.** — Ces Ambiances conviennent plus particulièrement aux Personnes Sanguines à symptômes Congestifs, aux Arthritiques, aux Rhumatisants, aux Lymphatiques, aux Obèses, aux Adipeux. Toutes ces affections provenant d'un manque de « Flux-vitalogène » 82, seul capable d'activer comme il convient la conduite des effets de la Digestion, de la Nutrition et des moyens de « Self-défense ».

J'ajoute que toutes ces Ambiances colorées sont celles qui conviennent le mieux aux Enfants, lesquels ont besoin pour leur Croissance de beaucoup de « Flux vitalogène ».

Voici encore quelques renseignements utiles sur les Ambiances
colorées, tirant leur origine des Couleurs complémentaires, à l'égard
de leurs effets plus spécifiquement psychiques, c'est-à-dire mentales :

*Ambiance colorée* : **Orange**. — Cette Ambiance convient aux
Personnes qui veulent — ou à qui l'on veut — atténuer les inconvénients de certains Tempéraments, comme, pour celles qui sont
trop Calmes, les Timides, voire les Chastes, ou bien encore lorsqu'il
est utile de ramener l'Esprit vers des Idées matérielles saines, 82, 112.

*Ambiance colorée* : **Verte**. — Cette Ambiance est excellente pour
Apaiser les Instincts brutaux, la Colère et les Passions charnelles,
82, 112.

*Ambiance colorée* : **Violet**. — Cette Ambiance, exclusivement
psychique convient donc contre l'Insomnie et les effets causés par
les Influences trop matérielles, 82, 112.

Ambiance tirant son origine de la Couleur intermédiaire **INDIGO** :

*Ambiance colorée* : **INDIGO**. — Cette Ambiance que l'on choisira dans les Couleurs suivantes : Bleu lapis, Bleu de roy, Bleu
d'outremer, Indigo naturel (*Pastel* des Indes), convient très heureusement pour fortifier *sainement* l'Esprit et l'Intellectualité, ainsi
que pour conserver — ou ramener — l'Équilibre entre les Fonctions
corporelles et les Fonctions psychiques du Mental 113, 114ᶠ et 115.

☉

Voici encore un bon procédé pour obtenir des Effets directs et
quasi-instantanés sur le Mental et qui consiste à interposer entre
son Sensorium, logé dans le Cerveau 81ᵇ, et la Vue des objets
qui nous entourent un petit Écran-coloré, consistant en Lunettes,
Binocles (ou tout simplement un morceau de Verre coloré), de la
nuance choisie parmi les quatre Flux-colorés Complémentaires ou
intermédiaire, selon les buts psychologiques que l'on désire en
obtenir en tant qu'Effets comme Ambiances colorées (V. aussi 114ᶜ).

On peut encore obtenir un résultat semblable en regardant fixement
un Objet coloré de la nuance désirée (A ce propos rappelez-vous de
ce qui résulte lorsqu'un Taureau a fixé un objet ROUGE ?)

En résumé les Radiations des Ambiances colorées des Couleurs
fondamentales, ROUGE, JAUNE, BLEU, agissent autant sur les
Fonctions corporelles que sur les Sentiments, les Passions et les
Idées qui, par le Psychisme, s'y rapportent par concomitance.

Tandis que les Radiations qu'émettent les Couleurs complémentaires, **Orange**, **Vert**, **Violet**, agissent à la fois sur les Fonctions
corporelles, qu'elles « vitalisent », et sur notre Mental, dont elles
entretiennent la « Vie Psychique » en leur fournissant les Éléments
vibro-fluidiques de sa *Nourriture mentale*, 81ᵃ.

Quant aux Radiations émises par l'**INDIGO** leur rôle consiste à
maintenir — ou rétablir — l'Équilibre constant entre les phénomènes
dépendant de la « Vie corporelle » avec ceux de la « Vie psychique ».

(*Pour complément voir chap. 187ᴮ*).

— 177 —

Les Ambiances colorées que l'on reproduit « artificiellement », à
l'aide des Foyers lumineux ou d'Ampoules
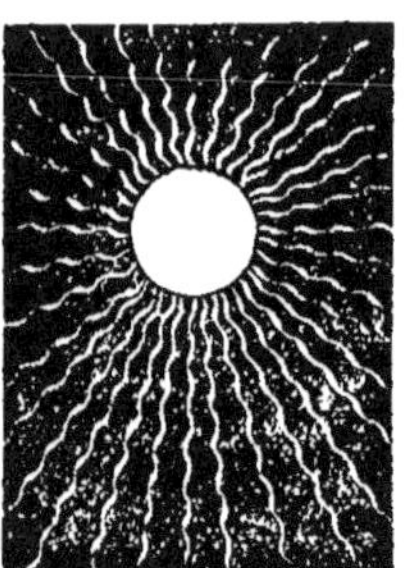
électriques colorées, agissent sur nos Sens
d'une manière beaucoup plus puissante que
les Ambiances colorées dont l'origine remonte
à la Lumière du jour. Mais ce résultat est toujours obtenu aux dépens de l'Harmonie et
de l'Équilibre qui président indéfectiblement
à la Règle naturelle de la formation de nos
Sentiments et de nos Pensées Lesquels, lorsqu'ils proviennent d'Influences antinaturelles,
ne peuvent être qu' « exacerbés » dans le sens
originel de l'*Onde colorée artificielle* génératrice et par corrélation perdre ainsi les moyens habituels de contrôle fournis par la Nature. Tandis que lorsque ces *Ondes sont
« naturelles »* elles apportent toujours avec elles leur contre-partie
équilibrante.

Car les Ambiances colorées « artificielles » agissent ainsi que le
font pour la Santé les Médicaments chimiques ou Synthétiques,
c'est-à-dire plus directement, tant qu'à leurs Effets, mais sans ména-
gement ni égard pour le rôle bien ordonné de nos Sens psychiques.

C'est pourquoi les **Ambiances** colorées « artificielles » seront toujours celles qui conviendront le mieux pour engendrer les Plaisirs
matériels, lesquels, par Réactions naturelles, sont toujours suivis
par l'Accablement, la Lassitude et le Dégoût qui les accompagnent
inexorablement et en toute justice.

Tandis que les Ambiances créées par les Couleurs naturelles,
formées par la Lumière du jour, sont seules capables de créer les
Joies saines, lesquelles ne réagissant jamais par des Remords ou
des Peines consécutives, comme cela se produit à la suite des Effets
produits par les Couleurs artificielles.

Il convient donc, pour la Nuit, de n'utiliser que des Écrans de
tulle ou de tarlatane colorés, placés devant, au-dessous, ou autour
des Lampes, plutôt que d'Ampoules électriques teintées à même le
verre. Ainsi pratiquée, l'Ambiance colorée que l'on aura choisie laissera toujours passer un peu de Lumière blanche 53, qui, quoique
artificielle, elle aussi, atténuera par l'apport des Sept couleurs
dont elle est composée, les effets trop actifs de la Couleur que l'on
aura sélectée.

De tous les Ecrans colorés, en tulle ou en tarlatane, à placer
devant ou autour des Lampes, celui que je recommande de préférence est l'**Ecran-Orange**, parce que les Effets de cette couleur sont
ceux qui répondent le mieux aux nécessités de la Vie normale ; et
puis aussi parce que, retenant les Radiations « Ultra-violettes »
émises par les Lampes électriques, un **Ecran-Orange** protégera
également la Vue contre les Effets nocifs des « Rayons-ultra-violets »
75 ᶜ qu'émettent toutes ces Lampes.

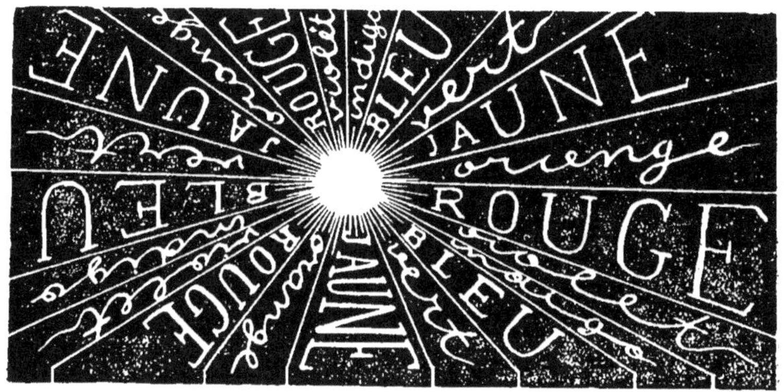


| Vio. | ROUGE | Orange | JAUNE | Vert | BLEU | INDIGO | Violet |

Fig. 49. — Le **FLUX-INDIGO** et ses Influences « Vitalo-psychiques ».

Les cinq Flux colorés de gauche, ROUGE, Orange, JAUNE, Vert, BLEU, produisent des Effets « vitalo-corporels ».

Le Flux coloré de droite, Violet, ne produit que des Effets « psychiques ».

Le Flux coloré INDIGO, interposé entre les « Flux vitalo-corporels » et le « Flux psychique », intervient, à la fois, comme un « Ecran-tampon » destiné à amortir les Effets parfois trop actifs de l'un des deux groupes de Flux placés à sa droite et à sa gauche, et comme un « Ecran-régulateur » à l'égard du filtrage des deux Couleurs qui l'avoisinent, le BLEU et le Violet. (Voir chap. 113 et 114F).

---

### 115ᶜ LA LUMIÈRE TAMISÉE, ou FILTRÉE en Flux-colorés sélectés, est le plus souvent préférable aux Rayons directs du Soleil.

Avant de clore ce chapitre il est encore une chose que je tiens à répéter (v. 104) c'est que pour obtenir de bons effets dans les Cures de Soleil, quels que soient leurs buts (comme également dans les Exercices respiratoires que je décrirai plus loin), il n'est pas indispensable d'exposer les parties de son corps — ou le corps entier — à l'*action directe* des Rayons du Soleil ; sauf dans le cas où il s'agirait d'obtenir des Effets très profonds, mais alors de ne le faire que progressivement.

Le mieux est donc, comme l'expérience me l'a démontré, de se vêtir d'une sorte de Peignoir en Voile de laine *blanche* (cette couleur laissant passer toutes les Radiations colorées 53) et de se couvrir la tête avec un Chapeau de paille, non coloré, de trame légère et à larges bords.

Il est bien entendu que ce qui précède ne peut s'appliquer que dans des endroits clos de murs affectés à l'usage des Cures de Soleil.

Quand l'on dispose d'une Chambre bien ensoleillée il suffit de placer devant la fenêtre un rideau de Voile de laine blanche, alors il est aisé de faire sa Cure de Soleil ou de Respiration dans le costume primitif d'Adam... ou d'Eve.

Et lorsque l'on veut utiliser des Radiations colorées sélectées, il suffit d'interposer entre soi et le Rideau blanc un autre rideau ou un Ecran de Tarlatane ou de Tulle 114 de la Couleur de l'Ambiance colorée à employer.

 — **TABLEAUX** montrant les conséquences que peuvent avoir sur la Santé,
lors des Traitements **HÉLIOCHROMOTHÉRAPIQUES** et
d'**EXERCICES RESPIRATOIRES**, les divers

## Effluves colorés vibratoires de la LUMIERE du SOLEIL.

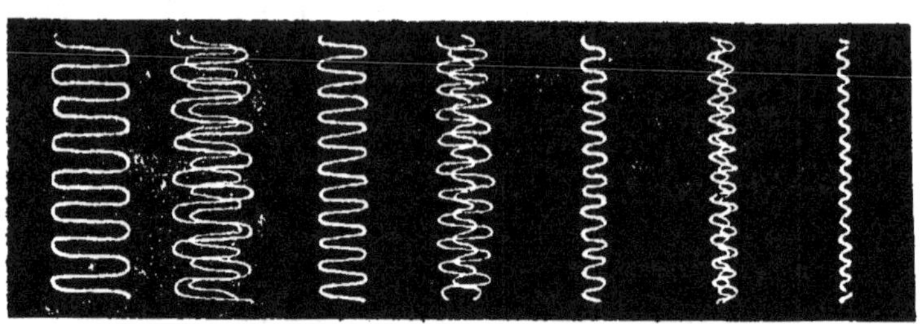



A. — *Couleurs fondamentales* aux effets corporels (108-109-110).

**ROUGE**　　　　**JAUNE**　　　　**BLEU**

B. — Chacune des *Couleurs fondamentales* engendre des « Flux-vibratoires » (82) ainsi qu'il suit :

| Les Radiations vibrantes du ROUGE engendrent le « *FLUX-ENERGÉTIQUE* » | Les Radiations vibrantes du JAUNE engendrent le « *FLUX-HARMONIQUE* » | Les Radiations vibrantes du BLEU engendrent le « *FLUX-VITALOGÈNE* » |

C. — Heures du jour où chacune de ces Radiations colorées prédomine dans l'air (66).

SOIR　　　　MIDI　　　　MATIN

D. — *Couleurs complémentaires* et *Intermédiaire* aux Engendrements psychiques (112-113-114e) comme suit :

| Orange (APRÈS-MIDI) | Vert (MATINÉE) | INDIGO (AURORE) | Violet (NUIT) |

E. — Les **RAYONS ROUGES** et leurs Influences sur la STRUCTURE du CORPS (108).

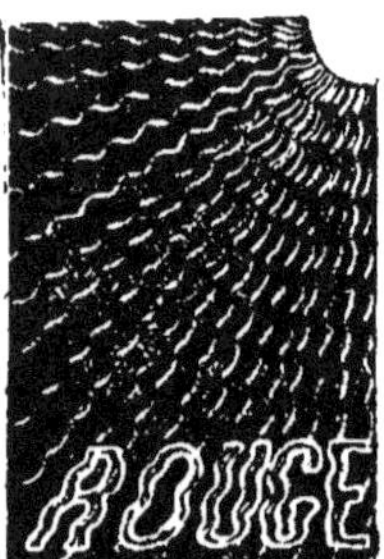


(Les ONDES ROUGES prédominent le SOIR dans la Lumière).

Le **ROUGE** favorise le développement de la STRUCTURE MATÉRIELLE du CORPS et de ses ORGANES, sauf pour les parties constituées par de l'*Azote* (Albumine).

Le **ROUGE** (couleur dynamogène), produit de la CHALEUR et de la FORCE (Energétisme).

Le **ROUGE** pour les diverses parties de la *Construction du corps*, favorise la confection de la majeure partie du SANG (sauf l'Albumine), des OS, des CARTILAGES et de la GRAISSE.

Influence des **RAYONS ROUGES** sur le MENTAL :

LE **ROUGE**, engendrant pour le *Mental* des *Passions* enclines à la MATÉRIALITÉ et à la BRUTALITÉ, peut être parfois utilisé par les *Apathiques*, les *Faibles*, les *Timides* à qui il fera modifier le tempérament.

Le **ROUGE** *supprime* les Effets apaisants du **Vert** (J).

F. — Les **RAYONS JAUNES** et leurs Influences sur la STRUCTURE du CORPS (110).

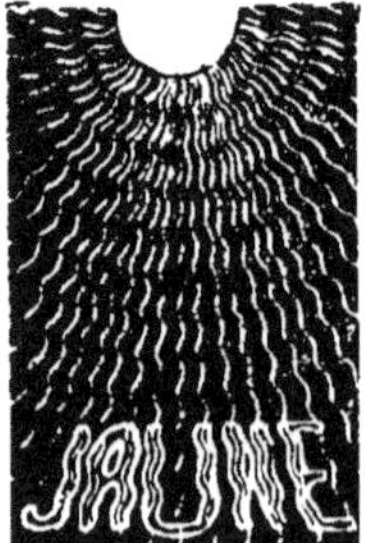


(Les ONDES JAUNES prédominent à MIDI dans la Lumière).

Le **JAUNE** préside à l'HARMONIE aboutissant à *l'exacte répartition* des Cellules protoplasmiques dont notre corps est en majeure partie composé (Métabolisme).

Le **JAUNE** favorise la distribution de l'*Azote* (Albumine) nécessaire au complément de la STRUCTURE MATÉRIELLE du CORPS et de ses ORGANES.

Le **JAUNE** favorise la juste répartition de l'INFLUX NERVEUX animateur (né du « Flux-vitalogène ») selon les besoins normaux de toutes les parties du Corps humain et de ses organes.

Influence des **RAYONS JAUNES** sur le MENTAL :

Le **JAUNE** (couleur lumineuse), contrebalançant les effets exclusivement *Psychiques* du Violet (couleur sombre), peut être utilisé parfois avantageusement par les Mystiques, les Rêveurs, les Imaginatifs, les Menteurs, les Taciturnes, les « Sombres ».

Le **JAUNE** *supprime* les effets psychiques du Violet (K).

# TABLEAU 116 (*suite*)

**G.** — Les **RAYONS BLEUS** et leur Influence sur la VIE du CORPS (109).

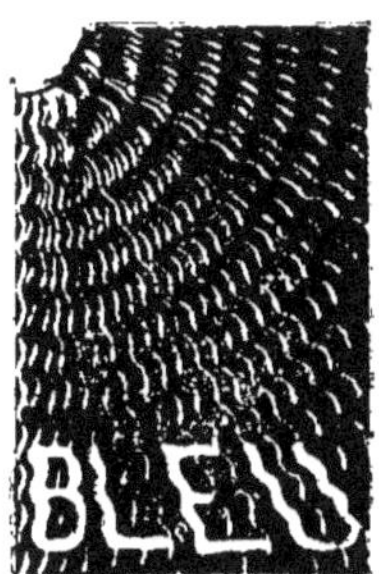


(Les ONDES-BLEUES prédominent le MATIN dans la Lumière).

Le **BLEU** régénère en totalité le VITALISME CORPOREL et en partie le **VITALISME MENTAL** (en collaboration avec l'**INDIGO**) par son action directe sur les deux Systèmes nerveux : cérébelleux (CERVELET) et cérébral (CERVEAU).

Le **BLEU** favorise la confection de toutes les SUBSTANCES NERVEUSES.

Le **BLEU** assure la captation du « FLUX-VITALOGÈNE » chargé d'engendrer et de régénérer l' « INFLUX-NERVEUX » animateur ; lequel est indispensable pour les Fonctions générales du Corps humain et de tous ses Organes en tant qu' « Animation ».

Influences des **RAYONS BLEUS** sur le MENTAL :

Le **BLEU** en accord avec l'**INDIGO**, favorise la SPIRITUALITÉ bien ÉQUILIBRÉE et SAINE.

Le **BLEU** supprime les Effets Corporo-psychiques de l'**Orange** (I).

---

**COULEUR INTERMÉDIAIRE INDIGO** aux Effets VITALO-PSYCHIQUES (113 et 114 F).

Les **RAYONS-INDIGO** et leur Influence sur la VIE CORPORO-MENTALE :

**H.** — **L'INDIGO** prédomine dans l'AIR à l'Aurore et surtout *avant* le Lever du Soleil (63), ou après les *Grandes pluies* lorsque l'Atmosphère, débarrassé des Nuages (Condensateurs des Flux corporels) est devenu limpide et plus *sec*, et pour cette dernière raison il est en excès dans les Pays à *Air sec*.

L'INDIGO engendre du FLUX VITALO-PSYCHIQUE (82).

L'**INDIGO** agit sur le CERVEAU-CORPOREL (le Cervelet) et le CERVEAU-MENTAL (le Cerveau) en apportant à chacun d'eux les *Ondes vibrantes* nécessaires au *parfait équilibre* de leurs *Fonctions concomitantes* (v. 113 et 114 F).

L'**INDIGO** convient lorsqu'il s'agit de régénérer ou de remettre en ordre certaines particularités cérébrales *affaiblies* ou déséquilibrées. Comme la MÉLANCOLIE, la VOLONTÉ AFFAIBLIE (manque de caractère) les IDÉES NOIRES, de PERSÉCUTIONS ou de GRANDEURS et toutes les formes de NEURASTHÉNIE (114 F).

---

**COULEURS COMPLÉMENTAIRES** aux Effets CORPORO-PSYCHIQUES (82).

**I.** — **L'Orange** prédomine dans l'AIR pendant l'APRÈS-MIDI (63).

L'**Orange** engendre du FLUX CORPORO-PSYCHIQUE dont les Effets favorisent les SENTIMENTS MATÉRIELS de nature normale.

L'**Orange** possédant des Influences opposées aux RADIATIONS-BLEUES, qu'il annihile, doit être employé de préférence au ROUGE pour être utilisé contre les Effets parfois exagérés des RAYONS-BLEUS, dont s'imprègnent trop facilement certains Tempéraments supra-nerveux.

L'**Orange** convient pour les TIMIDES, les INDÉCIS, les IRRÉSOLUS, les CHASTES à l'excès, et à tous ceux dont le VITALISME-CÉRÉBRAL déborde sur le VITALISME-CORPOREL.

---

**J.** — Le **Vert** prédomine dans l'AIR pendant la MATINÉE (63).

Le **Vert** engendre du FLUX PSYCHO-CORPOREL dont les Effets favorisent l'APAISEMENT des SENTIMENTS MATÉRIELS d'origine CORPORELLE.

Le **Vert** possédant des Influences opposées aux RADIATIONS-ROUGES, qu'il annihile, doit être utilisé de préférence au BLEU pour lutter contre les Effets parfois exagérés des RAYONS-ROUGES, dont certains Tempéraments s'imprègnent trop facilement.

Le **Vert** est donc à recommander pour les MATÉRIALISTES, les BRUTAUX et les COLÉREUX, lesquels subissent trop aisément les Effets des FORCES MATÉRIELLES engendrées par les RAYONS-ROUGES.

---

**K.** — Le **Violet** prédomine dans l'AIR pendant la NUIT (63).

Le **Violet** engendre du FLUX-PSYCHIQUE, qui, lorsqu'il est en excès, crée des Sentiments exagérés d'IRRÉALITÉ, d'UTOPIE, de TRISTESSE, de RÊVERIE et de MYSTICITÉ.

Le **Violet** possédant des Influences opposées aux RADIATIONS JAUNES, qu'il annihile, ne doit être utilisé que lorsqu'il s'agit de s'opposer à des Influences corporelles, en provenance du ROUGE, trop actives et qui agissant sur le Cerveau maintienne dans celui-ci des PENSÉES ou des CAUCHEMARS exclusivement d'origine MATÉRIELLE.

Le **Violet** (couleur sombre) peut donc être employé pour empêcher les CAUCHEMARS, les MAUVAIS RÊVES à origines matérielles, ou ÉTEINDRE la PENSÉE, lorsque celle-ci reste constamment éveillée, et favoriser ainsi le SOMMEIL.

Le **Violet** peut aussi être utilisé pour ceux dont le VITALISME-CORPOREL, trop imprégné de ROUGE ou d'**Orange**, déborde sur le VITALISME-CÉRÉBRAL.

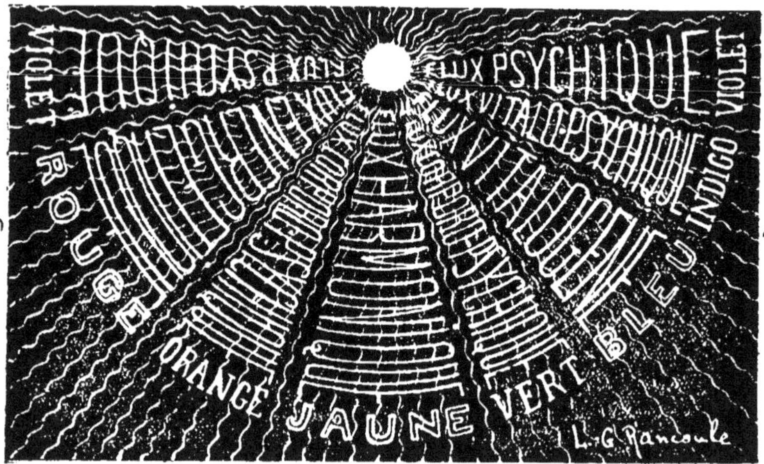



Fig 50. — Les « **FLUX-VITAUX** » irradiés de la **LUMIÈRE SOLAIRE** dans l'ordre de leur arrivée sur la **Terre**, en partant de la droite (chap. 65 et 82)

La **NUIT** : Le « FLUX-VIOLET » dont l'Action génitrice exclusivement « *psychique* » agit principalement sur la *Vie mentale* (112).

A l'**AURORE** : « Le FLUX-INDIGO » dont l'Action « *vitalo-psychique* » a pour but d'intervenir comme un *Ecran-tampon* entre les Cinq « *Flux* » réservés à l'entretien de la *Vie corporelle* et le « *Flux-psychique violet* » dans le but de « régulariser » et d' « équilibrer » leurs Influences réciproques (113-114 F.)

Le **MATIN** : Le « FLUX-BLEU » dont l'Action à l'égard de la *Vie du corps* est surtout « *Vitalogène* » (109-118).

La **MATINÉE** : Le « FLUX-VERT » dont l'Action « *Corporo-psychique* » (112) s'allie à celles des FLUX-BLEUS et JAUNES et s'oppose aux Influences exagérées du FLUX-ROUGE.

Le **MIDI** : Le « FLUX-JAUNE » dont l'Action génitrice a pour but d'assurer l' « *Harmonie* » dans les fonctions de la « Vie du corps » (110-119) en assurant l' « *Equilibre* » et la juste répartition des apports de FLUX-ROUGE et de FLUX-BLEU.

L'**APRÈS-MIDI** : Le « FLUX-ORANGE » dont l'Action « *corporo-psychique* » (112) s'allie à celle des FLUX-JAUNES et ROUGES et s'oppose aux Influences exagérées du FLUX-BLEU.

Le **SOIR** : Le « FLUX-ROUGE » dont l'Action génitrice est surtout « *Energétique* » (Force et Chaleur) à l'égard de la *Vie du corps* (108-120).

**CRÉPUSCULE** : Le « FLUX-VIOLET » à ce moment encore fortement imprégné de FLUX-ROUGE est alors générateur d'Actions mixtes ayant des Influences à la fois sur la *Vie corporelle* par le ROUGE et *Mentale* par le **Violet**.

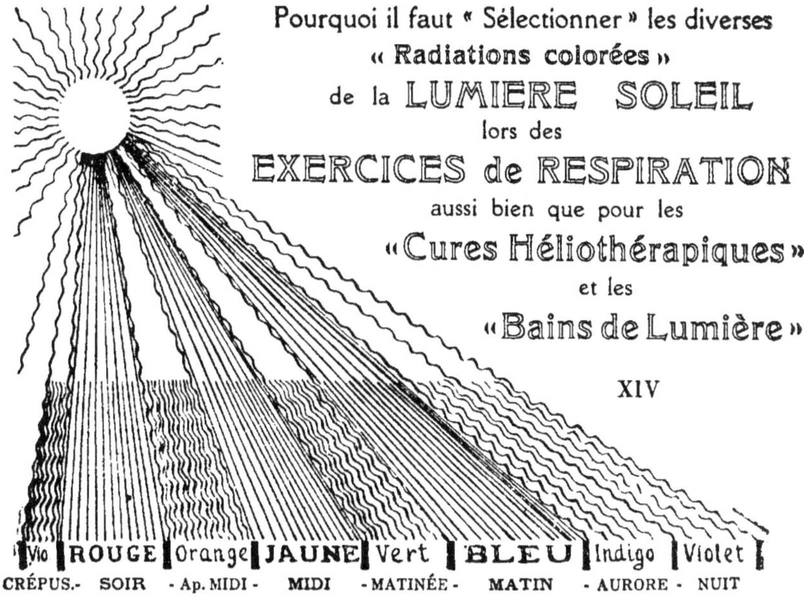


Fig. 51. — Temps de la Quotidienne où prédomine chacun des Sept Flux-
colorés de la Lumière du Soleil (Voir figure 50).

**116ᴬ** Chacune des « Radiations vibrantes colorées » de la
Lumière solaire apportant avec elle, selon sa Couleur, des
Influences particulières, tant sur les diverses parties du Corps
que sur les Sentiments d'origine Mentale, il faut donc pouvoir les
utiliser « séparément » et savoir comment, pour cela, on peut les
« Sélectionner » à propos.

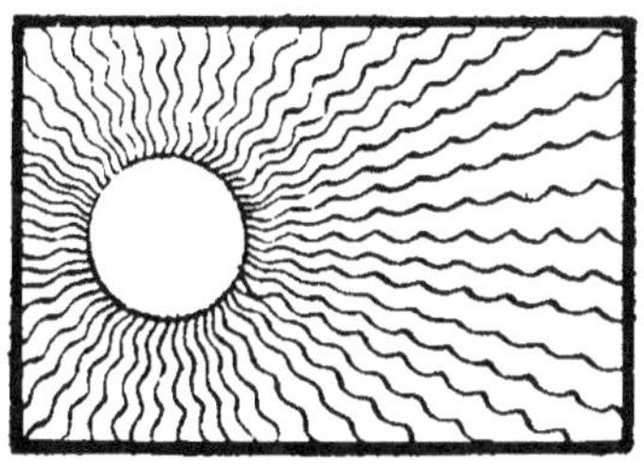

Chaque Radiation vibrante colorée de la Lumière du Soleil apportant avec elle des Influences appropriées aux Nécessités vitales et
de notre Corps et de notre Mental
— chacune des sept Radiations colorées étant dosée de manière que
leur réunion totale corresponde
exactement à tout ce qui est utile
pour maintenir l'Harmonie corporelle et mentale, — il nous faudrait
donc, pour conserver nos Santés physique et mentale toujours
parfaitement équilibrées, pouvoir vivre dans une Lumière où jamais
l'une des Radiations vibrantes colorées ne prédominerait sur les
autres.

J'ajoute aussitôt que cette proposition ne pourrait être tout à
fait exacte que si les uns et les autres, au point de vue des Santés
physique et mentale, nous étions tous parfaitement équilibrés.

Or, comme cela n'est pas, en raison des Fautes personnelles qu'il nous faut bien payer ou des Hérédités que nous devons subir, nous devons donc utiliser, *selon le genre de Maladies que nous avons à soigner*, les propriétés particulières et les antagonismes que s'opposent entre elles chacune des Sept Radiations colorées. Ce qui, en somme, est le but que je m'étais imposé en préparant cet ouvrage.

Ainsi à l'égard du Mental les Radiations colorées ont une influence indéniable et pour le Corps il en est la même chose.

Déjà, Gœthe avait écrit dans son *Traité des couleurs* : « Les Couleurs agissent sur l'*Ame*, elles peuvent y exciter des *Sensations*, y éveiller des *Emotions*, des *Idées* qui nous reposent ou nous agitent, et provoquent la *Tristesse* ou la *Gaité*.

En effet, l'Influence des Ambiances colorées 115 est si grande que, par exemple, pour une Salle de Théâtre où sont représentés des Spectacles de qualité ordinaire et dont la Coloration dominante, y compris — et sur tout — le Rideau, est le ROUGE, cette couleur préparera d'avance la psychologie du public vers le succès de la pièce : le ROUGE étant une couleur engendrant des Sentiments qui excitent et stimulent nos Passions les plus irréfléchies et par conséquent les plus dénuées de Réflexions critiques.

Par contre, si c'est le BLEU qui prédomine ce sera le contraire qui se passera : le BLEU engendrant des Sentiments plus réfléchis. Cette couleur ne peut donc être admise que pour des Spectacles d'Art (1).

Au reste chaque pays, selon les Sentiments généraux qui l'animent, voit ses habitants se vêtir avec des Vêtements aux Couleurs appropriées avec leur Mentalité.

Comme on voit aussi les Jeunes femmes et les Enfants, choisir, selon leur état d'âme et par pur instinct, les coloris de leurs Habil-lements.

Lorsque je parle de Couleurs il me faut exclure le *Blanc*, qui n'est pas une Couleur proprement dite, mais l'ensemble réuni des Sept Couleurs du Spectre, et qui n'offre comme particularité que celle de réunir pour un septième de part les Influences de chacune des Couleurs dont le Blanc est composé.

Quand au *Noir*, comme il n'existe pas dans la Nature, il ne représente rien, sinon, le néant de tout, le Sentiment d'être devenu Aveugle ou de vivre dans l'Obscurité, ou bien encore dans un monde où le Soleil n'existerait pas.

Pour les *Couleurs mélangées* leurs Influences seront proportionnelles à la quantité de chacune des couleurs qui les ont composées. Les *Couleurs atténuées* par le *Blanc* possèdent les Influences propres à leur Couleur dominante mais atténuée comme effets par le *Blanc* qui y surajoute les Influences très modérées de chacune des Sept couleurs dont il est composé. Ainsi :

1. Pour compléments voir aussi chap. 160, 161 et 162.

Le *Rose* possède les Influences diverses du Blanc augmentées par celles du ROUGE ;

Le *Jaune pâle* (Crème) possède les Influences diverses du *Blanc* augmentées par celles du JAUNE ;

Le *Bleu pâle* contient les Influences diverses du *Blanc* augmentées par celles du Bleu ;

L'*Orange pâle* contient les Influences diverses du *Blanc* augmentées par celles de l'Orange;

Le *Vert pâle* contient les Influences diverses du *Blanc* augmentées par celles du **Vert** ;

Le *Mauve* contient les Influences diverses du *Blanc* augmentées par celles du **Violet**.

Quant au *Gris* il contient les Influences diverses du *Blanc* augmentées — si je puis dire — de celles du *Noir* qui, ainsi que je le disais plus haut, n'étant pas une Couleur tirée du Spectre solaire, ne peut avoir que des effets négatifs.

Pour ce qui concerne l'ensemble des effets propres à chacune des Sept couleurs renfermées dans la Lumière du Soleil on pourra se reporter aux trois Tableaux 116 (p. 180) dans lesquels j'ai résumé les Influences principales de chacune des Sept couleurs du Spectre solaire et le temps de la Quotidienne où elles prédominent dans l'Air (Fig. 50 et 51).

Pour le moment, rappelons-nous quelles sont les Influences de chacune des Couleurs fondamentales à l'égard du Corps humain :

Les RAYONS-ROUGES donnent de l'Énergie-force, de la Chaleur et favorisent la Construction de la Structure générale et de la Graisse (v. 108);

Les RAYONS-JAUNES assurent l'Harmonie de la Construction cellulaire (v. 110) et favorisent la Structure musculaire en Albumine.

Les RAYONS-BLEUS sont Vitalogènes et assurent la Construction et la Régénération des Subtances nerveuses (v. 109). Ces Rayons, alliés aux RAYONS-INDIGOS, sont, en outre, chargés d'assurer l'« Animation » et l'Accord de la Vie Mentale avec la Vie Corporelle (v. 109, 113 et 114 F.).

A ces Rayons colorés, dont les effets s'adressent plus particulièrement aux nécessités de la Vie organique, il faut encore, pour la Vie psychique, ajouter les trois Rayons complémentaires : **Orange, Vert, Violet** (v. Chap. 112).

Ainsi donc dans la Lumière solaire se trouvent réunies toutes les *Radiations vibrantes colorées* dont le tout forme un ensemble harmonique et indissoluble. C'est la Gamme parfaite qui donne à toutes les parties de notre corps exactement le nombre et le genre de Vibrations colorées qui lui sont nécessaires pour assurer la Subsistance, l'Equilibre et la Coordination de sa Vie totale, tant pour les nécessités de notre Vie Corporelle que pour les besoins de notre Vie Mentale.

Et cela au moyen de procédés infinis et merveilleux, tous dignes du Créateur qui les a conçu. Car, que ce soit par *Inspirations directes* dans les Voies pulmonaires, par *Pénétration* dans la Peau lors des séances de l'Héliothérapie ou de Bains de lumière, par *Absorption* au moyen d'autres Organes, notamment de la Vue et les Sens tactiles 81[E], suivant les Ambiances colorées environnantes, ou encore par des *Incorporations solides* au moyen des Aliments et des Boissons, tous ces procédés aboutissent, en fin de compte, à la réunion totale, *dans tout notre Etre*, fluidiquement ou matériellement, du Spectre solaire, tel que la Lumière l'avait reformée dans l'Air sous forme des Sept « Flux vibratoires » décrits au chapitre 82.

*Nota.* — Pour compléments à ce chapitre voir ch. 108-109-110-113, les Tableaux en couleurs de la page 56 *bis*, les trois Tableaux 116, pages 180 à 182 ainsi que les chapitres sur les Aliments 79 et les Boissons 79[B].

**117** Quels sont les **MOMENTS PRÉFÉRABLES** de la **JOURNÉE** selon les Maladies et les Tempéraments pour faire avec succès les **EXERCICES RESPIRATOIRES** (*Voir les Fig. 5o et 51, p. 182 et 183*).

Pendant les Exercices respiratoires, que je vais décrire dans le chapitre suivant, si l'on veut profiter pour le mieux de certaines Ondes colorées plutôt que d'autres, selon qu'il s'agit des Maladies diverses du Corps ou du Mental, il faudra consulter le Tableau 116, complété par les renseignements complémentaires données ci-dessous sur les attributions curatives de chacune des Couleurs, pour y trouver les Moments du jour les plus favorables pour obtenir le maximum de résultats.

C'est ainsi que les Exercices respiratoires se feront le *Matin* 118 ou le *Soir* 120 pour les Maladies corporelles, et à l'*Aurore* 121, la *Matinée* 122 ou l'*Après-midi* 123 pour les Maladies mentales.

Ou bien, en cas d'impossibilité, en utilisant les Ecrans-filtre 114 pour « sélectionner » la Couleur choisie.

**118 LE MATIN** les **RAYONS-BLEUS** prédominent dans l'**AIR** (65).

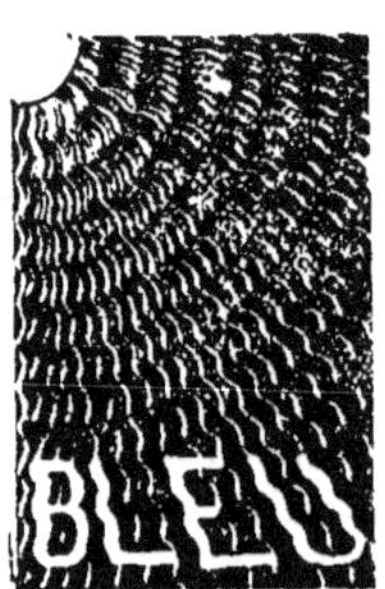


LES RAYONS-BLEUS producteurs du « Flux-vitalogène », lesquels sont en excès dans l'Air du Matin, conviennent aux Personnes Sanguines, aux Congestifs, aux Obèses, aux Intoxiqués du Sang, des Nerfs, des Voies digestives, aux Rhumatisants, aux Arthritiques, ainsi qu'à toutes les Personnes qui souffrent de Pléthores causées par un excès de production de Substance corporelle.

Les RAYONS-BLEUS conviennent aussi aux Malades souffrant de Maladies ou de Plaies ayant une origine infectieuse, car ces rayons favorisent le Vitalisme des procédés de « Self-défense » du corps humain.

Les RAYONS-BLEUS favorisant la Régénération des Substances cérébrales et nerveuses conviennent aux Intellectuels dont ils facilitent ainsi le travail.

**119** <u>A MIDI</u> les **RAYONS-JAUNES** prédominent dans l'**AIR** (65).

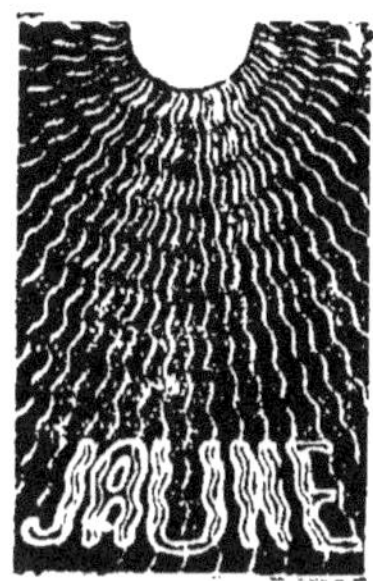


LES RAYONS JAUNES producteurs du « Flux-harmonique », qui sont en excès dans l'Air du milieu du jour, conviennent à tout le monde.

Ils sont le complément indispensable pour toutes les Cures de Radiations colorées dont ils complémentent et stabilisent les effets.

Toutes les Personnes jouissant d'une Constitution normale et d'une Bonne santé conserveront l'une et l'autre en faisant des Exercices respiratoires à Midi, de préférence à tous autres moments du jour.

Les RAYONS JAUNES favorisent les procédés internes de « Self-défense » du Corps humain et notamment ceux du Poumon 89.

**120** <u>LE SOIR</u> les **RAYONS-ROUGES** prédominent dans l'**AIR** (65).

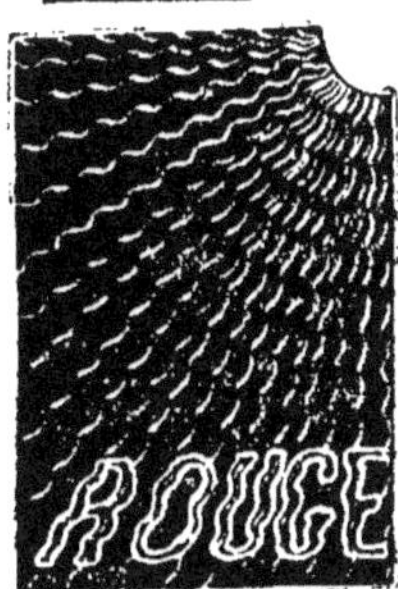


Les RAYONS-ROUGES producteurs du « Flux-énergétique », qui sont en excès dans l'Air du soir, conviennent aux Personnes Faibles ou Maigres, aux Anémiques, aux Chloratiques, aux Frileux, ainsi qu'à toutes les Personnes dont le Système nerveux de la Vie organique est surexité par suite d'une trop grande propension à absorber les RAYONS-BLEUS producteur de « **Flux vital** », ainsi qu'à toutes celles qui dépérissent par suite de Misères physiologiques.

Les RAYONS-ROUGES conviennent aussi aux Athlètes et à tous les Travailleurs qui dépensent de la Force corporelle.

Dans les Maladies d'origine Mentales ce sont les *Radiations colorées Intermédiaires* ou *complémentaires* qu'il faut utiliser et, selon ces affections, choisir les Moments de la journée où la Couleur nécessaire à la cure prédomine dans l'Air.

Ou bien, s'il existe des impossibilités à le faire, on utilisera des Ecrans-filtre « sélectionnant » la Couleur choisie (114 à 114<sup>F</sup>).

Aux Rayons colorés fondamentaux, dont les effets s'adressent plus particulièrement aux nécessités de la Vie organique, si l'on ajoute les Rayons complémentaires : **Orange**, **Vert**, **Violet**, destinés, ceux-là, exclusivement à la Vie psychique, on obtient, avec l'**INDIGO** (113 et 121) la totalité des Influences colorées nécessaires à notre existence.

**121** <u>A L'AURORE</u> les **RAYONS-INDIGOS** prédominent dans l'**AIR** que nous respirons.

Les Rayons indigos producteurs de « **Flux-vitalo-psychique** », qui sont en excès dans l'Air quelque temps avant le lever du Soleil et à l'Aurore, ainsi que lorsque le Ciel après de fortes Pluies est

Bleu-outremer, conviennent aux personnes dont la Mentalité est affaiblie, déséquilibrée ou privée de Volonté morale ou agissante.

**122   LA MATINÉE : les Rayons-verts prédominent dans l'Air.**

Avec les **Rayons-verts** du milieu de la Matinée on obtient des résultats psychiques en opposition avec les effets des Passions engendrés par les Effluves rouges du Soleil ; parce que les **Rayons-verts** agissent comme des Filtres qui ne laissent point passer les Ondes rouges.

On choisira donc le milieu de la Matinée pour la Cure des Passions mentales originaires des Effluves rouges, comme, par exemple, pour juguler les Instincts brutaux, la Colère et les Excitations charnelles.

**123   L'APRÈS-MIDI : les Rayons-oranges prédominent dans l'Air.**

Avec les **Rayons-oranges** du milieu de l'Après-midi on obtient des résultats psychiques en opposition avec les Sentiments exagérées engendrées par les Effluves bleus du Soleil ; parce que les **Rayons-oranges** agissent comme des Filtres qui ne laissent point passer les Ondes bleues.

On n'utilisera les **Rayons-oranges** que pour contrebalancer les Imprégnations trop importantes d'Effluves bleus. Entre autre, lorsque les Effluves bleus engendrent chez certaines Personnes maigres un Vitalisme nerveux exagéré, pouvant alors nuire, par suite des Effets d'une sorte de Combustion générale, aux besoins et à la Stabilisation des matériaux nécessaires à la Construction du Corps humain.

**124   LA NUIT : les Rayons-violets prédominent dans l'Air.**

Avec les **Rayons-violets** de la Nuit on obtient des résultats psychiques en opposition avec les Sentiments harmoniques engendrés par les Effluves jaunes du Soleil ; parce que les **Rayons-violets** agissent comme des Filtres qui ne laisse point passer les Ondes Jaunes.

L'utilisation des **Rayons-violets** n'est donc pas toujours à recommander puisqu'ils suppriment les Effets harmoniques et équilibrants des Effluves du Jaune.

A moins qu'il ne s'agisse d'éteindre en soi le Souvenir ou l'Impression de tous les Sentiments corporels. Ce qui, par exemple, se passe lors des Deuils, ou lorsqu'on veut arriver à obtenir l'Abnéga complète de soi-même. Ou bien encore dans l'Insomnie pour provoquer le Sommeil que les **Rayons-violets** (les Rayons nocturnes) favorisent.

En outre de ces conseils, concernant les moments de la Journée que chacun doit choisir pour faires ses *Exercices respiratoires*, il sera utile de se reporter aux renseignements complémentaires contenus dans le chapitre XIII sur l'*Héliochromothérapie*, dans lequel est décrit cette méthode, qui n'est en somme que le Résumé complet, approprié à tous les besoins de notre Existence et de notre Santé, de l'application de tout ce qui résulte de l'ensemble des *Harmonies vitales engendrées par les Effluves du Soleil.*

*Nota* : Les chap. 125 à 130 ont été, par suite de remaniements, transposés sous d'autres numéros annexes dans le cours du chap. XIII.

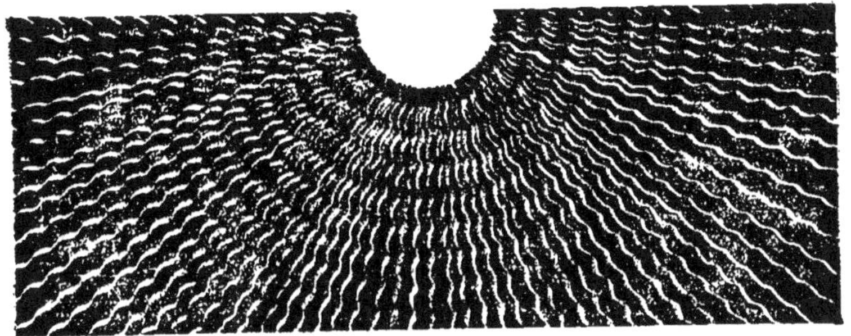

# EXERCICES DE
# " RESPIPATION TOTALE "
# ET " REVITALISANTE "

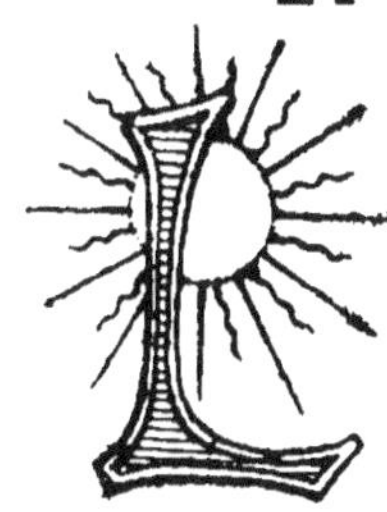

es Exercices de " Respiration totale " et " Revitalisante " comprenant des séances d'Imprégnations pulmonaires de " Radiations colorées du Soleil ", combinées avec des " Massages internes " des Plexus nerveux animateurs, ont pour but de concourir à

1° la Réfection de l' « Influx nerveux épuisé » ;
2° à la Guérison des Maladies corporelles ;
3° au Traitement des Maladies mentales ;
4° à la Rééducation des Lobules pulmonaires paralysés ;
5° à la Ranimation des Plexus nerveux des Poumons et du Cœur ;
6° à une Suroxygénation des Globules rouges du Sang ;
7° à une Combustion plus active des Graisses logées en excès dans le corps.

d'où, par suite de la réunion de tous ces effets bienfaisants, il en résultera un bienfait général pour l'ensemble des fonctions corporelles en raison de
l'HYPERVITALISATION
engendrée par cette méthode et dont toutes les parties du corps, « sans exception », auront profitées.

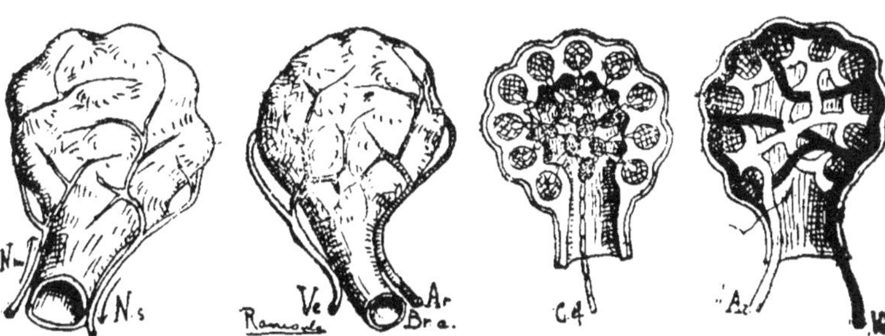


C'est dans l'intérieur de ces minuscules organes, les Lobules pulmonaires, et dont la surface interne totalisée est égale à 81 METRES CARRES (Sée), que s'accomplit le Miracle de La Vie : l'Imprégnation du « Flux-vitalogène » par le Poumon (V. 90 et 93).

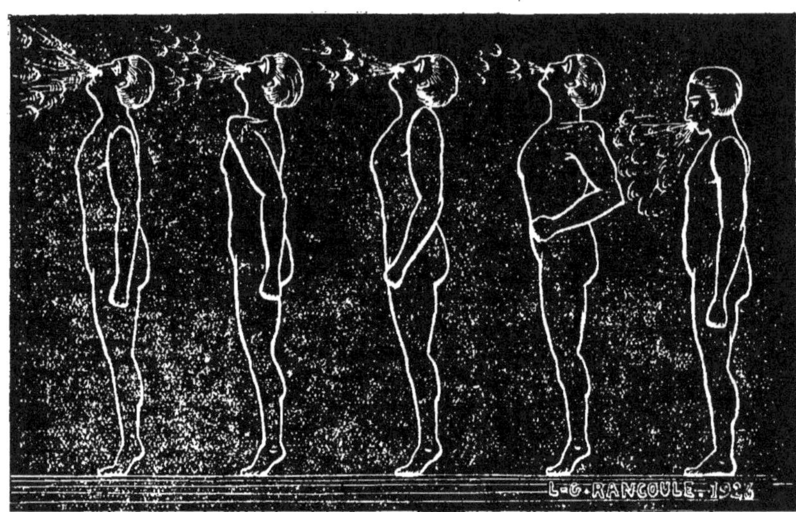

A. 1ᵉʳ mouvement | B. 2ᵉ mouvement | C 3ᵉ mouvement | D. 4ᵉ mouvement | E. 5ᵉ mouvement

FIGURE 52 et TABLEAU destinés à démontrer en A - B - C - D - E les mouvements que le corps
doit accomplir (et principalement les épaules), pour l'accomplissement parfait des Exercices
respiratoires exécutés selon la méthode décrite par l'auteur dans le Chapitre XV ci-contre.

## MÉTHODE de « RESPIRATION TOTALE » et » REVITALISANTE »
### exécutée conformément aux Exercices décrits ci-dessous (V. Fig. 52) :

A B.C.D. : Se tenir debout *sur la pointe des pieds*, la poitrine projetée *en avant*, la tête inclinée en *arrière*, et la bouche *fermée*, en
aspirant, *lentement* et *profondément*, l'Air *par le Nez* ; puis, conserver l'Air inspiré le plus longtemps possible dans le *Poumon*.

Et pendant tout ce temps, faire acomplir aux épaules un *mouvement rotatoire* en opérant comme il suit pour les 4 Mouvements
B. C. D. E. reproduits dans la fig. ci-dessus :

B. : *Elever* obliquement les épaules *en avant* de la poitrine ;

C. : Continuer le mouvement de *rotation* en élevant les épaules le plus
haut possible ;

D. : Ensuite faire *retomber* les épaules en les rejetant *en arrière* du
côté du dos ;

E. : Terminer en laissant *tomber* le bras le long du corps, puis laisser le
corps *s'affaisser* entièrement, les pieds *à plat* sur le sol, pendant
qu'en même temps on laisse sortir *par le Nez et la Bouche* l'Air
emmagasiné dans le Poumon.

*Nota.* — 1ᵉ Pour commencer ces Exercices *ne faire aucun effort* et à chaque
séance ne pas dépasser *trois Exercices* ;
2ᵒ Progressivement augmenter jusqu'à *Sept exercices* au maximum ;
3ᵉ Il est bon de faire ces Exercices deux fois par jour : une fois le *Matin* (v. 118)
à jeun ou le *Soir* (v. 120) 2 heures avant ou après le repas selon l'*Onde colorée*
nécessaire au Traitement à suivre (v. Tab. 116), et l'autre fois à *Midi* (v. 119)
avant le repas pour s'imprégner d'*Ondes harmoniques*.
(Avant de commencer ces Exercices lire attentivement, *en entier*, le chapitre 131
qui va suivre.)

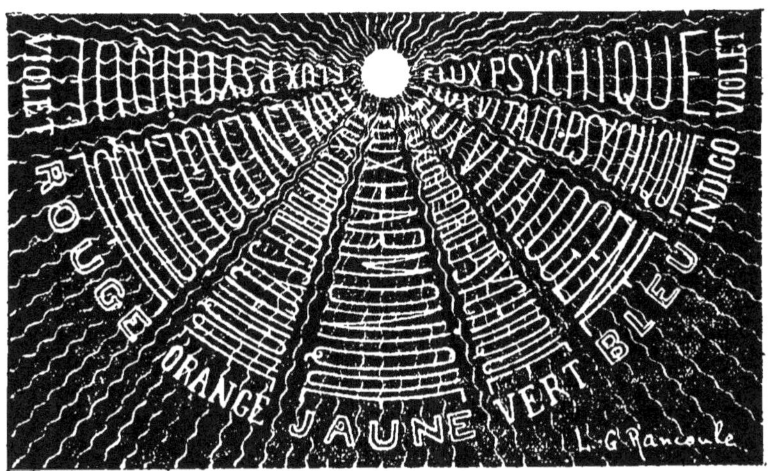


# MÉTHODE

### de

## « Respiration totale » et « Revitalisante »

### XV

**131** Comment pratiquer avec le maximum de succès les Exercices respiratoires recommandés dans cette méthode ?

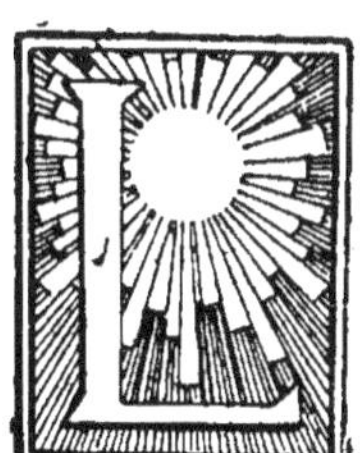

a Méthode nouvelle de « Respiration totale » et « Revitalisante » que je préconise étant susceptible de quelques correctifs, je vais signaler les plus essentiels.

D'abord, par l'adjonction de certains procédés pour en obtenir les effets maximum.

Puis, par des variantes dans son mode d'application, pour les personnes souffrantes et impotentes, notamment pour celles qui sont atteintes d'Affections pulmonaires, et pour lesquelles il faut nécessairement apporter certaines atténuations afin de leur en faciliter l'accomplissement. Ainsi :

A. — Pour les personnes valides je recommanderai de faire les Exercices respiratoires au dehors et les *Pieds nus* en contact avec la Terre 94 et en se tournant vers le Soleil.

**B.** — Ou, s'il n'est pas possible de sortir, de faire ces Exercices chez soi, les pieds plongés dans un récipient plein d'Eau (1). Ou bien encore tout simplement les pieds posés sur une Serviette pliée en quatre et trempée d'Eau (1) que l'on place au fond d'une large cuvette ou sur une Toile cirée repliée sur les bords.

**C.** — Pour les Personnes fiévreuses, ou dont les mains sont « brûlantes », on ajoutera des Compresses mouillées d'Eau (1) qui envelopperont les Poignets et dont une partie sera tenue enfermée dans les Paumes de la Main.

Ces adjonctions hydrothérapiques ont pour but — conjointement aux effets bienfaisants et « revitalisateurs » de la Respiration aéro-chromatique — de permettre au « Reflux-vital » (l'Influx-nerveux épuisé et intoxicant) de s'écouler hors du corps, le plus naturellement possible, pendant que, en même temps, le « Flux-vital » régénérateur pénètre dans le Poumon ainsi que je l'ai expliqué dans le cours des Chapitres 93 et 94.

**D.** — Lorsque je recommande de se tenir debout *sur la pointe des pieds*, c'est que dans cette position, pour conserver l'équilibre du corps, la poitrine se bombe en avant pendant que la tête se rejette en arrière, et cela tout naturellement sans avoir besoin d'y penser. Toutefois, si l'on éprouve quelque difficulté à conserver sa stabilité dans cette position, on pratiquera les Exercices respiratoires les Pieds à plat sur le sol, ou bien encore assis confortablement, mais à la condition de bien observer que pendant tout le temps de l'Inspiration de l'Air la poitrine soit bombée en avant et la tête rejetée le plus possible en arrière.

Voici encore une autre posture : se tenir debout *en s'appuyant d'une main* sur le dossier d'une chaise basse pendant qu'avec le bras libre on effectuera les mouvements rotatifs de l'épaule. A la fin de chaque exercice il suffira de changer de main de manière que chaque épaule libre puisse effectuer à tour de rôle ces mouvements rotatifs.

**E.** — Il ne faudra pas négliger de tenir compte des Moments du jour où les Radiations colorées prédominantes de la Lumière du Soleil conviennent le mieux pour le traitement des Affections à soigner. Pour les connaître on consultera le Tableau 116 et les chapitres 117 à 124.

**F.** — On pourra aussi utiliser dans son logis, à n'importe quelle heure du Jour, les Ecrans-filtre 114 de couleur convenable. Par exemple un Ecran-filtre de Couleur BLEUE pour remplacer la Lumière du matin, un Ecran-filtre de Couleur ROUGE pour remplacer la Lumière du soir, un Ecran-filtre de Couleur JAUNE pour remplacer

---

1. **Eau** *froide, tiède* ou *chaude*, n'importe, suivant les convenances ou la Sensibilité personnelle de chacun : le résultat étant toujours le même quel que soit le degré de température de l'Eau. Toutefois, il ne faut pas prolonger le contact avec l'Eau — et cela d'autant qu'elle sera plus chaude — plus de deux à trois minutes.

la Lumière du Midi, et ainsi de suite pour les quatre autres couleurs du Prisme solaire : **Orange**, **Vert**, **Violet**, **INDIGO**.

Je rappelle que les Ecrans-filtre sont surtout destinés pour être utilisés lorsque l'on désire obtenir des effets très rapides et profonds.

G. — Au début des Exercices respiratoires il convient de ne pas exagérer les Inspirations d'Air ni de les pousser jusqu'à leur maximum. Le mieux est de procéder par progression lente et au fur et à mesure de l'entraînement quotidien. De cette manière les muscles thoraciques se développent un peu plus chaque fois, en même temps que les Lobules pulmonaires atrophiées reprennent petit à petit leur « animation » et leur élasticité en recueillant un peu plus d'Air chaque jour (90 et 95).

H. De même que le nombre des Inspirations d'Air, lors de chaque séance d'Exercice respiratoire, doit se faire suivant une marche progressive et en rapport avec les effets de Fatigue ou d'Excitation générale qui en résultent. On commencera donc par trois Exercices d'Inspirations d'Air, puis, après un certain temps d'entraînement, on progressera en allant jusqu'à *sept* Inspirations *au maximum*. Je juge ce nombre de sept Inspirations comme très suffisant, surtout si le temps de chacune d'elles a été prolongé le plus possible, ce qui est l'essentiel dans cette méthode.

H. — Pour les Malades impotents les Exercices respiratoires se feront :
  1º *Assis* confortablement dans un fauteuil avec un oreiller placé sur le dossier à la hauteur des épaules, la tête inclinée le plus possible en arrière, les jambes allongées, les bras ballants hors des accoudoirs et les pieds enveloppés dans une serviette mouillée (1). Pour le mode de Respiration et les Mouvements rotatoires des épaules faire opérer comme il est dit plus haut.
  2º *Couché* dans un lit avec un oreiller placé sous le dos à la hauteur des épaules, la tête inclinée le plus possible en arrière et les pieds enveloppés dans une serviette mouillée (1). Respiration et Rotation des épaules comme il est décrit plus haut, au-dessous de la Fig. 52, en face de ce chapitre.
  3º Si le Malade éprouve de la difficulté à exécuter le Mouvement rotatoire des épaules il faudra l'y aider en prenant d'une main l'un de ses bras par le biceps et de l'autre en empoignant le haut de l'épaule, puis alors on fera tourner *doucement* l'épaule comme s'il s'agissait d'une manivelle. On procédera de même et alternativement avec les deux bras. Se rappeler que la Rotation des épaules doit se faire pendant le moment où le Poumon se remplit d'Air.

I. — Pour les Enfants il faudra les habituer de bonne heure à faire ces Exercices respiratoires. Au début on devra s'appliquer à leur démontrer avec soin et patience, tout en les y aidant, tous les mou-

1. Mouillée d'Eau froide, tiède ou chaude, indifféremment et suivant les convenances, le résultat étant le même quel que soit le degré de température. V. nota 155.

vements qu'ils doivent faire de manière que par la suite ils les exécutent convenablement, sans brusquerie et avec plaisir.

J. — Lorsque l'on veut augmenter les Effets des Exercices respiratoires, et notamment lorsque les Chambres où on les exerce sont sombres ou mal éclairées, on fera des Fumigations aromatiques 137 en rapport avec la *Radiation colorée* compatible de s'accorder avec la Maladie que l'on veut soigner. Ainsi :

Pour augmenter les effets de l'Ambiance du BLEU, ou y suppléer, on choisira les Fumigations de *Lavande* 137 et 159ᶜ.

Pour augmenter les effets de l'Ambiance du JAUNE, ou y suppléer, on choisira les Fumigations de semences d'*Anis vert* 137 et 159ª.

Pour augmenter les effets de l'Ambiance du ROUGE, ou y suppléer, on choisira les Fumigations de plante d'*Absinthe* 137 et 159.

K. — Les Exercices de Respiration Aérochromatique, combinés avec des Massages internes des Plexus nerveux animateurs du Poumon et du Cœur et de Rééducation des fonctions respiratoires, lorsqu'ils sont pratiqués convenablement et continués avec persévérance, concourent par leur ensemble à la Ranimation des Organes respiratoires et Cardiaques. Ils aboutissent donc, par des fonctions plus normales, à une parfaite Hématose (oxydation) du Sang, en même temps que, par l'absorption d'Ondes vibratoires colorées, judicieusement appropriées, le Vitalisme général renaît, par le fait même qu'il retrouve l'Harmonie résultant de « l'Equilibre vital » engendré par le « Flux coloré » en accord avec le but recherché.

L. — Les effets de la Respiration intensive sur nos Centres vitaux, lorsqu'on la pratique selon ma méthode, sont si rapides que, lorsque l'on se sent pris d'une *Faiblesse momentanée*, ou bien au moment où il est nécessaire d'être en posse sion d'un *Surcroît d'Energie* ou de *Force*, ou encore pour obtenir un *Réchauffement* du corps, il suffit, pour obtenir ces divers résultats, de faire à propos, et à l'instant que ces besoins l'exigent, une ou deux Inspirations profondes par le Nez, la Bouche fortement serrée, la Tête projetée en arrière, la Poitrine bombée, les Poings fermés, en même temps qu'avec les Epaules on exécutera les Mouvements rotatoires, pour que, *de suite*, la Faiblesse disparaisse, le Surcroît d'Energie, de Force, ou le Réchauffement, toutes choses que l'on désiraient obtenir, se manifestent aussitôt.

Et cela, quelle que soit l'heure du Jour ou de la Nuit — bien entendu mieux le Jour que la Nuit, — parce que dans les Vapeurs atmosphériques, 31 et 41, il se trouvera toujours suffisamment condensées de Radiations vibrantes colorées qui en pénétrant par la voie du Poumon 93, sous forme de « Flux vibratoires » 82 appropriés, apporteront dans les Centres-vitaux les Energies-Force ou Chaleur 82 et 75 que l'on désirait acquérir.

M. — Si l'on veut obtenir avec les Exercices respiratoires le maximum de profit, ceux-ci doivent être complétés par la consommation

d'une Infusion aromatique dont les Ondes vibrantes 78 seront
choisies en rapport avec le genre des Ambiances colorées utilisées
(*Absinthe*, pour le ROUGE, *Anis-vert* pour le JAUNE, *Lavande*
pour le BLEU. — Voir 159). Ou bien encore par un verre d'Eau fruitée 149. Ou tout simplement par un verre d'Eau fraîche, 147 à 155.
Car cette ingestion d'Eau, prise à la fin des Exercices respiratoires,
agit à l'égard des Plexus pulmonaires et cardiaques comme le ferait
une Douche interne. C'est donc là une adjonction précieuse pour
pouvoir rejoindre par l'intérieur ces Plexus nerveux — logés si
profondément dans le corps que nul autre moyen ne pourrait les
atteindre — et les aider, de cette manière, à réagir plus aisément.

N. — Il sera bon également de ne pas négliger les trois Exercices de
Massage du Bulbe-rachidien — ceux que je recommande dans le
tome I de « Connais-toi... d'abord » — et qui consistent à faire :

1° Des mouvements semi-circulaires de la tête dans les deux sens
du cou ;

2° Des mouvements obliques de la tête de bas en haut vers la
poitrine et vers le dos ;

3° Des mouvements latéraux de la tête en la penchant alternativement vers chaque épaule.

Ces divers mouvements, je le rappelle, ont pour but de « réveil-
ler » et de faciliter l'action des douze paires de Nerfs vitaux qui
traversent le Bulbe rachidien et dont le siège originaire se trouve
dans le Cervelet, là où se trouve logé le « Centre animateur commun » de toutes nos Fonctions corporelles.

## 132. Encore quelques Recommandations importantes.

Les meilleures méthodes, comme les meilleures médications,
peuvent parfois être la cause de l'Aggravation des maux que l'on
voulait guérir ; par exemple lorsque certains malades cèdent à cette
manie si répandue *d'exagérer* les indications où les doses prescrites,
sous le prétexte d'obtenir une guérison plus rapide !

Ainsi pendant ou après les Exercices de Respiration intensive on
risque de voir survenir des accidents plus ou moins graves, qu'il est
facile d'éviter si les malades qui les opèrent sont assez raisonnables
pour *ne pas les exagérer*, ainsi que du reste je l'ai recommandé.

Il est donc sage de faire ces Exercices en procédant d'une manière
*progressive* et sans vouloir, surtout dans les débuts, exagérer les
Inspirations d'Air ni les Mouvements rotatifs des épaules, lesquels
doivent être exécutés avec la plus grande lenteur, sans brusquerie
et sans que jamais l'on ne ressente de Douleurs pendant qu'on les
exécute.

Au surplus, avec l'entraînement et après quelques jours de pratique, tout se passera pour le mieux. Car, n'ayant plus à réfléchir
sur la coordination des Inspirations avec les Mouvements rotatifs
des épaules, on exécute alors correctement et sans peine ces Exercices
et sans plus s'en rendre compte, comme du reste, pour tout ce que
l'on a appris et que l'on pratique ensuite régulièrement.

Il convient aussi de faire ces Exercices respiratoires de préférence *à jeun* ou, au plus tôt, *deux heures avant ou après les repas*, de manière à ne pas troubler le Travail de la Digestion, ce qui pourrait causer des Accidents congestifs.

### 133. Conclusions complémentant cette méthode.

*Et pour conclure, j'ajouterai que si, conjointement avec cette méthode d'Exercices respiratoires « revitalisants » basée sur l'emploi raisonné des « Flux-vibratoires » du Soleil, on pratique en même temps :*

*1° la « Ranimation » des Nerfs vitaux, — et notamment celle du Pneumogastrique —, ainsi que des divers Plexus nerveux, installés comme des « Relais » d'Energie à l'égard des « Centres animateurs » de tous nos Organes. Comme aussi — tout s'enchaînant — on pratique :*

*2° le traitement de l' « Infection intestinale », — laquelle est à l'origine de toutes nos Maladies —;*

*3° et, enfin — car sans ceci il n'est pas de Guérison possible — en pratiquant d'une manière constante les règles d'Alimentation conformes à celles qui nous sont imposées par la Nature elle-même.*

*Le tout, tel que je l'ai exposé et décrit, tant pour l'application de mes méthodes de « Ranimation nerveuse » et de « Désinfection intestinale » que d' « Alimentation rationnelle », dans mes précédents ouvrages, intitulés « Connais-toi... d'abord », et dont on trouvera les Notices descriptives à la fin de cet ouvrage.*

*(Mai 1922.)*

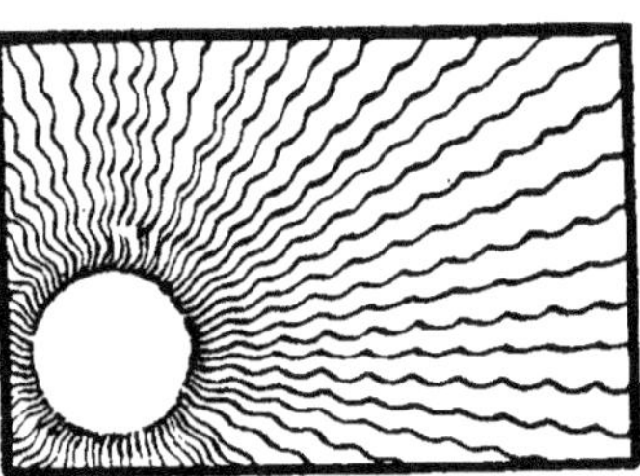

*MÉMENTO* des Chapitres principaux et des Tableaux à consulter pour compléter et faciliter la compréhension de cette Méthode d'Héliochromothérapie exposée dans les chapitres XIII, XIV et XV :

Tableaux en Couleurs, pages 56 *bis*
Tableaux 116, pages 180, 181 et 182.
Les « Flux vibratoires » 82, page 107.
Absorption par la Voie du Poumon du Flux vitalogène 93, page 129.
Les « Flux-vitaux » et leurs « Reflux-épuisés » 94, page 133.
Cure réelle et complète des Maladies par l' « Héliochromothérapie » 107 à 113, page 161.
Pourquoi il faut « sélectionner » les « Ondes-colorées », 116ᴀ à 124, p. 183.
Ecrans-filtre pour sélectionner les « Flux-colorés, 114, page 170.
Ambiances colorées, 115, page 176.

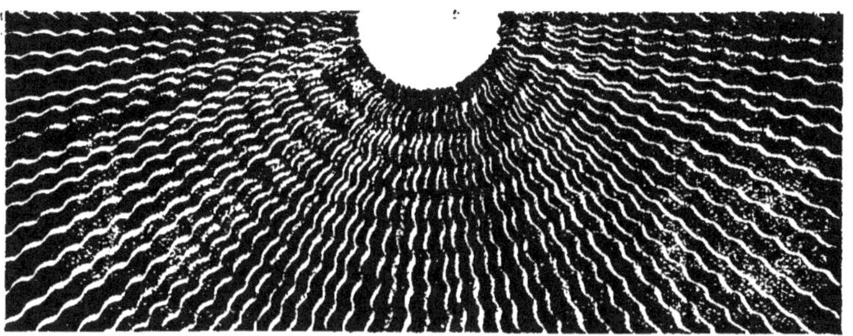

# Quelques CONSEILS et RECETTES complétant

## cette Méthode

## d' « Héliochromothérapie »

### XVI

**134  Pourquoi les AROMES VIBRATILES émanés par les PLANTES sont-ils de si précieux REMÉDES ?**

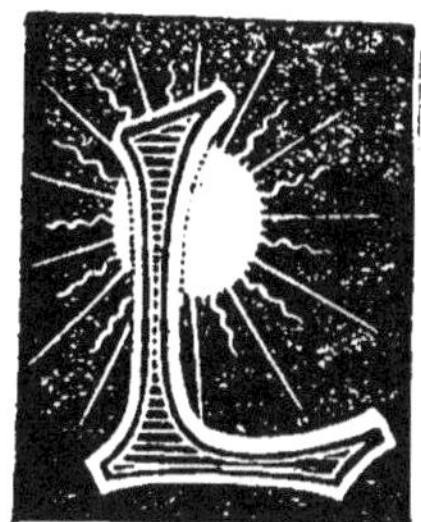

ᴇs Aromes des plantes utilisés dans l'Art de la Médecine ou plus prosaïquement dans la cuisine, et dont, comme je l'ai démontré, les Saveurs, les Senteurs et les Goûts, 80, sont toujours en corrélation avec les Vibrations colorées qui les ont engendrés (78c et 78ᴅ), doivent leurs propriétés si remarquables pour le maintien permanent de la Santé ou la Guérison des Maladies *à l'extrême Diffusibilité de leurs Essences volatiles*, de même nature en tant que diffusion que les Ondes colorées d'où elles ont tiré leur origine. C'est ce qui permet aux Aromes vibratiles des plantes, *en s'imprégnant* dans toutes les parties de notre corps, de transposer dans nos organes, *par le jeu de la Désagrégation des Vibrations aromatiques qui s'y sont logées*, les Radiations colorées curatives qui sont à la base de la composition atomique de tous les Aromes.

Pour ne pas trop me répéter je prie mes lecteurs de se reporter, pour plus de détails aux chapitres sur les AROMES 78 et l'ARUM-THERAPIE 78ᴮ, dans lesquels j'ai longuement développé ce sujet ainsi que, du reste, il le méritait.

Je vais, cependant, ajouter encore quelques lignes, touchant cette fois plus particulièrement leur application à des fins d'Hygiène médicale pendant les Exercices respiratoires.

Voici d'abord quelques mots, reproduits du Tome II de « Connais-toi... d'abord », sur ce qui fait la Valeur des Aromes de plantes.

### 135 « PUISSANCE DIFFUSIVE des AROMES des PLANTES ».

« Les Aromes des plantes possèdent le pouvoir précieux de s'épandre en « Effluves » dans la masse entière du corps humain ; si bien que toutes les parties organiques de celui-ci, si infimes et si cachées soient-elles, en recevront partout les Radiations bienfaisantes » (Chap. 84 du Tome II).

En outre, chap. 80 du même ouvrage, je disais encore ceci :

« ... Si l'on ajoute que les Aromes, qui sont l'une des particularités appartenant aux Plantes médicinales, ont un pouvoir Antiseptique très puissant, qu'aucun produit chimique portant ce nom ne pourra jamais atteindre, il en résulte que l'action aseptique produite par les Aromes agit alors avec son maximum d'activité, en raison de l'extrême diffusibilité des Aromes que ces plantes renferment, ce qui leur permet d'atteindre aisément toutes les parties du corps humain.

« En outre, les Aromes des plantes agissent sur les « Mauvais microbes », non comme des Toxiques — lesquels tueraient en même temps les « Bons microbes » — les Leucocytes défensifs —, mais comme des « Stupéfiants » chargés de les paralyser. Incapables alors de résister, par suite de l'inertie où ils se trouvent plongés, les Microbes sont alors entraînés et « balayés » dans les Emonctoires et chassés hors du Corps humain. Tandis que les « Bons microbes », les Leucocytes qui sont organisés pour que les Aromes ne leur nuisent pas, continuent à vivre et à remplir leur rôle défensif (chap. 80 du Tome II). »

A ces lignes j'ajoute encore que les Aromes des plantes sont des « Antiputrides » — car qui dit « Antiseptique » dit « Antiputride » — donc ils sont aussi des « Désodorisants, dans le sens de « suppression des Mauvaises odeurs » nées des « Milieux putrides ».

### 136 Les AROMES ont une action plus rapide et plus active par les Voies respiratoires que par les Organes digestifs.

Dans l'exposé qui précède, il ne s'agit que de l'action des Aromes des plantes par les Voies digestives, mais par les Voies respiratoires les Aromes et les Senteurs produisent des effets encore plus rapides et plus actifs ; car par le Poumon ils entrent en « contact direct » dans les *Lobules* (v. 90) avec le Sang artériel, ce qui fait que, par la suite, les Aromes circulent avec le Sang pour y porter leur Action bienfaisante dans toutes les parties de notre corps.

Par la Respiration les Aromes des Plantes médicinales, voire culinaires, apportent donc à l'organisme, sous forme d'Ondes odorantes vibratiles, des éléments précieux pour la Santé, tant au point de vue curatif que préventif.

En effet, et surtout lorsqu'il s'agit de Maladies affectant les diverses parties de l'Appareil respiratoire, le contact des Essences volatiles des plantes avec les muqueuses, qu'il s'agisse aussi bien de celles du Nez, du Pharynx, du Larynx, de la Trachée, des Bronches, ou que de celles de l'Epithélium respiratoire qui revêt l'intérieur des Lobules 90, fait que, *grâce à ce «contact direct» sans modifications ou altérations intermédiaires dans les Voies digestives*, les Aromes des Plantes agiront toujours, de cette manière, avec leur maximum d'efficacité.

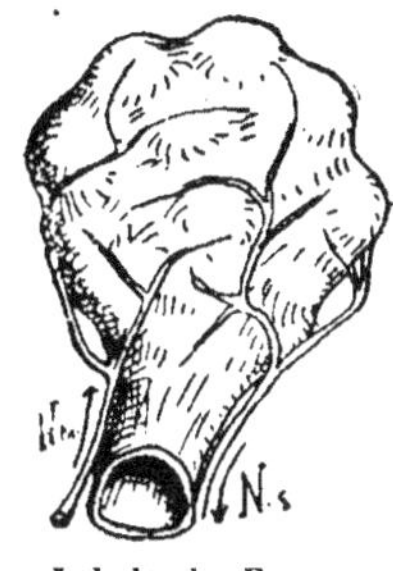

Lobule du Poumon
(Voir chap. 90)

C'est au reste ce qui fait le succès pour le traitement des Maladies des Voies respiratoires des Stations sanitaires ou prédominent les Pins et les Eucalyptus ; ou bien encore, dans les Montagnes — et notamment en Corse, — ou les Plantes aromatiques les plus recommandables pour la Santé, comme la Lavande, le Thym, le Serpolet et cent autres (que le Miel — grâce aux Abeilles — synthétise si bien) répandent, en s'y mêlant intimement dans l'Air que nous respirons, leurs Effluves aromatiques»; si bien que, par le Poumon, les malades s'en imprègnent jour et nuit jusqu'au tréfonds de leur être.

Eh bien ! ce qu'il n'est pas donné à tout le monde de pouvoir profiter naturellement on peut le reproduire, sinon aussi bien mais encore avec succès, au moyen de Fumigations ou d'Inhalations, par Voies humides, sèches ou gazeuses. A la condition — j'insiste sur ce point — de n'utiliser pour ces différents usages que des Plantes, ou leurs Essences, et non des « Ersatz » synthétiques, nocifs et meurtriers, fabriqués chimiquement avec, le plus souvent, les Résidus de la fabrication du Gaz de houille : Phénols, Benzols et Anilines. Il faudra aussi choisir convenablement le genre de plante à utiliser, suivant la Maladie à soigner. Pour cela il suffira de consulter avec soin les données contenues dans les Chapitres 108-109-110 où elles se trouvent condensées et résumées pour à peu près tous les genres de maladies à soigner.

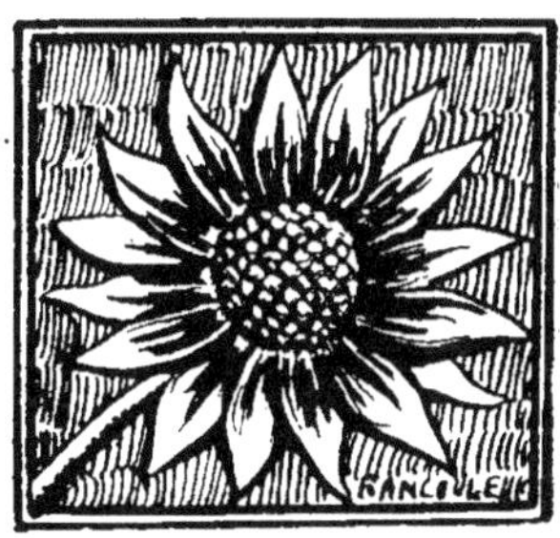

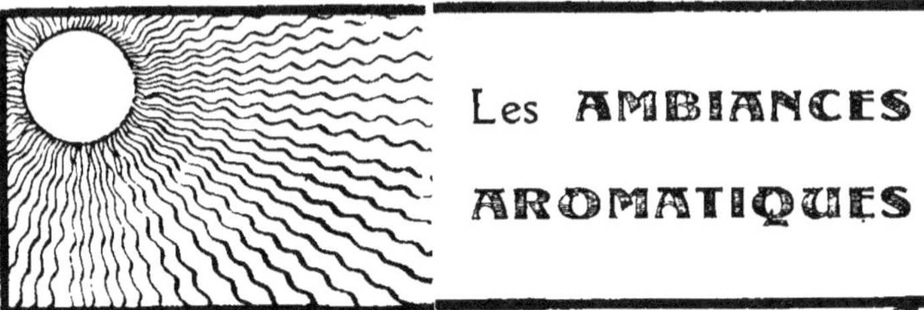


**137  FUMIGATIONS AROMATIQUÈS par Voie humide.**

Pendant le cours des Exercices respiratoires, surtout lorsque les pièces du logis sont sombres ou insuffisamment aérées, comme cela est fréquent et particulièrement en hiver, on aura grand profit à faire ces Exercices dans une « Ambiance aromatique » crée par l'évaporation rapide de Plantes, convenablement appropriées à l'usage destinée, au moyen de Fumigations.

Par le même procédé on pourra à la fois « purifier » l'Air des Chambres de malades et apporter à ces derniers des Aromes curatifs.

Dans le premier cas, en s'imprégnant avec l'Air dans les Plèces où celui-ci stagnait, faute de Lumière ou de pouvoir se renouveler, les Aromes lui rendront par leurs principes vibratoires sa « Vitalité ralentie » ; en même temps que, pour le deuxième cas, par l'Ozonification intense, que les molécules aromatiques auront crée en entrant en contact avec « l'Oxygène inactif », l'Air vicié par insuffisance d'Oxygénation se trouvera purifié.

Ainsi donc les Fumigations, bien faites et à propos, en saturant l'Air de Principes médicamenteux et d'Ozone naissant, engendrés par les Plantes aromatiques, apportent dans les Voies respiratoires les Vertus bienfaisantes des Plantes choisies ainsi que de l'Ozone 32. Ce qui n'est pas peu de chose, ne fusse qu'au seul point de vue de la réussite de l'Hématose 84, l'Ozone étant de l'Oxygène « supra-vitalisé ».

Mais pour obtenir des résultats convenables et en rapport avec ceux que l'on est en droit d'attendre de cette méthode il faut que les Fumigations soient appropriées comme effets à obtenir avec les causes génératrices des Affections que l'on veut soigner.

Comme ligne de conduite il suffira de se reporter aux différentes rubriques du Chapitre XIII où se trouve résumé à peu près tout ce qu'il est utile de connaître.

C'est ainsi que pour les Fumigations :

pour répondre aux effets de l'Ambiance des RAYONS-BLEUS (109) « vitalogènes » on prendra de la *Lavande* (159ᶜ) à la dose de 5 grammes de Fleur de Lavande desséchée pour environ un verre d'eau ;

, pour obtenir les effets d'une Ambiance de RAYONS-JAUNES (110) « harmoniques » et « lumineux » on prendra 5 grammes d'Anis-vert pulvérisé (159ᵇ) pour environ un verre d'eau ;

les effets d'une Ambiance de RAYONS-ROUGES 108 « énergétiques » et « calorigènes » seront obtenus en prenant 5 grammes de Sommités desséchées d'Absinthe (159ᵃ) pour à peu près un verre d'eau.

(Pour le mode de préparation des Fumigations v. 138).

**138   FUMIGATIONS ASEPTIQUES et REVITALISANTES de l'Air par Voie humide.**

Pour les Fumigations aromatiques ordinaires, en usage sans spécification déterminée autre que celle d'Aseptiser et de Revitaliser l'Air, on pourra prendre de la Lavande, du Thym, de l'Eucalyptus, des Bourgeons de sapin, des Zestes de Citron ou d'Orange, ( l'on conserve les Zestes en faisant sécher préalablement sur des feuilles de buvard les écorces de ces fruits) ou toutes autres espèces nettement aromatiques, comme aussi la Mélisse, la Citronelle, la Menthe, au choix ou en mélange, selon les goûts ou les *Ambiances aromatiques* que l'on désire reproduire : *l'Ambiance de la Montagne*, par la Lavande, le Thym et le Citron etc., *l'Ambiance des Bois de Sapin*, par les Bourgeons de sapin, etc.

**Comment on fait les Fumigations aromatiques.** — Comme ustensiles — à défaut d'Appareil spécial assez coûteux — à utiliser pour faire des Fumigations on se servira du matériel suivant :

Une lampe à alcool, une petite casserolle en fer ou en aluminium, une passoire pouvant se poser sur la casserolle et un entonnoir qui, placé à l'envers sur la passoire, tiendra lieu de couvercle.

Ce dispositif fonctionnera comme suit.

Après avoir mis dans la casserolle un peu d'eau, sur la passoire les Plantes aromatiques choisies et par dessus la passoire l'entonnoir placé à l'envers comme un couvercle, il ne reste plus qu'à allumer la lampe à alcool et lorsque l'eau commencera à bouillir le « Fumigateur » entrera en fonction en laissant échapper par le petit orifice de l'entonnoir ses Effluves aromatiques qui iront se mêler avec l'Air que nous respirerons.

**139   FUMIGATIONS aux Essences de Plantes par Voie sèche.**

On peut simplifier à l'extrême l'usage des Fumigations en utilisant, au lieu de plantes, les Essences concentrées naturelles.

Voici deux procédés, dont l'un à trait aux Fumigations momentanées 140, que l'on destine aux Exercices respiratoires, et l'autre aux Fumigations continues 141 et dont le but sera de Purifier l'Air, de Désinfecter et d'aromatiser les Chambres de malades, ou bien encore pour détruire les Mauvaises odeurs ou les Moisissures 158.

**140   FUMIGATIONS MOMENTANÉES par Voie demi-sèche.**

Dans une petite casserolle d'eau bouillante, dont on maintient l'ébulition pendant quelques minutes, verser environ 5 gouttes du mélange des Essences aromatiques suivantes :

| | |
|---|---|
| *Essence de Lavande* | 3 gr. |
| *Essence de Thym* | 3 — |
| *Essence de Citron* | 3 — |
| *Essence de Bergamotte* | 1 - |

Nota : à cette formule on peut encore ajouter :
| | |
|---|---|
| *Essence d'Eucalyptus* | 3 — |

(Ce mélange est conservé en réserve pour les usages désignés d'autre part.)

Ces Essences étant très volatiles et se vaporisant très rapidement au contact de l'Eau bouillante leurs Effets aromatiques se produiront donc au moment précis où se feront les Exercices respiratoires.

**141   FUMIGATIONS CONTINUES par Voie sèche.**

Prendre un petit flacon de verre, long et étroit, du genre de ceux qui ont contenu des pilules. A son goulot y attacher un ruban assez long dont les extrémités resteront pendantes. Puis, le remplir à moitié de Coton hydrophile légèrement tassé. Imbiber ce coton avec une vingtaine de gouttes du mélange d'Essences aromatiques 140. Recouvrir ensuite jusqu'au col avec du Coton hydrophile à peine tassé.

Attacher ensuite cette sorte d' « Ozonateur » à un endroit quelconque de la pièce où vous voulez l'utiliser, soit à une suspension, au fil pendant d'une lampe électrique, ou après un clou le long d'un mur ; en adjoignant à ce flacon, pour l'effet décoratif, une fleur artificielle ou un ruban.

### 142 « AROMATISEUR » ou « DÉSODORISANT » fonctionnant en permanence.

Pour avoir un appareil plus perfectionné, du genre des Ozonificateurs, on se procurera une lampe à pétrole *neuve* de petit format et dont la mèche, dans la partie qui sort à l'extérieur du bec, devra être préalablement effilochée sur une longueur de un centimètre.

Pour faire fonctionner cet appareil il suffit de bien imprégner la mèche entière avec le mélange d'Essences aromatiques 140, puis, après avoir revissé le bec, d'en verser encore quelques gouttes sur la partie effilochée de la mèche qui devra dépasser assez fortement au dehors. Lorsque l'on voudra ralentir le fonctionnement de cet appareil, à la fois « Aromatiseur », « Ozonateur » et « Désodorisant » 135, il suffira de surmonter le verre de la lampe avec un Capuchon.

Il est bien entendu que le mélange exact d'Essence aromatique 140 n'est pas absolument indispensable, il ne s'agit là que d'une bonne formule que j'ai imaginée, mais on peut pour son goût personnel choisir toute autre Essence aromatique, seule ou en mélange, à la condition qu'elle soit naturelle. Par exemple seulement l'une des quatre essences indiquées dans la formule, ou bien encore remplacer celle-ci par de l'*Essence d'Eucalyptus* ou du véritable *Goudron de Norvège*.

### 143 FUMIGATIONS et INAHALATIONS composées d'Essence aromatique et d'Oxygène naissant par Voie gazeuse.

M. René Cordier, D' en pharmacie donne dans la *Dépêche médicale* de février 1925 une formule d'Inhalatoire dont la préparation, très heureusement combinée et non toxique pour les Voies pulmonaires — puisque ne contenant pas d'Alcool —, m'a séduit et que je m'empresse de reproduire :

Préparer l'Oléat suivant :

A. *Essence d'Eucalyptus*............................ 2 gr.
   *Huile de Vaseline*.............................. 10 —
   Mélange au mortier avec
B. *Perborate de soude pulv*..................... 10 —
   *Acide borique*................................ 10 —

Le dégagement gazeux, obtenu en versant une pincée de ce mélange dans l'eau à une température plus ou moins élevée, suivant le cas, est antiseptique par ses essences et son oxygène ozonifié.

Cette formule ne présente aucun des inconvénients des inhalations à base d'alcool. Loin d'irriter les muqueuses cet inhalatoire les adoucit : une petite quantité de borate et d'acide borique étant toujours mécaniquement entraînée.

Ces inhalations sont applicables dans les Laryngites, Pharyngites, Trachéites, Bronchites, Asthme, Emphysème, Tuberculose, etc. (Extrait passim).

Pour les Fumigations cette préparation peut être utilisée en mettant une petite quantité de ce mélange dans un vase contenant de l'eau bouillante (v. 146).

### 144 FUMIGATIONS et INHALATIONS aux Essences de Plantes combinées et à dégagement d'Oxy-ozone.

La formule ci-dessus (plutôt rare, par sa composition, dans la Pharmacie moderne) je m'autorise, pour qu'elle réponde entièrement à mes vues, à la modifier en **y** ajoutant d'autres Essences de plantes, et dont chacune, en raison de leurs vertus particulières, s'adresse à toutes les parties fonctionnelles du Système respiratoire, et en remplaçant l'Huile de Vaseline — corps inerte et inopérant — par de l'Huile d'olive, corps vivant et actif.

Voici cette formule :

| | | |
|---|---|---|
| A. | *Essence d'Eucalyptus*. . . . . . . . . . . . . . . . . | 1 gr. |
| | *Essence de Thym*. . . . . . . . . . . . . . . . . . . . | 1 gr. |
| | *Essence de Citron* . . . . . . . . . . . . . . . . . . | 0 gr. 20 |
| | *Essence de Lavande* . . . . . . . . . . . . . . . . . | 0 gr. 20 |
| | *Huile d'olive*. . . . . . . . . . . . . . . . . . . . . | 10 gr. |

Mélange au mortier avec

| | | |
|---|---|---|
| B. | *Perborate de soude* pulv. . . . . . . . . . . . . . . | 10 gr. |
| | *Acide borique*. . . . . . . . . . . . . . . . . . . . . | 10 gr. |

Comme pour la formule précédente 143 la présente pourra être utilisée, soit comme *Inhalatoire* 145, pour toutes les Affections indiquées dans le chap. 143, soit comme *Fumigation gazeuse* 146.

## 145 INHALATION GAZEUSE.

Pour une « Inhalation » prendre la valeur d'une petite cuillerée à moutarde du mélange 144 que l'on versera dans une tasse à thé contenant de l'eau *très chaude* mais *non bouillante*.

Aspirer lentement et longuement par le Nez et par la Bouche les « gaz volatils » qui se dégagent de la tasse. Suivant la gravité du mal à traiter augmenter plus ou moins, de trois à sept fois, le nombre des Inhalations.

Pour accentuer les effets de ces Inhalations il est bon de se recouvrir la tête avec une grande serviette dépliée.

*Usages.* — Cet Inhalatoire peut être utilisé dans toutes les Affections atteignant l'Appareil pulmonaire depuis le Nez 85 jusqu'aux minuscules Lobules pulmonaires 90 : Ozène, Enchifrènement, Rhume de cerveau (Coryza), Amygdalites, Angines, Pharyngites, Trachéites, Laryngites, Rhume, Bronchites simples ou compliquées, Emphysème, Asthme bronchique, Tuberculose pulmonaire.

## 146 FUMIGATION GAZEUSE.

Pour une « Fumigation » prendre la valeur d'une cuillerée à café du mélange 144 que l'on versera dans une petite casserole contenant de l'eau maintenue en ébullition en la plaçant sur une lampe à alcool allumée.

*Usages.* — Pour les Exercices respiratoires avec Fumigations aromatiques et dégagements d'Oxygène ozonifié mettre la casserole en action quelques moments à l'avance dans la pièce où se feront ces exercices.

Dans les chambres de Malades non-contagieux renouveler matin et soir cette Fumigation gazeuse.

Lorsque les Maladies sont contagieuses il est utile, tant pour le malade que pour les personnes qui les soignent, de renouveler cette Fumigation gazeuse cinq à six fois par jour.

## 146ᵇ Les CORPS GRAS AROMATIQUES utilisés comme REMÈDES.

Ce chapitre serait incomplet pour moi — et pour vous aussi, chers lecteurs — si je n'y consacrais quelques lignes aux *Corps gras naturels*, considérés comme des « absorbants » littéralement merveilleux à l'égard des « Excréta-nerveux » 94 d'origine anormale.

En effet, dans la thérapeutique on peut constater aisément, lors des Pansements des plaies et des Contusions de toute nature, l'efficacité réelle, se traduisant de suite « par la suppression de la Douleur », des Médications externes à base de *Corps gras naturels* « vivants » et non pas

— ici j'insiste fortement — de Corps chimiques inertes et inopérants, comme le sont, par exemple, la Vaseline ou la Glycérine.

A la suite des Pansements aromatiques avec des Oléats ou Pommades, à base d'Huiles végétales ou d'Axonge (graisse naturelle), on ne voit jamais se produire d'Irritations ni d'Inflammations de mauvaise nature, et la Guérison s'opère normalement et rapidement.

Ou bien encore — chose précieuse — avec les mêmes Pansements lorsqu'il s'agit d'apaiser la Douleur. (Celle-ci n'étant que le Symptôme avertisseur d'une forte *Intoxication nerveuse* locale causée par la *Mortification* des Cellules de la chair meurtries par quelque cause originelle soit-elle.)

Car, en réalité, la Douleur est la résultante d'une production exagérée d' « Excréta-nerveux » 94 engendrée par le travail formidable que notre Système de « Self-Défense », pour évacuer par les Macrophages les Cellules meurtries et les remplacer par de nouvelles en pleine vitalité, exige de nos Systèmes nerveux et cellulaires.

Ainsi donc, comme j'en ai fait fréquemment l'expérience sur moi et parmi mes amis, l'application d'un *Corps gras naturel* imprégné d'un Aromate approprié (1) sur une partie douloureuse doit « apaiser » et souvent « supprimer », quasi instantanément, ce sentiment si peu agréable de la Douleur — pourtant indispensable comme Avertisseur. — Il en résulte, en effet, qu'à la suite de cette application l' « Excréta-nerveux » toxique 94 *étant « absorbé» au fur et à mesure de sa production et « accumulé » par le Corps gras qui l'environne, la Douleur cesse du fait même que sa cause disparaît.*

Pris à l'intérieur du corps, et pour les mêmes raisons, les Corps gras naturels, surtout crûs, comme le Beurre et l'Huile d'olive, font merveille dans les Affections intestinales et notamment pour la Constipation (Cause majeure des « Infections intestinales ».)

Dans la pharmacopée moderne, où les choses naturelles sont bannies, on utilise actuellement l'Huile de vaseline comme remède contre la Constipation. Or, quelques propagateurs de ce produit, plus perspicaces ou meilleurs observateurs, s'étant rendus compte que, tout de même, ce corps oléagineux « ultra-mort » digne seulement de soigner des automobiles, présentait le plus souvent des difficultés assez compréhensibles à parcourir et finalement, à évacuer l'appareil digestif (dans lequel, en raison même de sa nature essentiellement « inerte », il avait une tendance à séjourner en y stagnant), eurent l'heureuse idée d'y adjoindre *de l'Essence d'anis.*

C'est là incontestablement un progrès en arrière! — j'ai bien dit « en arrière », c'est-à-dire vers le bon sens — Mais c'est encore bien insuffisant, car, comme je l'ai constamment recommandé dans tous mes ouvrages, ce qu'il faut toujours employer — en outre du Régime alimentaire indispensable à toutes les maladies et notamment à la Constipation — *c'est*, à la place des Corps gras chimiques, *de l'Huile d'olive pure*, « produit vivant », prise quotidiennement en quantité assez grande, à la dose d'une à deux cuillerées à Soupe matin et soir pour les adultes; ou, de préférence, *aromatisée* avec un peu de poudre d'Anis-vert.

Ou bien encore si l'on veut obtenir une action très intense et profonde, remplacer l'Anis vert par de la « Poudre A.B.C. » (V. aux pages Bleues), à la dose de 1 gramme pour 10 d'Huile d'olive.

Cette dernière recette est également précieuse à retenir pour l'utiliser lorsqu'il s'agit de Constipation opiniâtre ou au début d'une crise d'Appendicite. Auxquels cas il conviendra de faire, conjointement avec ce traitement, des Lavements en utilisant cette même formule (ou à défaut avec de l'Huile de Camomille camphrée) que pour l'usage on mélangera avec un peu plus de moitié d'Eau tiédie à la température du corps.

---

1. En l'occurrence et pour mon usage personnel j'emploie de la « Poudre A.B.C. » (v. aux pages Bleues) que j'incorpore à de l'Huile d'olive.

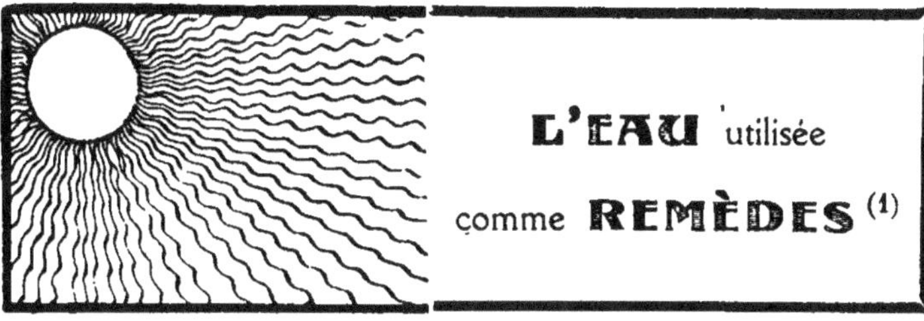


**147** **L'EAU, par le seul fait de sa forte teneur en Oxygène, c'est de « L'AIR LIQUIDE ».**

Cette particularité d'être composée pour un tiers d'Oxygène « à l'état liquide » est une des causes pourquoi dans les phénomènes purement physiques l'Eau est d'une utilité primordiale. Car l'Eau que l'on consomme, en nature ou mêlée aux Aliments, complète *par l'intérieur du corps* le rôle si important de l'Oxygène de l'Air *venu de l'extérieur* à l'égard des effets si complexes des Oxydations.

Puis, au point de vue des « Flux-solaires » 82, elle apporte dans le Sang nourricier les « Flux vivifiants accumulés dans l'Eau qui a été absorbée par les Voies intestinales. Ces Flux apportés par l'Eau, et venant de l'intérieur du corps, se rejoindront unis au Chyle intestinal dans les Lobules pulmonaires 90 avec ceux, venus par le Poumon, qui se trouvent condensés dans les Vapeurs mêlées à l'Air que nous respirons.

Donc l'Eau — qui sous forme de Vapeurs 31 est un des composants de l'Air que nous respirons — est aussi indispensable pour les Effets définitifs de la Respiration, comme je l'ai démontré dans le chap. XI, que pour les Effets complets de la Digestion, dont les Aboutissants de l'une (la Respiration) et de l'autre (la Digestion) se relient, en réalité de l'intérieur à l'extérieur du corps et vice-versa.

Le rôle de l'Eau dans les phénomènes qui entretiennent la Vie est pour ainsi dire infini, c'est ainsi que par la Respiration, sous forme de Vapeur, elle apporte en nous le Flux-vitalogène 93.

Comme aussi, sous forme d'Excrétions liquides, elle contribue pour la plus forte part à l'expulsion de « l'Excréta-nerveux » intoxicant qui, sans cet autre rôle de l'Eau, s'accumulerait en nous aux dépens de notre Santé 94.

Dans ses autres rôles où seul son volume intervient l'Eau est également de première nécessité.

Ainsi, pour le Système intestinal sa masse, « non compressible ni dilatable », se prête admirablement, par sa Fluidité plastique, à favoriser et régulariser les Fonctions intestinales dont elle assure ainsi la Norme. Et cela, en garantissant sa souplesse et son calibre normal à tout l'ensemble de l'Appareil intestinal.

Comme également pour la Structure morpholique (forme) du Corps humain — où cet Elément liquide entre dans sa composition pour environ 90 pour cent — et aussi pour les mêmes raisons d'incompressibilité, de non-dilatation et de Fluidité plastique, l'Eau est encore de première nécessité.

Et, comme preuves à ce qui précède, voici quelques-unes des conséquences que l'on voit se produire inéluctablement lorsque l'Eau ne parvient plus en quantité suffisante dans le Corps humain :

1° *Les Intestins*, au lieu de conserver leur souplesse normale, se contractent et se racornissent en accumulant dans leurs plis des Résidus alimentaires qui s'y putréfient. Il en résulte des Digestions difficiles et incomplètes qui se compliquent par de l'Infection intestinale (voir aux

1. Voir aussi chap. IV et X ainsi que 79ᴮ et 94.

pages bleues) des Entérites, de la Constipation — laquelle est une des formes de l'Entérite — et de l'Appendicite par suite de la Stagnation des Matières fécales dans l'Iléon et le Cæcum.

2º *Le Système lymphatique*, dont le rôle consiste à nous défendre contre les Micro-bactéries à l'aide des Leucocytes, s'il est insuffisamment baigné d'Eau perd de son activité initiale, pour la raison que *toutes les Cellules* — et la Cellule leucocyte comme les autres — *pour vivre normalement et conserver leur activité ont besoin d'être constamment baignées dans un Milieu humide.* Donc si l'Eau est en déficit dans le Corps humain le Système défensif ne peut plus accomplir sa besogne sanitaire qu'avec difficulté ou très imparfaitement, d'où une perte d'Immunité. Ce qui se manifeste par une grande susceptibilité à contracter les Maladies contagieuses et à voir se développer dans nos Intestins le foyer des Maladies infectieuses, par suite d'une insuffisante Aseptie des Organes digestifs, et dont la cause remonte à la défaillance de notre Système de « Self-défense ».

4º *Le Sérum sanguin* (liquide albumineux permanent du sang, lequel est chargé de transporter les Globules blancs et rouges, ainsi que le Chyle destiné à la Nutrition) lorsqu'il ne renferme plus suffisamment d'Eau devient trop *compact* et dès lors, perdant de sa Fluidité normale, il tend à se transformer en *petits flocons* dans lesquels s'accumulent à la fois et l'Urée normal et les Urates concrétisés, ainsi que les Cellules leucocytes, dites Macrophages, venues pour dévorer ces Résidus dangereux.

De sorte que le Sérum sanguin ainsi « *coagulé en flocons* » et mélangé avec tout ce qu'il renferme d'Éléments pathogènes, Urates concrétisés et cadavres de Macrophages, ne pouvant plus passer dans les Vaisseaux sanguins les plus ténus, comme ceux des Articulations, des extrémités des membres et de certaines parties de la tête, s'accumulent dans ces divers endroits du corps qu'il ne peut traverser ; d'où, par suite, il en résulte des Inflammations infectieuses locales, lesquelles sont à l'origine des Rhumatismes de toutes sortes, y compris la Goutte, et de la plupart des Névralgies.

5º En ce qui concerne la *Structure corporelle* apparente, dont la majeure partie est composée de 90 % d'Eau, elle ne peut avoir sa forme normale lorsque l'Eau vient à lui manquer ou si elle n'en reçoit que des quantités insuffisantes. Parce que dans les deux cas il en résulte des Atrophies partielles ou générales, causées, la plupart du temps, par les suites de cette *privation pour le corps de Nourriture suffisamment aqueuse.*

Etc., etc.

Par ce court exposé j'ai essayé de faire comprendre l'utilité primordiale de l'Eau, en nature, dans sa forme naturelle ou bien mêlée en proportions suffisantes dans les Substances alimentaires, pour l'accomplissement de tous les phénomènes qui sont à la base de notre Existence aussi bien que de notre Santé.

Pour le premier cas (ingestion d'Eau en nature) on s'explique alors pourquoi les Végétariens trouvant dans leurs aliments les mêmes proportions d'Eau que celles de notre corps, soit 90 pour 100 d'Eau de végétation, n'ont besoin que de très peu d'Eau comme boisson.

Mais que, par contre, les personnes qui se sustentent presque exclusivement avec des Aliments concentrés ou trop cuits auront nécessairement besoin de boire une quantité d'Eau, proportionnellement à celle qui fait défaut dans leurs Aliments, pour fournir aux diverses parties du corps l'Eau nécessaire à son parfait fonctionnement, ainsi qu'aux nécessités de sa Construction morphologique.

En partant de la connaissance des causes à effets, comme les quelques exemples que je viens d'exposer, il est plus aisé de comprendre que pour les Affections dont la cause remonte *à un manque d'Eau* (naturelle ou de végétation) dans l'organisme, celles-ci doivent *nécessairement guérir* si l'on apporte dans nos Organes celle qui lui manquait, soit en buvant de l'Eau pure ; soit surtout en prenant à chaque repas des Aliments

riches en Eau de végétation, surtout sous la forme de Crudités (Hors-
d'œuvres, Salades et Fruits) ; soit encore, ce qui est une chose précieuse
à connaître, en prenant des « Infusions à froid » 148 ou de Fruits 149
dans lesquelles on trouvera, pour remédier au déficit d'Eau dans l'Alimentation, à la fois l'Eau qui y manquait et un Remède curatif pour
ceux qui se soignent et préventif aux Maladies pour ceux qui sont bien
portants.

### 148  INFUSIONS « A FROID » par Osmose.

Dans « *Doit-on manger cru ou cuit ?* j'ai fait ressortir les avantages
précieux qu'il en résultait pour la Santé lorsqu'on utilisait des *Infusions*
« *à froid* » au lieu de celles préparées, comme on le faisait jusqu'à présent,
à l'Eau bouillante. Les résultats en sont merveilleux, mais ils n'ont, au
fond, rien de surprenant, puisqu'ils sont en accord avec la Loi naturelle qui
n'admet pas la suppression, *par la chaleur excessive*, d'un seul des Eléments vitaux, Cellules animées, Ferments diastases ou Vitamines, qui
sont à la base de tout ce qui vit ; lesquels Eléments sont destinés, pour
assurer le Cycle des existences, à se transmuer dans les Etres où, par
l'Alimentation et les Boissons, ils vont se loger en s'y fixant.

Les *Infusions* « *à froid* » se préparent en laissant macérer plus ou
moins longtemps, selon leur perméabilité, les Fleurs, Plantes ou Fruits,
149, dont on veut profiter de la totalité des Principes vivants et des
Aromes 134 qu'ils renferment.

Pour activer l'Extraction des Aromes et des Principes vivants on
peut utiliser de l'Eau tiède — non pas « chaude » — et laisser effectuer
la Macération dans un lieu assez tempéré, comme celui d'une cuisine.
Cette macération, peut durer de quelques minutes à quelques heures selon
les espèces. Pour les Plantes et les Fleurs fraîches l'*Infusion « à froid »* se
fait presque instantanément; tandis que pour les Plantes et Fleurs sèches,
il est nécessaire de les imbiber complètement au préalable pour leur
restituer l'eau que la dessication leur avait enlevée.

Ainsi ce qui fait l'une des supériorités de ma « Poudre A. B. C. », dont
la majeure partie est composée de Plantes pulvérisées, c'est que, au lieu de
prendre les mêmes plantes *après les avoir fait Infuser à l'« eau bouillante »*,
on les avale « crues », en les mêlant tout simplement à de l'« eau froide ».

*Ce n'est qu'ensuite, « dans l'Estomac », que l'Infusion se fait à la tem-
pérature idéale de 37 degrés,* degré thermométrique où les Evolutions
vitales se font avec leur maximum d'activité et de puissance, et cela, sans
nuire à aucun des Eléments vivants, Ferments ou Vitamines, qui sont à
l'origine de ces évolutions (v. aux pages bleues : « **Poudre A. B. C.** »).

Le procédé populaire, praticable seulement dans les campagnes, d'utiliser des Cataplasmes de certaines Plantes pilées, comme l'Absinthe, la
Joubarbe, le Plantain, l'Oignon, les parties *vertes* du Chou et du Poireau,
etc., etc., sur les Plaies de toutes natures, les Piqûres vénéneuses d'in-
sectes et d'animaux, ou contre les Vers intestinaux, n'est-il pas autre
chose, comme procédé, que celui d'une Macération concentrée « à froid »
appliquée à l'usage externe ?

Je me souviens encore de certaine brave femme qui, lorsque j'étais tout
jeune et que nous nous étions Brûlés, recouvrait nos plaies de Pétales de
Fleurs de lys qu'elle avait au moment de leur floraison recueillies et
mises à macérer dans de l'Huile 146ᴮ.

Procédé merveilleux et que je recommande bien vivement pour toutes
les plantes et fleurs dont on veut conserver longtemps, ou transporter
à la ville, les principes complets, y compris ceux de leur Vitalité. Ici, un
détail important : faire opérer la Macération dans l'Huile à la grande
Lumière du jour et pendant au moins trois semaines.

En outre, des Infusions de Plantes et de Fleurs obtenues par le procédé
d'« Infusion à froid », on peut aussi faire des Boissons exquises, à la fois
hygiéniques et médicinales, en utilisant n'importe quels Fruits, à noyaux,
grains ou pépins, dont on retire par le principe de physique de l'Osmose

tous les principes bienfaisants et agréables, tant au Goût qu'à l'Odorat :
la Pulpe des fruits remplissant le rôle de la Cloison poreuse (base essentielle pour l'accomplissement du phénomène de l'Osmose) pour qu'une
partie de l'Eau dans laquelle on les a immergés prenne la place de la Sève
(le Sang des plantes) pendant que cette dernière quitte la Pulpe où elle
était logée pour se mêler à l'Eau contenue dans le flacon (Voir 149).

Je ne puis clore ce chapitre sur les « Infusions à froid » sans vous
parler d'une recette inspirée de cette méthode et imaginée par une de mes
lectrices et amies, Mme W..., et que je vais reproduire à votre intention.

Dans le chapitre l'*Oignon-médicament* (paru dans « *Doit-on manger
cru ou cuit ?* ») j'avais relaté les principales vertus de ce précieux légume
en tant que médicament.

Eh bien, voici comment, dorénavant, vous pourrez consommer l'Oignon
pour vous soigner, toutes les fois où son usage — et c'est presque toujours — est exigé.

Couper un ou deux Oignons de grosseur moyenne en tranches minces que
vous laisserez macérer dans un demi-litre d'eau pendant une nuit entière.
Consommer le breuvage obtenu par verres à bordeaux pendant le cours
de la journée : le matin, entre les repas et le soir au coucher.

Durée de la cure : de 7 à 21 jours selon la gravité des cas.

Pendant ces laps de temps faire abstinence de tous Aliments renfermant des Albumines animales (Viande, Poissons, Œufs, Lait, Fromages).

Comme cette recette que j'ai recommandée depuis à de nombreuses
personnes, produit des effets vraiment merveilleux, c'eût été de ma part un
acte malhonnête que de ne pas la signaler ici.

Je rappelle que l'Oignon se prescrit notamment pendant la Ménopause
(Retour d'âge), l'Albuminurie, la Cirrhose du foie, les Entérites, les
Hydropisies, la Grippe, l'Artério-sclérose, etc., et chaque fois qu'il existe
des troubles dans la Circulation du Sang (Rhumatismes, Sciatiques,
Névralgies).

Et, pour confirmer encore une fois ma thèse, vous remarquerez que l'Oignon étant classé dans la *bande du Rouge*, donc en Accord avec les
Organes hypogastriques (bas du ventre) du Corps humain *logés dans la
même bande colorée*, il en résulte que les vertus médicamenteuses de ce
Légume-médicament correspondent exactement avec les Organes qu'il
est chargé de Désenflammer ou d'entretenir la Santé normale (Voir
parag. S et O, Planche en couleurs, page 56 *bis*).

### 149 EAUX-FRUITÉES « Revitalisantes » et « Microbicides ».

Lorsque l'Eau est de qualité douteuse ou provient de longues Canalisations obscures — comme l'Eau des villes — il convient de l'*Aseptiser et
de la Revivifier* en y incorporant quelque temps à l'avance des Jus de
Fruits de saison : Fraises, Framboises, Cerises, Prunes, Poires, Pêches,
Pommes, Citrons, Oranges. Parce que ces Fruits — comme tous les Fruits
et toutes les Graines — possèdent, d'une part, concentrés en eux-mêmes
les principes Revitalisants que, pour mûrir, ils ont captés dans les
Effluves vivifiantes du Soleil, et, d'autre part, un pouvoir Microbicide
très énergique que leur confèrent les Aromes et les Ferments-diastases
dont ils sont toujours abondamment pourvus.

Au lieu de n'utiliser que le Jus des fruits, ce qui est une manière
rapide de faire des Boissons fruitées agréables au goût, mais incomplète en tant que résultats guérisseurs, voici la formule vraiment rationnelle, telle que je l'ai donnée dans le chapitre 236 de « *Doit-on manger cru
ou cuit ?* », qu'il faut utiliser de préférence. Car avec cette formule on
obtient, par Osmose, la totalité des Principes « vivifiants » donc « guérisseurs », renfermés dans les Fruits, non seulement dans leur Pulpe, mais
aussi dans leur Peaux et dans leurs Semences :

« ... Après avoir nettoyé et lavé les Fruits, *sans les éplucher* couper en
tranches les Fruits à Pulpe ferme ou écraser les Fruits à Pulpe aqueuses
et mettre le tout, *Peau, Pépins et Noyaux compris* (ces derniers après les

avoir concassés) dans une cruche que l'on remplit avec un litre d'Eau légèrement tiédie pour la valeur d'environ 5o à 1oo grammes de Fruit. Après une heure de Macération on peut commencer à consommer ce breuvage qui sera utilisé dans la même journée.

La dose pour les Oranges et les Citrons — ces derniers choisis de préférence à peau épaisse et du genre Limon — est de environ un de ces fruits de grosseur moyenne pour un litre d'Eau.

## 150 L'Eau ensoleillée est « Vitalisée » et « Radio-active ».

L'Eau dans laquelle les Radiations lumineuses se sont incorporées et accumulées, comme celle des Rivières peu ombragées, des Lacs, de la Mer et particulièrement celle de l'Eau de pluie tombée récemment, lorsqu'elle est utilisée en Ablutions ou pour l'Hydrothérapie 152, est une des meilleures choses qui soient pour obtenir la «Revitalisation» rapide des parties du Corps humain avec lesquelles celle-ci entre en contact : Cette « Revitalisation s'opérant *par la Transfusion à l'aide des pores de la Peau, des diverses Radiations solaires que ces Eaux avaient captées et condensées* 41.

Prises en Boissons, ces mêmes Eaux, y compris l'Eau de mer à la dose quotidienne de un verre à bordeaux, confèrent à tous nos Organes internes une Revitalisation rapide par le seul fait de l'introduction dans le Sang des Radiations bienfaisantes qu'elles renfermaient.

C'est aussi l'une des raisons pourquoi, lorsque l'on éprouve le Sentiment de la Fatigue — qui est aussi une maladie —, l'Eau est un réconfort précieux apportant avec elle deux choses, introuvables ailleurs — sinon et encore mieux dans l'Eau de végétation (le jus) des Fruits et Légumes *crus* — et qui sont :

1º Un apport de « Force-énergétique » par la dispersion dans le Sang des « Ondes dynamo-calorigènes » (RAYONS-ROUGES) accumulées et predominantes dans les Eaux ensoleillées ou Fruitées 149 ;

2º Le balayage par les Emonctoires urinaires et Sudoripares des Toxines engendrées par l'Excès de travail, musculaire ou organique — les Ponogènes, causes du sentiment pénible de la Fatigue — ainsi que les « Excréta-nerveux » 94, lesquels sont entraînés au dehors avec l'Eau qui s'échappe du corps, mais seulement après que celle-ci y a abandonné, pour notre profit, les Ondes bienfaisantes qu'elle renfermait lors de son ingestion.

## 151 L'EAU IRRADIÉE par les Vibrations originaires du Soleil est encore « Vivifiante » et « Radio-active à une très grande profondeur.

Les Poissons, Crustacés, Molusques et Plantes qui vivent dans l'Eau, parfois (dans les Lacs ou les Mers) à des profondeurs considérables, ne pouvant trouver dans les Radiations aériennes du Soleil les « Flux-vitaux » 82 qui leur sont indispensables pour les nécessités de leur existence, doivent donc nécessairement trouver les sources de tous ces Flux dans l'Elément même où ils vivent.

C'est donc dans l'Eau où ils se meuvent (comme nous-même et les animaux terrestres le faisons dans l'Air) qu'ils trouveront *accumulées* toutes les Energies solaires nécessaires à leur existence et que l'Eau ne cesse de *capter* pendant le Jour.

Car l'Eau, comme je vous l'ai démontré 31-41, agissant comme un Condensateur où s'accumulent les Flux-solaires, il en résulte que son Action vitale à l'égard du Règne aquatique se montre bien supérieure à celle de l'action de l'Air pour les Etres et les Plantes vivants sur la Terre, par le fait même de sa densité, donc de son pouvoir d'absorption qui ne peut être plus grand que celui de sa teneur en Vapeurs atmosphériques.

C'est là ce qui donne l'explication pourquoi dans les Milieux aquatiques, au sein des mers notamment, la Vie, la Reproduction et la Force, y sont, à tous les points de vue, beaucoup plus intenses que dans les Milieux aériens.

(A cette explication il faut aussi ajouter celle qui la complète et que je donne dans le chap. 176ʙ, où je traite des *Substances nacrées* (Ecailles, Peaux, Coquilles, Filament tubulaire nacré intestinal) considérées comme des *Condensateurs d'Energie solaire*. Voir aussi *Mucilages* 159ʙ)

## HYDROTHÉRAPIE

### 152  BAINS ordinaires, de RIVIÈRE et de MER.

L'Eau n'est pas seulement utile à l'intérieur du corps mais elle est encore nécessaire à l'extérieur.

D'abord, parce qu'en nettoyant la surface de la Peau elle y maintient libres de toute obstruction les myriades d'orifices, les Glandes sudoripares, dont le rôle, par l'évacuation de la Sueur, est si important pour le rejet à l'extérieur des Excrèta matériels et fluidiques. Puis encore (surtout lorsqu'il s'agit de Bains de rivière ou de mer) de recueillir par d'autres minuscules orifices (les aboutissants des Sens tactiles 81ʙ et des Filets nerveux vaso-moteurs externes) la totalité des Radiations vitales accumulées dans l'Eau ; et cela avec d'autant plus d'abondance que celle-ci aura été plus Ensoleillée.

### 153  BAINS DE PIEDS.

Les Bains de pieds, en outre de leur utilité comme bains locaux, sont d'un usage excellent pour faciliter l'Excrétion de l'« *Influx-nerveux épuisé* », qui, pour une part importante, devrait s'évacuer par les Pieds nus en contact avec le sol, ainsi que je l'ai expliqué dans le chapitre 94. Car cet « Influx-nerveux épuisé » est un Intoxicant d'une nature particulière qui, ainsi que tous les autres Résidus qui circulent ou sont logés dans notre corps, doit être expulsé le plus rapidement possible.

### 153ʙ  BAINS DE VAPEUR.

De tous les modes d'Hydrothérapie celui que je préfère, avec la Natation, c'est le Bain de vapeur, dont l'origine popularisé remonte à l'apogée de la civilisation romaine (iii⁰ siècle).

En effet, chez les Romains le Bain complet (*Balneum*) comprenait :

1⁰ Le *Bain de vapeur* où dans de l'Air chaud le corps entier entrait en Transpiration ; suivi de :

2⁰ *Bains d'eau chaude* alternant avec des *Bains d'eau froide* à 12⁰ centig. ; pour se terminer par

3⁰ Des *Frictions* et des *Onctions* avec des *Huiles aromatiques*.

Je ne crois pas, qu'au point de vue, Propreté, Hygiène, Prophylaxie et Médecine, il soit possible de réaliser un programme plus parfait.

Tout, en effet, dans le *Balneum* y est prévu et résolu :

*Transpiration*, afin de dégager des Pores de la peau des Crasses qui s'y étaient logées, et de faire sécréter par la même voie des Glandes sudoripares (quasi inactives chez les Citadins) les Toxines matérielles et fluidiques 94 accumulées dans toutes les parties du corps ;

*Révulser* brusquement le Sang, de l'intérieur à l'extérieur et viceversa, par les alternances brusques d'Eau chaude et froide, après que le corps a été complètement dégagé des Impuretés qu'il renfermait ;

*Frictionner* et *Onctionner*, avec des *Huiles aromatiques* 146ʙ, aux effets si merveilleux, les Nerfs vaso-moteurs, les Artérioles et Veinules superficielles sur toutes les parties du corps, en faisant, en même temps, jouer toutes les Articulations.

Ce mode d'Hydrothérapie, pour les excellentes raisons qui précèdent, est donc celui qui conviendrait le mieux, autant pour les gens en bonne santé que pour les Malades. Car aux premiers il leur assurait la Pérennité de leur Santé et aux seconds il leur permettrait de la retrouver.

Les Rhumatisants, Goutteux, Dermateux, Fatigués, toutes personnes Intoxiquées d'une manière quelconque, devraient donc *pouvoir* pratiquer d'une manière habituelle et sans complications le Bain de vapeur.

Mais hélas! cent fois hélas !... cela n'est possible, pratiquement et facilement, que dans certaines grandes villes. Ainsi, à Paris où il existe plusieurs de ces établissements — 5, en tout, si je ne me trompe, pour 3 millions d'habitants — la majeure partie de la clientèle n'est composée que de Méridionaux et Orientaux qui, n'ignorant rien de leurs bienfaits, savent en profiter. Car, chez nous, bien peu connaissant l'usage des Bains de vapeur, et pour presque tout le monde ce mode d'Hydrothérapie ne peut intéresser que les malades, donc, ne pouvoir se pratiquer qu'avec une ordonnance de médecin !

Ce qui est une bien grave erreur, car une *Forte transpiration* suivie d'une *Immersion rapide* (ou d'une Douche) dans l'Eau froide est une des meilleures choses pour la Santé.

Rapidement exposé voici un procédé permettant, en cas de nécessité, de prendre chez soi un Bain de vapeur, le corps immobilisé — contrairement au principe même du *Balneum* qui consiste à marcher et faire de l'exercice dans les diverses salles, Sudation, Etuve, Piscine, Douches, etc., où l'on se transporte tour à tour.

Le corps entièrement nu, s'asseoir sur une chaise cannée recouverte d'une serviette pliée et mouillée d'eau chaude.

Au-dessous de la chaise installer une lampe à alcool à 3 becs (ou 3 lampes ordinaires).

Couvrir le corps avec une ou deux couvertures de laine s'étalant à terre tout autour de soi et retenues par un moyen quelconque autour du cou qu'il ne faut pas trop serrer, la tête restant libre hors de cette sorte de tente.

De temps en temps, au fur et à mesure que la Transpiration s'établit, absorber quelque peu d'Eau fraîche.

Et lorsque la Transpiration a gagnée tout le corps, se plonger brusquement dans un Bain d'eau fraîche à 12°, ou mieux, si possible, se donner une Douche à la même température, ou à peu près.

On terminera par des *Frictions sèches* avec une Serviette un peu rude, suivies d'*Onctions* avec des Huiles aromatiques 146², que l'on préparera de préférence à la Lavande (159c).

## 54 DOUCHES.

L'Eau prise en Douches provoque, par son contact brusque avec le corps, une Révulsion vive des Couches sous-cutanées qu'elle décongestionne, ce qui active sur ces points la Circulation sanguine et crée un Effet sédatif des plus heureux pour le Système nerveux, et dont l'Action révulsive et tonique se fait sentir assez profondément.

## 155 COMPRESSES d'EAU.

Les Compresses d'eau, quoique d'une action moins rapide que les Douches, possèdent aussi les mêmes propriétés Sédatives, Révulsives et Décongestionnantes.

Elles sont aussi à recommander pour soutirer les « Excreta-nerveux » 94 lorsque parfois ils viennent se loger en excès dans certaines parties du corps.

C'est ainsi qu'une Compresse d'Eau *appliquée sur la Nuque favorise le rétablissement de toutes les Fonctions corporelles* (dont le Centre-vital est logé dans le Cervelet). Tandis qu'une Compresse d'Eau *appliquée sur les Tempes* rétablit l'Harmonie et l'Equilibre dans les Fonctions mentales (dont le Centre psychique est dans le Cerveau et le Sensorium 82).

Comme aussi les Compresses d'Eau appliquées sur la Poitrine, le Dos, le Cou ou les Membres, selon les Affections, interviennent favorablement comme des Dérivatifs en *absorbant* les « Flux intoxicants » logés dans les Centres nerveux attenants à ces divers endroits.

Dans les « Asthénies » (Faiblesse nerveuses) elles agissent souvent avec beaucoup de succès.

*Nota :* Quant à la question de la Température de l'Eau qu'il convient d'utiliser pour les Bains, Ablutions, Douches et Compresses, il importe de tenir compte de l'état de Résistance de l'organisme.

Ainsi les Personnes de Bonne Santé pourront utiliser de l'Eau froide ; celles de Santé moyenne de l'Eau tempérée ; et pour les Malades et les Personnes affaiblies, il vaudra mieux employer de l'Eau chaude à 40-45° centigrades.

Il faut aussi tenir compte des Tempéraments et des Sentiments instinctifs propres à chaque individu, car, selon la manière dont chacun réagit au Froid ou au Chaud, on choisira la Température de l'Eau en conséquence.

### 155ʙ  EAU SÉDATIVE à l' « Eau de mer ».

Voici, communiquée par M. J.-B. Mianne, une recette d'*Eau sédative* où l'Eau salée — au moyen du Sel ordinaire utilisé dans la formule de F.-V. Raspail — est remplacée avantageusement par de l'Eau de mer. Comme cette recette part de l'emploi d'un « produit naturel » et qu'elle donne, d'après son auteur, d'excellents résultats dans les Migraines et les Névralgies, j'ai cru utile de la reproduire pour les personnes qui logent au voisinage de la mer. La voici telle qu'elle m'a été communiquée :

Dans un flacon d'un litre, mettez : *Alcool camphrée*, 20 grammes ; *Ammoniaque*, 40 à 60 grammes (suivant sa force) ; complétez avec de l'*Eau de mer*.

*Usage :* Faire des Ablutions sur la tête et la figure, en tenant les yeux fermés, avec un quart de verre de cette solution pour un litre d'eau ordinaire. Ensuite éponger avec une serviette éponge.

### 156  AIR HUMIDE et AIR SEC.

Comme l'Air humide condense en lui-même, par les Vapeurs d'eau 31-41 qu'il renferme, tous les Flux solaires et notamment les RAYONS ROUGES « calorigènes » 75-108, celui-ci peut-être utilisé lorsqu'il est utile d'obtenir de la Chaleur ou pour le Traitement de certaines maladies.

A ce propos, personne n'ignore que dans les Pays tropicaux la chaleur y est surtout plus « sensible » dans les endroits où l'Air est humide que dans les régions ou l'Air y est sec (1) ; car, en outre de l'importance du Degré thermométrique, l'*Ambiance humide* ou *sèche* fera qu'une Température, semblable *sur l'échelle graduée du Thermomètre*, nous paraîtra toujours plus élevée — plus chaude — dans un Milieu humide que dans un Milieu sec.

Ce qui démontre que s'il existe des appareils capables de mesurer Physiquement les Degrés de la Température il n'en existe pas encore pour mesurer Psychiquement ceux de notre Sensibilité au chaud et au froid.

Ainsi dans les Serres humidifiées la Chaleur, à même Degré thermique y est beaucoup plus sensible que dans les Serres sèches.

Dans les Bains romains, dits Bains de Vapeur 153ᴮ, à degré égal, la Transpiration est obtenue plus aisément dans les Salles de Vapeur que dans les Etuves sèches.

Dans une Cuisine, où les Marmites et Bouillottes fournissent à l'Air ambiant de grandes quantités de Vapeur d'eau, il *semble* y faire plus chaud que dans une autre pièce *chauffée avec la même quantité de combustible*, mais dans laquelle il n'y pas, comme dans la Cuisine, de Vapeur d'eau dans l'Air. C'est pourquoi il est bon de placer sur les Appareils de

1. Les pays arides, comme les Déserts sableux ou rocheux, où il fait très chaud, pendant le jour, quoique l'Air y soit très sec, doivent leur Température élevée, les premiers,à la Réverbération des Radiations calorigènes des Flux solaires 82 sur le sable, ce qui augmente d'autant la Chaleur ambiante ; et les seconds, d'une part, à la Réverbération sur la surface des Rochers à laquelle vient s'ajouter, d'autre part, le Rayonnement de la Chaleur qui s'est accumulée en ceux-ci pendant tout le temps de leur Insolation.

chauffage une Bouillotte en permanence, non seulement pour l'Effet calorigène produit par la Vapeur qu'elle dégage, mais encore pour les Effets
sanitaires de la Vapeur d'eau à l'égard des Impuretés de l'Air qu'elle
absorbe 41 et 94 (Voir aussi Fumigations aromatiques 137).

**157  LES FLUX SOLAIRES, suivant leurs Couleurs,
peuvent ● faire « Engraisser » ou « Maigrir ».**

Dans les phénomènes ayant pour but la Nutrition cette question de
l'*Air humide* ou de l'*Air sec*, comme Ambiance atmosphérique, joue également un rôle très important et dont il est bon de tenir compte à l'égard
des Tempéraments, *Gras* ou *Maigres*, dans les cas où l'on désire les modifier dans un sens ou l'autre.

Ainsi, pour l'*Air humide*, l'influence de celui-ci est si caractéristique
que, par exemple, les Cuisiniers ou les Cuisinières qui respirent les Vapeurs s'épandant dans leur Cuisine sont presque tous des Obèses, dans
le sens Pléthorique ; malgré que, d'une manière générale, ils mangent relativement peu. Or s'ils sont Pléthoriques c'est que chez ceux-ci la Nutrition se faisant pour ainsi dire avec des « Aliments gazeux » — synthétisés
par les RAYONS-ROUGES si abondants dans les Vapeurs atmosphériques — s'opère toujours d'une manière quasi-complète et *sans déchets*.
(Tab. en couleurs p. 56 *bis* parag. J. de la Colonne Rouge.

Et que, en outre, les Obèses ont le sang et le corps saturés d'Eau tandis que les Maigres n'en ont que relativement peu dans leur organisme.

Donc l'*Air humide* étant de par sa nature celui qui est le plus abondamment pourvu en RAYONS-ROUGES, condensés dans la Vapeur mêlée à l'Air, il en résulte que pour tout le monde, lorsque l'on vit dans
une Ambiance d'Air suffisamment humide, l'organisme profite mieux des
Aliments énergétiques producteurs de Graisse, en particulier des Amidons, du *fait* que les RAYONS-ROUGES, étant en Accord parfait avec
cette sorte d'Aliments, favoriseront les phénomènes successifs de leur
Digestion ; comme également ceux des Échanges cellulaires qui s'ensui-
vront pendant la période de Reconstruction corporelle (la Nutrition).

Tandis que l'*Air sec*, pauvre en RAYONS-ROUGES, du fait qu'il ne
contient que peu de Vapeur d'eau, mais qui, par contre, est très riche
en RAYONS-BLEUS « vitalogènes » 75-109, *fera maigrir les Personnes
grasses*. Pour cette raison, purement physiologique, que le « Flux vitalogène » 82, ayant un rôle essentiellement pro-nerveux, *active toutes les
Fonctions organiques*, par conséquent également celle qui concerne la
Combustion des graisses dans le Poumon.

Mais — et sans qu'il y ait antithèse pour cela — les mêmes RAYONS
BLEUS, par le fait même qu'ils sont « vitalogènes », *pourront également
faire « Engraisser » les Personnes maigres*. A la condition, bien entendu,
que celles-ci ne soient que des Débilitées et non des Personnes dont
la Maigreur relative ne soit qu'un état normal. Cette amélioration sera obtenue, non sous forme de Graisse, ce que seuls les RAYONS-ROUGES
peuvent engendrer, mais sous celle de Corpulence charnelle qui, sous
l'action vivifiante des RAYONS-BLEUS (conjointement avec l'action des
RAYONS-JAUNES 110), revient à ce qu'elle aurait dû être normalement.

Ainsi donc pour ces Personnes maigres de façon anormale — en réalité des Amaigries — les Radiations bleues les feront augmenter de
poids — en leur redonnant celui qui leur convenait —, contrairement aux
personnes Obèses que ces mêmes Radiations feront maigrir, pour cette
raison que ces dernières ne le sont que d'une manière anormale : par
excès de Substances corporelles, que celles-ci soient de la Graisse, de la
Chair ou de l'Eau.

---

1. Et puis aussi que, au point de vue Alimentaire, l'*Air humide* favorise la transformation des Amidons en *Graisse*, tandis que l'*Air sec*, par sa richesse plus
grande en « Ondes vitalogènes », les transforme en *Energie-Force*. Ce qui aboutit
à cette conclusion, en accord avec les faits, qu'il faut être en continuelle Activité
dans les Pays à Air sec, tandis que l'Air humide prédisposerait à l'Indolence.

Or si pour ces dernières on recommande la Marche pour maigrir, c'est que ce Sport se faisant en plein air, *le Poumon absorbe une plus grande quantité de RAYONS-BLEUS « vitalogènes »*, et cela avec d'autant plus de succès qu'il s'agira de Marche matinale 65-66.

Toutefois, il sera bon de tenir compte que dans les Pays où l'Air y est *très sec*, d'une manière à peu près permanente, on ne peut y Engraisser, faute d'une suffisante quantité de Vapeur atmosphérique, laquelle est nécessaire pour pouvoir y accumuler les RAYONS-ROUGES. En conséquence ces pays où l'Air est trop sec peuvent être dangereux pour certaines personnes mal acclimatées (ou de nature inactive), qui, par ce fait, y maigriraient et s'y débiliteraient au point, comme cela s'est vu, d'y devenir Cachectiques.

A moins que — et ceci est fréquent — cet Amaigrissement ne provienne d'une Alimentation défectueuse et non appropriée au pays. Car, ainsi qu'en voyage on devrait toujours le faire, pour bien se porter, il est indispensable de copier son Alimentation sur celle des Indigènes.

## 458  LES MYCOSES (1) et les MOISISSURES

L'*Air humide*, naturellement plus chaud que l'Air sec — et surtout s'il est sombre—, favorise, comme chacun sait,la pullulation d'une multitude de Champignons microscopiques et parmi lesquels les Moisissures font parties.

Si, pour la plupart, ces Champignons sont inoffensifs, comme presque toutes les Moisissures — voire même qu'il en existe, comme les Levures et les Mycodermes, qui aient en Biologie une utilité primordiale, — il en est d'autres qui, par contre, peuvent être dangereux et causer des Maladies parfois très graves.

Personnellement, sans autre guide qu'un sentiment d'avertissement instinctif, je me suis toujours méfié — plus que des Microbes qui m'ont toujours laissé à peu près indifférent — de certaines Moisissures de mauvais aspect. Notamment de celles ayant *une coloration soufrée ou rougeâtre* ou bien de toutes celles qui se développent *sur les Viandes cuites* Tandis que les Moisissures de *teintes bleues ou verdâtres*, comme celles, du Pain ou des Fromages, me semblent sans danger, sinon, au contraire, souvent utiles pour faciliter la digestion de certains de ces derniers.

Toutefois il en est d'autres — ne figurant pas parmi les Moisissures, proprement dit — dont les espèces modifient leurs effets symptômatiques selon qu'ils évoluent sur le lieu habituel de leur habitat, sur les Animaux qui les ont consommé avec leur support — le plus souvent certaines plantes — ou sur les Hommes qui se seront contaminés, soit par simple contact, soit par ingestion alimentaire ou respiratoire.

Il est donc probable que la liste des maladies que nous connaissons, désignées sous le nom de Mycoses, causées ou simplement favorisées par des Champignons microscopiques, peut s'allonger sensiblement, il sera donc bon pour les éviter de prendre certaines précautions que je donnerai plus loin.

Voici quelques une de ces Maladies, dites Mycoses :

Les *Actinomycoses*, causées par l'*Actinomyce*, rares sous nos climats, affectent la Machoire, le Poumon ou l'Appendice intestinal ;

L'*Aspergilose*, causée par l'Aspergilus, maladie pouvant être parfois très grave et souvent confondue avec la Scrofule, lors de ses symptômes éruptifs sur le cou, et avec la Tuberculose, lors de ses symptômes bronchiques.

Parmi les *Dermatocycoses* (Maladies de la peau causée pas des Champignons) les plus citées sont :

Le *Pytyriasis versicolor*, dont l'origine remonte au contact de la peau

---

1. *Mycoses* (du gr. *muckès* : champignon) Maladies causées par des Champignons microscopiques.

avec de la Flanelle, *lorsque cette dernière n'a pes été pendant son séchage
suffisamment exposée à la Lumière du jour* ;

Les *Teignes* diverses, par des *Microsporiques* ou des *Trichophytons* ;

Le *Muguet*, qui s'observe surtout sur la Langue, causé par des *Saccha-
ronyces* et des *Disconyces*.

Je n'ai pas parlé de la *Pelade*, maladie que nombre de dictionnaires
ou de traités donnent en exemple de Mycose, parce qu'il a été reconnu et
démontré que celle-ci n'était pas une Maladie contagieuse, mais une affection ayant pour origine une *Infection nerveuse* de l'un des rameaux du
Trijumeau, le Nerf occipital droit ou gauche. La dite Infection étant causée,
la plus part du temps, par une Carie dentaire ou des Dents malpropres,
d'où il en résultait *par Infection nerveuse* une Paralysie de ce Nerf,
laquelle, conséquemment, arrêtait la Vie nutritive des Cheveux à qui
les Nerfs occipitaux sont chargés d'assurer et de régler l'existence.

☻

Comme précautions préventives et remèdes à ces divers affections rap-
pellons nous que pour *la croissance et la vie des ces Champignons il a fallu
de l'Air humide, chaud et sombre*, toutes choses en accord avec les RAYONS-
ROUGES 75-108 (et peut être aussi pour le « sombre » avec l'*Infra-rouge*
75c) ; donc pour détruire ces Champignons nous n'aurons, en nous inspirant de la thèse développée dans cet ouvrage, qu'à faire ce qui suit :

*Préventivement*, pour nous en débarasser et les empêcher de vivre,
nous leur opposerons les Ondes colorées — ou les produits qui en dérivent
— en les choisissant parmi celles qui sont en opposition à l'Onde colorée
qui a favorisée leur génération et qui était le ROUGE.

Nous utiliserons donc l'Onde complémentaire qui annihile les Effets du
ROUGE, c'est-à dire celle qui se trouve dans les Rayons-verts
« rafraîchissants » 112, ainsi que des RAYONS-JAUNES « lumineux » 110,
et cela pour supprimer les effets de la Chaleur et de l'Assombrissement.
Ce qu'il nous sera facile d'obtenir en exposant les objets — et notamment
les Sous-vêtement et la Literie — *directement* à l'exposition de la Lumière
de la matinée 67, la plus riche en Rayons-verts « rafraichissants », et à
Midi 66 au moment où prédominent les RAYONS-JAUNES les plus
« lumineux ».

Et pour mettre à l'abri des Moisissures ordinaires ou suspectes les objets
destinés a être enfermés nous chercherons dans la *Colonne jaune* du
Tableau en couleurs, page 56 *bis* quels sont les Produits dérivés et en
accord avec les RAYONS-JAUNES que nous pourrons utiliser à cet effet.
Nous y trouverons, entre autres, le *Soufre*, parag. I, que nous emploierons
comme synthèse du JAUNE pour en saupoudrer les objets à préserver,
(voire même les Aliments solides à préserver des Moisissures) ; ou bien
de l'*Anis-vert* (§ R) que nous emploierons, soit par saupoudrage, à l'aide
de Poudre d'Anis-vert, ou par évaporation au moyen de Sachets, du
genre de celui indiqué ou n° 141, imbibés d'Essence d'Anis vert et que
l'on place dans les endroits ou sont placées les choses que l'ont veut protéger des Champignons microscopiques.

*Et comme Remèdes* aux différentes *Mycoses* que doit-on utiliser?

— Eh bien ! ce seront exactement les mêmes moyens et produits
qu'il faudra utiliser pour les guérir :

Exposition des parties externes affectées à la Lumière de la Matinée
ou du Midi (Rayons verts 112 et RAYONS-JAUNES 110), et, pour les
mêmes raisons que ci-dessus, employer comme Produits préventifs ou
guérisseurs :

Le *Soufre* et l'*Anis-vert* (auquel on pourra adjoindre *l'Iode*, classé
avec le *Soufre* (§ I) que l'on utilisera, soit à l'intérieur, en Potion ou
Solution, selon l'Art pharmaceutique, soit à l'extérieur, en Pommades ou
Oléats de préférence, selon qu'il s'agira d'Affections internes ou externes.

(*Comme référence et complément à ce qui précède consulter le Tableau
en couleurs de la page 56 bis*, parag. I, R et Y pour le Vert).

— 215 —

**159** TROIS PLANTES MDICINALES prises comme typesÉ « d'Accord parfait » avec les Effets des Trois Flux fondamentaux : le ROUGE, le JAUNE et le BLEU.

Si vous vous reportez aux Tableaux en couleurs, page 56 *bis*, où j'ai récapitulé à peu près tous les Accords et Rapports des Couleurs de la Lumière solaire avec tout ce qui nous est indispensable pour vivre, vous y remarquerez, au paragraphe R, *Plantes médicinales*, que dans chacune des trois colonnes en couleurs figurent :

Dans celle du ROUGE, la plante *Absinthe* (ou *Aluyne*) ;
Dans celle du JAUNE, la semence de l'*Anis-vert* ; et
Dans celle du BLEU, la fleur de la *Lavande*.

Or, si vous lisez avec attention le résumé de la physiologie médicale de chacune de ces plantes (reproduite plus loin d'après mes ouvrages et des documentations datant, pour la plupart, de plus de trente années) vous y remarquerez *que leurs vertus médicatrices*, reconnues depuis des temps immémoriaux, *concordent en tous points avec les Effets curatifs et générateurs des Flux-colorés où chacune de ces Plantes se trouve logées.* Comme, en outre, les Effets curatifs de ces trois plantes concordent également, ainsi qu'on peut le voir dans le même Tableau en couleurs aux paragraphes O et V, *avec les soins à donner et ce que l'on désire obtenir à l'égard des diverses parties de notre corps.*

**159ᴬ ABSINTHE ou ALUYNE** en accord avec le « FLUX ROUGE ».

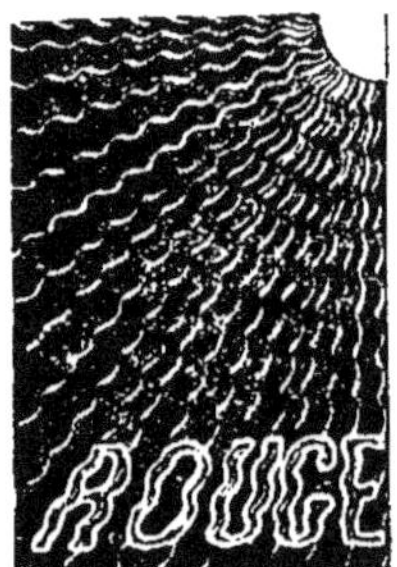


La Plante *Absinthe,*ou*Aluyne,*(*Arthémisia absinthium*) dont les propriétés sont en Accord avec le ROUGE, est un **Antiputride**, un *Tonique du corps* et un *Stimulant organique* diffusible.

L'*Absinthe*, ou *Aluyne*, a pour principales vertus de ramener la Santé dans les Organes logés dans la partie inférieure du Tronc : *Bas-intestins* et ses ramifications (*Cæcum, Appendice, Iléon, Colons*), les *Reins* et la *Vessie* (Tableaux en couleurs, p. 56 *bis*, § O).

La plante *Absinthe* étant surtout le Spécifique des affections du *Bas-intestin,* en raison de son action *Antiputride* incomparable (donc le meilleur des *Antiseptiques*) devient par conséquence le meilleur des *Fébrifuges.* Elle est en outre *Stomachique, Diurétique, Emménagogue* (Circulation du sang, qu'elle active) *Vermifuge*, et légèrement *Dormitive* du fait qu'elle apporte l'*Apaisement* dans le corps

C'est donc un médicament de choix qui fait merveille comme Préventif, Curatif et Abortif dans toutes les Maladies. C'est pourquoi je l'ai choisi comme base principale, avec l'*Anis-vert*, dans ma méthode de « Cure A-B-C » (décrite dans « **Connais-toi... d'abord** », chapitres 20 à 24 et où sont données les formules d'applications), ainsi que pour ma formule de « **Poudre A. B. C.** », reproduite à la fin de ce volume aux pages bleues.

Mode d'emploi pour *Infusions* : 3 à 5 gr. par litre d'Eau bouillante.

Pendant que l'on exécutera les Exercices respiratoires 131 on utilisera avec avantage la plante *Absinthe* en Fumigations 137, chaque fois que l'on voudra accentuer les Effets d'un traitement aux RAYONS-ROUGES 108-116-120, inhaler en nature le Soir 66 ou « sélectionnés » par le moyen des Ambiances colorées 115 à l'aide d'un Ecran-filtre 114.

**159ᴮ  ANIS VERT en Accord avec le « FLUX JAUNE ».**

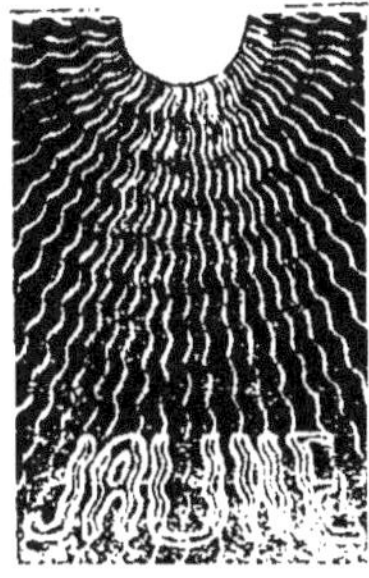

Cette plante de la famille des *Ombellifères* (*Pimpinella anisum*), comme la graine de *Cerfeuil* avec laquelle elle s'apparente (— et qu'il ne faut, *surtout*, pas confondre avec les grosses graines d'une sorte de Magnolia, l'*Anis étoilé de Chine*, aux Effets toxiques —), possède des propriétés médicinales qui s'accordent avec celles des RAYONS JAUNES. Elle complète ainsi *harmonieusement* les effets de la plante *Absinthe* dont elle équilibre les Effets, tant par ses vertus *carminatives* bien connues contre les Gaz anormaux de l'Appareil intestinal, que par sa Saveur qui, en se mariant agréablement avec celle si désagréable de l'*Absinthe*, en fait par leur mélange un breuvage supportable au goût.

En outre l'Anis-vert possède comme vertus particulières celles de s'intéresser à la santé des Organes logés dans la partie médiane du Corps (Tab. en couleurs p. 56 *bis*, § O.) *Cœur, Poumons Estomac, Pancréas, Foie et Rate.*

Mode d'emploi pour *Infusions* : 6 à 10 grammes par litre d'eau bouillante.

Pendant les Exercices respiratoires 131 on utilisera avec avantage, l'*Anis-vert* en Fumigations, 137, chaque fois que l'on voudra parfaire les effets d'un traitement d'Ambiances colorées 115 aux RAYONS JAUNES, 108-116-120, à l'aide d'un Ecran-filtre 114.

**159ᶜ  LAVANDE en Accord avec le « FLUX-BLEU ».**

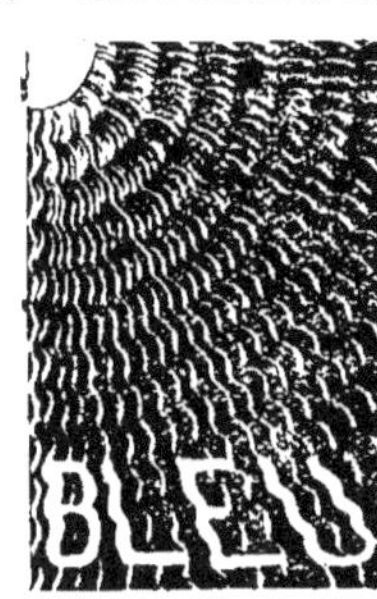

La *Lavande* (*Lavandula vera*) est une plante ombellifère dont les Fleurs bleues-violacées possèdent des vertus médicamenteuses en Accords avec les Effets des RAYONS-BLEUS.

Cette plante en effet, et notamment ses Sommités fleuries, est le meilleur des *Toniques* et des *Stimulants* du *Système nerveux* ; dont le siège est, vous ne l'ignorez pas, dans la Tête (*Cerveau* et *Cervelet*) (v. Tab. en couleurs p. 56 *bis*, § O).

On l'utilise aussi dans les *Asthénies* (*Faiblesse, Perte de Force, Débilité*).

Ses propriétés curatives correspondent donc exactement avec celles de l'action des RAYONS-BLEUS de la Lumière du Soleil chargés de « revitaliser » notre corps (v. « Flux-vitalogène » 82).

Mode d'emploi (pour « ranimer » le Système nerveux) :

En *Infusions* : 4 à 8 grammes pour un litre d'Eau bouillante (une forte pincée pour une tasse à thé).

En *Poudre* comme *Sternutatoire* : une prise pour « ranimer » la *Glande pituitaire*, logée au fond du nez près du Sensorium 81, ainsi que le *Bulbe rachidien* par l' « ébranlement » provoqué par l'Eternuement consécutif.

En *Oléat* : 5 grammes d'Essence de Lavande pour 200 grammes d'Huile d'Olive (agiter avant de s'en servir) pour *Frictions ranimatrices* et *antidouloureuses* ainsi que comme *Onctions* après les Ablutions, 153ᴮ.

En *Vinaigre de toilette* : 5 grammes d'Essence de Lavande pour 200 grammes de *Vinaigre de vin blanc* (agiter avant de s'en servir).

Le *Vinaigre de Lavande* est utilisé pour les *Frictions* sur les parties faibles du corps (Asthénie), dans les *Paralysies*, les *Congestions*, les *Affections des Cheveux, Pellicules. Chute des Cheveux* et dans la *Pelade* pour « ranimer » les Effets vitaux des Nerfs occipitaux dont la Paralysie est la cause de la Chute locale des cheveux, voire donc de la *Pelade* 158.

Pendant les *Exercices respiratoires* 131 on utilisera avec avantage les Fleurs de *Lavande*, en Fumigations 137, chaque fois que l'on voudra accentuer, en le parfaisant, les Effets d'un traitement aux RAYONS-BLEUS 109-116 et 120, pris en nature le Matin, 56, ou par le moyen des Ambiances colorées 115 à l'aide d'Ecrans-filtre 114.

 Quelqués ,**ALIMENTS** de **CHOIX** indispensables
à la **SÀNTÉ** et à la **RESTAURATON** du **PÒUMON**.

Dans les chapitres 102 et 103 j'ai essayé de démontrer l'importance qu'il y avait à faire intervenir des Régimes alimentaires appropriés en conséquence et selon l'Organe ou les Maladies à soigner : « *cet Organe n'étant affecté ou la Maladie n'étant causée que parce qu'il existe en cet Organe ou dans le Corps un « déficit » de certains « Eléments corporels » ou « vitaux »; donc pour guérir l'Organe affecté ou la Maladie en cause on ne peut le faire rationnellement qu'en fournissant à l'Organisme « par l'Alimentation » les « Eléments manquants » et nécessaires à sa Structure normale.*

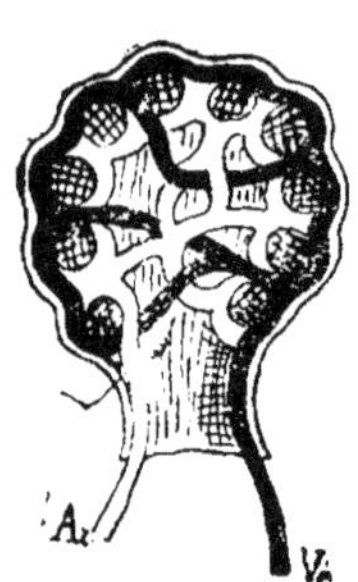

Lobule pulmonaire
(Ch. 90-93-102-103)

En ce qui concerne le Poumon, organe vers lequel a convergé la thèse de cet ouvrage, voici sans plus de détails les Eléments essentiels qui lui sont indispensables, tant pour le maintien normal de sa Structure que pour son bon fonctionnement, tels que je n'ai eu qu'à les copier dans mes précédents ouvrages, et notamment dans le chapitre, *Les Légumes qui guérissent*, de « **Doit-on manger cru ou cuit ? »**

**Aliments** de choix qui conviennent le mieux pour la Santé et la **Restauration du Poumon** :

— **Plantes reconstructives** riches en *Sels minéraux* appropriés à la Structure pulmonaire et dérivant du *Calcium* (Chaux), du *Magnésium* (Magnésie), de la *Silice*, du *Fer*, du *Phosphore*, de l'*Iode* et du *Soufre* notamment :
Céréales complètes, Lentilles, Haricots et Pois, Choux, Poireau, Ail, Oignons et famille (Ciboule, Civette, etc.), Epinard, Cresson, et tous les Fruits.

— **Plantes mucilagineuses** destinées à favoriser la « Souplesse permanente du Poumon »:
*Laitues, Mâche, Pourpier, Poireau, Ail, Oignon, Citrouilles et Courges, Citrons et Oranges* et tous les *Fruits* à *Pépins* (dans les Fruits les *Mucilages* se trouvent surtout autour et dans les Pépins), dans les *Algues marines* et dans l'*Eau de mer* au voisinage des rochers riches en Algues. (Les *Mucilages* et les *Résines* — comme les *Corps gras* — peuvent être considérées à l'égard des Plantes comme des Accumulateurs d'Energie solaire.)

— **Plantes oléagineuses** essentiellement « Dynamo-calorigène » (Force et Chaleur) et « Lubrifiantes », consommées en nature ou sous forme d'Huiles :
*Amandes, Noisettes, Noix, Noix de Coco, Graines de Pavot, Graines d'Arachides* (Cacahouettes) y compris les Huiles qu'on tire de ces Graines (l'Huile d'œillettes avec la graine de Pavot), y compris l'excellente Huile d'olive.

— **Plantes Aromatiques culinaires** :
*Ail, Oignon, Echalotte, Ciboule, Civette, Thym, Laurier-sauce, Cerfeuil, Persil, Sauge.*

— **Plantes aromatiques ou mucilagineuses** médicinales : *Thym, Citron, Laurier, Hysope, Bourrache.*

— **Extrait d'Aromates concentrés et de Sucre de Plantes à** effets Médicinaux et Calorigènes :
*Miel d'Abeilles.*

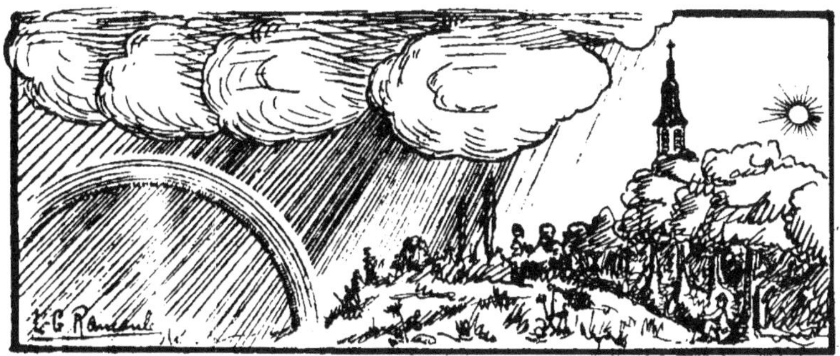

Les NUAGES, formés par le groupement condensé en gouttelettes des VAPEURS d'EAU, sont les CONDENSATEURS où s'accumulent les ENERGIES SOLAIRES, lesquelles se déverseront sur la Terre sous forme de Pluie (Voir Ch. 31, 41 et 43).

## 160 « Panacée » et « Elixir de Longue vie ».

Depuis que le monde existe et qu'il y a 'des malades, les Thérapeutes et les Charlatans se sont ingéniés à découvrir la « Panacée », capable de guérir toutes les maladies, et l' « Elixir de longue vie », pour prolonger l'existence.

Mais, comme toujours, au lieu de regarder auprès de lui et de rechercher les corps les plus simples et les plus naturels parmi ceux qui l'environnaient, l'homme-savant recourait aux compositions les plus compliquées et les plus hétéroclites, où tous les éléments les plus complxes, les plus extravagants et les plus *anti-naturels*, intervenaient, sous forme de mixture, liqueurs, pilules, sérums, glandes interstitielles, etc., etc., pour être après un laps de temps rejetés tour à tour et remplacés par d'autres du même acabit.

Eh bien ! moi aussi j'ai eu la douce folie de vouloir résoudre ces deux problèmes... Et le fruit de mes recherches laborieuses a abouti à la découverte de deux produits merveilleux, à la fois « Panacée » et « Elixir de longue vie », qui sont destinés à révolutionner le monde !...

L'*Elixir*, je l'ai trouvé et recueilli dans un élément qui nous environne de toutes parts. C'est un composé, assez difficile à réaliser dans certaines de ses parties, d'Azote, d'Argon, d'Hydrogène, de Gaz carbonique, d'Oxygène, d'Ozone, d'Hélium, etc., etc., dont les effets sur le corps humain sont tout simplement prodigieux.

Ce composé quasiment impossible à réaliser est, en effet,
un *Aliment* idéal et sans déchets par l'Azote (équivalent de l'Albumine),
un *Energétique* instantané par l'Hydrogène et le Carbone (équivalents de l'Amidon, du Sucre et de la Graisse),
un *Comburant* et un *Oxydant* irremplaçables par l'Oxygène,
un *Microbicide* énergique par l'Ozone,
et, enfin — sans parler d'autres vertus aussi précieuses les unes que les autres mais qui seraient trop longues à énumérer — cet *Elixir* est aussi
un « *Vitalogène* » ultra supérieur, grâce à certaines « Ondes solaires » que j'ai réussi à capter et à incorporer dans cet Elixir pour qu'il devienne un produit « radio-actif », ou plutôt, devrais-je dire, « vitalisateur ».

C'est alors qu'ainsi harmonieusement composé *et « vitalisé »*, grâce à la réunion judicieusement comprise de tous ses composants naturels, les éléments associés de mon *Elixir* concourent et aboutissent, tant par leur action séparée que combinée, à des résultats prophylactiques ou curatifs absolument « merveilleux et déconcertants ».

Voilà pour la composition mon « Elixir de longue vie ». Voyons maintenant pour celle de la « Panacée » capable de guérir tous les maux.

J'en ai puisé l'élément principal, *le Protoxyde d'hydrogène*, dans un fluide que l'on trouve en abondance un peu partout sur la Terre, jusque dans nos Aliments, et parfois même dans le Ciel, d'où alors il nous tombe sur la tête.

Ma « Panacée » possède, elle aussi, des vertus magnifiques, mais d'un autre ordre, pour d'autres buts et par d'autres voies. Et cela en raison non seulement de sa composition, mais surtout de sa consistance autrement plus dense que celle de l'*Elixir*; quoique, pourtant, la plupart des *Eléments gazeux* que j'utilise figurent dans l'un et l'autre de mes deux produits.

C'est même là une bien merveilleuse chose que d'avoir pu, dans ma « Panacée », transformer des Gaz éminemment fugitifs, impalpables, ultra-fluidiques et invisibles, en un nouveau Corps tangible aisément maniable, malléable, transportable et semi-visible ; c'est-à-dire sous la forme nouvelle d'un « Corps liquide » sans laquelle je n'aurais pu l'utiliser pour l' « usage interne », ainsi que cela était indispensable à mes fins thérapeutiques.

Ce n'est donc seulement qu'après la réalisation — sans pression anormale ni conséquemment de détente expansive ultérieure — de la liquéfaction des deux corps gazeux, l'Oxygène et l'Hydrogène, que je jugeais indispensable pour satisfaire aux nécessités biologiques et sanitaires de l'intérieur du Corps humain, que cette fois ma « Panacée » s'est trouvée idéalement réalisée et en possession, comme de juste, des vertus les plus magnifiques, les plus insoupçonnables, les plus imprévues et les plus inattendues, en tant que Médicament capable de « guérir tous les maux », ainsi que doit le faire toute « Panacée » vraiment digne de ce nom. En effet,

par *l'Oxygène*, devenue « liquide » et par suite plus « concentré », ma « Panacée » collaborera et complètera par les Voies digestives aux effets d'*Hématose*, de *Comburations* et d'*Oxydations* commencés et entretenus sans arrêt par l'extérieur du Corps grâce à mon « Elixir de longue vie » ;

par *l'Hydrogène* « liquide » et « concentré », dont ma « Panacée » est composée pour deux de ses parties, des effets rapides se produiront lors de la désagrégation partielle de cet élément dans notre corps, lesquels effets se traduiront par un surcroît d'*Energie-force*. Puis, à ma « Panacée », j'ai incorporé

tous les *Sels minéraux* qui existent dans la Terre. Et cela toujours à « l'état liquide », pour que leur *Assimilation* soit parfaite et puisse se faire sans peine, et dans des proportions telles qu'elles répondent, en collaboration avec les Sels minéraux renfermés dans les Aliments, avec le plus d'exactitude possible aux exigences de la *Reconstruction* de notre Structure : notre corps renfermant la totalité de tous les Corps (y compris les *Corps minéraux*) existant dans notre monde.

J'ajoute qu'après cela il ma fallu adjoindre à ma « Panacée », dans le but de la *Vitaliser* et de la rendre *Radio-active,* la totalité des *Radiations du Soleil*; ce que je suis parvenu à réaliser en les *Accumulant* et en les *Condensant* dans mon liquide.

Et le résultat de mon « travail » fût un tout si harmonieusement composés, en tant que Remède, qu'il répond à l'universalité des exigences biologiques de tous nos Organes, et notamment des trois principaux: les Organes nerveux, sanguins et lymphatiques, à qui, par suite de cette composition (où rien ne manque et où tout a été prévu) ma « Panacée » assure et garantit la plus parfaite des Santés.

J'ai donc réussi à réaliser, en partant exclusivement de « Produits naturels », la fameuse synthèse de tous les Corps nécessaires à l'entretien permanent de la *Vie*, au maintien constant de la *Santé* et, quand cette dernière est compromise, à la *Guérison de* nos maux ; voire à nous assurer une *Longue existence* sans *Infirmités.*

☺

— La découverte de ces deux produits, « Elixir de longue vie » et « Panacée », si ingénieusement et si habilement composés qu'ils confondent notre esprit, a dû vous coûter beaucoup de peine et de recherches ?

— .....

— Vous ne répondez pas ?

— .....

— Auriez-vous la cruelle intention de conserver secrète cette admirable découverte ?

— .....

— Ou bien de l'exploiter en en tirant des bénéfices fabuleux, car tout le monde, comme de juste, voudra en profiter pour sa Santé ?

☺

Je ne veux pas faire languir plus longtemps les profanes de la Science qui n'ont pas encore compris que mes deux produits, à la fois, *Prophylactiques, Curatifs, Energétiques,* et *Revitalisants,* sont :

L'AIR, pour l' « Elixir de longue vie », et

L'EAU, pour la « Panacée ».

A la condition que tous les deux aient été au préalable

## « ensoleillés »

ainsi que, pour l'un et l'autre, dans tout le cours de cet ouvrage je me suis efforcé de l'expliquer pour le plus grand bien de mes lecteurs.

*Fait et terminé à Dinard*
*le 26 Mai 1922*

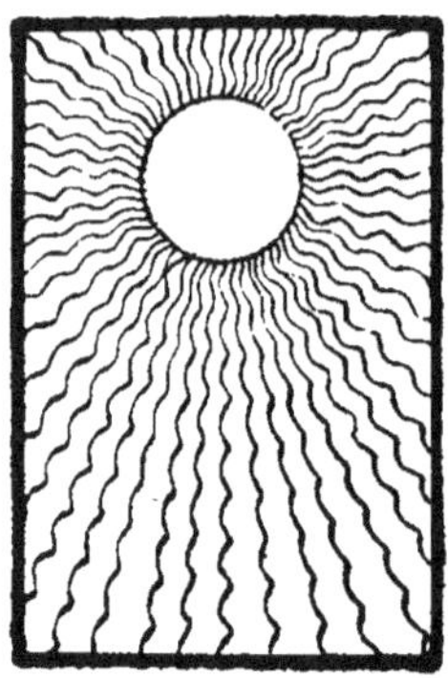

« Les Parfums (l'Odorat)

les Couleurs (la Vue)

et les Sons (l'Ouïe) se répondent »

(Baudelaire, ch. 163.)

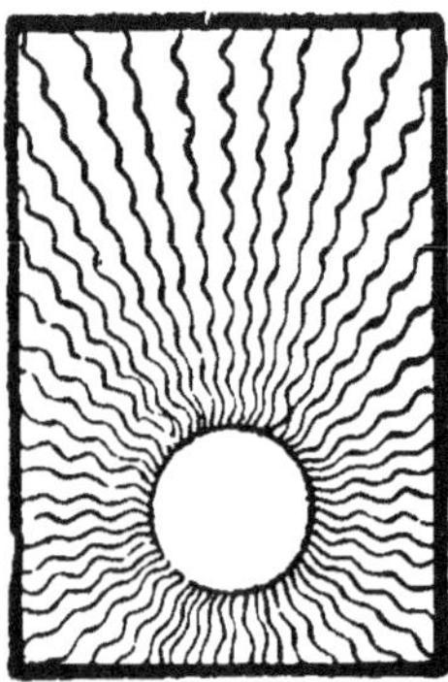

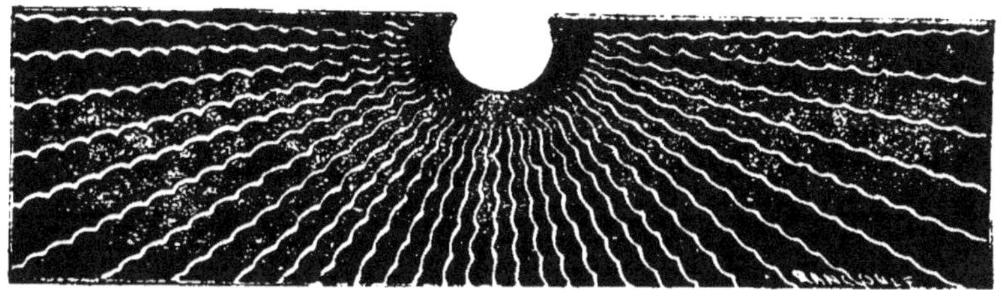



# QUELQUES
# NOTATIONS ET ADDENDA

## XVII

**161** De l'influence de la « Chromothérapie » au point de vue
de l'Harmonie sociale

> [L'article reproduit ci-dessous avec le titre que vous venez de lire et
> dont, sous le pseudonyme de Legrain de Poussyères, je suis l'auteur,
> a été publié dans le numéro du 29 février 1912 d'une petite Revue, *Pages
> utiles*, que j'avais fondée pour des buts divers de vulgarisation et
> qui n'eût que le succès que l'on accorde aux choses sérieuses. Ce qui
> revient à dire que sa parution ne fût qu'éphémère.
> Cette reproduction n'a qu'un but : démontrer qu'à trois lustres de
> distance le sujet de ce livre était déjà sensiblement schématisé dans
> mon esprit.]

Un de mes amis, grand industriel, occupe un nombreux personnel qui,
par un prodige paraissant *à priori* inexplicable, vit dans la paix la plus
complète !

Très érudit et observateur il avait remarqué une note, publiée dans
*Pages utiles*, à propos de l'influence des Radiations Rouges sur les
ouvriers de la maison Lumière, de Lyon, chez qui l'agitation et les que-
relles ne cessaient de troubler le bon ordre dans les ateliers, et où la
substitution de la Lumière Verte à l'éclairage Rouge avait suffi pour
ramener le calme dans la maison.

Cette influence des Radiations Vertes sur le tempérament avait vivement frappé mon ami qui, par corrélation, se souvenait avoir lu dans ses
classiques que l'empereur Néron retrouvait l'apaisement à ses grandes
passions en plaçant devant son œil un monocle formé d'une Emeraude
plate (Couleur Verte).

Etant donné ces précédents, mon ami se dit qu'en étudiant indivi-
duellement les caractères de son personnel il arriverait peut-être au
même résultat ?

Il résolut donc de mettre en pratique dans son usine (en se basant
sur ce qui sur un point avait si bien réussi dans la maison Lumière) un
subterfuge qu'il imagina et que je vais vous décrire.

Il commença à classer son personnel en « exaltés » et en « apathiques ».

Puis, sous le prétexte de l'application d'une des nombreuses lois d'hygiène qui réglementent les ateliers, il fit venir un docteur qui, préalablement bien renseigné, ordonna à chacun d'eux le port de lunettes à *Verres colorés* suivant une échelle de nuances, correspondant avec le degré d'exaltation ou d'apathie de chacun d'eux :

Aux « exaltés furieux » il ordonna les forts numéros de verres Verts, aux « demi-exaltés » les numéros moyens, etc.

Au contraire, pour les « apathiques » toute la gamme des Rouges, depuis le Rubis jusqu'à l'Orangé, y passa.

Et depuis, grâce à cette heureuse inspiration, l'harmonie la plus grande ne cesse de régner au sein du personnel de mon ami.

N'y aurait-il pas là un moyen bien moderne pour donner à l'humanité un peu du bonheur qu'elle recherche ; hélas ! sans pouvoir y parvenir : chacun de nous étant l'esclave des passions consécutives à nos tempéraments.

Au lieu des méthodes plus ou moins bonnes proposées par nombre de philosophes et qui, jusqu'à présent, n'ont jamais, à ce que nous sachions, données de résultats sensibles ; ou bien, des traitements physicothérapiques, ou encore chimicothérapiques, proposés pour calmer ou apaiser les nerfs ; ces derniers n'ayant pour résultats certains que ceux de vous détraquer les viscères, par suite de l'absorption de coca, kola, caféine, chloral, bromures, sous formes de vins, drogues ou élixirs ordonnés en conséquence. N'y aurait-il donc pas lieu d'étudier très sérieusement cette science de la « Chromothérapie », étant donnée l'influence indéniable des Radiations colorées sur le Système nerveux ? Il y a certainement beaucoup à faire dans cette voie, car les phénomènes physico-nerveux des diverses Colorations sur nos sens sont connus depuis fort longtemps et expliquent bien des caractères et tempéraments. Ne dit-on pas, en effet, d'un rêveur, d'un poète, d'un être doux, qu'il « voit tout en Bleu ». D'un exalté, d'un coléreux « qu'il voit Rouge ».

Le Bleu est donc la couleur qui s'accorde le mieux avec les êtres faibles, (corporellement parlant) d'où il résulte que l'on voit les jeunes filles s'habiller de préférence en Bleu (1) — les tentures de leurs chambres étant généralement de même nuance. Des mamans pousseront même instinctivement cette « Chromothérapie » jusqu'à les « vouer au Bleu ».

Le Rouge au contraire aura la préférence des garçons, qu'on ne craint pas de revêtir de cette couleur, leurs jouets préférés étant les soldats Rouges, des toupies Rouges, des billes Rouges, des chevaux de bois Rouges etc., etc.

Les salles de spectacle, au lieu de conserver l'ambiance Rouge d'antan — rideaux et sièges Rouges — qui prédisposait le public à l'Exaltation des sentiments et à l'Enthousiasme, n'engendrent-elles pas actuellement l'ennui, par suite de leurs nuances Blanches ou toutes autres couleurs, comme le Bleu et surtout le Violet, poussant à la mélancolie ou à la tristesse dans un milieu où les nerfs, au lieu de se détendre, devraient s'exaspérer dans le sens des sentiments développés par l'auteur ? D'où peut-être la cause de bien des insuccès non expliqués.

Autre exemple : vous souvenez-vous lorsque, à l'Opéra (je rappelle que ces lignes ont été écrites en 1912), une nouvelle direction décida de changer la mise en scène et les costumes de Faust ? Méphisto, qui jusqu'alors avait toujours été revêtu de Rouge, dont les effets correspondent pour notre psychisme aux *plaisirs matériels*, les seuls que Satan puisse promettre (« à moi les plaisirs... »), fut habillé complètement de Noir. Ce fut lamentable, car l'ambiance qui se dégageait de l'Esprit tentateur, ainsi revêtu, n'existant plus — le Noir ne se rapportant à aucun sentiment —, les spectateurs ne pouvaient comprendre, pas plus que les artistes, qu'un tel personnage aussi sombre puisse promettre tous les plaisirs dépendant de ses apanages, étant donné que

_______

1. Je parle du commencement de 1912 et non de ce qui se passe aujourd'hui.

son apparence obscure et sans reflet de vie était devenu l'expression
synthétisée la plus parfaite du *Nihil,* c'est-à-dire de rien, du néant et
de la suppression de tout...

La contre partie des Couleurs primaires étant leurs complémentaires :
Orange pour le Bleu, Verte pour le Rouge, etc., la solution élégante
pour modifier les caractères qu'on aimerait voir autrement qu'ils ne
sont me semble toute trouvée : *donner une ambiance de Couleur complémentaire à une personne dont on désire voir modifier le tempérament
en sens inverse.*

C'est pourquoi, instinctivement, vous, moi, tout le monde, lorsque
nous nous sentons énervés, à la suite d'une longue suite d'agitation occa-
sionnée par la vie moderne, nous éprouvons le désir, quasi impérieux,
d'aller à la campagne prendre un « bain de Verdure » : le Vert étant
la couleur complémentaire qui « annihile » le Rouge, lequel, comme
chacun sait est la couleur qui engendre l' « agitation ».

(Pages utiles, 29 février 1912).

## 162   De quelle Couleur doit être une Salle de Spectacle.

Pour confirmer ma théorie sur l'importance psychologique, au point de
vue de la réussite, de l'Ambiance rouge pour une Salle de spectacle (voir
chap. ci-dessus), voici un article de M. Pierre Pons, détaché de *Candide*
du 10 septembre 1925, qui confirme ce que j'avais dit il y a quelque
quinze ans, comme on a pu le voir dans le chapitre précédent 160.

### De Rouge et d'Or, ou les Couleurs d'une Salle de Spectacle

Ce n'est pas tout que de bâtir un théâtre et d'y mettre de bons artistes et
une bonne pièce dedans; on ne tient pas encore la formule du succès si l'on a
mal choisi la Couleur de la salle. De quelle Couleur doit être cette salle ? Il n'y
a pas de problème plus important. Le directeur la recherche dans l'alarme.
S'il n'a pas trouvé la nuance qui lustre la lumière, qui embellit les femmes,
met un velouté de plus à leur robe et comme l'adresse d'un couturier à la mode,
qui n'égaie pas le monsieur déjà amer, qui, gêné par sa chemise cassante
comme de la porcelaine, songe à ce qu'il vient de payer la loge de six places;
que ce directeur renonce à sa direction, il ne fera jamais fortune.
Où est donc cette miraculeuse Couleur ? M. Edmond Roze, directeur des
Bouffes-Parisiens, metteur en scène sachant donner la grâce et la légèreté des
divertissements à des œuvres de si peu de poids qu'elles eussent été bien
lourdes sans lui, connaît très bien cette nuance. Il n'hésite pas.
— Rouge !
. . . . . . . . . . . . . . . . . . . . . . . . . . . . . . . . . . . . . .
M. Trebor dirige avec une égale compétence petit ou grand théâtre; il l'a
prouvé en menant (en collaboration avec M. Brigon) le théâtre Michel à sa
vogue actuelle et en pilotant (aidé d'une main sûre par M. Brûlé) le beau
théâtre de la Madeleine. Il doit bien connaître la Couleur qu'il faut. Je lui
demande. Il soupçonne d'y mettre une finesse que je n'ai pas.
— Est-ce une enquête de fantaisie ?
— Le pain augmente.
— C'est donc sérieux ? Bien. En ce cas, soyez certain qu'il n'y a qu'une Couleur pour une salle, c'est celle que nous avons choisie pour le théâtre de la
Madeleine : *Rouge* tirant sur le *Violet.* Elle sied admirablement aux femmes
et vous n'ignorez pas que les femmes vont autant au théâtre pour montrer
leur toilette que pour entendre le spectacle... Enfin, souvent...

— De quelle Couleur doit être un théâtre ?
— Mais en principe *Rouge,* me dit Mme Jeanne Renouardt.
— Rouge, dis-je en sursautant; mais le Daunou ?...
— Eh bien ?
— Je l'avais vu *Bleu...*
— C'est pour cela que je vous dis : en principe. *Pour les autres théâtres, les*
salles sont faites pour être *Rouges.*
— Vous en êtes sûre ?
— Certaine. Tous les directeurs vous le diront.
— Tous ?

— 225 —

15

— Tous !
— Mais il n'est donc pas besoin de leur demander ?
— C'est inutile.
Qui pousserait une enquête plus loin après une pareille affirmation ?
D'ailleurs si j'avais besoin d'un dernier renseignement qui fasse preuve, je le trouverais en visitant les deux dernières salles construites à Paris, avec le théâtre de la Madeleine, l'Empire et le Moulin Rouge. Tous les deux sont Rouges et Or. Donc...
*(Pour compléments voir 116 A).*

### 162ᴮ Pour augmenter l'Intensité des Effets dramatiques, l'Artiste devrait se trouver dans une Ambiance colorée en rapport avec les Sentiments qu'il exprime.

Dans son *Courrier théâtral* du 10 septembre 1925, Antoine, décrivant les nouveautés scéniques exposées par quelques pays étrangers à l'Exposition des Arts décoratifs, écrivait ceci :

« ... Evidemment les outrances ne manquent point, car l'Allemagne est toute proche  A côté d'un ingénieux modèle de scène plongeante, on éprouve un peu d'inquiétude devant un plancher de scène formé d'une sorte de disque, divisé en secteurs de couleurs variés sur lesquels, dit une note, l'acteur doit se placer successivement selon les épisodes de l'action. »

Or l'idée était ingénieuse car il est bien certain que l'application de la disposition de « *Secteurs colorés variés où l'acteur doit se placer successivement selon les épisodes de l'action* » ne peut qu'augmenter par les effets des *Influences chromatiques l'intensité dramatique ou lyrique des Sentiments exprimés par l'artiste qui les décrit ou les mime.*

A la condition, bien entendu, que l'Ambiance colorée choisie soit toujours en accord avec les Sentiments exprimés, sinon il y aurait dissonnance et désharmonie et l'œuvre ainsi représentée serait jouée « fausse ».

C'est ainsi que je vois très bien un artiste chargé d'exprimer des Sentiments exclusivement matérialistes le faire dans une Ambiance rouge. Tandis que celui qui sera chargé d'exprimer les Sentiments opposés (Apaisement aux Passions matérielles) se trouvera dans une Ambiance de Vert. Comme aussi les Actions nobles et vivifiantes seront prônées dans une Ambiance Bleue ou Indigo, et que celles purement psychologiques le soyent dans celle du Violet. Et, pour que tout le monde soit d'accord et mettre un peu d'ordre et d'harmonie entre Matérialistes et Spiritualistes, un autre artiste viendra se placer dans une Ambiance de Jaune ou d'Orange, afin d'apporter l'accord entre les effets trop psycho-spiritualistes engendrés par le Bleu, l'Indigo et le Violet et ceux qui résultent du Rouge aboutissant, pour ce dernier, à la seule satisfaction matérielle des Organes corporels.

### 163 Les SONS MUSICAUX et leurs Accords avec les COULEURS et les PARFUMS.

> *Les Sons que l'on Entend* « expriment » *les Sentiments et* « reproduisent » *les Impressions, tandis que la Vûe des Couleurs* « font naître » *les premiers comme aussi les dernières* (**v.** ch. 77 pour les Sons et 81ᶜ pour les Couleurs).

Tout s'enchaîne et tout se relie : Couleurs, Sons, Aromes, comme je l'ai démontré dans le chapitre VI sur les Harmonies vitales engendrées par les Effluves colorés de la Lumière du Soleil, ont chacun pour leur part leur rôle à remplir.

Ainsi dans la Nature, notre divine maîtresse, les Couleurs, les Aromes et les Sons, se manifestent toujours *ensemble* et en « accord parfait » : Chacune de ses œuvres ou chacun des spectacles qu'elle nous manifeste à tous moments du jour ou de la nuit, que ce soit à la campagne, à la mer ou à la montagne, étant toujours complet, comme Sentiments et

Impressions, et en Accord parfait à l'égard de nos trois principaux Sens psychiques : la Vue, l'Odorat, l'Ouïe.

Or, dans les Arts, l'homme en dissociant cette trinité, quasi inséparable, a rompu cette Harmonie qui pour être parfaite doit, comme on vient de le voir, être ressentie par nos trois principaux Sens psychiques. Ce qui, ainsi que je l'ai indiqué dans le parag. O des Tableaux en couleurs de la page 56 *bis*, correspondrait également avec les Influences des Flux Solaires à l'égard des exigences totales de notre existence. Ainsi les Sens de l'*Ouïe* et du *Goût*, logés dans la Bande du Rouge, sont en accord avec les Ondes émettrices d'influences « dynamo-calorigènes »; celui de l'*Odorat*, logé dans la bande du Jaune, est en accord avec les Ondes émettrices d'influences « équilibro-harmoniques »; et le Sens, de la *Vue*, logés dans la bande du Bleu et des Couleurs au delà, l'Indigo et le Violet, est en accord avec les Ondes émettrices d'influences essentiellement « vitalo-psychiques ». Et cela dans un ordre de plus en plus élevé par rapport avec le nombre d'Ondes que chaque organe, suivant son degré de sensibilité, est capable de capter.

Voici, du reste, quelques exemples « d'auto-pressentiments », si je puis dire, qui confirmeraient cette théorie.

M. Paul de Stoecklin dans son article : *La Vie musicale*, paru le 15 déc. 19 dans l'*Avenir*, s'exprimait ainsi :

Il y a des mariages de couleurs, il y a des juxtapositions de sons qui sont faux, qui font hurler. En peinture comme en musique, il y une loi des valeurs, des relations des éléments entre eux. Le cheval blanc de « 1813 » de Meissonier est faux, non parce que le tableau est pompier, mais par rapport au blanc de la neige. Mettez une hachure *verte* sur un livre *rouge*, le *rouge* du livre chantera. Ne mélangez pas indifféremment le *rouge* et le *vert*, vous aurez un ton sale. Jeunes musiciens, prenez toutes les libertés. La liberté absolue est la condition de l'art, mais méfiez-vous du caprice, de l'arbitraire.

Et cette autre définition de M. Tenroc :

« *la mélodie est l'aromate qui préserve la matière musicale de la corruption* ».

Cette définition, qui me plaît au delà de toute expression (les Aromes, comme je l'ai toujours préconisé, étant les plus merveilleux des Antiputrides 78 et 134) a été rapportée par M. André Gresse dans sa chronique musicale du *Journal* (9-11-25), à propos de la *Symphonie pathétique* de Tchaikowski, et dont voici un extrait :

... Pleine de lyrisme, de couleur, magnifiquement orchestrée... Telle est cette œuvre tout empreinte de sève mélodique où, comme dit justement M. Tenroc dans le *Courier musical*, « *la mélodie est l'aromate qui préserve la matière musicale de la corruption* ».

On remarquera que dans cette courte analyse de l'œuvre du génial musicien russe, M. André Gresse, sans y penser certainement, a fait figurer, ce que je signalais comme étant les trois choses qui président par leur ensemble à la divine harmonie de la Nature, en commençant par ces mots :

« Pleine de *lyrisme*, de *couleur*... » pour se terminer par ceux-ci :

« La mélodie est l'*aromate*, etc. »

— *Lyrisme* (Sons), *Couleurs* et *Aromates*, comme vous le voyez, tout y est bien.

D'autre part, je ne sais plus qui a cité que Baudelaire — car j'ignore l'œuvre du poète — avait écrit quelque part dans son œuvre, *Salons* :

*On trouve dans la Couleur, l'Harmonie, la Mélodie et le Contre-point.*

Dans un autre de ses vers, que je retrouve dans mes notes avec la citation ci-dessus, Baudelaire, obsédé, sans doute, et, comme tous les grands poètes, inspiré par le Soufle divin (v. 81c) qui fait entrevoir à certains élus un peu du monde inconnu, s'écrie :

*Les Parfums, les Couleurs et les Sons se répondent.*

Cette fois les trois choses y sont bien clairement désignées. Et combien aussi ce vers me paraît merveilleux par la Vérité scientifique qu'il proclame : *faire accorder les vibrations des Sons avec celles des Parfums et des Couleurs*. Ce que moi-même, avant de connaître ce vers, j'avais ressenti et tenté de démontrer, il y a de cela déjà pas mal d'années, comme on peut le voir à la fin du chapitre 77 où je manifeste ce vœu.

Voici encore, recueillies à la dernière seconde, quelques lignes que je détache d'une chronique de M. André Rousseau (*Candide*, 7 oct. 1926), lequel, à propos de St François d'Assise, cite de M. Edouard Schneider, l'auteur de *Le Petit Pauvre au Pays d'Assise*, le passage suivant qui se juxtapose, en tant que pensée tripartite à l'égard des *Parfums*, des *Couleurs* et des *Sons*, avec les réflexions qui précèdent :

Ce qu'on a bien souvent nommé le charme d'Assise, c'est, pour user du langage musical, une *tonalité* d'un mode tout spécial. Mais elle s'avère si riche de *nuances*, cette tonalité, de *sons* et *d'accords* si sensibles, que pour s'en définir à soi-même les traits essentiels, il faut se l'être longuement incorporée en ouvrant notre fibre la plus intime au *Concert* quotidien de ses lignes,
¡de ses *Couleurs*, de ses Timbres et, si j'ose dire, de ses *Parfums*.

### 164 La MUSIQUE gagnerait à être interprétée dans une « Ambiance colorée » adéquate.

Dans le chapitre 77, les *Sons et la Musique*, où j'exposais ma théorie sur la supperposition des Sons avec les Couleurs du Spectre solaire, j'exprimais tout l'intérêt qu'il y aurait pour nos Sens psychiques à augmenter la puissance de la Mélodie et de la Symphonie en créant dans la Salle de concert une « *Ambiance colorée» de nuance en harmonie constante avec le Ton de la partition interprétée.*

Ainsi par ce procédé adjonctif— voire celui d'Aromes en accord comme je l'indiquais également dans ce chapitre 77 —, le Sens de la Vue complétant par l'apport des Ondes colorées adéquates comme valeur aux Ondes sonores, les Impressions ressenties deviendraient alors plus parfaites. Car les Sentiments exprimés étant transmis en même temps par les Sens de l'Ouïe et de la Vue, la puissance des Effets mélodiques ne pourrait que s'augmenter dans notre Sensorium 81º pour le plus grand profit de nos jouissances intellectuelles. Les seules qui vaillent vraiment la peine de vivre.

Or, à ce propos, voici que *Candide*, du 24 septembre 1925, relate que, dans une Salle de Cinéma,

«... des projections de Lumière baignent la fosse de l'orchestre en changeant de teintes, selon le caractère de la musique.
« Pour l'ouverture de Guillamme Tell, dont l'exécution précède la projection du film, il y eût d'abord une *coloration blanche* accompagnant le début poétique et rêveur ; puis, à mesure que les phrases musicales s'animent, *une projection rouge* et, naturellement, au ranz des vaches le plus tendre, le plus herbager et le plus helvétique des *Verts*. »

Voilà donc exécutée, embryonnairement il est vrai, une vieille idée à moi —parmi les cent autres que l'on m'a chipées (pour être poli) ou redécouvertes pour celles que je n'ai pas publiées —qui, lorsqu'elle sera *correctement* mise en œuvre, c'est-à-dire, *le Ton musical toujours exactement en harmonie « avec la Couleur qui s'accorde avec celui-ci »*, donnera, lors des Auditions musicales, une Impression beaucoup plus complète, par conséquent plus agréable, de la pensée qui a inspirée l'Auteur. Comme la Couleur des Décors, de l'Eclairage et des Costumes, voire des Fards, le font pour faciliter, dans notre Sensorium 81º, la compréhension cérébro-vibratoire de la Littérature théâtrale, de la Pantomime ou de la Danse.

*Addenda* : « Dans un music-hall de la périphérie, à Printania, on voit un orchestre très moderne que dirige le compositeur René Ghislain. Il est composé de piano-violon, saxo, banjo, trompette, trombone et jazz.
Et il y a une « attraction » qui rappelle certains essais des grands jazz symphoniques américains: M. René Ghislain fait de la « Musique lumineuse ». Une projection illuminant motif et soliste, fait du morceau joué un numéro très music-hall. » (*Intran.*, *30-8-26*).

Le 28 février 1924, dans le Jardin Albert-Iᵉʳ, à Nice, un groupe de musiciens dont un harpiste exécutait des airs à la mode. Pour les écouter le hasard — à moins que ce ne soit mon invisible guide intellectuel ? — m'avait fait placer à l'emplacement du signe X marqué sur la figure schématique ci-contre. C'est-à-dire, *face au Soleil*, brillant fortement à ce moment, la harpe placée par son travers *exactement* entre le *Soleil et moi*.

Parmi les amis qui ce jour étaient près de moi se trouvait Mme Henri R. C., laquelle avait pris connaissance du chapitre 77, sur les *Sons et la Musique*, dans le manuscrit que j'avais emporté avec moi.

Lors, tout-à-coup, cette dame s'écria en me tapant sur l'épaule :

— Regardez-donc les cordes de la harpe qui vibrent en couleurs ?...

En effet, voici ce que, avec les autres personnes qui m'accompagnait, je pu constater :

Chaque fois que le harpiste pinçait une des cordes de la harpe, *cette corde, en vibrant, formait un écran strié transparent et « coloré »*.

La « Vision colorée » de la gamme des notes se superposait dans l'ordre des couleurs principales du Spectre solaire, comme ci-dessous :

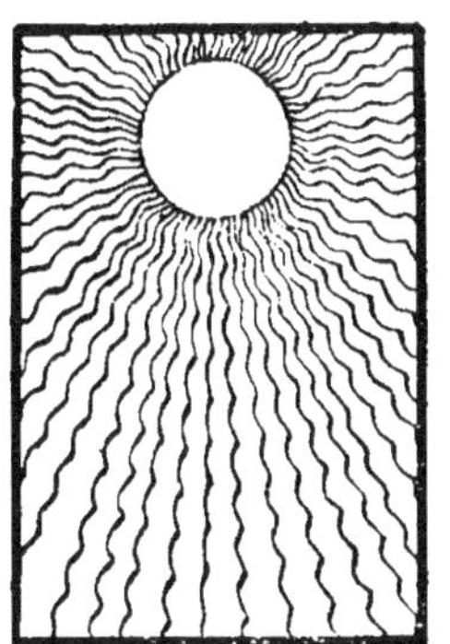

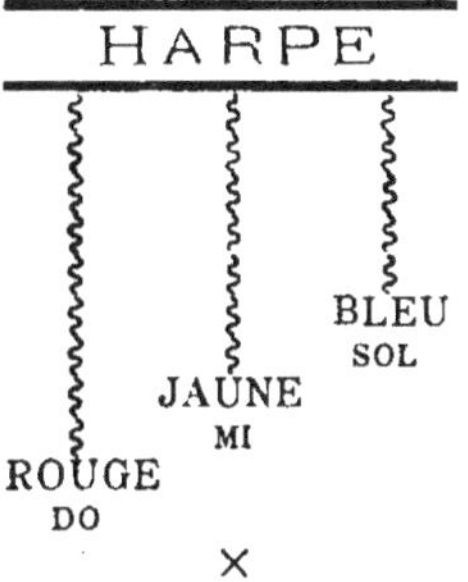



×. Emplacement où je me trouvais face au soleil et la harpe entre lui et moi

Fig. 53. — La " vision colorée „ des Sons musicaux

| ROUGE | JAUNE | BLEU |
|---|---|---|
| ||||||| | |||||||||| | |||||||| |
| Do | Mi | Sol |

Dans ce phénomène il ne pouvait y avoir une illusion d'optique de ma part, puisqu'il me fût d'abord signalé par quelqu'un et que les deux autres personnes qui m'accompagnaient le constatèrent également *chaque fois qu'elles prirent place tout près de moi* (cette « vision colorée » ne se manifestant point hors de la position décrite dans le schéma qui complète cette note), comme l'Arc en ciel 55 ne peut être vu que si l'observateur se trouve placé entre les couches de Vapeurs, où s'engendreront les Interférences chromatiques 65 et le Soleil.



Dans un conte, *Une scène d'amour*, M. André Birabeau s'exprime à propos de son héroïne dans les termes suivants :

Mlle Gervaise n'est pas laide : elle est incolore Les choses n'ont pas de couleur ; elles n'en ont une que quand la lumière les touche. Qui sait ? Mlle Gervaise est peut-être une rose dans la nuit, un papillon dans l'ombre ; il ne lui a peut-être manqué, pour être éclatante, que d'avoir été atteinte par un rayon de soleil.

Comme voilà bien expliquée et d'une manière poétique la Loi des interférences, que j'ai essayé de décrire dans le chap. 65, et qui est à l'Origine de la Vision des couleurs *sans lesquelles « la Vie ne peut exister »*.

**165   Un procédé de MÉDECINE HINDOUE :
la « SOURIETCHÉKISTA ».**

Dans sa revue, *La Vraie Vie* de septembre 1924, le sympathique Pr Varma Yogi écrivait, au cours d'un chapitre traitant de la Médecine hindoue, les lignes qui suivent (où j'ai mis en *italique* ou fait précéder d'une majuscule les mots qui se rapportent à ma thèse) :

La *Souriechékista* n'est pas absolument l'art de mettre le Soleil en bouteilles, mais il est celui d'utiliser exclusivement les Rayons solaires pour la guérison de toutes les maladies.

Le mot *Sourietchékista* signifie Héliothérapie (*Sourié*, Soleil et *tchékista*, traitement).

Cette thérapeutique compte assez peu de partisans. Pourtant, malgré ses apparences charlatanesques, elle donne des résultats intéressants. Est-ce affaire de suggestion ? Nous n'avons pas le temps d'étudier ici la question.

Les adeptes de la *Sourietchékista* partent de ce principe, que nous ne discuterons pas, que les Couleurs du Spectre solaire ont une influence directe sur la santé. Remarquons simplement que cette idée se retrouve dans la thérapeutique européenne. Le zona, notamment se traite par des bains de Lumière colorée.

On remplit d'Eau pure une bouteille de verre Coloré, en Rouge pour telle maladie, en Bleu ou en Jaune pour telle autre. On expose cette fiole aux Rayons solaires au moment où le Soleil est le plus haut et où par conséquent la chaleur est la plus vive

La réfraction des Rayons à travers la paroi Colorée produit, paraît-il, une concentration de « force thérapeutique » dans le liquide. Cette force est assez peu stable. Elle disparaît lorsque le flacon est demeuré pendant longtemps débouché.

La Sourietchékista prétend guérir à peu près toutes les maladies à l'aide de ses bouteilles de diverses couleurs.

Quelquefois l'eau est remplacée par des boules de sucre, également placées dans un flacon de verre coloré.

Eh bien ! à lecture de cette phrase : *Les adeptes de la « Souriet- chékista partent de ce principe que les Couleurs du Spectre solaire ont une influence directe sur la santé »*, j'avoue que je fus vivement frappé. Et convenez qu'il y avait de quoi, car cette phrase résumait une partie de la thèse de cet ouvrage !...

Et pourtant, Dieu seul sait comment, avant d'en faire le traité d'Héliochromothérapie que vous venez de lire, j'avais longuement « mijoté » cette conception dans mon cerveau, tant dans son point de départ, *le Spectre de la Lumière du Soleil* — et non le Spectre solaire, seul — que dans ses aboutissants quasi infinis (voir en entier le chap. VI), pour, après de longues années de gestation, accoucher, enfin ! de l'œuvre que maintenant vous connaissez.

La moralité de ceci c'est que, encore une fois, il est démontré qu'il n'y a rien d'absolument nouveau sous le Soleil !... Comme, par exemple, de voir que la Médecine hindoue — probablement la plus ancienne de toutes, par conséquent encore plus antérieure que celle d'Hippocrate pourtant vieille de près de deux mille cinq cents ans — avait déjà fourni l'embryon d'une méthode d'Héliochromothérapie que, plusieurs milliers d'années ensuite, je n'aurais fait que de redécouvrir !  .

De redécouvrir ?... Non, pas moi, car tout ce que je fais, tout ce que je dis, tout ce que j'écris et tout ce que je découvre ou invente, n'est pas positivement mon œuvre, mais *en réalité* celle de mon « Double », *de « Celui »qui me souffle à propos* ce que je dois faire, dire, écrire ou inventer, et que plaisamment, en lui enlevant son sens étymologique, j'appelle « mon Gnôme ». Lequel, en somme, n'est qu'une des formes du « Daimon » de Socrate (1).

1. *Le « Daimon » de Socrate.* — Lorsque Socrate, après sa condamnation à mort, se montrait surpris, près de ses amis, que son esprit familier, son « daimon », *qui jusqu'alors l'avait toujours averti de tout ce qui devait lui arriver de mauvais,* ne l'avait pas prévenu de sa mort prochaine... Il en conclua, après réflexion, que ce qui allait lui arriver serait pour lui la meilleur des choses : chacun de nous se trompant en supposant que la mort est un mal.

Et de cela je suis absolument convaincu — personnellement j'en ai eu mille preuves, — car chacun de nous est l'esclave de la Destinée, modifiée en pis ou en mieux, par l'Education, les Règles de l'existence — notamment celles qui concernent l'Alimentation et les Boissons — et de la conduite. En effet, près de nous — ou logé en nous — il existe un « Guide invisible » — celui qui ne meurt pas et qui a peut-être toujours existé ? — qui, selon son origine ancestrale, « dirige » nos Actions vers le bien ou le mal, qui nous « souffle » les Bonnes ou Mauvaises pensées, qui nous « suggèrent » les Idées originales et les Découvertes ; en un mot ce « Double », qui est avec nous ou près de nous, c'est l' « Esprit directeur » *dont les Emissions vibratoires évocatrices*, qu'il nous destine en tant que Pensées, Actions, Idées ou Découvertes, *pourront s'accorder synchroniquement et être traduites par nous*, clairement et sans difficulté, *à l'aide des merveilleux Appareils Sélecteurs d'Ondes* — chromatiques certainement — *logés dans notre Sensorium* (Voir 81D 81 et 81G).

Comme confirmation à ce que je viens de dire j'ai, au dernier moment, en corrigeant mes épreuves, ajouté à la fin du présent chapitre quatre lignes de celui qui a le don de traduire littérairement ce que tous les gens logiques et de bon sens ressentent bien, mais sont incapables d'exprimer avec autant de justesse dans l'expression que ne le fait Clément Vautel — vous l'aviez deviné — quasi quotidiennement dans le *Journal*.

Si je reproduis ces lignes à la fin de ce chapitre c'est parce qu'elles corroborent, par rapport aux origines embryonnaires de cet ouvrage, ce que moi-même ressentais et avais déja tenté d'exprimer ici-même, il y a un instant, et aussi dans le chapitre 81G, mais sans jamais avoir pu le faire d'une manière aussi saisissante et dans un tel raccourci que dans les quatre lignes ci-dessous détachées d'un « Mon film » paru le 25-3-26 :

> *Chaque auteur est, si j'ose dire, un arbre et il produit les fruits qu'il doit produire... Son livre*, ce n'est *pas lui qui l'écrit, c'est son double. c'est un autre homme à qui, quoiqu'il en ait, il ne commande pas.*

## 166   L'AZOTE et les RAYONS-JAUNES

Lorsque dans les Planches en couleurs, page 56 *bis*, je plaçais l'Azote 80a dans la colonne du JAUNE (parag. G) je ne le fis que par déduction et d'après la valeur de ce Corps gazeux à l'égard de ses Accords avec les RAYONS JAUNES harmoniques et de ses rapports atomiques avec l'*Albumine*. (L'*albumine*, comme chacun sait, est à la base constitutive de tout ce qui vit, car elle agit, vis-à-vis de tous les Eléments qui entrent dans la Structure constitutive des Etres, comme un «liant organique » chargé d' « harmoniser » et d' « équilibrer » la fixation des matériaux tirés de tous les autres Eléments dont ils sont composés).

Or, voici une note déposée à l'Académie des Sciences, fin mars 1924, qui démontre que je ne m'étais point trompé dans mon classement de l'Azote en plaçant celui-ci dans la bande du JAUNE faisant partie de l'une des Sept Ondes colorées :

Le 31 mars 1924, M. Deslandres, a fait à l'Académie des Sciences une communication sur la cause de la *coloration Jaune-vert* qui caractérise le Spectre des Aurores boréales.

Un savant norvégien, le Professeur Végard de Christiania, serait parvenu à réaliser expérimentalement cette *Radiation Jaune-vert*. Il a obtenu ce résultat en faisant passer sur de *l'Azote* refroidi à la plus basse température possible des courants électriques appropriés.

Dans l'Atmosphère plus raréfiée des pôles de la Terre il se produirait dans ses plus hautes sphères, là où règne le Froid absolu, une cristallisation en paillettes solides fortement électrisées de l'Azote contenu dans l'Air.

Cette cristallisation de l'Azote se produisant à une hauteur de 90 à 115 kilomètres, qui est celle des Aurores boréales, il est donc bien certain que cette magnifique *Radiation jaune vert*, qui particularise ces phénomènes météorologiques est bien celle que produit l'Azote solidifié en paillettes givrées fortement électrisées.

— 231 —

**167** **VITRAIL SYNCHROMATIQUE** engendrant par le Sens
de la **VUE** des Sentiments de Calme et de **Mysticité.**

Dans la nouvelle Eglise de Raincy (Seine) un artiste inspiré a merveilleusement traduit dans un Vitrail l'importance des Effets psychiques des couleurs capables de créer chez les fidèles une Atmosphère religieuse. — Ce que les Maîtres-verriers du moyen-âge n'ignoraient point : témoins les Vitraux aux couleurs si intensément belles — irréalisables à notre époque — et si justement utilisées à des fins de Mysticité en passant avec un art prodigieux, pour chacune d'elles, par la gamme de toutes les Radiations, depuis les Rouges aux effets les plus matériels, jusqu'aux Violets les plus intenses aux effets géniteurs de profonde Mysticité.

Voici la description, faite par M. Maurice Brillant, telle que je la reproduis de l'*Almanach catholique* pour 1924, du Vitrail exécuté par M. Maurice Denis, artiste peintre-verrier. (Dans cette description, pour les besoins de mon sujet, j'ai souligné les noms des couleurs et ajouté entre parenthèses les Sentiments que celles-ci engendrent) :

... Tout cet ensemble de vitraux (représentant un ex-voto pour la victoire de l'Ourcq) compose une symphonie admirablement réglée, aussi enivrante aux yeux qu'une musique le peut être à l'oreille. Remarquons la savante ordonnance de tons ; chaque panneau avec ses multiples couleurs, a sa dominante fort accusée, la lumière passe d'un Jaune clair et doré (Sentiment « harmonique » du Jaune et plus « naturel » du Blanc mêlé au Jaune) à un *Orangé chaud* (Sentiment psycho-matériel), chaud et comme velouté, à un *Rouge violacé* (Sentiment matériel par le Rouge s'imprégnant de Psychisme par le Violet) à un *Violet puissant* (Sentiment intense de psychisme), pour conduire l'œil), par degrés, jusqu'à la merveille de la triple abside toute vêtue d'un *Bleu vif* (Sentiment de Spiritualité et de Vie normale) intense et rayonnant... ».

**167ᴬ** Du **BLEU** pour symboliser le Bonheur paradisiaque et
du **VERT** pour représenter le beau visage du **CHRIST**
vers lequel les Chrétiens convergent tous leurs Espoirs.

Sur la couverture du n° 2 de *Métanoia* (une belle revue métapsychique dirigée par Mme Abel Gattefossé, 7, rue des Aubépins, à Lyon-Mont-Chat) figure une gravure coloriée des plus impressionnante.

Dans un ciel, du plus beau BLEU, on voit une grande étoile Blanche, toute scintillante de larges Rayons blancs, au centre desquels apparaît le beau visage du Christ coloré en Vert turquoise (Mélange de BLEU, de JAUNE et de BLANC).

Voilà encore une Harmonie synchromatique où chaque Couleur répond aux Effets psychiques attendus par l'artiste lorsqu'il a dessiné et coloré cette estampe. Quoique cet artiste, que je ne connais pas et qui n'a pas signé son œuvre, l'ait certainement conçue *instinctivement*, sans connaître par avance la Valeur psychique des Couleurs qu'il a utilisées.

En effet, le BLEU c'est la couleur qui correspond à la Vie saine et pure, telle qu'on peut la concevoir dans un milieu paradisiaque. Le Vert-turquoise, représenté par les trois couleurs qui sont à l'origine de cette nuance, exprime par le Vert l'Espérance en une Existence meilleure et exempte de Passions et de Sentiments matériels anormaux, par le JAUNE une « Vie Harmonique » bien Équilibrée et jamais troublée par des Influences excessives pouvant provenir des autres couleurs, et par le Blanc c'est la Lumière totale produite par le mélange exactement réparti des Sept couleurs du Spectre solaire fondues ensemble, c'est-à-dire la Félicité la plus complète pour l'accomplissement de tous nos vœux.

**168** Le « **FILTRE-JAUNE** ».

Lorsque j'écrivais le chapitre 112 sur les applications médicales des Couleurs complémentaires je ne pensais pas, à ce moment, que ma suggestion relative à l'utilisation d'*Ecrans-jaune*, comme protecteurs des Radio-thermites dans la Radiographie, puisse être un jour employée pour, à la

fois, protéger et guérir les malheureuses victimes des Rayons X et Ultra
violets.

En effet, au commencement de cette année (avril 1924), MM. Jacques
Risler et Paul Mondain ont présenté à l'Académie des Sciences une note
où ils préconisent un « Filtre jaune », transparent pour seulement le Jaune
et le Rouge, qui empêche donc de passer toutes les autres Radiations colorées et notamment le Violet et l'Ultra-violet.

Au moyen de ce «Filtre jaune» les effets des Radiations Ultra-violettes se
trouvent neutralisées pour l'opérateur (mais non pour le malade v. 179ᴮ).
En outre, le même Filtre peut être employé après chaque séance de
Radiothérapie pour contrebalancer, chez les Opérateurs, les effets des
Rayons X. Et dans le cas de Lésions radiothermiques l'application d'une
*projection de Rayons rouges*, faite à l'aide de ce filtre, donne, paraît-il, des
résultats pouvant aller jusqu'à la guérison.

En réalité le « Filtre-jaune », s'il n'était constitué qu'avec du Jaune pur,
n'absorberait que les Rayons violets. Or pour qu'il puisse absorber les
Rayons Ultra-violets, il y faudrait aussi du Noir qui, ainsi que je l'expli-
quais dans le chap. 75ᶜ, paraît être le seul cran qui soit capable de
s'opposer au passage de ces dangereux rayons.

Aussi, d'après moi, le meilleur des Ecrans pour se protéger contre les
Rayons ultra-violets devrait être un *Ecran noir* convenablement constitué
avec des produits *had hoc* (1); lequel, en ne s'opposant qu'au passage de
ces Rayons nocifs, aurait l'avantage de laisser passer la plupart des
autres Rayons bienfaisants de la Lumière solaire. Comme, par exemple,
le Verre fumé, 75ᶜ, que l'on utilisait jadis pour se protéger la Vue
contre ces mêmes Rayons ultra-violets, de beaucoup préférable aux
Verres colorés en Jaune vert qui interceptent le passage à tout une
catégorie de Rayons indispensables à la Vitalité de nos Yeux (notamment les Radiations colorées si précieuses des *Flux-indigos*, 113 et 114ᶠ,
chargés d'assurer la concomitance des phénomènes Vitalo-psychiques,
et dont une partie se trouve absorbée par le Jaune contenu dans ces dernières sortes de verre coloré).

## 169  La COULEUR VERTE et ses Influences psychologiques.

De tout temps le Vert a toujours été considéré, à juste titre, comme une
couleur procurant l'Apaisement, le Calme et l'Attention.

« Aller au vert » est synonyme de Repos mental. C'est au reste la meilleur des cures pour rétablir l'Harmonie dans les Facultés cérébrales. Rien,
en effet, n'est préférable pour cette Cure mentale qu'un jour à la campagne, dans les prés verts ou les bois feuillus, pour apaiser les conséquences de six jours de Surmenage.

Les Boulingrins (de l'Anglais, *bowl*, boule, et *green*, vert), ces Pelouses
arrondies placées devant les villas, sont des Espaces *Verts* heureusement appropriés pour que, lorsqu'ils se tiennent près des baies, leurs
habitants puissent se Reposer l'esprit.

Dans les Cabinets des Officiers ministériels, avant que les Arts modernes
(en cela d'accord avec le vent de folie qui souffle actuellement sur le
monde) ne bouleversent toutes les vieilles coutumes, pourtant si raisonnables, l'usage était de tendre ces Cabinets « entièrement en Vert », y
compris le dessus du bureau qui, lui aussi, était tendu de Drap vert.
Ainsi, Notaire, Avoués, Avocats, Médecins, etc., pouvaient, en vertu de
cette Ambiance ultra apaisante — également apaisante pour leurs clients...
et clientes —, traiter de leurs affaires dans le Calme le plus parfait et sans
que leur Esprit ne soit agité par des Suggestions d'ordre matériel originaires des Rayons rouges : le Vert étant l'antidote de ces Rayons aux
Influences plus spécifiquement matérielles.

Dans les Jeux qui, comme le Billard, demandent du Calme et de l'At-

1. Les Couleurs qui synthétisent le mieux le *Noir* étant le Rouge et le Vert
mélangés, cet *Ecran-noir* pourrait être constitué par un mélange convenable de
ces deux couleurs (ou de Rouge et, pour le Vert, de Jaune et de Bleu).

tention, le Tapis sur lequel roulent les Billes est du plus beau Vert. Or, jamais, depuis que les Billards existent, un fabricant n'a eu l'idée pour se singulariser d'y mettre, par exemple, des Tapis rouges ; car c'est alors que le matériel n'eût pas résisté longtemps à la fureur des joueurs, laquelle n'eût été que la conséquence inévitable de cette faute d'Harmonie psycho-chromatique.

Et c'est pourquoi les Jeux de cartes, Baccara, Banco et autres, se jouent aussi sur des *Tapis verts*. Cela, certainement dans le but d'éviter les réactions graves et violentes que les suites funestes de ces Jeux pourraient engendrer sous formes de Discussions furieuses entre Joueurs ou, pour chacun d'eux, en leur for intérieur.

A ce propos, je rappellerai, encore une fois, que Néron, ce monstre sanguinaire, apaisait ses crises de fureur en plaçant devant sa vue une *Emeraude* taillée plate. Or, comme chacun le sait, la couleur de l'Emeraude est du plus beau Vert.

Le rôle que joue la coloration Verte dans la Psychothérapie étant de la plus haute importance il convient donc de s'en souvenir pour l'utiliser à propos. Notamment à l'égard de certains Déséquilibrés dont l'Agitation corporo-matérielle est la règle (1).

### 170   Voilettes Vertes et Ombrelles vertes.

Partout où il fait chaud, sur notre monde, on voit des Anglaises surmontées de grands Chapeaux blancs garnis de Liège à l'intérieur et entourés d'un grand Voile de Tulle vert. Or, ces trois choses réunies sont excellentes pour l'Hygiène des Pays chauds : le Blanc réfléchissant la Lumière et la Chaleur vers l'extérieur, le Liège étant un des meilleurs Isolants à l'égard de la Chaleur et le Voile de Tulle vert empêchant, pour le Visage et le cou (et notamment la Nuque), de passer les Rayons rouges calorigènes.

Pourquoi donc, en pareil cas, nos compatriotes, tout au moins pour l'usage de la Voilette verte, n'en feraient-elles pas autant ? Elles y trouveraient, en effet, toutes sortes d'avantages, tant pour leur Teint, qu'elles préserveraient des Ephélides (Taches de Rousseur), que pour la Fraîcheur agréable qu'elles ressentiraient autour de leur Visage ; et surtout pour la protection de leur Nuque — siège du Centre nerveux de la Vie organique (le Cervelet) et à qui il faut éviter les effets d'une trop Grande chaleur pouvant congestionner le Bulbe rachidien qui s'y rattache —; pendant qu'en même temps, par suite de l'Apaisement procuré par l'Ambiance verte du voile formant Ecran-filtre 114, elles pourraient mieux jouir mentalement des beaux effets de la Nature.

Or, puisque les parties extérieures du corps abritées par la Couleur verte sont plus froides que celle de l'Ambiance environnante, non protégée par cette Couleur anti-calorigène, j'ajoute qu'il serait donc préférable pendant la Saison chaude des Pays à Climats tempérés, et aussi pour l'esthétique, de s'abriter sous une Ombrelle verte. Car celle-ci a cet avantage sur les Voilettes vertes c'est de protéger à la fois la Tête et la partie supérieure du corps tout en laissant l'Air circuler librement autour de soi.

J'ajoute, comme une sorte de Post-scriptum, que dans les Maladies où la Fièvre se maintient élevée et continue il conviendrait de profiter de cette heureuse particularité pour créer dans la Chambre du malade une Ambiance de vert, 115-114, au moyen de Rideaux de fenêtre ou de lit en Tulle ou Tarlatane de cette nuance. Ce qui, pour *abaisser* normalement la Température du malade, serait, à mon avis, plus efficace — et surtout moins dangereux — que l'usage de la plupart des Antipyriques, y compris la Quinine.

1. Il ne faut pas confondre cette sorte de déréglement, tirant son origine d'un excès de Flux-rouge, avec l'Agitation nerveuse laquelle provenant d'un excès de Rayons-Bleus n'est traitable que par le Jaune.

Le « Rayon vert » ce joli météore, mais si fugitif, que dans certaines conditions atmosphériques et de topographie l'on peut observer lorsque dans un air limpide le Soleil s'éclipse le soir à l'horizon ou derrière un obstacle naturel, masse de rochers ou montagne, a fait l'objet, tant pour sa réalité que pour les causes de sa formation, de bien des controverses.

Voici d'abord, sur ce sujet, une bien jolie narration, reproduite d'après *Excelsior* du 11 janvier 1926.

Le Rayon vert, qui inspira Jules Verne, existe-t-il?

Voici, en tout cas, à propos de ce rayon, un curieux récit fait par un médecin anglais :

« Nous parvînmes, écrit-il, le 13 août 1925, à la cabane de Hohtürli, à 2.781 mètres d'altitude, près de Blümlisap (Alpes). Derrière les immenses glaciers flottait une mer de brouillard. Par delà les gorges des montagnes le soleil se cachait et rapidement tous nous demeurâmes étonnés et émerveillés. Nous avions devant les yeux le fameux Rayon vert ! Les femmes surtout, comme miss Campbell, étaient au comble de l'allégresse. N'est-ce pas le Rayon vert qui a la propriété de donner la Félicité ? Pendant l'après-midi deux fois nous pûmes voir, de ces hauteurs des Alpes, le fameux Rayon d'émeraude.

« La cabane de Hohtürli, dans le massif alpin, est un point unique pour observer le phénomène. Plusieurs fois, depuis le 13, j'ai vu, et il en fut de même pour les alpinistes, le fameux Rayon vert. Je ne sais si cela me procurera la Félicité, mais je déclare que l'impression que produit le Rayon d'émeraude est inoubliable. »

D'autre part, voici une nouvelle définition de l'origine des causes de la formation du Rayon vert que je trouve, sous la signature de M. Avril, dans la gazette de ma région (*Le Salut*, 28 mai 1926):

Deux savants français, MM A. Danjon et G. Rougier, astronomes à l'observatoire de Strasbourg, ont étudié rationnellement le Rayon vert et ont déterminé expérimentalement ses causes et sa nature. Leur hypothèse se base sur le phénomène de dispersion normale. En voici le principe : la réfraction à l'horizon, où affleure la partie intérieure du disque solaire, n'est pas la même que pour le point diamétralement opposé ; il s'ensuit que, dans la reproduction du spectre, il y a dispersion. Le vert vient frapper la rétine de l'observateur au moment où le rouge et les couleurs comprises entre le rouge et le vert ne sont plus visibles et que la couleur rougeâtre du soleil ne vient pas annuler la sensation du vert. Il semble donc logique qu'au Rayon vert succéda trois rayons : bleu, indigo et violet.

Or, fréquemment, le fait a été observé, ce qui vient confirmer l'hypothèse de MM. Danjou et Rougier. La conclusion mathématique de la théorie des savants français est que la durée d'observation du Rayon vert est de 2/3 de seconde. Pratiquement elle est de deux secondes. La théorie serait-elle en défaut ? — Non ! — et les deux astronomes l'ont démontré. Ils expliquent la différence des temps en faisant remarquer que les conditions atmosphériques ne sont pas stables, ni le milieu réfractant homogène.

Cette explication, qu'ils démontrent, fait tomber l'hypothèse avancée par le savant hollandais Julius se basant sur la dispersion anormale, hypothèse justifiant la durée pratique d'observation du phénomène, mais laissant dans l'ombre l'explication de plusieurs points caractéristiques.

Notons que le rayon vert, s'il n'est pas pas propre à notre région, est facilement visible à Saint-Malo, quand le soleil se couche sur un horizon sans nuages.

D'ailleurs Phébus n'a pas l'exclusivité du phénomène, et Vénus elle-même a paré son coucher de splendides irradiations d'émeraude.

171  Les « CHROMOGÈNES », qui sont pour le Règne végétal
ce que sont les « HEMATIES » pour le Règne animal, sont
par « Transmutation » à la base de la Vie des Êtres animés.

Chacun sait que la Chlorophyle (de *Khlôros* vert, et *phullon*, feuille) est pour les Plantes ce que les Hématies (Globules rouges du sang) sont pour les Etres animés.

La Chlorophyle est, comme la traduction de son nom l'indique, la substance, jusqu'ici encore mystérieuse, chargée de donner la *Couleur verte* aux Feuilles des plantes, comme les Hématies donne la *Couleur rouge* au Sang des Êtres animés.

Lorsque les Plantes deviennent « pâles » — comme les gens — c'est que la Chlorophyle vient à leur manquer. Dans une Pièce ou un Endroit sombre les Plantes perdent leur *tonalité verte* par suite du manque de Lumière — comme les gens qui vivent dans les Endroits sombres perdent leur *tonalité rose* en devenant Anémiques.

Or, la science vient de reconnaître (ces lignes datent de 1923) que cette Coloration verte de la Sève des Feuilles, appelée Chlorophyle, était due en réalité à des *Cellules vivantes* que l'on a désignées sous le nom de « *Chromogènes* » (de *Khrôma*, couleurs, et *genesis*, engendrer).

Eh bien, les « Chromogènes », ces Cellules vertes de la Sève des feuilles, — comme les Hématies, ces Cellules rouges du sang, — ne peuvent être con·fectionnées qu'avec la collaboration *de la totalité* des Radiations solaires.

Les « Chromogènes » représentent donc la *Concentration totale de toutes les Energies solaires*.

Après cela il n'y a plus lieu de s'étonner si toutes les personnes — et moi le premier — à qui j'ai prescrit de consommer chaque jour des « Cru·dités », composées de Salades vertes quelconques, Feuilles vertes de choux, etc., conservent ou retrouvent si rapidement leur Vitalité et leur Santé. (Voir chap. 55 de « *Doit-on manger cru ou cuit ?* »)

### 172 Le « Sang Vert des plantes » est le Complémentaire en « Accord direct » avec le « Sang Rouge des Humains ».

En ce qui concerne le rôle biologique des Couleurs et leurs rapports avec leurs Accords, les unes avec les autres, n'y a-t-il pas, encore une fois, dans ce fait, que le Sang des plantes (la Sève) est de Couleur verte et que cette nuance est la *Couleur complémentaire* de celle du Sang qui est Rouge, une preuve nouvelle de la merveilleuse Harmonie qui préside aux lois de notre Existence. Ainsi donc, comme tous ceux qui pratiquent l'Hy·giène et la Médecine naturiste l'ont toujours reconnu, c'est avec le *Sang vert des plantes* (les « Chromogènes ») que l'on reconstitue le plus aisément — parce que *le plus naturellement* — le *Sang rouge des humains* (les Hématies).

C'est pourquoi les Anémiques et les Chlorotiques retrouvent si rapide·ment avec les Plantes vertes *consommées crues* la Norme de leur santé. Tandis qu'avec la Viande, même saignante (qui pourtant contient « en nature » et en quantité du *Sang rouge d'animal*) il s'en faut de beaucoup que le résultat soit le même. Cette méthode, basée sur l'adage « le sang fait le sang » aboutissant le plus souvent à l'aggravation de l'Anémie ou de la Chlorose, pour cette raison que les « Malades ayant toujours le Foie paresseux », cet organe reste incapable d' « humaniser », en les adaptant à notre propre organisme, les *Cellules rouges du sang animal*. Il en résultera donc que cette importation dans notre corps d' léments étrangers à notre constitution organique — et devenus mor·bides par le seul fait de leur « non-humanisation » — sera la cause réelle de l'insuccès et des conséquences souvent désastreuses de cette méthode.

C'est au reste ce que vous pouvez constater tout autour de vous, notam·ment sur quantités d'Enfants à qui on refuse les Fruits et les Légumes crus, vers lesquels leur Instinct vital les pousse si avidement (179B), pour, au nom de leur Santé, les bourrer de Viandes et d'Œufs  Aussi les résul·tats ne se font-ils pas attendre : Appendicites, Typhoïde, Bronchites et Angines infectieuses, toutes maladies consécutives à la « privation » des Aliments végétaux et des Aromes alimentaires *consommés crus*, se mani·festent avec plus ou moins de force chez ces pauvres enfants qui, s'ils avaient été laissés libres de vivre suivant leur propre Instinct, tels les enfants des campagnes, ignoreraient toutes ces Maladies (et bien d'autres encore, comme, entre autres, la Tuberculose et le Cancer), lesquelles, je le répète, ne sont le plus souvent, pour ne pas dire « toujours », que les conséquences d'une Alimentation vicieuse et antinaturelle.

Et pour confirmer ce qui précède, en tant que valeur originale du « Sang vert des plantes » comme reconstituant du « Sang rouge des humains », voici encore une remarque qui me vient à l'idée: Les Sels de Fer 80° (de Couleur verte) agissent à l'égard des Plantes *souffrant de Chlorose* de la même manière que pour les Humains *lorsque ceux-ci souffrent d'Anémie*. Avec cette différence, purement optique et qui confirme l'analogie du Sang et de la Séve, c'est que le Fer, au lieu de faire *rougir* la Sève des feuilles comme il le fait pour notre Sang, a fait *verdir* celle-ci.

Voici encore quelques mots se rapportant aux Effets bienfaisants des Radiations vertes :

Le Vert, du fait qu'il supprime les Effets « calorigènes » du Rouge, procure lorsqu'il est absorbé sous forme de *Verdure crue* une Impression délicieuse de Rafraîchissement interne ; comme aussi les *Infusions vertes* (de Menthe notamment) procurent sur notre organisme des résultats semblables, 78ᴰ.

C'est ainsi que ma femme et moi, lorsque nous excursionnons et que nous sommes las, pour nous *rafraîchir* et en même temps pour nous *redonner des forces*, nous cueillons quelques Plantes ou Feuilles vertes que, sans autres préoccupations ni recherches, nous choisissons parmi celles qui ont un Goût agréable — je vous recommande entre autres le Mourron que l'on trouve un peu partout — et en quelques minutes, par suite des Éléments supra-vitalisés que nous avons ingérés, nous nous retrouvons Frais et Dispos pour continuer notre route.

## 173  Le BLEU est Microbicide.

Si le Rouge dans certaines conditions d'Humidité peut favoriser l'existence des Microbes pathogènes, par contre le BLEU les tue — ou *les empêche de vivre en supprimant leurs moyens d'existence*, ce qui, au fond, est la même chose: le résultat étant semblable.

Dans la Science — ou la tendance en thérapeutique est de tout pousser à l'extrême — après avoir employé avec tant d'heureux profits l'Héliothérapie 105 — dont l'action curative était surtout due aux Effets bienfaisants des Rayons bleus du Spectre solaire — on va maintenant jusqu'à utiliser les Radiations ultra-violettes 75ᶜ, avec lesquelles, si on tue mieux les Microbes pathogènes qu'avec celles des Radiations bleues, on tue encore plus certainement les bons Microbes défensifs qui vivent en nous (les Cellules Leucocytes), avec et y compris les Cellules animées reconstructives des Chairs et les Cellules nerveuses sans lesquelles « rien ne va plus » dans le Corps humain.

C'est au reste ce que, dans le même ordre d'idées, l'on fit au beau temps de la découverte de l'Antisepsie par quelque chose du même genre (comme résultats), lorsque l'on se mit à remplacer les Pansements à base d'Aromates naturels 134 (ou tout simplement d'Eau salée) par des Produits chimiques immondes, comme le *Sublimé* (Bichlorure de mercure à 1/000) infectes comme le *Phénol*, lesquels tous les deux sont des destructeurs de Cellules. Maintenant remplacés, l'un et l'autre, par d'autres du même acabit (voire, *horesco référens*, l'Iodoforme, l'Iodophénine, etc) aux Odeurs repoussantes, et ne valant guère mieux, sinon pis puisque tous, ou à peu près, sont *antinaturels*, ayant été fabriqués chimiquement et par synthèse.

Car, ne l'oublions jamais, si les Cellules constitutives de notre structure sont adaptées pour pouvoir résister au contact des Produits médicinaux naturels, comme le sont les Aromates extraits des plantes 134, elles ne le sont pas pour résister à l'action des Produits chimiques ou, *à fortiori*, à l'Irradiation des Rayons ultra-violets. Surtout lorsque ces Rayons sont fabriqués artificiellement avec les Lampes à vapeur de Mercure et transmis *purs* « sans avoir été mélangés pour leur usage avec d'autres Radiations colorées du Spectre Solaire comme cela se passe toujours dans la Nature » (V. plus loin le chap. ajouté 179ᴮ).

Tandis qu'avec les Radiations Bleues de la Lumière aucun des inconvénients que peuvent causer les Rayons ultra-violets ne sont à craindre. Et si avec les Rayons bleus la guérison est un peu plus longue à venir — et cela n'est pas prouvé — elle ne s'accompagne point de Maux secondaires, souvent plus graves que le mal que l'on soignait comme ceux que causent consécutivement les Irradiations d'Ultra-violet (v. 179ᴮ).

Donc, en résumé, pour le Traitement des Plaies infectées ou fistuleuses, des Maladies ayant une origine microbienne ou de dégénérescence, comme nombre de Misères physiologiques, se traduisant par des Affaiblissements profonds de Vitalisme général (Scrofule ou Rachitisme), c'est le Matin, que l'on choisira pour faire les séances d'Irradiations locales ou générales. Car à ce moment les Rayons-bleus prédominent dans la Lumière 65 et comme, en outre, ils sont mêlés avec des Rayons ultra-violets *naturels,* en provenance de la Lumière nocturne qui a précédé celle du Matin — la Lumière du jour étant encore à ce moment combinée avec les Radiations de la Nuit 65 — l'action combinée des Rayons bleus du Spectre solaire et des Rayons ultra-violets du Ciel 75ᶜ ne peut donc avoir par conséquent que des résultats excellents au point de vue curatif.

*Addenda.* — Le Dʳ Léonard Hill, directeur du Département de Physiologie appliquée à l'Institut National de Recherches médicales, dans un rapport qu'il fit le 3 juillet 1925, au Congrès international de Radiologie, au Central Hall Westminster, sur les applications des Rayons ultra-violets, disait notamment ceci :

« Les Rayons ultra-violets viennent de la Lumière du Ciel (l'Ether) aussi bien que de la Lumière du Soleil, mais plus particulièrement de la première *qui est sa plus grande source,* comme on le remarque *quand le Soleil est placé le plus bas sur l'horizon.* »

Cette observation concorde donc avec ce que je disais en faisant remarquer que le Matin, *le Soleil étant à ce moment « au plus bas sur l'Horizon »,* était celui qu'il fallait choisir pour profiter, à la fois, des Rayons bleus et Rayons ultra-violets *naturels* en provenance du Ciel.

## 174 « L'« AIR DU MATIN » c'est le plus « Fortifiant » des Remèdes ».

Le Dʳ Tissot dans l'un de ses ouvrages a écrit quelque part, sans en donner aucune explication complémentaire, ce qui suit :

*Il est extrêmement important de respirer l'Air du matin : c'est le plus fortifiant des remèdes.*

Or, comme dans la thérapeutique on entend par « Fortifiant » *un Remède qui augmente l'« action nerveuse »,* sans laquelle les fonctions de la Vie organique ne peuvent s'accomplir,* voilà donc une observation, purement empirique, qui confirme que c'est bien *le Matin* que prédominent dans la Lumière solaire 66 les *Rayons bleus* qui, sous forme de « Flux vitalogène » 82, ont pour rôle de fournir à nos Centres nerveux par la Voie pulmonaire 93 l'« Influx nerveux » chargé d'apporter l'Energie animatrice à tous nos Organes vitaux.

## 174ᴮ Les « Idéalistes » se disent « voués au Bleu».

Le bon Willette, l'artiste-peintre et le dessinateur de tant d'œuvres aimables et de facture si bien françaises et dont tous ceux qui ont pu l'approcher de son vivant se rappellent les yeux bleus si doux, l'aspect un peu mélancolique quoique toujours souriant, aimait à répéter, pour expliquer les causes de son caractère, « que sa mère lorsqu'il était jeune l'avait *voué au bleu,* ce pourquoi il avait toujours aimé vivre le plus possible dans le *Ciel bleu,* au-dessus des nuages ». Et, j'ajoute, parfois aussi, beaucoup plus loin, dans la Lune avec les Pierrots, à qui il ressemblait tant (les pauvres Pierrots toujours bons et toujours bafoués) et qu'il dessinait et symbolisait avec tant d'heureux bonheur et de vérité.

### 175 INDIGO et BLEU de METHYLÈNE employés dans le Traitement des Maladies cérébro-cérébelleuses.

**L'INDIGO** est la 6º Couleur du Spectre solaire. Sa couleur est d'un beau Bleu foncé tirant vers le violet  L'**INDIGO** naturel est extrait, par macération, fermentation et décantation,d'un certain nombre de plantes, et notamment de celle appelée *Pastel*, du genre *indigoféra*, originaire de l'Inde et du Mexique.

Dans la médecine on l'a utilisé dans les affections remontant à des troubles produits par la Désharmonie des deux Cerveaux entre eux (Cerveau et Cervelet), comme l'Hystérie, l'Epilepsie, la Chorée (Danse de Saint Guy), les Convulsions, etc.

Si l'on se souvient que le **FLUX-INDIGO** 113, intervenant comme un « Ecran tampon » entre les Flux-corporels allant du ROUGE au BLEU et le **Flux** violet aux influences exclusivement psychiques, a pour rôle d'apporter dans le *Sensorium* 81c des « Vibrations harmoniques », lesquelles sont destinées à maintenir et à régler l'*équilibre parfait* des Relations concomitantes entre l'action du Cerveau, animateur de la Vie psychique, et celle du Cervelet, animateur de la Vie corporelle ; on comprend alors que l'Effet curatif de l'*INDIGO*, lorsqu'on en absorbe, serait produit par le seul fait de sa *présence colorée* 78º, (mêlée au sang qui l'a transporté), dans le Sensorium. Là où justement se trouve la Glande pinéale (ce mystérieux organe logé entre le Cerveau et le Cervelet), laquelle est reliée par un canal situé entre ces deux Organes vitaux afin d'y régler de manière continue leurs rapports concomitants (voir fig. 22, page 95).

Ce qui démontrerait, comme je l'a expliqué dans les chapitres 78 ᴮ et 78c (Arumthérapie), que les Flux colorés peuvent agir souvent aussi bien par les Voies intérieures que par l'Irradiation extérieure. Et cela, parce que, dans le premier cas, les Vibrations des Ondes colorées se décomposent au profit des Organes avec lesquels, d'après le genre et le nombre d'Ondes-colorées qui les régit, elles sont en Accord parfait. Car, chacun de nos Organes, étant diposés comme le seraient des « Selfs » de capacité et de réceptivité appropriées à leur rôle et à leur fonction 79ᴮ, ne peut « capter » que le Flux coloré dont le nombre d'Ondes qui s'y rapporte, en tant qu'Accords, est égale à ses propres moyens de « Self-réceptivité ».

L'emploi de l'*INDIGO* est des plus ancien et remonte à l'utilisation qu'en faisaient les Médecins hindous contre l'Epilepsie (Gubler).

On l'utilise aussi dans la Liqueur vulnéraire dite « Absinthe suisse ».

L'usage en ayant été abandonné depuis fort longtemps — et c'est probablement dommage — il m'a été impossible d'en retrouver une formule convenable pouvant être reproduite, tous les Lexiques, copiés les uns sur les autres, indiquant : « on l'emploi à la dose de 2 à 30 grammes », ce qui est bien élastique et insuffisant comme mode d'emploi.

Au reste, même si j'en reproduisais une formule applicable, il serait bien difficile de la faire préparer: ce produit n'existant plus dans les officines pharmaceutiques et ayant été remplacé, bien entendu, pour à peu près les mêmes usages que ceux précités, — et en outre contre l'Agitation causée par l'Aliénation mentale — par le

BLEU de MÉTHYLÈNE, produit chimique de synthèse, qu'il faut bien se garder d'utiliser, comme au surplus tous ses congénères synthétiques.

On emploi aussi ce dernier pour se rendre compte de la perméabilité des Reins car il colore les Urines en bleu-vert. Comme le *Bleu de méthylène* a causé fréquemment des accidents toxiques, parfois très graves, on les a attribués à son impureté, mais leur cause remontait plus probablement à l'origine de sa composition chimique. Pour notre gouverne et pour expliquer ce qui me révolte à l'égard des Médicaments, dits synthéthiques, sachez donc que le *Bleu de méthylène* est obtenu en oxydant l'*acide thiosulfonique* en présence de *diméthylaniline*. Comme vous le voyez ce produit œuvré par l'homme n'est pas très ressemblant avec celui obtenu tout simplement par la macération de la Plante *indigo*, œuvre du Créateur et par conséquent « naturelle ».

En fait, et comme conclusion, l'action thérapeutique de l'*INDIGO*, pris
en Solution, doit provenir purement et simplement des Effets de sa
propre coloration, — comme de tous les Produits colorés — *qui en « se dif-
fusant» dans le sang* agirait, par suite de la décomposition des Ondes qui
sont à l'origine de la formation de cette coloration, comme des Flux
curatifs de même couleur que ceux qui, lorsqu'ils nous irradient, pénètrent
en nous par l'extérieur du Corps.

(Pour compléments voir *Indigo* 113 et 114ᴱ, *Flux-solaire* 82, *Arumthérapie* 78ᴰ *Sourietchékista* 165).

**176  Le « VIOLET » et son influence pour le REPOS NOCTURNE.**

Le **Violet**, la Couleur complémentaire qui prédomine pendant la
Nuit 68, n'engendrant que des Vibrations à Effets psychiques 82 et n'ayant
par ce fait aucune influence sur les Fonctions organiques dépendant de
l'Energie-force et du Vitalisme corporel, est donc bien de toutes les sept
Ondes colorées celle qui convient la mieux pour procurer un Sommeil
normal, c'est-à-dire reposant, les six autres Couleurs du Spectre, visibles
seulement pendant le Jour, étant réservées à l'entretien de la Vie orga-
nique(v. 75 et suite).

C'est pourquoi — étant donné que nos Forces-vitales n'ont que peu de
réserves 16-93 — il faut dès que le Soleil, seul dispensateur de ces Forces,
vient à se coucher, sinon faire de même, du moins éviter tout Travail
pénible pour ménager les précieuses réserves qui, après le Jour, restent
accumulées dans nos Organes vitaux comme ultimes prévisions.

Donc, pour bien reposer son corps, aussi bien de la Fatigue résultant
des Actes corporels que de celle provenant des Fonctions digestives, c'est,
comme eût dit ce bon M. La Palisse, la Nuit qu'il faut choisir pour dormir.

Au surplus, si nous observons le Cycle harmonique des Effets physiologiques consécutifs à la distribution quotidienne diurne des Ondes colorées 65, depuis l'apparition des RAYONS-BLEUS du Matin jusqu'à celles
des RAYONS-ROUGES du Soir 66, nous constatons que, par suite de la
répartition successive de ces six Ondes colorées — toutes à Influences
« vitalo-corporelles » —, le Jour est tout particulièrement destiné au Travail ; comme la Nuit, par suite de l'absence de Rayons vitalo-corporels
et sa richesse en **Rayons-violets**e ssentiellement *psychiques*, l'est naturellement pour le Sommeil repo-ant (v. fig. 50, p. 182).

En effet, pendant le Jour, l'Energie-force et l'Energie-vitale, toutes deux
indispensables à l'exécution d'un Travail aisé, seront fournies dans un
tel ordre, ainsi qu'on va le voir, que cet ordre sera précisément celui
nécessaire à l'accomplissement de nos Travaux quotidiens et sans que, par
la suite, il en résulte de Fatigues anormales :

D'abord, en commençant le Matin au lever du Soleil par les Radiations
bleues « vitalogènes », si nécessaires pour la mise en marche de la
Machine humaine ; pour se continuer, sans à-coup, dans la Matinée par les
Radiations vertes « apaisantes » ; à Midi par les Radiations jaunes
« harmoniques » et « équilibrantes » ; l'Après-midi par les Radiations
Oranges corporo-psychiques ; pour, enfin, se terminer le Soir, au moment
où les Forces commencent à s'épuiser, par un afflux maximum de Radiations « énergétiques » Rouges. (Pour les effets de chacune de ces Radiations, consulter 75-82-107 à 114 et 117 à 124).

Tandis que pendant la Nuit, comme il n'existe accumulées dans les
Vapeurs de l'Air que nous respirons, 41 et 42, que très peu de Radiations
« Vitalo-corporelles » et « Energétiques », il ne faut donc point se livrer
à des Travaux qui nécessitent des dépenses de Force et de Vitalisme corporel, mais consacrer ce temps exclusivement au Repos et au Sommeil,
sans lesquels ni la Reconstruction des Organes désagrégés pendant le
Jour ni la Récupération des Forces-vitales perdues ne pourront se produire : la Reconstruction s'effectuant pendant la Nuit même lorsque le
corps repose immobile, et la Récupération du Vitalisme 93 le lendemain
pendant le Jour, et « dès le lever du Soleil, après que le corps s'est

« purgé » totalement *pendant le Sommeil,* de tous ses « Excréta-nerveux »
94 résultants de ses Dépenses vibro-nerveuses de la veille.

### 176ᴮ Les « Substances nacrées » sont des « Réserves d'Énergie Solaire »

Les Substances nacrées que l'on voit sur la surface interne des Coquillages, *du côté en contact avec le corps de leurs habitants,* les Molusques ;
comme aussi les Ecailles nacrées et la Peau *irisée par-dessous* qui revêtent
le corps des Poissons ; puis encore le Filament tubulaire constitué avec
des Matières nacrées et que l'on trouve dans l'intestin de la plupart des
Poissons ; sont tous, Nacres, Ecailles, Peau irisée, Filaments nacrés,
des dispositifs ingénieux destinés « à accumuler », sous forme d'*Irisation
interférentielles* 65, au moyen de ces diverses Substances nacrées (synthèse concentrée de la Lumière du Soleil) *la totalité des Energies solaires.*

En effet, ces divers Organes, Nacres, Ecailles, Peaux Irisées, Filaments nacrés, intervenant comme de Véritables Condensateurs d'Energie solaire, puisent, à certains moments favorables de la Journée, les Effluves colorées qui se sont accumulés 41 dans leur milieu aquatique,
jusqu'à des profondeurs considérables 151. Ainsi, par ce procédé, les
Animaux marins, lorsque la Nuit sera venue ou qu'ils se trouveront dans
des Endroits obscurs, trouveront « en eux-mêmes » des « réserves » suffisantes de Force et d'Energie pour suppléer à celles qui, dans ces lieux
et à ce moment défavorable de la quotidienne, y font défaut.

J'ajoute que le Filament nacré intestinal, constituant le Condensateur
central, doit certainement puiser les Energies solaires, qui sont à la base
de sa constitution irisée, *dans les « Aliments crus » consommés* par son
propriétaire. Et cela, par suite d'une sorte de Réversibilité des Energies
primitivement emmagasinées dans les Plantes marines ou les Proies qui
constituent la nourriture de la gent aquatique, laquelle nourriture est,
comme de juste, toujours consommée *crue* et, par surcroît, *ultra-vivante.*

Ce qui démontrerait encore une fois que, par les Organes intestinaux,
l'« Aliment cru » est seul capable de fournir à l'organisme la *totalité* des
Energies solaires qu'il renferme. Pour cette raison péremptoire, qu'avant
son ingération l'Aliment cru n'a subi aucune modification dans sa Composition molléculaire, ni destruction dans sa Constitution cellulaire, pas
plus que dans sa richesse en Diastases et Vitamines, comme, au contraire
cela se passe fatalement lorsque la Chaleur du Feu est intervenu malen-
contreusement dans la Cuisson inconsidérée *de tous les Aliments* 193.

(Addenda aux chap. 65 et 151)

### 177 Les ŒUFS dont le Jaune vire vers le Rouge sont les plus Nutritifs.

Chacun sait que pour se Fortifier on recommande de prendre de préférence les Œufs dont le Jaune est foncé et dont la couleur se rapproche du
Rouge, plutôt que ceux dont le Jaune est pâle.

— Pourquoi ?

Probablement, tout simplement, pour la couleur. Car, à l'Œil le
Rouge donnant une impression de Force, tandis que le Jaune pâle
donne celle de la Faiblesse, on accorde alors, sans plus y réfléchir, la
préférence aux Œufs à « Jaune rouge ».

Eh bien, pour avoir une explication satisfaisante — car je n'en connais
pas de sérieuse sur ce point — il faut se reporter aux chapitres 171 et 172 sur
les Chromogènes. Car, si beaucoup attribuent les Œufs à jaunes pâles aux
Poules blanches et les Œufs à jaunes foncés aux Poules noires, comme je
le croyais également, un ami, M. Ch. Obin (qui fit l'Elevage raisonné
des poules), m'apprit charitablement qu'il n'en était rien et que la Coloration rouge des Jaunes d'œufs provenait de ce que les poules qui les
avaient pondues *consommaient chaque jour une quantité importante de
Verdure.*

Ainsi se trouverait confirmé ce que j'avançais 172 à l'égard de la valeur
reconstitutive du Sang, chez les Chlorotiques et les Anémiques, des

Légumes verts « lorsqu'ils sont consommés crus », en tant que les *Chromogènes* 171, qui donnent leur Couleur verte aux plantes, se transmuent dans notre corps pour devenir des Hématies (Globules rouges du Sang).

Voilà, pour ceux qui ont des Poules, une recette précieuse pour obtenir des Œufs plus « nutritifs », puisque plus « fortifiants ». A donc, chaque jour — comme tous les disciples de la Médecine naturiste n'oublient pas de le faire pour eux-mêmes —, donnez à votre volaille des Salades et des Légumes crus, en mélange avec les autres aliments usuels.

*[Note pour essayer de détruire le préjugé qui consiste à rejeter le Blanc de l'œuf, sous le prétexte absurde qu'il donne de l'Albumine !...*

L'Œuf est un Aliment complet, à la condition, bien entendu, de le consommer *en entier* et notamment le Blanc. Car dans un Œuf la partie la plus essentiellement *nutritive* (en cela comparable à la noix d'une côtelette) c'est le Blanc qui sous forme d'*Albumine* admirablement solubilisée, c'est-à-dire au trois quarts digérée, servira de Reconstituant admirablement approprié pour notre Chair. Tandis que le Jaune (pour continuer notre parallèle avec la côtelette) serait plutôt comparable, au point de vue nutritif, avec la graisse et l'os du manche, puisque le Jaune ne renferme que de l'Albumine, plus concentrée, des Graisses phosphorées (*Lécithine*) et des Sels minéraux.

Le Jaune de l'œuf consommé séparé du Blanc n'est donc plus un Aliment capable de reconstruire le Muscle désagrégé, comme il le ferait s'il était encore mêlé au Blanc, qui le complémente à la perfection, mais plutôt un Tonique, bon surtout pour nourrir les Parties minérales du corps et notamment le Système nerveux, dont, en même temps, il active les fonctions. En résumé, à moins de contre-indication (par exemple le Mal de Bright (Albuminurie), l'Œuf doit toujours être consommé *en entier* et c'est alors pour tout le monde (et particulièrement pour les enfants, les malades et les vieillards) un des plus merveilleux Aliments que le Créateur ait composé à notre intention].

## 178   Les **VITAMINES** (79-D) sont l'œuvre des Radiations solaires.

Dans la *Revue scientifique* du 13 décembre 1924, le D<sup>r</sup> Paul Portier écrivit un article sur l'Origine des Vitamines et d'où je détache les lignes suivantes, après avoir, selon mon habitude, souligné les mots et les parties de phrase qui nous intéressent particulièrement :

« Quant à l'origine des Vitamines, elle appartient aux plantes. Seuls les végétaux *chlorophyliens* (V. *Chromogènes*, 171) paraissent capables de faire la synthèse de ces facteurs encore si énigmatiques de la nutrition.

« Les graines ne renferment elles-mêmes qu'une faible quantité de Vitamines. Celles-ci n'apparaissant *qu'au moment de la germination*.

« ... Il semble que cette édification des Vitamines se fasse *sous l'influence de l'assimilation chlorophylienne : la Radiation solaire jouerait donc un grand rôle dans le phénomène.* »

D'autre part, dans *Les Etudes* du 20 mars 1925, M. René Dutilleul, dans un article sur le *Problème des Vitamines*, confirme l'opinion du D<sup>r</sup> Paul Portier en citant de nombreux exemples à titre de démonstration.

Il était utile que ce qui précède figurât dans cet ouvrage, car il m'est agréable de voir — ce dont j'ai toujours été convaincu — que les Vitamines, ces Entités complémentaires de l'Aliment naturel, indispensables — comme aussi les Ferments-diastases — à l'accomplissement définitif des phénomènes de la Nutrition et, parallèlement, du maintien permanent de la Santé, soient enfin considérés *comme étant l'Œuvre exclusive du Soleil*.

C'est-à-dire que les Vitamines fussent considérées comme d'impondérables êtres vivants *impossibles à reconstituer chimiquement* (voire *physiquement* à l'aide des Rayons ultra-violets, comme d'aucuns en ont la prétention 179²), puisque ces entités sont, en réalité, ni plus ni moins que des « Filles du Soleil », dont la naissance remonte à la seule action fécondante des Ondes colorées du Spectre de la Lumière solaire.

(*Voir, chap. 76-B et C, l'Evolution vitale en partant des Plantes*).

**179  Le GRAIN de BLE, qui sert à confectionner notre
PAIN QUOTIDIEN est, lui aussi, un " Fils du Soleil ».**

Le D^r M. Didier, directeur de l'Institut naturiste d'Alger, dans une
étude, parue en décembre 1924, intitulée *A la recherche du Bon pain*,
résume, ainsi qu'il suit, la constitution topographique en même temps que
la Valeur alimentaire des différentes parties constitutives d'un Grain
de blé.

(Cette étude, concernant le Grain de blé, s'applique, *à fortiori*, à toutes
les Céréales, Graines ou Semences.)

Si l'on pénètre de la superficie vers le centre d'un grain de blé, on traverse
successivement des zones de plus en plus bourrées d'*amidon*, substance banale,
monnaie de billon du règne végétal. Ce corps éminemment combustible est
utilisé et brûlé par les muscles en travail avec dégagement de la *chaleur*, mais
est à peu près totalement dépourvu de propriétés *dynamogènes* (Force). C'est
un aboutissant : terme ultime de toute une série de transformations, produit
usiné fini, désormais réserve inerte, terne, indifférente. De tout repos pour le
minotier : une farine composée de cette matière-là ? Aucun danger qu'elle fer-
mente.
Par contre, la traversée de l'écorce et du centre du grain, nous font ren-
contrer des zones riches en *substances nobles*, généreusement *toniques* et
*fortifiantes* : en ce *gluten* que l'on a fort justement appelé la *viande végétale*, en *sels minéraux vitalisés*, en *diastases*, en ces granulations chimiques
pigmentaires qui donnent aux tissus végétaux leur coloration particulière et
dont l'importance alimentaire est capitale pour l'entretien de fonctions organiques actives et d'une vie intense.
Ainsi posée, la chimie topographique du grain de blé ne pouvait être différente. C'est une loi biologique que tons les êtres sans exception, végétaux ou
animaux, vivent aux dépens de l'*Energie solaire*.

Comme on le voit les « Substances nobles », les plus riches en Eléments
Toniques et Fortifiants, c'est-à-dire en « Viande végétale » (le Gluten),
en Sels minéraux, en Diastases (et aussi en Vitamines), se trouvent toujours logées auprès de l'Ecorce des Graines (et dans leur Germe). Ce qui
m'a fait dire dans *Doit-on manger cru ou cuit ?* ch. 8, « ... que si les
hommes condamnés à vivre avec le Pain moderne (le Pain blanc)
dépérissent, par contre les Animaux à qui on donne le Son (extrait aux
dépens de la qualité de la Farine) engraissent et sont pleins de santé ».

**179ᵇ  Les FRUITS CRUS et le SOLEIL.**

Traitant de la question des Fruits crus, le D^r Pol Demade, de Bruxelles,
après avoir fait remarquer avec talent que
« le Fruit cru est, parmi les aliments, d'une supériorité incomparable », et que
« l'instinct de l'enfant ne le trompe pas : toujours il réclame, il veut,
il vole parfois des fruits, quand l'occasion s'en présente ».
En outre, il ne s'explique pas
« cette contradiction entre les tendances naturelles de l'enfant et les
mœurs alimentaires qu'on lui impose ». Par exemple :
« Comment justifier la persistance qu'on apporte, d'une part, à lui donner
partout ce « sucre artificiel », ce produit chimique ou *aliment mort*,
échauffant et malsain qu'est le sucre de betterave, et de l'autre à lui
marchander, sinon lui refuser, ce « sucre naturel » et léger, cet *aliment
vivant*, rafraîchissant et minéralisateur, ce produit qui répond si bien
aux multiples besoins de la croissance et du développement du jeune
être qu'est le fruit cru ? »
Après avoir montré les torts que causaient à la Santé générale l'aban-
don des Fruits crus et leur remplacement par les Fruits cuits (Aliments-
concentrés) et critiqué à juste raison
« l'engouement qui porte si facilement les mamans à faire pour leurs
enfants la dépense de la banane : fruit séparé de sa tige trois mois
avant sa maturité. »

Le Dr Pol Demade termine par cette admirable péroraison, digne d'être reproduite dans les citations pédagogiques :

« La maturité est une cuisson, une préparation intime dont le soleil, en s'aidant de cette force mystérieuse qu'est la *Vie de l'aliment*, fait la cuisine avec l'air, la lumière, le climat et tous les éléments qu'il trouve dans le sol. C'est surtout dans les jours qui précèdent la maturité que cette préparation est la plus active. C'est en effet, à ce moment que l'amidon et les éléments *diastasés* du fruit vert *se transforment* en ce sucre, ces parfums et ces saveurs qui font du fruit un des chefs-d'œuvre de la Nature (1). »

### 179[c]  Les Méfaits des « Rayons ultra-violets ».

Il fallait s'y attendre : Après avoir proné les vertus mirifiques des « Rayons ultra-violets », notamment dans le Rachitisme — voire pour *la production artificielle des Vitamines* par la seule action de l'Irradiation des rayons qui se dégagent des Lampes à vapeur de mercure, productrice de Rayons ultra-violets —, voilà que maintenant — comme pour les Rayons X — il va falloir déchanter.

Or, souvenez-vous, mes amis, de ce que je disais dans le chapitre 75[a] (à propos des Ondes invisibles que je qualifiais d'« Ondes nocives et anormales »)lorsque je recommandais, de préférence aux Rayons ultra-violets, l'usage des Ondes colorées bienfaisantes, provenant exclusivement de celles qui sont visibles dans le Spectre solaire : *lequel par les Sept couleurs optiques qui le composent renferme toutes les Ondes nécessaires à l'Entretien total de notre existence* ?

Eh bien ! lorsque vous aurez lu le chapitre suivant, extrait de l'excellente *Revue naturiste* (2), de mars 1926, que dirige si magistralement notre maître vénéré, le Dr Paul Carton, vous y constaterez que, encore une fois, j'aurai gagné mon procès ; mais hélas ! pas avant que la route conduisant à la vérité ne soit parsemée d'innombrables victimes sacrifiées en holocauste au culte de l'église scientifico-matérialiste.

(Dans le cours de la reproduction de cet article, j'ai souligné toutes les parties qui se rapportent à mon sujet et me suis autorisé pour certains mots un peu trop techniques à insérer des parenthèses ou faire des renvois explicatifs) :

*Le danger des rayons ultra-violets.* — Il est nécessaire que les personnes tentées de se laisser soumettre à un traitement par les rayons ultra-violets sachent que ce traitement n'est nullement anodin et risque d'entraîner les plus sévères conséquences d'affaiblissement des forces de résistance, après un coup de fouet passager ou une amélioration factice d'un symptôme. En ce moment, les rayons ultra-violets sont employés comme succédanés de la cure solaire et comme panacée quasi universelle, puisque un ouvrage récent énumère 240 maladies ou symptômes justiciables du traitement photothérapique. Nous attendions les premiers échos des résultats éloignés de cette thérapeutique antiphysiologique pour en parler. Ils corroborent clairement les craintes que tous les esprits avertis pouvaient prédire. Dans la *Presse Médicale* du 9 janvier 1926, le P[r] Pech, de la Faculté de Médecine de Montpellier, expose les faits suivants qui démontrent à l'évidence les dangers considérables que font courir aux enfants et aux adultes l'application des Rayons ultra-violets.

« On n'a jamais obtenu sous la lampe de quartz (3) la mort immédiate d'un être humain ; mais personnellement j'ai eu *deux fois le regret de voir succomber* sous l'action d'un traitement général *par les ultra-violets* des malades traités pour des affections compatibles avec une longue existence et chez lesquels l'action inconsidérément prolongée de ces rayons abiotiques (4) a précipité le dénouement fatal. Il est regrettable que souvent la plus élémentaire déonto-

1. *Journal de Bruxelles*, 23-24 mai 1926.
2. La *Revue naturiste*, 48, rue Piard, à Brévannes (S.-et-O.).
3. On obtient artificiellement les Rayons ultra-violets au moyen de Lampes électriques à Vapeur de mercure et dont les parois de l'ampoule, au lieu d'être en terre ordinaire, sont constituées par du Quartz (Cristal) (Note de l'Auteur).
4. *Abiotiques* : Se dit pour les choses privées de vie, ici dans la phrase, il faut donc lire : « Rayons privés de vie » (Note de l'Auteur).

logie (1) nous interdise de publier les accidents que pour des raisons multiples leurs auteurs ne divulguent point. »

« Enfin, puisque cela m'est demandé, voici quelques faits cliniques capables, je crois, de justifier mes opinions :

« 1° J'ai eu l'occasion de voir des enfants traités par les ultra-violets pour Adénopathies diverses (2) (surtout trachéo-bronchiques) consécutives à des Rougeoles. Rapidement améliorés, tous sont aujourd'hui devenus des sujets *dont l'appareil respiratoire fragile présente des bronchites à répétition* sur la nature desquelles j'ai des doutes. En revanche, tous les enfants dans le même cas que j'ai vu envoyer au grand air, soit au bord de la mer, soit en altitude, ont admirablement guéri et sont aujourd'hui de robustes sujets.

« 2° La Coqueluche au début est rapidement atténuée par un traitement à la lampe de quartz. Postérieurement les sujets ainsi traités, s'ils ne recourent point à la cure climatique, *sont plus fragiles* que ceux chez qui l'affection a évolué normalement. J'ai régulièrement noté chez eux l'apparition à brève échéance d'Adénites bacillaires ou de Bronchites (?) rebelles.

« 3° Chez une série d'enfants en traitement dans mon service pour causes diverses et recevant régulièrement des ultra-violets, une épidémie de Coqueluche et une autre de Rougeole ont sévi *tout autant que sur des sujets non irradiés* ; je n'ose dire plus car en pareille matière l'évaluation est difficile.

« 4° Durant la guerre de 1914-1918, l'hôpital d'évacuation dont j'étais le radiologiste utilisait sur les grands blessés, porteurs de Plaies très étendues, l'*Héliothérapie*, difficile à réaliser sous le ciel ou nous vivions, surtout l'hiver, mais qui est vraiment intéressante. Leriche obtint ainsi quelques beaux résultats que je suivis. Quand G. Lardennois vint le remplacer, une lampe en quartz (lampe productrice d'ultra-violet) déjà commandée sur ma demande fut mise en service. Je ne traitais que des Plaies très étendues rendant trop difficile l'évacuation du blessé. Localement, les résultats obtenus par la Photothérapie furent au moins égaux à ceux obtenus par la Cure solaire ; néanmoins j'abandonnai rapidement la nouvelle technique. *Un pourcentage considérable des blessés traités firent des Rougeoles et des Scarlatines, alors que ces affections restaient ignorées de blessés plus graves, « mais non irradiés », placés dans les mêmes salles.* Bien plus, nos irradiés contagieux dont l'état chirurgical nécessitait des soins spéciaux furent simplement placés dans les chambres d'isolement des baraquements contenant les autres blessés ; ces cas spéciaux furent les seuls observés dans la formation durant mon passage. Comment interpréter ces faits autrement que *par une diminution « de résistance individuelle » consécutive à des Irradiations ultra-violettes de grandes surfaces de tissus privés de leur revêtement protecteur.*

« 5° Ayant réalisé une installation de photothérapie dans un sanatorium placé à certains points de vue sous ma direction technique, j'ai constaté des résultats si peu encourageants que l'installation chôme, si ce n'est pour des traitements très localisés de Tuberculoses spéciales (Péritonites, Lésions osseuses ou cutanées). Je n'ai point osé soumettre à un traitement prophylactique, comme cela était déjà décidé, les enfants de notre préventorium, persuadé que pour eux *l'Air et le Soleil, conservateurs pluri-séculaires de notre espèce, valent mieux que nos lampes de quartz* Je ne veux point compromettre le devenir de toute une série de sujets pour me borner, je le sais, à constater chez eux une amélioration rapide, *mais passagère* de la nutrition générale. »

(P<sup>r</sup> Pech, Presse Médicale. 9-1-26.)

Bravo ! Docteur. Voilà un noble langage qui me rappelle celui de l'un de nos illustres maîtres, le grand Trousseau — et aussi celui de votre compatriote le génial Barthez —, lequel, dans la préface de son magistral *Traité de thérapeutique*, nous enseignait qu'à l'égard de toutes les nouveautés, qu'il s'agisse de médications ou de traitements, il fallait apporter la plus prudente circonspection avant de les utiliser —. Et, pourtant, combien étaient anodines les nouveautés d'il y a quelques cinquante années comparées à celles du moment présent !

Car — et c'est ce qui ne cesse de m'obséder — ce n'est pas seulement *l'effet immédiat* d'un traitement, que ce soit par médication, « piqures », Irradiations ou alimentations, qu'il faut voir,… mais aussi, et surtout, *savoir ce qu'il en adviendra par la suite.*

1. *Déontologie.* — Science qui traite des devoirs à remplir, notamment par ceux à qui la loi donne le privilège exclusif de guérir (Note de l'Auteur).

2. *Adénopathies.* — Affections de Glandes et notamment de Ganglions lymphathiques — Voir « Self-défense » du Poumon 89, page 120 (Note de l'Auteur).

— 245 —

Ainsi, dans le premier fait clinique cité par le P<sup>r</sup> Pech, et concernant des enfants traités par les Ultra-violets pour Adénopathies diverses (*surtout trachéo-bronchiques*) consécutives à des Rougeoles, *si l'on voit se produire à la suite des Irradiations d'Ultra-violet une amélioration rapide*, c'est-à-dire « symptomatique », et qui se manifeste par la *disparition des glandes* (en réalité les Ganglions Lymphatiques 89); par contre, *tous ces enfants sont devenus*, ainsi que le P<sup>r</sup> Pech le laisse clairement sous-entendre, *des Pré-tuberculeux*.

Eh ! mon Dieu ! comme cela est donc facile à comprendre.

En effet, dans cet exemple clinique les Rayons ultra-violets ayant irrémédiablement détruits le Système défensif logé dans les Ganglions lymphatiques trachéo-bronchiques (*y compris les agents protecteurs qu'ils renfermaient*, les Leucocytes), il en est résulté que le Poumon *n'étant plus protégé par ses moyens naturels de « Self-défense »* s'est trouvé, par ce fait, inexorablement voué à toutes les *Irritations nocives* et *Contaminations*.

Car, l'Immunité pulmonaire — comme toutes les Immunités — ne peut être assurée que par le Système complet de « Self-défense » attribué par la Nature à chacun de nos organes. Or, pour la sauvegarde de l'Appareil pulmonaire l'Immunité y est organisée d'une manière merveilleuse (ainsi que je l'ai décrit, avec figures démonstratives, dans le chapitre 89). Notamment, à l'aide des Ganglions lymphatiques (les Glandes) encastrés dans le sommet du Poumon et autour du cou, près du Pharynx, et d'où se ramifient les Canaux lymphatiques dans lesquels circulent constamment nos Microbes défensifs, les Leucocytes, dont la fonction consiste à veiller et à lutter sans arrêts contre les Agents morbides, Poussières ou Microbes pathogènes, qui pourraient s'introduire dans le Poumon, tant par l'Air inspiré que par le Chyle alimentaire lors de leur contact intra-pulmonaire.

Or donc, si sous prétexte de « supprimer un symptôme », qui dans la circonstance n'était que celui d'un Acte défensif (le gonflement d'un Ganglion — *Adénite* — n'étant pas autre chose qu'un acte de « Self-défense »), on détruit, sous l'action d'une *Irradiation nocive d'Ultra violet*, le Système ganglionnaire chargé de la défense du Poumon, que pensez-vous, qu'il puisse bien se produire « inévitablement » par la suite ?

— Exactement ce qui s'est passé dans le premier cas clinique, objet de ces réflexions, c'est-à-dire :

*La « destruction lente » de l'Organe pulmonaire par les Agents destructeurs* (qui s'y sont introduits, tant par l'intérieur que par l'extérieur du corps), *faute pour le Poumon de posséder encore les admirables moyens de Défense dont pour ces buts Prophylactiques et d'Immunité la sage et prévoyante Nature l'avait si abondamment pourvu* (1).

1. La *Revue Naturiste*, dans son numéro de juin 1926, signale à nouveau « Les dangers des Radiations ultra-violettes ». Sous ce titre elle reproduit et commente deux communications. Une première d'après la *Presse médicale* du 10 avril 1926, de MM. J. Piquet et P. Ingebraus qui signalent deux cas mortels consécutifs à des Radiations d'ultra-violets faites sur des enfants de 18 mois et de 14 ans.
Dans le premier cas, le décès s'est produit quarante-huit heures après une minute d'imposition sur chaque face du corps à une distance d'un mètre de la lampe émettrice (localisation bacillaire osseuse).
Dans le second, huit jours après une Irradiation d'une durée de trois minutes sur chaque face du corps à 90 centimètres de la lampe (Laparotomie consécutive à une Tuberculose intestinale).
— Dans la seconde, reproduite d'après le *Bulletin de la Société nationale de Médecine* du 24 novembre 1925, MM. Contamin et P.-L. Monnier rapportent qu'un jeune homme atteint d'Asthme, ne présentant aucune complication ni gravité, vit son état devenir des plus inquiétant à la suite d'Irradiations sous une lampe émettrice de 3.000 bougies à 60 centimètres de distances, d'une durée de deux à trois minutes et demie. Les symptômes inquiétants qui se produisirent après un mois de ce traitement ne disparurent qu'avec la cessation des Irradiations d'ultra-violet(Note de l'A.).
— La même *Revue* dans son numéro d'octobre rapporte, d'après la *Soc. de Méd. et de Chir. de Bordeaux* (1-7-26), le cas d'un homme de 63 ans, atteint de Pleurésie en 1919, à qui on a fait Sept Irradiations d'Ultrat-violet et qui est mort à la suite d'accidents méningés survenus pendant la dernière séance (N. de l'A.).

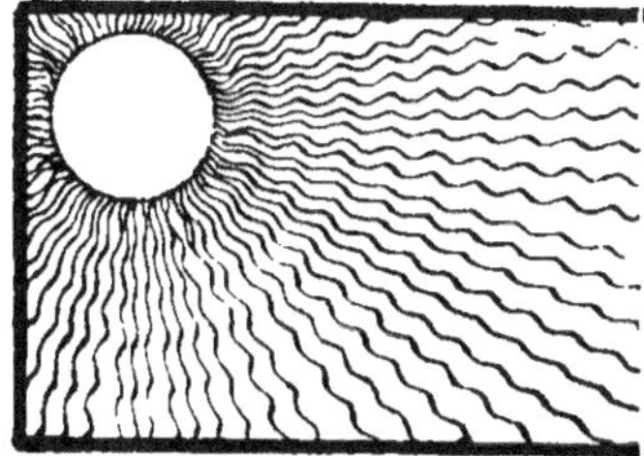


**180  Hygiène solaire de l'HABITATION.**

Lorsque l'on choisit, ou fait construire son Habitation, il est bon de se préoccuper de son Orientation, car celle-ci joue un rôle des plus important, selon l'état de notre Santé ou tout simplement de notre Tempérament.

Ce qui revient à dire qu'une Orientation qui conviendra à l'un ne vaudra rien ou pourra même être nuisible pour un autre. Ainsi :

Les Façades exposées à l'Est, recevant la totalité des RAYONS-BLEUS « vitalogènes » du Matin 66-109, favoriseront la Régénération de l'« Influx-nerveux », donc du Vitalisme général. Cet exposition se recommande pour les Chambres des Personnes qui veulent Maigrir (la suprématie nerveuse favorisant les Combustions internes), ainsi qu'à celles dont le Système nerveux animateur de la Vie corporel est insuffisant.

Les Façades exposées au Sud-Est, recevant le plus de **Rayons-verts** du Matin 67-112, procureront pour la Vie mentale et corporelle le Calme, l'Apaisement, l'Attention et la Réflexion. Cette exposition est donc celle qui convient la mieux pour les Cabinets de travail et les chambres où les Malades fiévreux séjournent pendant le Jour.

Les Façades exposées au Sud, recevant la totalité des RAYONS-JAUNES « équilibro-harmoniques » du Midi 66-110, sont à recommander pour le Salon ainsi que pour les Chambres à coucher des Personnes normales.

Les Façades exposées au Sud-ouest, étant les plus favorisées pour l'Irradiation des **Rayons-oranges** de l'Après-midi (67-112) et dont les Effets « corporo-psychiques » sont, par leur nature, plutôt matériels, ne seront utilisés qu'à bon escient, comme par exemple pour les Chambres à coucher des Personnes corporo-apathiques et dans les Neurasthénies dont les effets causent de la Dépression corporelle.

Les Façades exposées à l'Ouest, s'imprégnant de la totalité des RAYONS-ROUGES du Soir 66-108, aux Effets « dynamo-calorigènes » et dont l'une des Influences a pour but de concourir à la Régénération corporelle, conviennent donc tout particulièrement pour les Salles à manger. Et dans certains cas pour les Chambres à coucher des Gens maigres ou Cachexiques par insuffisance non d'Alimentation, mais de la Nutrition anormale qui s'ensuit.

Les Façades exposées au Nord, ne recevant pendant le jour aucune des trois Radiations essentiellement vitales, tant du Matin (BLEU) que du Midi (JAUNE) et du Soir (ROUGE), ne sont donc pas à recommander pour y vivre, surtout pendant le Jour. Toutefois, on peut les utiliser pour les Chambres à coucher des Personnes atteintes d'Insomnie ou bien encore pour celles dont les effets de la Vie corporelle prédominent sensiblement sur ceux de la Vie psychique. Et cela, en raison de ce que les **Rayons-violets** de la Nuit 68-112, étant par leur nature essentiellement Psychiques, favorisent l'exclusion hors de notre Etre des choses et Préoccupations matérielles.

Comme aussi les Façades exposées au Nord-est, par l'Irradiation intense qu'elles reçoivent en RAYONS-INDIGOS « vitalo-psychiques » 67-113 le Matin à l'Aurore, sont celles qui conviendraient le mieux

comme Chambres à coucher aux Personnes dont la Vie mentale est en
Déséquilibre harmonique avec la Vie corporelle. Idem, pour la plupart
des Neurasthéniques, dont c'est le cas.

*(Pour explications complémentaires voir les 3 Tableaux 116, pages 180, 181, 182.)*

### 181   Des Auvents, des Stores, des Jalousies ou des Persiennes au lieu et place de Volets et de Rideaux opaques pendant le Jour.

Une mauvaise coutume consiste, pour s'abriter des Rayons directs du
Soleil et de leurs Effets calorigènes, à fermer pendant le jour les Fenêtres
avec des Rideaux ou Volets opaques. C'est un grand tort, parce que par
ce procédé on empêche les Radiations lumineuses de pénétrer et de
s'emmagasiner dans les Appartements. Mieux vaut donc profiter intégralement des Radiations solaires — à moins qu'elles ne soient exagérées
comme en été et dans les Pays méridionaux ou tropicaux — en en captant
dans la journée le plus possible.

A cet effet on utilisera donc, de préférence aux Volets opaques et aux
Rideaux épais, des Jalousies ou des Persiennes à lames mobiles, ou
mieux encore des Stores de toiles placées obliquement au-dessus des
Fenêtres qui, s'ils suppriment les Rayons solaires directs, n'empêchent
nullement de pénétrer les Radiations solaires ambiantes dans l'Air ;
lesquelles, lorsqu'elles sont *tamisées* ou *diffusées*, ainsi que je l'ai expliqué dans le chapitre 104, ont autant de valeur, sinon plus, que les
Radiations directes, le plus souvent trop actives dans leurs effets.

Comme il faut emmagasiner pendant le jour le plus possible de Radiations solaires, on utilisera lorsqu'il fait trop chaud des Stores en fibres
de *Couleur verte* tombant parallèlement et devant les Fenêtres. Cette
sorte de Store, que l'on trouve dans tous les bazars, laisse passer par les
interstices de leur monture en fibre suffisamment d'Air irradié, tout en
interceptant, *par les effets de leur Couleur verte* 112, les Rayons-calori-
gènes qui s'y trouvaient emmagasinés avec l'Air.

En Hiver, lorsqu'il fait Froid et qu'il faut fermer les fenêtres, il sera bon
de revêtir l'intérieur de celles-ci avec des Rideaux de *Tulle rouge*, de
manière à permettre aux Radiations calorigènes de pénétrer librement
dans l'appartement. Tandis qu'en Eté, s'il fait trop chaud, on les rempla-
cera par des *Rideaux verts* dont la couleur s'opposera à la pénétration
des Radiations rouges calorigènes. On obtient ainsi, au moyen d'Ecrans-
filtre 114 appropriés des Effets physiques s'opposant naturellement aux
conséquences exagérées des Saisons.

### 182   Le CHAUFFAGE.

Le rôle du *Sens optique* dans le Chauffage est si important qu'avec les
Poëles à feu invisible ou certains Radiateurs électriques l'Impression de
Chaleur est très sensiblement diminuée.

C'est pourquoi des Industriels y ont remédié pour une bonne part en
plaçant devant leurs appareils un orifice apparent revêtu de plaques de
Mica *teintes en Rouge*.

Dans certains dispositifs par l'Electricité, où le Chauffage est obtenu
par des Lampes incandescentes à filaments très résistants, on obtient un
meilleur résultat lorsque les Lampes chauffantes sont *colorées en Rouge*
plutôt que d'être incolore.

Dans ces deux cas le résultat est double, car au point de vue *physique*
il y a réellement une augmentation appréciable de Chaleur et au point de
vue *psychique* l'Effet cérébral y est des plus sensible. En effet, l'Impression
psychique de chaleur que la Couleur Rouge exerce sur le Mental vient
s'ajouter à celui de l'Effet physique en agissant par concomitance sur le
Corporel.

Dans toutes les pièces où il existe des Appareils de chauffage, notamment à *combustion lente*, placez-y en permanence (sur le parquet de
préférence) des récipients à large ouverture — genre cuvettes — toujours

remplis d'Eau. Laquelle ayant la propriété d'absorber les Gaz de toute nature 41 s'imprégnera des Emanations toxiques — Oxyde de carbone notamment — que dégagent peu ou prou tous les Appareils de chauffage, surtout quand leur tirage est défectueux. Ainsi que, par surcroît, nos propres Emanations fluidiques — Excréta-nerveux, 94 — que tous nous refluons (et surtout les Malades) y compris nos Exhalaisons en Acide carbonique ou toutes autres Mauvaises odeurs venant tant de notre corps que de n'importe où, ou seront également absorbés par l'Eau.

183  Les **VÊTEMENTS** doivent être « Amples », confectionnés avec des Etoffes de « Trame légère » et de « Couleur claire ».

Les Vêtements doivent être confectionnés avec des Tissus à mailles peu serrées et de Couleurs claires, de manière que l'Irradiation solaire puisse se faire aisément au travers des étoffes. On leur donnera le plus d'ampleur possible. Leurs ouvertures, surtout le bas des jambes, les poignets et l'encolure, devront être le plus larges possible, de manière que l'Air et la Lumière puisse y pénétrer aisément, et puis aussi pour faciliter le Reflux des « Excréta-nerveux » 94 par l'extrémité des membres.

Pour les Femmes et les Enfants les Sous-vêtements destinés à protéger leur pudeur devront être confectionnés en étoffes légères et claires : les parties du corps réservées au but si noble de la Reproduction des espèces (à quelque Règne de la Nature qu'elles, appartiennent) devant recevoir pour être apte à l'accomplissement normal de ce but le plus possible d'Air vitalisé et d'Irradiations solaires. Ce dont, au surplus, le corps entier profitera au profit de la Santé générale : l'Equilibre vital ne pouvant être obtenu que si tous nos Organes, *sans exception*, ont subi les Influences vitalisantes de la totalité des Radiations colorées du Soleil.

Les Vêtements doivent être fréquemment, surtout l'envers, exposés à la vive Lumière du Jour.

Le Linge de corps, après son Blanchissage, doit être séché en l'exposant à la Lumière diurne.

(V. 187ᴮ et187ᶜ : *Les Couleurs des Vêtements au point de vue Médical*).

184  L'Intérieur des **COIFFURES** doit être fréquemment « aéré ».

Les Coiffures seront choisies, pour les hommes, parmi celles qui sont confectionnées en Feutre léger ou en Paille ; pour les femmes, en Etoffe légère ou en Paille, et dans les deux cas en Couleurs claires et neutres comme le Blanc ou le Gris clair. Pourtant, dans les Pays où les Rayons ultra-violets 75ᶜ prédominent (au Bord de la Mer et dans les Montagnes notamment) on les choisira Noires.

L'intérieur des Coiffures sera fréquemment exposé à la vive Lumière du Jour. Cette recommandation s'applique tout particulièrement aux propriétaires de Chapeaux dont le Cuir chevelu est plus ou moins malade.

184ᴮ  Les **CHAUSSURES** doivent être confectionnées en Cuir souple ou en Etoffe, et avec des Semelles de Cuir, de Bois ou de Produits textiles.

« L'origine de bien des Troubles nerveux, dont il était difficile de trouver l'origine intoxicante, n'ont le plus souvent pas d'autres causes que l'*Accumulation d'« Excréta-nerveux »* dans nos Plexus animateurs, faute pour ces Résidus fluidiques d'avoir pu s'écouler hors nous ».

« C'est ainsi que, au point de vue Vêtements, la pratique, qui se répand de plus en plus, de porter des Chaussures à Semelles en Caoutchouc est déplorable pour la Santé. Et cela est l'évidence même : le Caoutchouc, étant le plus parfait des *Isolants*, empêche donc les Reflux nerveux de trouver l'une de leurs routes naturelles pour s'échapper hors du corps et retourner à la Terre, laquelle route est... la Plante des Pieds. »

Ainsi m'exprimai-je dans le chapitre 94 sur les *Excréta nerveux*. A cet

extrait je n'ajouterai que quelques mots: Choisir des Chaussures qui ne
serrent pas les pieds et de préférence en Cuir souple comme le Che-
vreau ou en Etoffe de Trame légère, mais jamais en Cuir verni.

Aérer le plus fréquemment possible l'intérieur des Chaussures en exposant celui-ci, ne fussent que quelques instants, à la Lumière du jour sur
le bord d'une fenêtre.

### 185  La LITERIE doit être Enluminée.

De préférence exposez votre Literie à l'Irradiation de la Lumière du
Matin, la plus riche en RAYONS-BLEUS (66-109), pour qu'ensuite, pendant la Nuit, les Draps et les Oreillers vous restituent les Radiations « vitalogènes » dont ils se seront imprégnées à ce moment matinal du jour.

Profitez aussi des moments où le Soleil pénètre dans votre chambre
pour y exposer Matelas, Oreillers et Couvertures, afin que la Laine, le
Crin ou les Matières textiles dont ils sont composés se « revitalisent »,
et qu'en même temps tous ces produits soient « désinfectés » sous l'action « microbicide » des RAYONS-BLEUS du Spectre de la Lumière
solaire 106.

### 186  De quelles Couleurs faut-il Tapisser ou
Décorer les diverses Pièces de son Logis ?

Chaque pièce de son Logis, ayant des affectations différentes, doit être
Tapissée ou Décorée selon les buts principaux qui lui seront attribués
pour notre existence. Ainsi :

Les *Chambres à coucher* doivent être tapissées de Tentures où le Jaune,
le Bleu ou le Vert prédomineront, en choisissant parmi ces Couleurs celles
qui conviendront le mieux selon les Tempéraments ou l'Etat maladif de
chacun et en s'inspirant des quelques exemples que voici :

Pour les personnes de Santé et de Mentalité normales les Chambres à
coucher seront tapissées en Jaune clair tirant sur le Crème : le Jaune
étant une Couleur aux effets « équilibro-harmoniques » et le Blanc, qui
s'y surajoute pour l'éclaircir, étant le composé des Sept couleurs réunis du
Spectre de la Lumière.

Pour les personnes de Santé corporelle normale, mais ayant besoin d'un
Repos cérébral réparateur ou pour celles qui sont Fiévreuses ou continuellement Agitées, les Chambres à coucher seront tapissées de Vert
plus ou moins clair : le Vert étant une Couleur Apaisante, Calmante
et Rafraichissante.

Pour les personnes dont le Système nerveux de la Vie organique (qu'il
ne faut pas confondre avec celui du Mental) a besoin d'être remonté, ou
tenu en parfait état d'activité, les Chambres à coucher seront tapissées
en Bleu plus ou moins clair : le Bleu étant la couleur qui engendre le
« Flux vitalogène » entreteneur de l'Influx nerveux animateur.

Les *Chambres d'enfants*, de jeu ou à coucher, seront tapissées ainsi
qu'il suit :

Pour les Fillettes: de Tentures Bleues mêlées de Blanc: la Couleur bleu
(étant « vitalogène ») sans contre-parties psycho-matérielles, assure aux
Fillettes une meilleure reconstitution des Forces-vitales, avec un Sommeil
nocturne paisible et à la fois réparateur du Flux nerveux de la Vie
organique épuisé par les Jeux de chaque jour. En même temps que, grâce
à ces Radiations bleues, les Nuits ne seront pas troublées par des Rêves
basés sur des Idées matérielles, comme le font les Rayons Oranges ou
Rouges. En outre que le Blanc, incorporé au Bleu pour l'éclaircir, apportera avec lui la totalité des Influences des Sept flux colorés dont cette
Couleur est composée.

Pour les Garçons, les Chambres qui leurs sont destinés seront tendues
de Vert, éclairci avec du Jaune et du Blanc: le Vert par ses vertus
Apaisantes agira favorablement pour calmer les effets de leur Exubérance

diurne, en même temps que le Jaune apportera avec lui ses Effets
« équilibro-harmoniques » auxquels se surajouteront les Influences des
Sept Ondes colorées dont le Blanc est composé.

Pour nos *Chambres à coucher* il faut éviter les Papiers ou Tentures à
Dessins trop accentués et qui, dès lors, peuvent retenir trop vivement
l'attention et engendrer par associations d'idées des Rêves agités ou des
Cauchemars.. Les Papiers unis ou dont les Dessins sont le plus faible-
ment indiqués seront donc ceux qu'il faudra choisir de préférence pour
les Chambres destinées au Repos nocturne.

Les *Salles à manger* seront tapissées de Rouge. Cette Onde colorée
engendrant des Désirs matériels appropriés à ce milieu, en même temps
qu'elle facilite la Digestion et l'Assimilation des aliments par le Sentiment de Chaleur qu'elle engendre également, est donc celle qui convient
la mieux, avec l'Orange, aux exigences d'un bon Appétit et d'une Bonne
digestion. Dans les Salles à manger les dessins des Papiers ou Tentures
pourront, avec avantages, être ornés de Dessins aux coloris très vifs, se
rapportant, naturellement, à des Sujets gastronomiques.

Les Cuisines seront peintes en *Vert* : cette Onde colorée engendrant
la Fraîcheur, l'Apaisement et le Calme.

Le *Salon* devra être tendu de Jaune lumineux (Jaune d'or, Jaune soie
naturelle, Jaune-brillant, etc.), cette couleur, en raison de ses Influences
« équilibro-harmoniques », assurant à ceux qui occuperont cette pièce
un séjour paisible et « harmonique », résultant de l'Accord et de la mo-
dération des Sentiments qui y seront exprimés sous l'influence de cette
Onde colorée.

Les *Cabinets de travail* ou *d'étude* seront tapissés de Vert : cette
couleur étant celle qui assure l'Apaisement et le Calme, tant pour l'Esprit que pour le Corps qu'elle tient, l'un et l'autre, en état de Fraîcheur.

(Pour les influences des Couleurs précitées voir :
le BLEU 109 ; le JAUNE 110 ; le ROUGE 108 ; le Vert 112-169 ; l'Orange 112 ; le
Blanc, le Bleu clair, le Jaune clair, le Crème, le Vert clair 116 ; « Flux-vitaux » 82.)

### 187. Ne pas recouvrir les PARQUETS avec des « Surfaces isolantes ».

Pour faciliter à « l'Influx nerveux épuisé » son extériorisation normale il
ne faudra pas interposer entre nos pieds et le Parquet des Surfaces composées de « Matières isolantes » qui pourraient s'opposer à cette trans-
sudation de nos « Excréta fluidiques » 94. Comme, par exemple, la Toile
cirée et certains Linoléums d'où le Liège (qui devrait normalement
composer ces derniers) fait à peu près défaut et est remplacé par d'autres
Substances isolantes non poreuses. On choisira donc, de préférence pour
cet usage, des Tapis constitués avec des Produits organiques, comme
les Fibres textiles (Jute, Raphia, etc.) — dont sont composés la plupart
des Nattes en provenance d'Orient — ou en Laine, laquelle est à la base
des Tapis de nos pères, à la fois plus somptueux et plus chaud.

### 187ᴮ Création d' « AMBIANCES COLORÉES » permanentes par les VÊTEMENTS.

En s'inspirant de la lecture du chapitre 115 sur les Effets et influences
des diverses Ambiances colorées on pourra au moyen de Vêtements de
Couleur appropriée, ou tout simplement à l'aide de détails apparents,
comme des Chapeaux, Cravates, Corsages, Rubans ou Garnitures, Bijoux, etc., se créer pour soi des Ambiances colorées continues qui vien-
dront s'ajouter à celles du Logis. Le vêtement, qui par l'effet de son
Ambiance joue le plus grand rôle à l'égard de celui qui le porte, c'est le
Chapeau, car celui-ci, du fait qu'il recouvre la tête, se trouve être le
plus rapproché du Sensorium 81ᴰ, qui est le récepteur central des Ondes
colorées.

En outre des profits auto-personnels que confèrent les Ambiances
colorées, celles-ci ont encore l'avantage « *d'attirer vers soi* » les personnes

qui vibrent à l'unisson de nos Sentiments et Goûts particuliers et, par
réciprocité, « *de repousser* » les autres : celles dont les Accords chromatiques sont dissonnants d'avec les nôtres.

Rapidement exposés, voici quelques exemples :

Les Vêtements ROUGES 108 (ou détails) favorisent la Force physique
et la Régénérescence de la Structure corporelle. Mais le ROUGE n'étant
pas à recommander en tant qu'Effets psychiques, trop matériels, il faudra lui préférer l'Orange 112 dont les Influences « corporo-psychiques »
offrent les mêmes avantages que le ROUGE sans en avoir les inconvénients.

Les Vêtements JAUNES 110 (ou détails) conviennent pour le maintien
de l' « équilibre » et de l' « harmonie » corporelle

Les Vêtements BLEUS 109 (ou détails) sont à tous points de vue, excellents pour la Tonification et la Régénération du Système nerveux corporel.

Pour les Influences des Ondes des Couleurs complémentaires, s'adressant plus particulièrement à la Vie psychique, les voici résumées :

Les Vêtements ou Chapeaux, Cravates, Corsages, Rubans, Bijoux, de
Couleur **Orange** 112 sont à recommander, de préférence au ROUGE,
pour obtenir sur le Mental des Influences matérielles plus normales
qu'avec ce dernier : ces Influences étant mitigées par le côté « psychique »
propre aux Couleurs complémentaires 112.

Pour les mêmes usages, le **Vert**, 112 et 169, est recommandable chaque
fois qu'il s'agit d'obtenir des Impressions de Calme ou d'Apaisement. Ou
lorsqu'il s'agit de faire cesser les Effets trop matériels du ROUGE sur
l'organisme. Ou bien encore pour ressentir l'Impression délicieuse de
« Rafraîchissement cérébral » (Comme les Boissons de *Couleur verte*
procurent le « Rafraîchissement corporel » 78D).

Le **Violet** 112 étant une Couleur à Effets presque exclusivement psychiques, il convient de ne l'utiliser qu'avec circonspection, en raison de
ses faibles attaches avec les exigences de la Vie matérielle. Car il faut
que le Psychique vive en parfait état d'Equilibre harmonique avec le
Corporel sous peine de Troubles généraux (Comme au reste cela se passe
aussi lorsqu'il y a suprématie du Corporel sur le Psychique par abus des
Influences du Rouge).

Si toutefois on utilise le **Violet** dans les Vêtements il conviendra
alors d'y adjoindre du JAUNE pour en contrebalancer les Effets dépri-
mants.

Par contre l'**INDIGO** 113 et 114F (Bleu de Roy, Outremer, etc.), étant
une couleur aux Influences précieuses pour assurer l'« Equilibre » et les
« Relations concomitantes » entre les deux Cerveaux de la Vie corporelle
et de la Vie mentale, peut être utilisé avec profit dans les Détails vesti-
mentaires, ou la Couleur des Bijoux dont le choix devra se porter, de
préférence, vers ceux montés avec des *Saphirs* (1), *Lapis* ou autres
Gemmes, de préférence naturelles, se rapprochant de cette nuance.

### 187ᵃ Les Couleurs des Vêtements au point de vue Médical.

Les Vêtements, voire surtout les Sous-vêtements de jour et de nuit,
en Couleurs sélectionnées 116-A (p. 183), tenant lieu d'Ecrans-filtre 114 à
l'égard des Radiations colorées qui nous environnent, pourront être utilisés avec profits dans le Traitement des Maladies diverses.

Ainsi, pour l'usage et l'emploi des Trois couleurs fondamentales, on
choisira, selon les affections, parmi celles qui sont décrites ci-dessous :

1° Les Vêtements en étoffes de trame légère où le ROUGE 108 prédomine comme nuance favorisent la Reconstruction matérielle du corps,
notamment pour les Os, Cartilages et Cellules de la Graisse. En même
temps qu'ils engendrent la Force physique et la Chaleur. Ils conviennent

---

1. Le mot *Saphir* vient du mot Hébreux, *sappir*, qui veut dire : *la plus belle chose.*

donc aux Personnes Maigres, Débiles, Rachitiques, Faibles ou Frileuses.

2° Les Vêtements en étoffes de trame légère où le JAUNE 110 prédomine comme nuance favorisent la Reconstruction matérielle des Chairs, du Sérum du Sang, du Système lymphatique et des Cellules défensives du Corps humain. Ils conviennent donc aux personnes dont les Muscles (la Chair) sont insuffisants ou qui réagissent mal aux Infections. Ainsi qu'aux personnes normalement constituées auxquelles les Ondes jaunes maintiennent assuré l'Equilibre vital.

3° Les Vêtements confectionnés en étoffes légères et à trame peu serrée, où le BLEU 109 prédomine comme nuance favoriseront la Réfection de l'« Influx-nerveux », animateur de l'organisme, et des Appareils pronerveux internes et externes. Ainsi donc pour les Personnes grasses, dont la cause remonte à une Nutrition ralentie 157, aussi bien que pour celles souffrant de Maladies de la Peau, remontant à une Insuffisance d'« animation » des Nerfs vaso-moteurs superficiels, l'Ambiance vestimentaire bleue est à recommander.

A l'égard des Perturbations apportées à la Vie psychique (le Mental) on peut également utiliser, pour les Vêtements extérieurs et les Sous-vêtements, les propriétés modificatrices et curatives des Couleurs complémentaires, **Orange, Vert** et **Violet** (voir chap. 112) et de la Couleur intermédiaire **INDIGO** (voir chap. 113-114F et le dernier parag. du chap. 187B) après que, pour leur choix, on aura consulté les chapitres indiqués ci-dessus entre parenthèse.

### 188  La Maladie de l'Obscurité.

Voici un petit chapitre, détaché de ma défunte publication, *Pages utiles*, inséré en mai 1912 et reproduit d'après *L'Aurore*, dans lequel son auteur, M. Ernest Lesigne, y décrivait, avec un art quasi-divinatoire, à peu près tout le problème de l'Existence. Du moins tel que je l'ai entrevu, et c'est pourquoi j'ai tenu à le reproduire ici dans cet ouvrage :

« *La maladie de l'obscurité.* —... La maladie de l'obscurité ne mine pas l'organisme humain seulement par l'invasion microbienne, elle le prive en outre de *l'élément de vie* qui lui est aussi précieux, aussi indispensable que l'oxygène de l'air et que la nourriture. Il faut à tous les éléments vivants, humains comme végétaux, et jusqu'au plus profond des tissus, *l'énorme remuement qui leur vient des vibrations lumineuses :* il faut que la *Lumière solaire*, qui *vibre des milliards de fois* par seconde, *propage ses secousses à l'ensemble de nos cellules*, sans quoi celles-ci n'ont plus l'intensité et la vitesse de mouvements nécessaires pour se baigner d'oxygène, pour assimiler les éléments nutritifs, et pour se débarrasser des matériaux à éliminer. La *lumière* n'est pas seulement pour les yeux, elle est la *vivification* de tout le corps : et nos logements *sans lumière* contribuent à arrêter *le fonctionnement de notre vie* comme la cave fait avorter la vie des plantes. Les maisons obscures actuelles sont donc homicides de deux façons, par recèlement des microbes infectieux, et par étiolement de la race. »

### 189  « SOLARIUM CHROMOTHÉRAPIQUE ».

Comme il faut tout prévoir, même ce qui est quasi irréalisable, j'ai en projet quelques plans schématiques de disposition d'un « Solarium chromothérapique », inspiré de la présente méthode, et dont la destination s'appliquerait au Traitement de toutes les Maladies ; en partant du principe qui consisterait à mettre celles-ci en Accord thérapeutique avec toutes les possibilités que peuvent suggérer cette méthode.

Et notamment par les Exercices respiratoires, accomplis de préférence à certaines heures du jour 66 pour profiter, à ces moments, de Radiations colorées « sélectées » à utiliser plutôt que d'autres ; ou par des Ambiances colorées appropriées à chaque genre d'affection (telles que je les ai décrites dans les chapitres 115, 116-A à 124, 180, 186, 187B et 187C) et dont les Effets seraient complétés par des Régimes d'Alimentation 79

« en accord » avec leurs Flux colorés géniteurs ; y compris l'utilisation
appropriée des Plantes aromatiques (78, 134 à 146ᴮ) qui compléteront
les Traitements destinés à chaque malade.

Mais, cela n'étant qu'un rêve — ainsi que toutes les choses probes et
sérieuses — contentez-vous, Amis lecteurs, de prendre dans cet ouvrage
tout ce qui vous sera utile pour vous guérir ou conserver votre Santé et, de
cette manière, que chacun de vous se crée son petit « Solarium chromothérapique ». Jusqu'au jour où certain « Professeur » ne réalise mon idée
à son profit. Ce qui, pour tous les novateurs, en avance de quelques
années sur leur temps, est la règle habituelle. (Si, dans cet article je n'ai
pas reproduit les plans que j'ai conçu pour l'édification de ce « Solarium
chromothérapique », c'est, vous l'avez deviné, afin de ne pas trop faciliter
à l'éventuel profiteur qui pourrait avoir cette pensée la besogne qu'il voudrait accomplir à mes dépens).

### 190 L'AME pour les Maoris siégerait dans le POUMON.

Depuis l'introduction de cet ouvrage, où je laissais entrevoir le nom de
l'organe par où la « Force vitale » pouvait être captée, jusqu'au chapitre
des Exercices respiratoires, conclusion à ma méthode de Captation des
« Flux-vitaux solaires », en passant par le chapitre IX, où je dévoilai,
par le titre qui le résumait, que « *Le « Secret de la Vie » c'est le « Flux
vitalogène » qu'émane le Soleil et que capte le Poumon* », je n'ai eu pour
but principal que de démontrer le rôle primordial de la Voie pulmonaire
pour recueillir la « Force vitale » qui entretient la permanence de notre
Vie corporelle, comme aussi, pour une part, celle de notre Vie psychique.

Or, les Maoris, les derniers indigènes de la Nouvelle-Zélande, pour se
saluer pratique cette coutume, *a priori* étrange et dégoûtante, mais qui,
à la réflexion, contient une vérité intuitive véritablement étonnante. Lisez
plutôt ces lignes de M. Robert Chauvelot, détachées d'un article paru
dans *le Monde illustré* du 19 décembre 1925 et intitulé :

*En Nouvelle-Zélande, les derniers Maoris* :

Les Maoris se saluent en se frottant le nez et en mélangeant leur haleine.
L'haleine, aux yeux de ces peuplades, étant considérée comme l'emblème
sensible de l'esprit, autrement dit, l'Ame.

Voici donc des peuplades, absolument dénuées de culture intellectuelle,
qui (ainsi qu'Erasistrate le fit il y a quelque 2.000 années 91) ont pressentis,
sans autre guide que leur instinct, que l'Haleine dégagée du poumon (le
« Souffle » d'Erasistrate) était l'emblème sensible de l'Esprit, autrement
dit, de l'Ame ».

En vérité cela est merveilleux !

Voici encore autre chose du même ordre :

Vous n'ignorez peut-être pas que certains Magnétiseurs es médecine
traitent les Malades qu'ils soignent non seulement par les Passes magné-
tiques, mais encore en « insufflant leur haleine » sur l'organe malade,
voire dans les cas très grave sur le Cœur.

Pour expliquer cette méthode, il se passerait, dans cette pratique
d'« Haleinothérapie », une sorte de « Transfusion » de la *Force vitale* du
pratiquant ce dont profiterait le malade « qui la capterait » au moyen de ·
ses Sens tactiles 81ᴮ.

Encore quelques observations du même ordre :

Et puis, est-ce que les humains de sexes différents lorsqu'ils veulent
« échanger leurs âmes » ne s'y prennent-ils pas un peu comme les sauvages Maoris lorsqu'ils s'embrassent sur la bouche ?

Et en Amérique, où tout le monde, ou à peu près, possède le même genre
d'Ame, et par conséquent parle et pense la même chose, est-ce que ce
résultat ne proviendrait-il pas de ce motif que, là-bas, grand-père, grand'-
mère, père, mère, frères, sœurs, enfants de tous âges, etc., lorsqu'ils se
saluent ne le font qu'en s'embrassant sur la bouche... C'est-à-dire à l'orifice du foyer de l'Appareil captateur de la *Force vitale* ? (v. 92 et 93).

L'extrait reproduit ci-dessous a été détaché d'une interview donnée par Mme Camille Flammarion à M. Jean Botrot, rédacteur au *Journal*, le 17 avril 1926, peu de temps après la mort de l'auteur de l'*Astronomie populaire* :

« Voyez-vous, me dit-elle, psychisme ne signifie pas spiritisme. Je pardonne aux gens qui se sont autorisés des théories de mon mari pour évoquer l'esprit de Jeanne d'Arc et prétendre l'intéresser à leurs petites affaires. Je veux croir, qu'ils se sont trompés. Mais le psychisme est chose bien différente. Il y a vinge ans, Camille Flammarion n'imaginait pas, lorsqu'il travaillait dans ce bureau qu'il fût environné d'ondes hertziennes. Des vérités insoupçonnées se manifestent chaque jour. Eh bien, le psychisme sera la plus grande, la plus pure, la plus complète de ces vérités. Il n'entravera aucune religion, mais il rénovera toutes les sciences. Il démontrera que le point de départ de la vie n'est pas le cerveau, mais un principe mystérieux dont nous ignorons la nature : l'âme qu'a chantée Platon, *ou bien l'âme qu'Aristote imaginait composée d'atomes quintessenciés.* »

Or, si dans la dernière phrase, que j'ai fait reproduire en *italique,* vous changez les mots « *Atomes quintessenciés* » par « *Ondes vibratoires colorées* », vous aurez une explication plus tangible de ce que le génie de Camille Flammarion avait pressenti, et que, de mon côté, j'ai tenté de démontrer dans le chapitre 81 sur l'Ame.

**192  Des Caractères d'Imprimerie « Lumineux » et des Annonces commerciales « Rayonnantes ».**

Lorsque, comme cela me paraissait indispensable, j'eus l'idée de faire composer pour les titres de cet ouvrage certains mots en Caractères typographiques qui puissent suggérer « immédiatement à l'esprit », de manière pour ainsi dire « *lumineuse* », l'évocation ou la pensée de cette trinité inséparable :

## Soleil, Lumière et Vie,

je me trouvai tout d'abord fort embarrassé. Car, en effet, ce n'était pas dans les Caractères noirs classiques, si déliés soient-ils, ni dans les Caractères azurés ou ombrés, que je pouvais espérer trouver ceux correspondant à mon désir ?

J'allais donc renoncer à cette idée de Typographie évocatrice, composée à l'aide de Caractères d'imprimerie donnant à la fois une « Impression lumineuse » et de « Vitalité », lorsque je remarquai que dans la plupart des Quotidiens certains titres, au lieu d'être comme auparavant imprimés en Caractères plus ou moins fantaisistes, étaient souvent composés avec des Caractères d'un aspect nouveau et répondant exactement à mes desiderata ; c'est-à-dire formés avec deux traits noirs parallèles, ménageant ainsi *une partie blanche* « *lumineuse* » *entre ces traits noirs.*

Dès lors, il me fut facile, après être remonté à la Source — et moyennant finance — de me procurer les « Caractères double-trait », que vous avez vu figurer dans la plupart des titres de cet ouvrage (sauf dans cette partie supplémentaire), chaque fois que je le jugeais nécessaire ; et cela dans le but de « surajouter » à ces mots imprimés une « Ambiance optique » capable de leur donner une plus parfaite compréhension pour notre esprit ; comme on peut le voir dans les trois mots, *Soleil, Lumière* et *Vie,* reproduits plus haut, et dans ceux qui terminent ce chapitre.

Et pour démontrer « que les choses sont dans l'Air », ainsi qu'on le dit couramment — il conviendrait mieux de dire : « les Ondes qui nous guident sont dans l'Air » —, voici encore différents faits que j'ai pu observer *depuis quelque temps* et que je tiens à vous signaler, parce qu'ils sont du même ordre psychologique et qu'ils ont aussi une Origine optique comme cause évocatrice.

C'est ainsi que sur les Dessins des Annonces de journaux ou des Affiches murales, en outre des Caractères double-trait ou blancs sur

noir, de plus en plus employés, vous avez certainement fait l'observation
que, très fréquemment, du sujet qui doit le plus attirer l'attention du
public *se dégagent des Rayonnements*. Ou bien encore qu'on y voit figurer *le Soleil lui-même*.

J'ai même vu encore bien mieux : dans une Annonce pour une Crème
de toilette, parue le 26 mai 1926 dans un Journal — donc tout récemment — on voit en haut à gauche,
au-dessus d'un dessin représentant
une tête de femme un Soleil « avec
ses RAYONS ONDULÉS ».

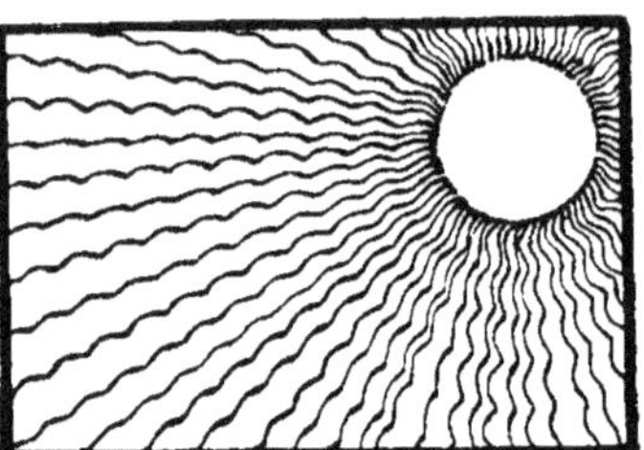

Or, cette partie du dessin a été
pour ainsi dire « calquée » sur le modèle ci-contre. Et cela aussi bien
dans la disposition particulière où se
trouve placé le Soleil que dans la
reproduction des « lignes ondulées »
représentant dans mon esprit, lorsque je les dessinai, les *radiations solaires*. Il y a même la copie d'un petit
défaut linéaire, lequel n'existe que
sur ce dessin qui faisait partie d'une série de quatre composée pour des
buts différents.

Comme à cette date du 26 mai mon livre n'était pas encore paru, et
n'étant en possession de ce cliché que seulement depuis le 16 avril, je me
demande encore par suite de quelle circonstance, ou tour de prestidigita-
tion, le dessinateur auteur du calque de mon dessin, — fruit de mon imagination et m'appartenant donc en toute propriété — a bien pu prendre
connaissance de mon œuvre?...

 .    .    .    .    .    .    .    .    .    .    .    .    .    .    .    .    .    .    .    .    .    .    .    .

Pour en revenir à mon sujet, ne croyez-vous pas avec moi, amis lecteurs, que cet emploi de plus en plus fréquent des « Caractères lumineux » dans l'Imprimerie, ainsi que des Images ou Annonces commerciales avec sujet principal « Rayonnant » et « Solarisée », ne soit symp-
tomatiques d'une modification ou d'une évolution de l'Esprit humain qui,
instinctivement, sans savoir pourquoi, et *poussé par des Forces inconnues*,
tendrait à se dégager des vases fétides du Matérialisme, où nous nous en-
lisions, pour s'élever de plus en plus vers des sources plus pures. (Comme
aussi, et dans le même ordre d'idée, on voit actuellement, après un abus
du Rouge, se répandre dans les Modes féminines et masculines l'adoption
de la si jolie Couleur Bleue aux Influences si heureuses, tant pour celles
ou ceux qui les portent que pour ceux ou celles qui les environnent)

Or, il en est de la Composition typographique comme de l'Ecriture
manuscrite : l'une et l'autre ne sont que le reflet de nos Sentiments psychologiques. Et c'est pourquoi l'on voit à différentes périodes se renouveler ou se modifier les types de Caractères d'imprimerie — comme
nous-mêmes, selon les évolutions de notre Ame, nous modifions notre
Ecriture —, les dits Caractères et Ecritures étant alors les représentatifs, par le truchement de notre Sens optique, de la Mentalité générale
de l'époque où ils ont été fixés sur le papier.

Je considère donc comme un heureux Augure ce fait de voir se répandre
de plus en plus dans les Journaux et Périodiques — pas encore dans les
Livres à ce que sache — les Titres des articles ou des Annonces reproduits
en « Caractères lumineux », inspirés et à la fois évocateurs, par Réversibilité de la Lumière (laquelle est l'antithèse et l'ennemi de tout ce qui est
obscure et malfaisants) ; ainsi que la figuration de toutes ces Images à
« sujets rayonnants » et dont l'origine inspiratrice comme l'effet à évoquer
remontent à ceux du « Rayonnement solaire » — du moins de la manière
dont les Artistes l'ont traduit — d'où émanent toutes les Sources naturelles de notre Existence y compris le

Secret de la Vie

## 193   Le FEU est l'« Ersatz » du Soleil.

Le Feu est, comme disent les Allemands, l' « Ersatz » (1) du Soleil.

Car si le Soleil, *par sa Lumière*, est à l'origine de tout ce qui vit dans la Nature, autant dans la Source et la Pérennité de toutes les Existences que dans les phénomènes aboutissant à la Reproduction des espèces. Comme, par compléments, la Santé, le Bien-être et les Joies ne peuvent dépendre que de lui exclusivement.

Par contre, le Feu détruit ou altère tout ce qu'il touche et qui vit. Il est donc la cause de la destruction ou de l'altération de notre Santé ainsi que de l'origine de nos peines morales. Parce que, sans le Feu, la Chimie ne pouvant exister, il n'y aurait, ni Alcool de distillation, ni Sucre de raffinerie, ni Conserves alimentaires stérilisées, ni Médicaments synthétiques, etc. ; et, comme conséquences, pas d'Alcoolisme immonde et dégénérateur, pas d'innombrables Maladies organiques nées de la consommation anormale du Sucre de raffinerie, pas de Scorbut latent (Avitaminoses), conduisant inexorablement à la mort par la route sournoise de maintes maladies dont le Cancer et la Tuberculose font partis, et dont la source remonte à la consommation habituelle des Conserves alimentaires ou Produits stérilisés — lesquelles sont la négation du principe même de la Vie : « *les Produits stérilisés, du fait qu'ils sont devenus « stériles », ne pouvant plus ni engendrer ni entretenir la Vie* » (2) —, pas d'Intoxications médicamenteuses causées par les Médicaments synthétiques qui, après leur action symptomatique, ne pouvant s'éliminer du corps (3) deviennent alors la cause des plus graves maladies affectant surtout les Reins, le Cœur et le Cerveau.

[Les lignes ci-dessus sont la copie d'une note écrite il y a quelques trois lustres et retrouvée récemment sous l'enchemisage de la couverture des *Études de la Nature*, de Bernardin de Saint-Pierre, et qui eussent peut-être été mieux à leur place dans un autre de mes ouvrages(« *Doit-on manger cru ou cuit ?* », par exemple), mais que néanmoins j'ai tenu à reproduire ici pour complaire à ma vieille manie de démontrer que pour bien se porter, et vivre longuement et heureux, il ne faut user, en tout et pour tout, que des « produits naturels », nés du Soleil ; et non des « produits artificiels » fabriqués par l'homme dans les usines et les laboratoires à l'aide du Feu.]

## 193ᵃ « On ne peut rester vivant sans respirer »,
### dit le Brahmane Rohini Mohun Chatergé.

Dans les chapitres 16, 17 et 93, j'ai démontré que la *Source même de la Vie étant dans le Poumon* « on ne pouvait vivre sans respirer ».

Or, à la dernière minute, voici, à propos des Fakirs qui, soi-disant, se font « enterrer vivants », une opinion confirmative du Brahmane Rohini Mohun Chatergé et que reproduit, dans les termes suivants, M. Paul Heuzé, dans son curieux ouvrage, *Fakirs, Fumistes et Cie* :

— Et le fakir qui se fait enterrer ?
— Quoi ?... Vous plaisantez, je suppose ?
— Enfin, *on dit*, que, de temps en temps, *aux Indes*, un fakir se fait enterrer vivant, après s'être fait boucher les narines, la bouche, les oreilles, qu'il reste sous la terre pendant plusieurs semaines et qu'ensuite on le ranime, devant des témoins.
— Des témoins ?
— Oui ; des officiers anglais, dit-on.
Là-dessus, le brahmane se mit à éclater de rire.
— Des officiers anglais ? Ça, c'est le comble ! Mais, je vous dirai d'abord que

1. De *Ersetzend*, succédané (Littré). — Trad. litt.: *Er-setzen*, Rem-placer.
2. « Doit-on manger cru ou cuit ? »
3. « Le Créateur de tout ce qui existe n'étant point intervenu dans leur confection ne pouvait prévoir ni imaginer de procédé pour leur élimination. » (*Connais-toi... d'abord*. Tome II, p. 273.)

si, par extraordinaire, il se produisait « aux Indes », comme vous dites,
un « phénomène » quelconque, les officiers anglais seraient bien les derniers
qui pussent en être les témoins !... Mais il n'y a pas besoin d'aller chercher si
loin : le fait dont vous me parlez est purement stupide ! Il existe quelqu'un,
vous l'avez vu, qui prétend avoir contrôlé une pareille expérience ?

— Non... non... Et j'ai cependant bien cherché !

— Eh ! mais, voyons, comment allez-vous supposer, vous, qu'un homme
puisse rester vivant sans respirer ?

— Moi, nullement. Et, la preuve, c'est que j'ai, récemment, jeté un défi à qui
que ce soit, fakir ou pas fakir, de rester seulement trente minutes sans respirer.

— Eh bien ! moi monsieur, je suis avec vous dans cette affaire. Je ne vous
connais pas et je ne sais pas qui vous êtes, mais je vous soutiendrai, moi
brahmane, dans cette affirmation et dans ce défi. Et j'ajoute ceci : si, moi
brahmane, un homme de mon pays me montre quelque chose de ce genre-là,
je m'engage à lui verser immediatement 10.000 francs. Vous pouvez le dire,
vous pouvez l'écrire. Je vous charge de le proclamer, pour la plus grande joie
de mes compatriotes, d'ailleurs.

### 194 Les PORTES DU PARADIS sont
« faites de Saphirs et d'Emeraudes ».

Mgr Jouin, dans l'admirable et éloquent discours qu'il prononça en
l'Eglise St-Augustin, à Paris, le 19 novembre 1925, — et dont le thème (après
les deux précédents discours consacrés l'un à l'Orgue, l'*Allégro*, et l'autre à
l'Organiste, l'*Adiago*), était cette fois inspiré « du *Presto finale* à la gloire
de l'Inspirateur, le Chef d'orchestre des mondes » — s'exprime comme
suit dans une des périodes :

*« Puis au sein de la Jérusalem céleste, au cours de cette procession
magnifique où nous entrerons dans la vie éternelle par les Portes faites
de Saphirs et d'Emeraudes...... »*

Ainsi, d'après Mgr Jouin, les portes de la Jérusalem céleste, autrement
dit : le Paradis, ne pouvaient être réalisées autrement qu'avec des *Saphirs*
et des *Emeraudes* !...

Je reste émerveillé de constater, encore une fois, que lorsqu'il est
nécessaire que nous exprimions quelque chose d'inédit, d'inconnu ou
d'abstrait, l'Esprit divinatoire qui nous inspire 81ᴳ nous le fasse dire ou
décrire au moyen d'*Expressions colorées*. Lesquelles (comme cela se passe
dans la Musique avec les Notes 77) sont toujours « en accord » par les
Couleurs choisies, avec ce que l'on ressentait et que l'on voulait extérioriser par une Expression adéquate. Ce qu'il eut été impossible de faire
avec n'importe quels autres mots de notre langue, car,

*Seules les « Couleurs » ont une valeur suffisamment suggestive pour
nous permettre de pouvoir exprimer, lors de choses abstraites, le tréfonds
de notre Pensée.*

Or, dans le cas présent, pour se représenter objectivement les Portes du
Paradis, il ne pouvait exister d'autres Couleurs plus expressives, pour
dépeindre la Pureté de l'Ame, et plus exemptes de Sentiments bas et vils,
aux origines matérialistes, que celles de l'*Indigo* et du *Vert* (transmuées
par Mgr Jouin en *Saphirs* et en *Emeraudes*).

Car l'*Indigo* et le *Vert sont les deux seules Ondes colorées*, émanées
de la Lumière du Soleil, qui, avec le *Bleu*, n'ont aucune attaches, ni à leur
droite ni à leur gauche, avec les *Ondes rouges* et *oranges* dont les Engendrements sont essentiellement voués et destinés à des Buts matériels et,
conséquemment, aux Passions et Sentiments qui en découlent.

(Pour explications complémentaires, voir, Tab. en Couleurs p. 56 *bis*,
et au Tableau 116 : *Rouge* § E, *Bleu* § G, *Orange* § I, *Vert* § J ;
*Indigo* § H et G. — V. aussi : *Indigo*, 113 et 114 F ; *Vert* 112 et 169.

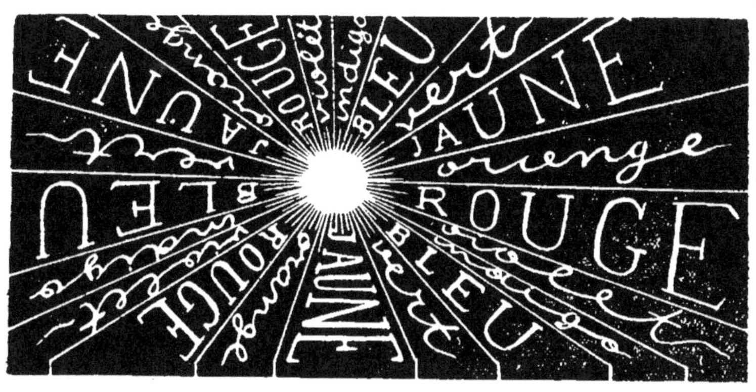



| VIOLET | ROUGE | ORANGE | JAUNE | VERT | BLEU | INDIGO | VIOLET |
|--------|-------|--------|-------|------|------|--------|--------|
| SI | DO | RÉ | MI | FA | SOL | LA | SI |

Fig. 54. — Les **Ondes** colorées formées par la **Lumière** du **Soleil** sont à la base de toutes les Harmonies vitales et des Engendrements de tout ce qui est nécessaire à notre Existence et à notre Santé.

## Post-Face tenant lieu de Conclusion

**196** « Synchromatie » Ou l'Art de « Capter » les Ondes colorées.

*Si par le Sens auditif de l'Ouïe, et avec le seul concours des Sons formés par les Sept notes de la Musique, on peut obtenir « à l'infini », et par les Seuls moyens quasi-matériels des Vibrations de l'Air, les Impressions « par sonorité » de toutes les Expressions capables de suggérer à notre esprit des Actes ou des Sentiments, gais, tristes ou normaux ;*

*pourquoi donc par le Sens optique de la Vue, si délicat et si sensible comme traduction et réceptivité des Images colorées, et avec toutes les combinaisons qui peuvent être réalisées par le mélange des Sept couleurs du Prisme solaire (et dont le nombre des Vibrations transmettrices est incommensurable par rapport à celles si réduites des Sons) ne pourrait-on point obtenir sur notre Esprit des Impressions « par coloration », et dont les Effets seraient, eux aussi, également capables de nous suggérer des Actes et des Sentiments de toutes natures et en appropriation avec la Nature évocatrice des Couleurs émettrices ?*

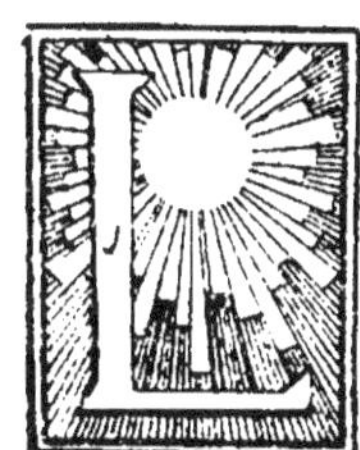

A Vie, d'après tout ce que j'ai essayé de démontrer, pourrait donc être comparée à une merveilleuse Symphonie où les Sons auraient été remplacés par des Couleurs et dont le Chef d'orchestre divin aurait, une fois pour toutes, réglé l'exécution, tant pour son ensemble que pour ses plus minutieux détails.

Alors, pourrais-je dire, pour que cette Symphonie, où pour parler plus exactement, pour que cette « Synchromatie » (1), qui préside à l'existence de tous les Etres et de nous en particulier, soit toujours *parfaite*

1. De *Sun*, avec et *chroma*, couleurs.

*et Harmonieuse*, c'est-à-dire sans fautes de « Composition chromatique », il suffirait que chacun de nous (où tout au moins ceux qui ont le rôle et le devoir de nous conduire dans la vie) connaissions parfaitement les Lois et les règles qui régissent les Harmonies créatrices des Sept couleurs, et dont pour ce qui nous concerne nous subissons sans arrêt les Influences du fait seul de leur Imprégnation continue.

Nous aurions donc à apprendre successivement : les noms de chacune des Sept couleurs, leurs subdivisions en Couleurs fondamentales, complémentaires et intermédiaire ; les Rapports et les Influences de chacune de ces Couleurs, utilisées pures ou mélangées, à l'égard de la Vie corporelle, de la Vie psychique et de la Vie corporo-psychique, ou, réciproquement, psycho-corporelle ; puis, enfin, de voir tout ce qu'il pourrait résulter d'*Harmonieux* ou de *Discordant*, tant par les effets de leur mélange que de leur accolade ou de leur juxtaposition. Ce que, comme vous le savez, les Peintres avec les Couleurs (comme les Musiciens avec les Sons) font lorsqu'ils composent leurs œuvres.

Et lorsque nous aurions acquis la maîtrise parfaite de l'usage des Sept couleurs du Spectre de la Lumière solaire — tel un Musicien qui connaît son Solfège, son Harmonie, sa Fugue et son Contrepoint — nous pourrions alors seconder dans son œuvre le Grand chef d'orchestre divin en utilisant, convenablement et sans erreur, chacune de ces Couleurs engendrées par les Flux colorés du Soleil et en tirer le maximum de profit, en tant qu'usages, convergences et buts appropriés, et cela en accord avec les exigences et les nécessités totales de notre Existence :

Soit, pour notre Vie corporelle, de savoir faire un choix judicieux parmi les Aliments, Boissons et Remèdes, en appropriant chacun d'eux, selon les buts que l'on veut en obtenir, en parfait Accord harmonique avec le Produit dérivant du « Flux coloré » qui lorsque nous sommes malades est en *déficit* dans notre organisme.

Soit, pour notre Vie mentale et tout ce qui s'y rapporte, Bien-être, Inspiration, Aptitudes, Professions, etc., de pouvoir choisir l'Ambiance colorée qui convienne la mieux pour engendrer les Effets psychologiques désirés.

Soit, enfin, pour la Culture des Plantes — car il ne faut pas négliger le Règne végétal qui nous fait vivre —, lorsque l'ont veut obtenir l'*exacte choix* de ce qui leur convient comme « Engrais minéraux », pouvoir choisir exactement ce qu'il leur faut, en se basant sur les Accords harmoniques des Minéraux à utiliser avec les Produits dérivés des Flux colorés dont chaque Plante est composée. Et cela, selon la nature de chacune de celles-ci et le but des espèces que nous cultivons (1).

1. Ainsi, par exemple, après avoir consulté les Tableaux en couleurs de la page 56 *bis*, nous nous trouverions en présence du Tableau suivant.

*Pour obtenir les Éléments ci-dessous :*

| AMIDON. SUCRE | ALBUMINOIDES. GLUTEN .| VITALISME GÉNÉRAL |
|---|---|---|

*nons devons utiliser comme « Engrais minéraux » :*

| HYDROGÈNE | AZOTE | OXYGÈNE |
|---|---|---|
| FER. POTASSIUM | SODIUM. CALCIUM | PHOSPHORE |
| ARSENIC. CARBONE | IODE. SOUFRE. SILICE. FLUOR | MAGNESIUM. ZINC. CHLORE. BROME |

Puis alors, devenus par la suite des maîtres dans l'art de savoir de *quoi chaque chose est composée « en tant qu'origines et Influences chromatiques » (colorées)*, rien pour nous ne deviendrait et ne serait plus facile que de pouvoir maintenir l'Harmonie dans toutes ces choses ; de même que si elle venait à ne plus y régner d'avoir la faculté de la rétablir aisément en « corrigeant » les « fautes de composition chromatiques » qui avaient engendrées la Désharmonie.

Alors nous ne verrions plus se produire de ces erreurs si préjudiciables à notre Santé. Comme lorsque, par exemple, ayant à recréer en notre Corps des Influences engendrées par les RAYONS-ROUGES — ou de toute autre Onde-colorée — on voit si souvent ordonner, pour réparer le *déficit* de ce Flux coloré dans notre organisme malade, des Produits ou des Ambiances en « dissonnances » complètes avec celles des Engendrements du Rouge. D'où, naturellement, des résultats tout à fait opposés avec ceux que l'on recherchait.

Rien de cela ne pourrait plus dorénavant se produire, puisque, pour être sûr que nous soyons toujours bien dans le « ton choisi », il nous suffira de nous souvenir que, pour notre exemple, celui-ci *doit rester en Rouge.* Donc, par conséquent, *tout ce que nous devrons et pourrons utiliser pour obtenir ce résultat devra toujours tirer et puiser son origine des « Ondes rouges », considérées comme « Ton principal », sous peine de « fausser » toute notre « Synchromatie » physiologique et, par suite, d'aboutir à un désastre pour notre Santé ; quand, par surcroît, notre Existence n'en fait point les frais.*

Or, pour réussir et ne pas nous tromper dans notre œuvre, nous n'aurons désormais qu'à nous remémorer ou consulter les différents Chapitres et Tableaux où j'ai traité des Effets et des Accords de chacun des Sept Flux colorés de la Lumière solaire, en commençant par le double Tableau en couleurs de la page 56 *bis*, où dans chaque bande verticale colorée se trouve indiquée la nomenclature des Produits, des Effets et des Engendrements propres à chacun de ces Sept Flux colorés.

C'est dans le chap. XIII, *Héliochromothérapie*, et dans le Tableau 116, qui le résume, que nous trouverons indiquées (dans un chapitre différent pour chacun des Sept Flux colorés) toutes les explications utiles et nécessaires pour leur utilisation biologique ou pathologique, tant à l'égard des nécessités de la Vie corporelle que de la Vie mentale.

Avec cette méthode nous pourrons alors, sans commettre d'erreurs préjudiciables à notre Existence ou à notre Santé, choisir parmi les Productions et les Ambiances propres à chaque Couleur — voire les Sonorités, — ce que nous devons et pouvons utiliser pour aboutir aux *fins harmonieuses* que nous désirions obtenir et, cette fois, en « Accord parfait » avec le But guérisseur que nous recherchions.

Mais, ainsi compris, cet Art de soigner par les Ondes colorées

devenant *apparemment* aussi complexe que celui de Composer de
la Musique, il faudra conséquemment nous souvenir que pour parfaire notre « Synchromatie » (en cela toujours comme pour la
Musique) nous devrons employer des *Accords* et autres procédés
du même genre que ceux que l'on utilise dans la Composition musicale pour obtenir des Harmonies parfaites.

Nous devrons donc, chaque fois que nous aurons à utiliser les
Influences corporelles de l'une des trois Couleurs fondamentales,
ROUGE, JAUNE, BLEU, employer « en même temps » et « comme
*accords* » leurs *Couleurs complémentaires,* Vert, Violet, Orange,
de manière que *l'Effet matériel,* qui se produit lorsque chacune des
Couleurs fondamentales *est employée seule,* soit contrebalancé en
*sens opposé* par l'influence contraire de la Couleur complémentaire
appartenant en propre à chacune d'elles. De même qu'il faudra
aussi utiliser les Ondes colorées psychiques qui avoisinent à droite
et à gauche chacune des trois Couleurs complémentaires, de manière
que *l'Imprégnation psychique* qui en résultera *vivifie* chacune de
ces Couleurs, ROUGE, JAUNE, BLEU ; sans quoi, autrement, si
l'on utilisait ces dernières *seules,* (donc à *l'état de complète pureté*),
leurs Influences particulières n'auraient de rapports exclusifs
qu'avec la Matérialité des choses.

Voici un exemple se rapportant au paragraphe précédent (en supposant qu'il s'agisse d'utiliser les Ondes-rouges) :

Le ROUGE aura pour « accord » le **Vert** et pour le « vivifier »
on prendra l'**Orange** et le **Violet** qui l'avoisinent dans le Spectre
solaire (fig. 54).

J'ai dit tout à l'heure que l'Art de soigner par les Couleurs devait
être *apparemment* aussi difficile que celui qui consiste à devenir
maître des Sons pour les utiliser musicalement ?

Et bien, comme je le laissais pressentir en faisant intervenir
l'adverbe *apparemment,* cette difficulté n'est en réalité qu'effectivement *apparente.* Parce que les moyens techniqués dont on se sert
dans la Musique (représentants avec du *Noir* — la plus inexistante
des Couleurs 116 — et au moyen de signes quasi cabalistiques l'évocation des Sept Sons différents de la gamme) sont tout simplement
misérables comparés à ceux qu'évoquent dans le Siège de nos Pensées et Sentiments *la seule vue des Couleurs* et sans que, pour cela,
nous n'ayons eu besoin, comme pour la Musique, de faire de longues
études préalables.

Et ce qui démontre l'exactitude de ce que j'avance c'est que s'il
existe quantité de Peintres amateurs capables de se débrouiller
*d'Instinct* et sans études préalables avec les Couleurs placées sur
leur palette ; par contre, il n'existe pas de Compositeurs amateurs
qui puissent jongler avec les Notes de la gamme sans que, contrairement aux premiers, ils n'aient d'abord fait des études complexes
et laborieuses, *quelque doués soient-ils pour la Musique.*

C'est donc pourquoi, aussi compliquée qu'à première vue ma
« Synchromatie » puisse paraître, l'application de ma méthode, par

suite de la Traduction mentale rapide qu'évoque *instantanément* dans notre Esprit la vue de chaque Couleur, deviendra des plus aisée. Surtout, lorsque, au fur et à mesure de la lecture de cet ouvrage, vous vous sentirez imprégné, un peu plus chaque jour, par les Divines Ondes dont nous pourvoit si généreusement et *gratis pro Deo* la Lumière du Soleil. *Et cela parce que désormais ces « Ondes vivifiantes » seront utilisées « Sélectionnées » et en Accord avec votre propre personnalité ».*

Comme, en tant qu'auteur, je l'ai fait en appliquant à moi-même cette méthode. C'est ce qui m'a permis de parachever et coordonner les orgines et appropriations de toutes les *Harmonies vitales engendrées par les Ondes colorées de la* Lumière du Soleil.

☉

Il ne me reste plus maintenant qu'à m'excuser près de mes lecteurs (que j'espère nombreux) pour toutes les fautes et imperfections qu'ils trouveront dans cet ouvrage. J'avoue que, pour une bonne part, celles-ci proviennent de la fatigue mentale que m'a causée pendant ces derniers mois la besogne inhérente au parachèvement d'un livre de ce genre. Et puis aussi, et surtout, parce que cette œuvre, ardue et complexe entre toutes, je l'ai entièrement conçue, faite et refaite plusieurs fois, exécutée, dessinée et terminée sans que quiconque ne me soit venu en aide. Si bien que, puis-je dire, sa « paterno-maternité » — pardonnez-moi ce néologisme —, tant pour ses qualités que ses défauts, y compris les fautes de syntaxe et d'orthographe, m'appartient en toute propriété.

Or — et ceci est pour compléter ma défense — du moment que cette œuvre est vraiment entièrement de mon cru, c'est-à-dire qu'elle ne doit rien à aucune collaboration, directe ou indirecte, ni au fait d'avoir, pour certains sujets, piller — pardon, je voulais dire compiler (*cum pilare*) — un peu partout dans les ouvrages d'autrui, ainsi que si couramment on le voit faire sans honte ni vergogne pour tant d'ouvrages pseudo-médico-scientifiques, cela me vaudra bien, du moins je l'espère, d'obtenir en échange toute votre indulgence.

**Post-face écrit à
Dinard, le 21 mai 1926**

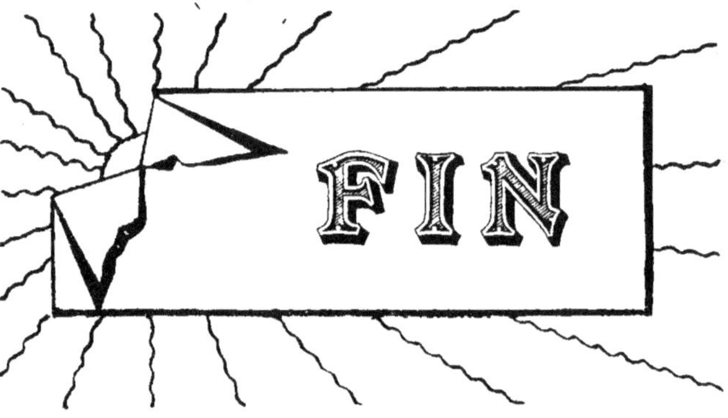
FIN

# TABLE ANALYTIQUE DES MATIÈRES

## 2e PARTIE



CHAPITRE VI. — Les « HARMOMIES VITALES » engendrées par les « ONDES COLORÉES » irradiées de la LUMIÈRE du SOLEIL . *page* 57

72. **ORIGINE des ANIMATIONS.** — Le Centre de toutes les « Animations » trouve toujours son point de départ dans le Soleil.
73. **L'AIR VITAL.** — Si l'**AIR** est « respirable » et possède ses « propriétés vitales » c'est grâce au Soleil.
74. **BASE de toutes les EXISTENCES.** — Les « Ondes vibratoires colorées » de la Lumière solaire sont à la base de « toutes les Existences ».
75 A. **ONDES COLORÉES à INFLUENCES MATÉRIELLES.** — La **LUMIERE du SOLEIL** renferme des « Ondes énergétiques » (Force et Chaleur), des « Ondes harmoniques » et des « Ondes vitalogènes ».
75 B. **ONDES COLORÉES à INFLUENCES PSYCHO-MATÉRIELLES.** — La **LUMIÈRE DU SOLEIL** renferme aussi des Ondes colorées aux Effets « Psychiques » ou psycho-corporels.
75 C. **ONDES INVISIBLES.** — Les Ondes invisibles « Infra-rouges » et « Ultra-violettes » ne font pas partie intégrante des Ondes colorées qui émanent de la **LUMIÈRE SOLAIRE.**
76. **VITALISME TOTAL.** — La totalité des « Ondes vibratoires colorées » se transmue dans notre corps sous forme de « **VITALISME TOTAL** ».
77. **Les SONS.** — L'Air en « vibrant » crée aussi les **SONS et la MUSIQUE.**
78. **Les AROMES.** — Du rôle des Effluves colorés du Soleil dans la formation des **AROMES**, des **PARFUMS** et des **BAUMES.**
78 B. **ARUMTHÉRAPIE.** — Les Aromes des plantes sont les *Antidotes naturels* des *Fermentations putrides* d'origine albumineuse, lesquelles sont toujours à la base des Maladies et des Infections externes ou internes.
78 C. **AROMES, PARFUMS et COULEURS de PLANTES** donnant des Vibrations en accord avec les Couleurs fondamentales : **ROUGE, JAUNE, BLEU.**
78 D. **AROMES, PARFUMS et COULEURS de PLANTES** vibrant en accord avec les Couleurs complémentaires : **Orange, Vert, Violet, INDIGO.**
79. **Les ALIMENTS et leurs COMPLÉMENTS.** — Rôle des Effluves colorés du Soleil dans la formation de chacun des constituants basiques des **ALIMENTS** : Azote, Hydrogène, Carbone, Oxygène, **Sels-minéraux, Ferments-diastases et Vitamines**

## PARTIE SUPPLÉMENTAIRE

### CHAPITRE XVII. — QUELQUES NOTATIONS ET ADDENDA...... page 223



### POST-FACE tenant lieu de CONCLUSION........................... page 259



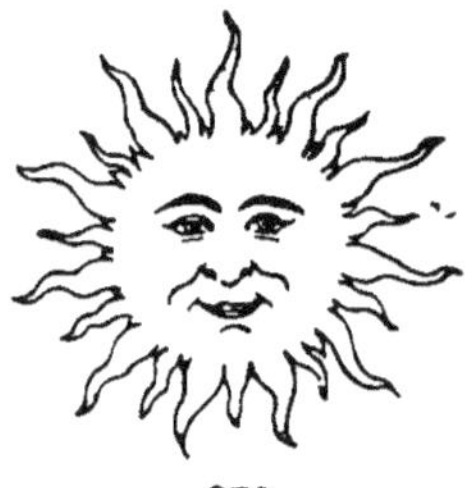

# TABLE-LEXIQUE DES ONDES-COLORÉES

NOTA. — Les Nombres renvoient aux Chapitres précédés des mêmes titres.

---

## ONDES-ROUGES



---

## Ondes-Oranges



---

## ONDES-JAUNES



*Suite page 272.*

*Voir la suite aux Pages jaunes.*

# TABLE-RÉPERTOIRE ALPHABÉTIQUE

NOTA. — Les numéros renvoient aux chapitres précédés des mêmes chiffres.

# TABLE DES GRAVURES

# PERSONNALITÉS CITÉES DANS CET OUVRAGE

(Les Chiffres qui suivent les Noms renvoient aux Numéros des Chapitres).



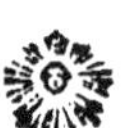

*Ami lecteur,*

*Prière de me communiquer, si vous le jugez convenable, vos noms et adresses pour que je puisse vous adresser éventuellement toutes communications se rapportant notamment à la parution d'œuvres nouvelles.*

L.-G. RANCOULE,
« Le Clos-la-Guais », DINARD (Ille-et-Vil.).


6912 — Imp. Jouve et Cie, 15, rue Racine, Paris — 12-1926

L.-G. RANCOULE

## POURQUOI NOUS SOMMES MALADES ET COMMENT NOUS GUÉRIR ?

# Connais-toi... d'abord

ou

## L'ART DE GUÉRIR LES MALADIES

PAR LA

### RANIMATION DU SYSTÈME NERVEUX

DE LA

### VIE ORGANIQUE

CONJOINTEMENT AVEC LA

# CURE A.B.C.

*Édition nouvelle, revue et corrigée, ornée de 70 figures par l'auteur*

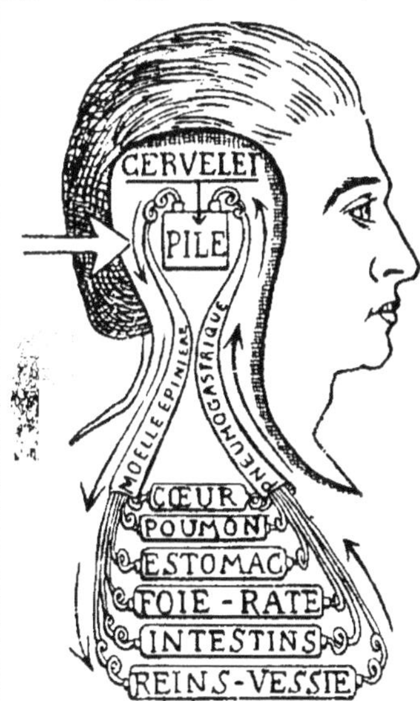


Le Corps humain peut être comparé à un Appareil électrique, puisque l'un et l'autre cessent de fonctionner dès que le « Courant » qui les anime ne leur parvient plus.

Pour l' « Animation » de tous nos organes c'est l' « Influx nerveux » émanant du CERVELET qui remplit vis-à-vis du Corps humain le rôle de l'Électricité à l'égard de l'Appareil.

Dès que le libre passage de l' « Influx nerveux » ou que sa production se ralentit c'est la Maladie qui se montre, faute pour nos organes de ne pouvoir résister à l'emprise du mal par une « Énergie vitale » suffisante.

Pour lutter contre toutes les Maladies c'est donc le Système nerveux qu'il faut soigner.

Prix : 10 fr.

1925

ente et dépôt chez A. MARCHAND, imprimeur, 31, Villa d'Alésia (III ter, rue d'Alésia), PARIS-14e
et chez l'Auteur, L.-G. RANCOULE, à DINARD (Ille-et-Vilaine)

# Connais-toi... d'abord

« L'étude pratique de la Médecine doit
tôt ou tard faire partie de toute
bonne éducation. » F.-V. RASPAIL.

**I. *CONNAIS-TOI D'ABORD*.** — Quand on étudie l'Anatomie et les
fonctions bio-physiologiques du corps humain avec des yeux d'artiste,
on reste confondu devant un tel chef-d'œuvre d'organisation.

Possesseur d'une œuvre aussi sublime où rien n'a été oublié, où
tout a été prévu, on devrait y prendre un soin extrême et veiller
constamment sur tout ce qui pourrait l'altérer ou l'endommager.

Si, dans une machine, il existe des pièces de rechange, dans le
corps humain la perte d'un organe est irréparable et son altération est
quasiment définitive.

Eh bien, la destruction d'une telle perfection commence dès la
naissance !... Faute pour le pauvre monde de connaître et de savoir
soigner l'inestimable valeur du bien qu'il possède.

Car, il faut bien le reconnaître, si l'on nous fait apprendre
mille choses plus ou moins nécessaires, la première et l'essentielle :
*L'Education bio-physiologique appliquée à la Santé*, n'existe pas.

. . . . . . . . . . . . . . . . . . . . . . . . . . . . . . .

**III.** — L'origine de la nouvelle méthode curative des Maladies
que je développerai dans le cours de cet ouvrage est due à une suite
d'*observations cliniques personnelles*, constamment renouvelées et
toujours semblables, qui finirent par me faire entrevoir cette proposition pathologique :

*L'ensemble des organes du corps humain étant en dépendance
directe d'un* SYSTÈME NERVEUX SPÉCIAL, *indépendant du Système nerveux
de nos Sentiments et de notre Volonté, il en résultait que la vie de ces
organes était toujours en corrélation avec le plus ou moins de Vitalité
de ce « Système nerveux spécial »*.

*Donc, la Maladie ne pouvait être que la conséquence d'un* MANQUE
D'ANIMATION *de l'un ou de plusieurs organes du corps humain, par suite
de causes ayant été déterminées par une* « FAIBLESSE VITALE » DANS LE
SYSTÈME NERVEUX ANIMATEUR.

Avec cette théorie on peut alors arriver à résumer les règles de la
Médecine ainsi qu'il suit :

*Maintenir la* VITALITÉ *ou* RANIMER *le* SYSTÈME NERVEUX DE LA
VIE ORGANIQUE *pour conserver* LA SANTÉ, *ou pour* GUÉRIR LES MALADIES.

Mais comment et par quels moyens agir sur le *Système nerveux de
la Vie organique*, pour lui conserver son activité ou la lui redonner
s'il l'a perdue ?

C'est ce qui sera expliqué et démontré dans le cours de cet ouvrage.

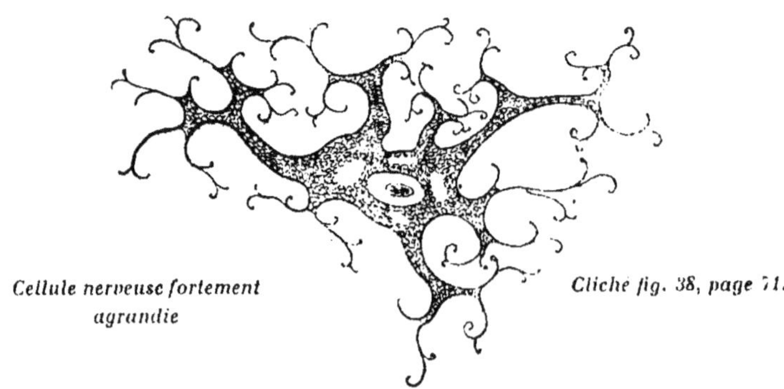

*Cellule nerveuse fortement
agrandie*

*Cliché fig. 38, page 71.*

# Connais-toi... d'abord

## Extrait de la Table des Matières

### 1<sup>re</sup> PARTIE



### 2<sup>e</sup> PARTIE

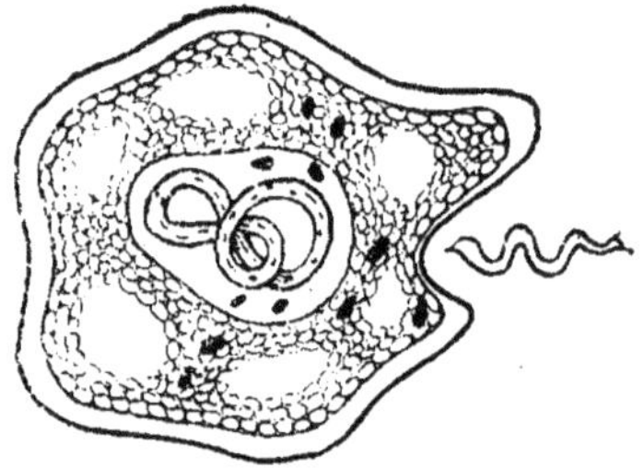

CELLULE ANIMÉE s'apprêtant à dévorer un Microbe.

## BULLETIN DE SOUSCRIPTION

à remplir et à adresser à M. RANCOULE, à Dinard (I.-et-V.)

*Veuillez m'inscrire pour un exemplaire de « Connais-toi d'abord », et trouver inclus un mandat postal de* **11** *fr.* **50** *(1), comprenant le prix de cet ouvrage, que je recevrai franco par poste recommandé (2).*

Nom (*très lisible*)

Adresse

Département

(1) ou Chèque postal **Rennes 42-17**.
(2) Pour l'étranger **13 fr. 50**.

L.-G. RANCOULE

POURQUOI NOUS SOMMES MALADES
ET COMMENT NOUS GUÉRIR ?

Connais-toi... d'abord -2-

# Comment Guérir les Maladies Et se Soigner Par les Aliments.

**BIO-PHYSIOLOGIE DE L'ALIMENTATION**
et ses rapports avec les MALADIES et la SANTÉ.
Les VITAMINES et léur rôle dans l'ALIMENTATION
et la GUÉRISON des MALADIES.
ALIMENTATION RATIONNELLE.
Quelques CURES DE MALADIES opérées par le CHOIX
DES ALIMENTS.
RECETTES CULINAIRES et
BOISSONS HYGIÉNIQUES appropriées à ces Cures.

**PETITE PHARMACOPÉE RATIONNELLE**
Lexique de PLANTES MÉDICINALES.
FORMULAIRE s'appliquant à notre
MÉTHODE CURATIVE saine et sans danger.

**PARFUMERIE & PRODUITS HYGIÉNIQUES**
pour la TOILETTE, avec
FORMULAIRE s'y appliquant.

Prix : 10 francs

1922
—

En dépôt chez M. MARCHAND, imprimeur, 31, Villa d'Alésia (111 ter, rue d'Alésia) — PARIS-XIVᵉ
et chez l'Auteur, L.-G. RANCOULE, à DINARD (Ille-et-Vilaine)

— V —

# Comment Guérir les Maladies Et se Soigner Par les Aliments.

Le Rôle de l'Alimentation ne consiste pas seulement à fournir au Corps humain des « éléments chimiques », mais aussi des « éléments vivants », des « VITAMINES », que l'on ne trouve que dans certaines conditions, ainsi que l'auteur le démontre dans plusieurs chapitres de son livre.

Ce sont ces « Vitamines » qui, avec des principes n'appartenant qu'à « certains aliments » — des « Diastases » et des remèdes — entretiennent la Vie et, par conséquence, la Santé.

Si, donc, les unes et les autres viennent à manquer dans l'Alimentation il en résulte des « déchéances organiques » qui sont à la base de toutes les Maladies.

L'auteur s'est attaché à rechercher et décrire quels sont les Aliments, — dont il donne des listes, pour les Affections à soigner, — qui conviennent pour « guérir chaque Maladie » : du Foie, de l'Estomac, des Intestins, des Reins, du Cœur, du Sang, des Nerfs, le Diabète, l'Anémie, etc.

Complété par une partie traitant des rôles Bio-physiologiques de l'Alimentation ; suivi d'un Précis de Pharmacologie indiquant les Bons et Mauvais médicaments ; d'un Lexique traitant des Plantes et donnant les meilleures formules de Pharmacie ; et, pour finir, par un Traité de Parfumerie et Produits hygiéniques pour la Toilette.

Les Tables-lexiques que l'Auteur a imaginées pour compléter cet ouvrage, sont si ingénieusement disposées que, sans effort et sans perquisitions fastidieuses, les mots que l'on recherche sont trouvés immédiatement. Il suffit, pour cela, de compulser dans les diverses Tables, dont chacune traite un sujet particulier : Médecine, Pharmacie, Alimentation, Parfumerie, Vitamines, Anatomie, etc., pour trouver, sans effort, le mot ou le sujet à consulter.

Ainsi compris, ce livre devient un ami que l'on consulte toujours avec plaisir, au lieu de vous rebuter ainsi que le font tant de livres techniques modernes où les Tables sont si négligées quand, par surcroît, elles ne font pas défaut.

Ce livre, ainsi conçu, sans qu'il ne contienne pour un centime de réclame, sera indispensable à toutes les personnes désireuses de se bien porter sans se droguer.

Voir le Bulletin de souscription page VIII.

# EXTRAIT DU SOMMAIRE DES MATIÈRES

## contenues dans

### « COMMENT GUÉRIR LES MALADIES

### & SE SOIGNER PAR LES ALIMENTS »



## PHARMACIE

# PARFUMERIE et PRODUITS de TOILETTE



# APPENDICE A CE VOLUME



## BULLETIN DE SOUSCRIPTION

à remplir ou à copier et à adresser à M. L.-G. RANCOULE,
à DINARD (Ille-et-Vilaine).

*Veuillez m'inscrire pour un exemplaire de*
« **Comment Guérir les Maladies Et se soigner par les Aliments** »
*et trouver inclus un mandat postal de 11 fr. 50 (1), comprenant le prix de cet ouvrage, que je recevrai franco par poste recommandé (2).*

Date

Nom (*très lisible*) M.........................................................

Adresse ........................................................

Département ........................................................

(1) ou Chèque postal **Rennes 42-17**.
(2) Pour l'étranger, **13 fr. 50 centimes**.

L.-G. RANCOULE

# Connais-toi... d'abord - 3 -

## POURQUOI NOUS SOMMES MALADES ET COMMENT NOUS GUÉRIR ?

# Doit-on Manger cru ou cuit ?...

## u L'ART de RÉAPPRENDRE A MANGER pour ne JAMAIS ÊTRE MALADE

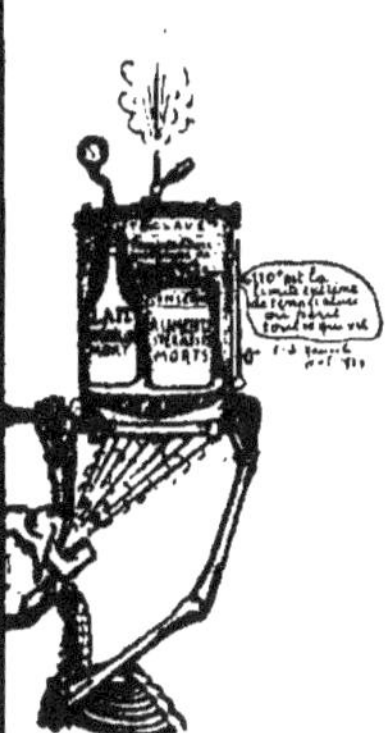

« LOI : le Corps humain, comme tout ce qui vit, plantes ou animaux, ne peut maintenir son existence que grâce à des Fermentations naturelles engendrant en lui des évolutions continues ; car dès que ces Fermentations viennent à cesser, *parce qu'on les aura supprimées, soit par la Chaleur, la Stérilisation ou des Corps chimiques,* la Vie fait aussitôt place à la Mort. »

*En s'inspirant de la loi fondamentale qui précède, et qui régit notre existence, ce livre aura donc pour but de « réapprendre à manger », ce que, maintenant, presque tout le monde ne sait plus faire ; étant donné que l'Alimentation, pour sa simplification apparente, est de plus en plus « dénaturée », en raison de cette aberration monstrueuse de considérer le corps humain comme un composé chimique, dénué de « Vitalité ». Car, en effet, si les Ingénieurs — les médecins des machines — ne cessent de se préoccuper de la « nourriture » qu'il faut fournir aux mécaniques pour qu'elles « se portent bien et vivent longtemps », en ce moment pour la « machine humaine » on commet cette inconcevable erreur de la traiter et la soigner comme si celle-ci n'était confectionnée qu'avec des matières inertes... Hérésie sans nom ! puisque le corps humain, contrairement aux mécaniques de métal, ne cesse d'être* **animé, d'être vivant,** *même quand il est en repos.*

*A ce livre a été ajoutée une partie supplémentaire qui sera de la plus grande utilité pour les Mamans-nourrices et les Enfants élevés artificiellement. Puisse ce chapitre aider à sauver par des procédés tirés de la Nature et non de la Chimie quelques-uns de ceux qui sont destinés à nous succéder.*

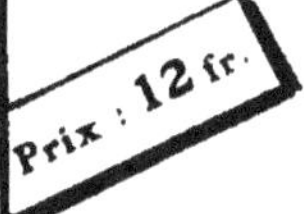

1924

—

te et dépôt chez A. MARCHAND, imprimeur, 31, Villa d'Alésia, (111 ter, rue d'Alésia), PARIS-14ᵉ
et chez l'Auteur, L.-G. RANCOULE, à DINARD (Ille-et-Vilaine)

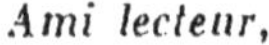

*Ami lecteur,*

*Je viens de faire paraître le troisième tome de* « **Connais-toi... d'abord** », *dont le contenu a été réservé exclusivement aux Aliments et aux Boissons, sous le titre de*

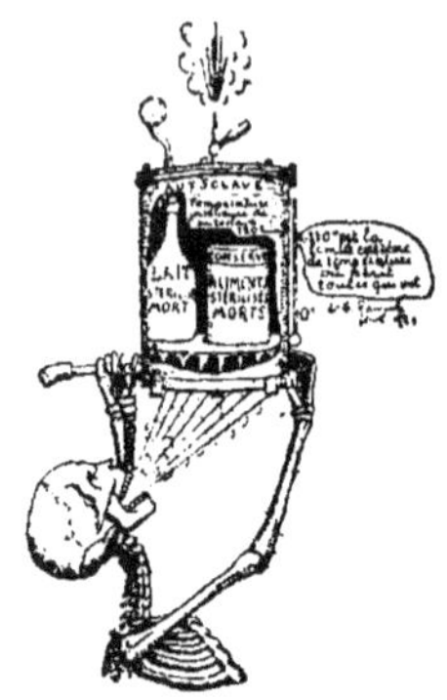

### « Doit-on manger cru... ou cuit?... »
### ou l'ART de RÉAPPRENDRE à MANGER

*Cette question* « Doit-on manger cru ou cuit? » *commence à intéresser au plus haut point les Biologistes et les Médecins.*

*C'est pour la résoudre que, de mon côté, je présente au public ce nouvel ouvrage, dans lequel je me suis efforcé, selon ma méthode et mon habitude, d'apporter des idées originales et d'aborder le problème sous toutes ses faces, ce qui m'a entraîné plus loin que je ne le prévoyais, afin de démontrer pourquoi l'Aliment cru, judicieusement employé et dans certaines conditions, accomplissait un rôle indispensable dans les phénomènes de l'Assimilation et le maintien permanent de la Santé.*

*La solution de ce problème n'était pas aisée à trouver, car, pour y parvenir, il ne fallait pas compter sur l'obligation d'avoir à cesser toute Alimentation cuite, celle-ci ayant aussi ses avantages dans certains cas, ne serait-ce seulement qu'au point de vue psychologique : certains plats, bien cuisinés, réjouissant, à la fois, le palais, l'odorat, la vue et l'esprit, ce qui, on en conviendra, n'est pas négligeable pour nous rendre la vie plus heureuse.*

*En parcourant l'extrait du sommaire de ce nouveau livre, reproduit plus loin, vous pourrez vous rendre compte comment et par suite de quel acheminement je suis parvenu à résoudre la question.*

*J'ose espérer, mes chers amis, que mon nouvel enfant sera accueilli comme il le mérite, aussi bien par les scientifiques que par les profanes — ces derniers le liront sans plus de difficulté que mes premiers ouvrages, ayant surtout pensé à eux en l'écrivant, — en raison de l'utilité primordiale que ce livre apportera par la nouveauté de ses conceptions bio-alimentaires et dont quelques-unes démolissent, avec preuves à l'appui, des croyances admises jusqu'alors comme des vérités. Ainsi dans le chapitre 257 je démontre* « qu'il n'existe pas d'Alcool » *dans les Boissons fermentées, et dans le chapitre 107* « qu'il n'y a pas d'Acides » *dans les Fruits dits* « Acides », *ce que je n'ai pu faire qu'en poussant mon argumentation jusqu'à ses plus extrêmes limites, avec preuves à l'appui.*

*J'ai ajouté à ce livre une partie supplémentaire qui sera de la plus grande utilité pour les Mamans-nourrices et les Enfants élevés artificiellement. Puisse ce chapitre aider à sauver quelques-uns de ceux qui sont destinés à nous succéder.*

*Mes chers amis, si, comme moi, vous voulez voir l'humanité plus heureuse, après la lecture de ce livre, aidez-moi à le propager, afin que vos amis deviennent de nouveaux adeptes à la Médecine et à la Vie Naturelles. Vous m'aiderez ainsi, grâce à cette méthode naturelle, à protéger leur Santé contre le péril des maladies qui les guettent, et en même temps, si elles se déclaraient néanmoins, à les juguler en toute certitude.*

Septembre 1924 — Dinard (I.-et-V.)     **L.-G. RANCOULE.**

# L'Infection intestinale
## et sa CURE par la

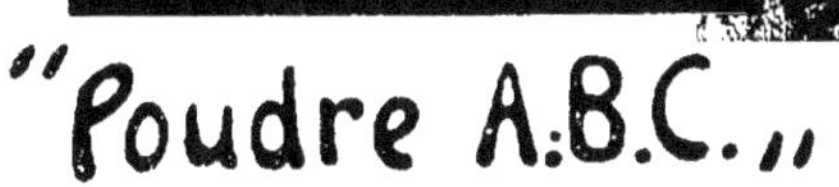

# "Poudre A.B.C.„

## Désinfectante
## Antiseptique
## Radio-active

« A l'origine des Maladies organiques et des Maladies infectieuses on trouve toujours une "Infection intestinale", donc pour se guérir c'est cette dernière qu'il faut soigner.»

Dans le présent ouvrage, j'ai fait ressortir l'importance primordiale que joue l'*Infection intestinale* à l'égard des Maladies qui en résultent.

Je vais, ici, résumer ma thèse.

Dans le chapitre 12 j'ai démontré comment les aliments renfermant des *Albumines animales*, la Viande et les Œufs notamment, lorsque ces Albumines n'ont pas été *complètement digérées*, c'est-à-dire *peptonisées et solubilisées* dans l'Estomac, sont la cause génératrice de *fermentation putride* dans les Intestins des *Albumines non-digérées*.

Là est la véritable cause de l'*Infection intestinale*, laquelle ne limite pas ses seuls effets morbides au siège où elle se trouve, mais, par les « Gaz putrides », qu'il ne faut pas confondre avec les Gaz normaux qui se développent pendant la digestion, affecteront tour-à-tour, tous les organes du corps, particulièrement les moins résistants, suivant les tempéraments.

En effet, ce sont ces « *Gaz putrides* » qui, par leur *dissolution dans le Chyle* régénérateur de toutes nos fonctions vitales, empoisonneront, à la fois, le sang, le système nerveux et, consécutivement, tout l'organisme.

Chez les *Constipés*, les conséquences de l'*Infection intestinale* sont encore plus graves, car, du fait de la *stase prolongée des résidus excrémentiels remplis de débris albumineux putréfiés*, il en résulte que dans la région Iléo-Cæcale, où les résidus s'accumulent outre mesure, il se crée en permanence un *Foyer d'infection* qui y déterminera l'Inflammation de cette région intestinale.

C'est alors que l'on voit apparaître la *Typhlite*, et, par aggravation, de la *Périthyphlite*, plus connue sous le nom d'*Appendicite*.

Et lorsque l'Inflammation vient à gagner le *Rectum* — surtout si les Lavements sont devenus d'un usage habituel — elle peut alors causer un mal beaucoup plus terrible, car l'*irritation continue*, que causent les Lavements et les matières infectées non expulsées, apporte dans le *Système nerveux adjacent* ainsi que dans les *Organes exérétoires* un déséquilibre de eur constitution cellulaire qui engendrera le *Cancer du Rectum*, si fréquent chez les *Constipés*.

Pour lutter avec succès contre l'*Infection intestinale*, génératrice des « *Gaz putrides* » morbides, et contre la *Constipation*, ce n'est pas, ainsi qu'on croit devoir le faire, avec des *Antiseptiques chimiques*, si préjudiciables à la structure si sensible des Organes intestinaux, ainsi qu'aux *Leucocytes*, ces bons microbes chargés de détruire les mauvais, ni les *Purgatifs*, qui agissent sur nos organes digestifs comme des *Poisons* et que, pour cette cause, notre Système de « Self-défense » expulse pour s'en débarrasser et qui, par leur usage trop fréquent, désorganisent les tissus intestinaux et, en même temps, paralysent, en les détruisant, leurs *Nerfs animateurs*, mais en procédant par d'autres moyens plus rationnels, donc inoffensifs pour le corps, ce qui ne peut être obtenu que par la *suppression des causes* qui ont engendré l'*Infection intestinale*.

Par le court exposé qui précède, on voit que le problème de la lutte contre cette *Infection* et la *Constipation* ne consiste pas seulement, comme quantité de gens en sont persuadés, à prendre constamment *Purgatifs* et *Laxatifs*, mais — ce qui paraît une vérité de La Palice — à empêcher la formation de l'*Infection intestinale* en détruisant les « *Gaz putrides* » qu'elle engendre et dont les effets morbides sont si dangereux pour toutes les parties de notre organisme.

Pour aboutir logiquement et en toute certitude à la solution de ce problème, j'avais donc imaginé une Cure en trois stades, agissant ainsi qu'il suit :

1er *Stade*. — **Cure A.** — Cure de *Désinfection du Tube intestinal*, en même temps que du *Chyle* élaboré par l'Intestin grêle, donc du *Sang neuf* fabriqué par le Tube digestif, avec, pendant ce temps, *abstinence totale d'Albumines animales* (Viande, Œufs et Poissons), génératrices des « *Gaz putrides* ».

2e *Stade*. — **Cure B.** — *Nettoyage du Tube intestinal* et *Expulsion des Matières désinfectées*, en continuant l'abstinence des *Albumines animales*.

3e *Stade*. — **Cure C.** — *Tonification de l'Estomac, du Système nerveux* et de *l'État général*, avec reprise de ses habitudes alimentaires, sans toutefois exagérer la consommation des aliments renfermant des *Albumines animales*.

Cette cure, qui varie de trois à vingt et un jours, selon la gravité des cas à traiter, si logiquement étudiée et raisonnée, et que son auteur appelait la « **Cure A. B. C.** », nécessitait l'acquisition de six plantes et de leur infusion subséquente, ce qui n'était pas toujours pratique pour tout le monde.

C'est alors que, pour répondre à quantité de demandes qu'on me fit, après des recherches et des études longuement méditées, j'ai résolu la difficulté en composant une poudre, dont tous les éléments réunis répondent aux conceptions thérapeutiques que je m'étais posé pour la confection de la « **Cure A. B. C.** »

C'est ce produit nouveau que M. F. VÉNARD, pharmacien de 1re classe, nous présente, et dont l'usage a été rendu si pratique que, même en voyage ou pour les personnes n'ayant pas d'intérieur fixe, en emportant cette poudre avec soi, chacun pourra l'utiliser n'importe où pour se soigner ou éviter des maladies

303      Composition de la « Poudre **A. B. C. radio-active** », selon la formule de M. L.-G. Rancoule :

| | |
|---|---|
| *Arthémisia absinthium* (Absinthe)............... | 75 gr. |
| *Pimpinella anisium* (Anis vert)................... | 350 — |
| *Glycyrrhisa glabra* (Réglisse)................... | 350 — |
| *Sel végétal de Crème de tartre*................. | 150 — |
| *Soufre natif*......................... | 25 — |
| *Magnésium (Phosphate de)*...................... | 20 — |
| *Calcium (Carbonate de)*........................ | 20 — |
| *Fer (Pyrophosphate de)*........................ | 5 — |
| *Fluorine*............................ | 5 — |

(Doses pour un kilog de poudre).

En se reportant à la formule ci-dessus, on constate que dans la composition de la « **Poudre A. B. C.** » il n'entre aucun *Antiseptique chimique*, dont les effets toxiques sont si pernicieux sur tous les organes digestifs, y compris le Foie et les Reins, ni *Purgatifs drastiques*, comme l'*Aloés*, le *Séné*, le *Jalap* et la *Scammonée*, que l'on trouve à la base de presque tous les « Thés » et Pilules purgatives ou Laxatives et qui sont si préjudiciables à la Tunique intestinale ainsi qu'aux Nerfs chargés d'y fournir leur animation.

Tous les produits utilisés ont été choisis avec la plus scrupuleuse attention pour que leurs effets curatifs ne causent jamais d'*Intoxications médicamenteuses*, comme cela se passe avec la plupart des médicaments ayant une *action rapide* sur les symptômes du mal et non sur les causes, ces derniers produisant ainsi de *fausses guérisons*, lesquelles sont suivies de rechutes inévitables, souvent plus graves.

Examinons maintenant chacun des produits utilisés dans la « **Poudre A. B. C.** » pour nous rendre un compte exact des buts auxquels ils sont destinés.

**Arthémisia absinthium.** — Cette plante est l'*Antiputride* par excellence, elle est en outre *Fébrifuge, Stomachique, Tonique, Diurétique, Stimulante, Antiacide, Emménagogue, Vermifuge* et légèrement *Narcotique*. C'est donc un médicament de choix qui fait merveille comme curatif, préventif et abortif dans toutes les maladies, et dans les *Fièvres intermittentes* elle est souveraine.

**Pimpinella anisium** est une plante qui complète harmonieusement la précédente, car, contre les *Gaz intestinaux*, les *Coliques venteuses*, les *Maux d'Estomac* et les *Indigestions*, c'est le meilleur des médicaments. (Ne pas la confondre avec l'*Anis étoilé de Chine* qui n'en a que l'odeur.)

On la recommande en outre, pour favoriser la *Lactation* chez les nourrices; et, contre les *Coliques* des enfants au sein, il suffit que la maman ou la nourrice en prenne des infusions — ou mieux encore, de la « **Poudre A. B. C.** » — pour les faire cesser.

**Glycyrrhisa glabra.** — Renferme un produit actif, dénommé *Glycyrrhisine*, *que la chaleur détruit*; dans notre préparation, cette intervention néfaste n'intervenant pas, la *Glycyrrhisine* agit avec toutes ses qualités.

Cette plante est un *Laxatif doux*, ne causant jamais d'irritation sur le Tube intestinal; elle est, en outre, *Pectorale*, car son action sur les Bronches favorise l'*Expectoration* et redonne de la souplesse à l'élasticité des Poumons.

**Sel végétal de Crème de tartre.** — Ce sel, de nature organique, présente cette particularité de « tenir le milieu entre le Règne végétal et le Règne minéral » (*Trousseau*). C'est un très bon *Laxatif*, sans action destructive sur les Intestins et un des meilleurs *Antifermentescibles.*

**Soufre natif.** — Le Soufre, dans la Médecine, a toujonrs été utilisé comme un *Dépuratif du Sang* et des *Humeurs* et recommandé comme *Spécifique* pour les *Maladies de la Peau*, des *Bronches* et les *Scléroses* de toutes natures.

**Phosphate de magnésium.** — Ce sel, par son heureuse composition, est le meilleur des *Reconstituants des Nerfs*, car il renferme les deux éléments qui leur sont indispensables pour conserver toute leur puissance : le *Magnésium* et le *Phosphore*.

**Carbonate de calcium.** — Le *Calcium*, autrement dit, la *Chaux*, est un corps indispensable pour le Corps humain, car il contribue, pour la plus grande partie, à la formation des *Os*.

C'est pourquoi on le recommande avec raison dans le *Rachitisme*.

Il est en outre reconnu que la *Chaux* a une action puissante dans la guérison de la *Tuberculose*, en favorisant la *Cicatrisation des Abcès, Tumeurs, Cavernes* et *Adénites*, d'origine Tuberculeuse ou non.

Certains auteurs la recommandent même contre le *Cancer*. C'est aussi un des meilleurs *Antiacides*.

**Pyrophosphate de fer.** — Le *Fer* est le Spécifique reconnu comme indispensable pour le traitement de l'*Anémie* et de la *Chlorose*, parce que, en enrichissant les globules rouges de sa présence, il favorise l'*Oxygénation du Sang* dans les *Poumons*.

**Fluorine.** — La *Fluorine*, qui provient du *Spath-fluor*, a été recommandée par le Professeur Robin dans les *Dyspepsies* et contre les *Fermentations intestinales*. C'est aussi un des meilleurs Reconstituants des *Cartilages* et des *Os*.

La *Fluorine*. — dont le nom remonte à la particularité que ce corps a de dégager des *fluorescences*, sous forme de lueurs phosphorescentes présentant les plus belles colorations, — a, en outre, ceci de remarquable, c'est qu'elle possède, du fait de cette *fluorescence*, un pouvoir de *Radio-activité*, précieux pour notre formule. En effet, son intervention dans les phénomènes si complexes et mystérieux des échanges inter-cellulaires, aussi bien pour les multiples corps puisés dans les aliments que pour les principes renfermés dans les Médicaments, favorise dans le Corps humain l'adaptation de ces corps ou de ces principes *là où ils doivent se fixer*.

La Fluorine ayant aussi le pouvoir de *stabiliser les « Principes vivants »* renfermés dans les *Plantes*, son intervention, dans notre formule, ne peut donc être que des plus favorables pour la conservation, au maximum, des *Principes actifs*, des *Diastases* et des *Vitamines*, *qu'elles contiennent*.

En outre, grâce à la *Radio-activité* de la *Fluorine*, le Corps humain ne pourra que profiter de ces bienfaisants effets; car cette *Radio-activité* remontera l'Etat général, plus ou moins désorganisé chez les Malades et les Surmenés, en agissant à la fois, sur les *Forces physiques* et *mentales*, qui lorsqu'elles sont en équilibre constituent l'état de bonne santé.

Le D<sup>r</sup> Maurice Wolf, de son côté, à démontré que le Fluorure de Calcium, par des propriétés encore mal définies, agissait comme *frenateur* et *inhibiteur* dans les manifestations biologiques du métabollisme (1).

De ce fait il a observé que le Calicum ralentissait le **rythme vital des Tumeurs** Cancéreuses, donc pouvait aider à leur guérison.

**Note importante.** — *Aucune chaleur* n'étant intervenue dans la préparation de la **« Poudre A. B. C. »**, et son absorption ne nécessitant aucune infusion, les produits dont elle est composée seront tous consommés dans leur *forme naturelle*, tels que la Nature les a créés, donc *sans avoir subi la moindre altération* de leurs *Principes actifs*, ni de destruction des *Eléments vivants* ou *Radio-actifs* qu'ils renferment.

**Nota.** — La Notice concernant la « **Poudre A. B. C.** » est envoyée sur demande adressée à l'auteur-inventeur de cette préparation : M. L.-G. RANCOULE, à DINARD (Ille-et-Vilaine).

---

(1) *Métabolisme* : Transformation que subissent les Aliments vivants dans les phénomènes nutritifs, tant au point de vue Assimilation que Construction.

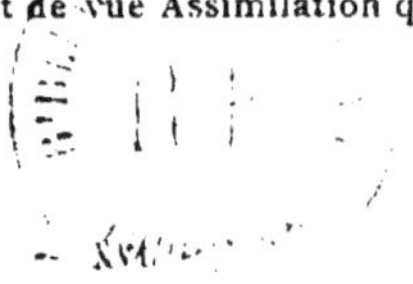

# "Self-Défense" du Corps humain
## ou la " GUERRE ÉTERNELLE "

*Dans la lutte perpétuelle contre les Agents morbides, ce n'est pas en voulant tuer les Microbes — méthode avec laquelle on détruit « en même temps » nos bons Microbes défensifs — qu'on pourra guérir ou empêcher les Maladies, mais c'est « en supprimant les moyens d'existence de ces Microbes », c'est-à-dire « en les empêchant de vivre », qu'on y parviendra, en procédant de la manière que l'auteur l'indique.*

Cet ouvage, en deux tomes, forme une sorte de *Lexique* des *maladies* où chacune d'elles est traitée lors de la description anatomique de l'Organe essentiel du Corps humain où elle siège.

Le Chapitre VIII du présent ouvrage, traitant de la Respiration, est la reproduction de l'un de ceux qui paraîtront dans

### « Self-défense » du Corps humain

Voici encore trois figures, reproduites d'après les dessins de cet ouvrage, qui donneront une idée de la manière dont l'auteur a conçu et mis son œuvre à exécution.

3. — Les Organes vitaux du Corps humain sont admirablement défendus contre les Agents pathogènes qui pourraient s'introduire dans le Corps.

1° par l'extérieur, au moyen des Ganglions lymphatiques logés dans le Cou pour la Tête, les Aisselles pour le haut du Corps et les Aines pour le bas du Corps.

2° par l'intérieur, au moyen des Ganglions logés au centre des Intestins et des Poumons.

(Voir, fig. 31, p. 120 du présent ouvrage, le dessin représentant le Poumon et son système défensif).

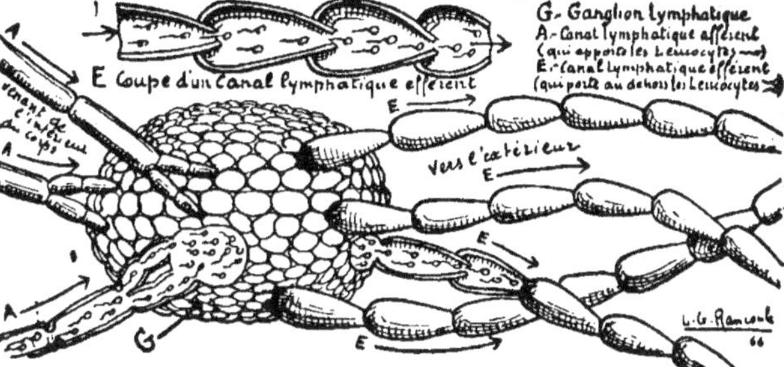


1. — **Exemple montrant comment le Créateur a conçu la Défense de notre organisme au moyen de Ganglions lymphatiques dans lesquels sont logés nos défenseurs, les Leucocytes... et**

(On remarquera que, par suite de l'ingénieuse disposition de l'intérieur des *Canaux lymphatiques efférents*, si les *Leucocytes défensifs* peuvent bien s'éloigner du Fort (*le Ganglion*), par contre les attaquants les *Microbes*) ne peuvent s'en approcher).

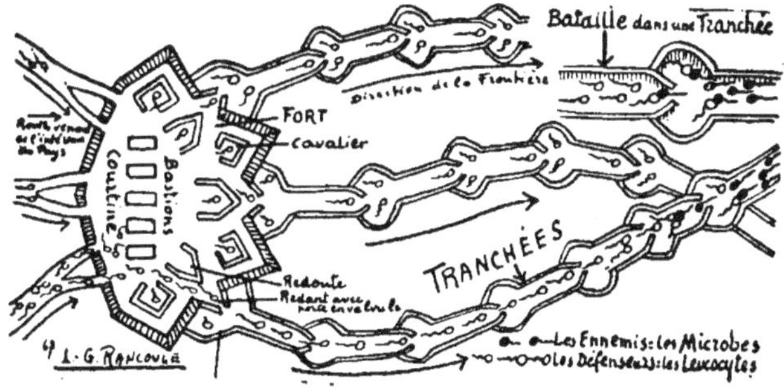


2. — **comment les Stratégistes militaires conçoivent la défense d'une Place forte au moyen de Forts avancés et de Tranchées.**

(Dans cette figure les Assaillants sont représentés par des *Microbes* et Défenseur par des *Leucocytes* )

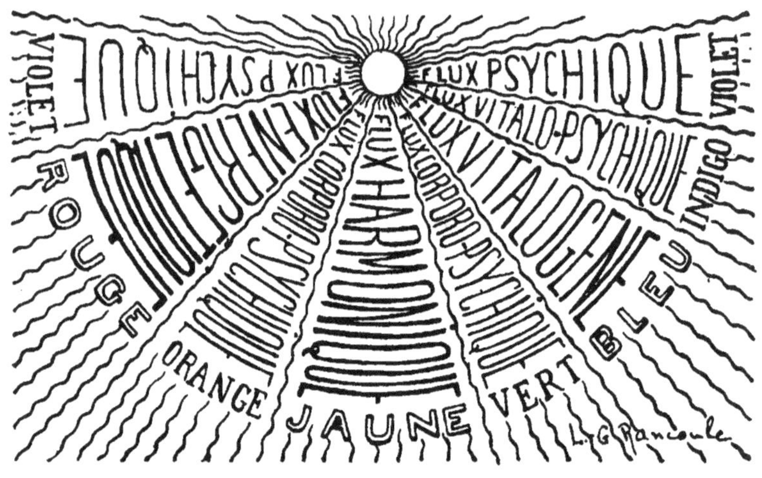


# Méthode d'Exercices de Respiration " Revitalisante " Héliochromothérapique

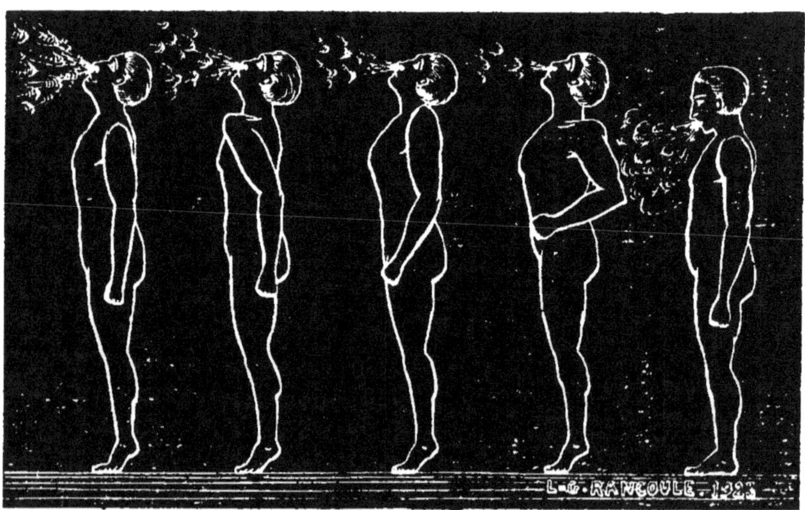


Méthode de « Respiration revitalisante », décrite dans le chapitre XV, consistant « à respirer » le Flux-solaire coloré, prédominant dans l'Air à certains moments du Jour plutôt qu'à d'autres, en choisissant ces « Flux-colorés » en Accord avec le But médical que l'on veut obtenir.